在版编目（CIP）数据

临床教师必读：教与学实践指导 /（澳）克莱尔·德拉尼
（Clare Delany），（澳）伊丽莎白·莫洛伊（Elizabeth Molloy）
；沈宁，谷士贤主译．—北京：北京大学医学出版社，2023.1
书名原文：Learning and Teaching in Clinical Contexts
ISBN 978-7-5659-2735-5

Ⅰ.①临… Ⅱ.①克…②伊…③沈…④谷… Ⅲ.①临床医学-医学教育

R4

中国版本图书馆 CIP 数据核字（2022）第 168521 号

北京市版权局著作权合同登记号：图字：01-2022-3728

Elsevier (Singapore) Pte Ltd.
3 Killiney Road, #08-01 Winsland House I, Singapore 239519
Tel: (65) 6349-0200; Fax: (65) 6733-1817

Learning and Teaching in Clinical Contexts

注　意

## 临床教师必读——教与学实践指导

主　　译：沈　宁　谷士贤
出版发行：北京大学医学出版社
地　　址：（100191）北京市海淀区学院路 38 号　北京大学医学部院内
电　　话：发行部 010-82802230；图书邮购 010-82802495
网　　址：http://www.pumpress.com.cn
E-mail：booksale@bjmu.edu.cn
印　　刷：中煤（北京）印务有限公司
经　　销：新华书店
责任编辑：赵　欣　　责任校对：靳新强　　责任印制：李　啸
开　　本：889 mm×1194 mm　1/16　印张：25.25　字数：722 千字
版　　次：2023 年 1 月第 1 版　2023 年 1 月第 1 次印刷
书　　号：ISBN 978-7-5659-2735-5
定　　价：150.00 元
版权所有，违者必究
（凡属质量问题请与本社发行部联系退换）

# 临床教师必读——教与学实

## Learning and Teaching in Clinical Con
## A Practical Guide

| | |
|---|---|
| 原　　著 | 〔澳〕Clare Delany·〔澳〕Elizabeth Molloy |
| 主　　译 | 沈　宁（北京大学第三医院） |
| | 谷士贤（北京大学第三医院） |
| 副 主 译 | 韩江莉（北京大学第三医院） |
| | 王　妍（北京大学第三医院） |
| | 袁文青（北京大学第三医院） |
| 审　　校 | （按姓名汉语拼音排序；单位：北京大学第三医院） |
| | 白　琼　李艾为　李　俊（北京大学医学部）李　妹 |
| | 李正迁　林国中　倪　薇　宋　颖　汪　恒　王　冠 |
| | 许南方　姚　颖　叶　珊　曾　进　张雯汐　郑丹妮 |
| 译　　者 | （按姓名汉语拼音排序；单位：北京大学医学部） |
| | 陈　博　陈纪元　董芮岚　段湘悦　耿嘉懿　胡枫艺 |
| | 李沛垚　李思萱　马　俊　王航乐　夏华钦　解紫钧 |
| | 杨子涵　游环宇　张诗雯　赵昊悦　赵亚宁　朱夏萱 |

北京大学医学出版社

# 主译前言

在医学教育不断专业化发展的今天，临床教师作为医学教育的关键，是推进医学教育改革、创新和发展的主力军，是人才培养的执行人、责任人，是医学生的榜样与模范。在过去，医学教育中的主要带教模式是学徒制，主要凭借临床教师的经验，缺少教育理论指导下的系统化的教学方法与规范。而在新医科布局的今天，医学教育也迎来了金色的秋天，融汇了更专业的理论知识、更系统的培训方法以及不断改革创新的新局面。不论您是承担教学任务的临床教师、医学教育管理者、研究者，还是对医学教育感兴趣的读者，这本书都可以大大开阔您的思路，充实您的教学方法，帮助您更好地带教和发现可能存在的教学问题。

本书紧密围绕着临床工作情境下的教学，从准备、方法、评价和教师发展逐层展开。以医学生能力培养为导向，强调批判性思维能力、学习韧性和解决冲突的沟通能力，帮助医学生从课堂过渡到医院，从医学生成长为能够胜任临床岗位的医生。各个章节均在充分的相关教育教学理论依据支持下，提供了丰富的临床教学案例供读者参考，并体会理论在实践中的应用，启发读者思考如何更好地将教育教学理论应用于临床医学教育实践中，在真实的临床工作场所实施教学、改进教学和培养人才。

书中涉及的很多教育学理论对于国内的临床教师来说可能略显陌生。在翻译的过程中，我们也学习到了丰富的教育教学专业理论。结合本书的一个个生动实例，我们对这些教育理论在临床教育教学环境中的应用有了更充分的了解和更深刻的体会。

本书的出版得到了北京大学医学出版社的大力支持，团队成员经过 10 个月的努力，完成译稿并作为北京大学医学部办学 110 周年的献礼。衷心感谢北京大学医学部为我们提供的支持平台以及对临床医学教育的重视。管理者、临床教师乃至学生对医学教育的关注和支持给予了我们在医学教育事业上追求卓越的不竭动力。

希望本书能受到读者们的喜爱。当然，由于译者水平有限，难免有不当之处，恳请读者朋友们谅解并批评指正。

沈 宁

2022 年 9 月

# 原著主编

## Clare Delany 副教授
PhD，MHlthMedLaw，MPhysio，BAppSci（Physio）

Clare Delany 在医疗卫生伦理学、临床推理、批判性反思、临床学习韧性以及教育理论应用于医疗卫生工作环境等方面的研究和实践颇丰，享誉全球。她主要从事物理治疗工作，同时也开展医学教育和高等教育研究。Clare 是墨尔本大学"教育、美术、音乐与商业的人类研究伦理委员会"主席，并曾担任"维多利亚州物理治疗师注册委员会和澳大利亚物理治疗全国委员会主席专业标准小组"副主席。Clare 是超过 90 篇同行评议期刊的作者或共同作者，编写了《健康专业领域的临床教育》以及最近的《当医生和家长不统一时：伦理学、儿科学以及家长自由决定区》两部书籍。Clare 的研究专长是定性方法等，这些被广泛应用于临床伦理学、临床教育和儿科生物伦理学的方法学领域。在墨尔本大学医学教育系，Clare 负责协调高等学位研究和 EXCITE（卓越临床教学）计划的硕士培养。Clare 还是墨尔本皇家儿童医院儿童生物伦理中心的临床伦理学家，在儿科生物伦理学方面开展临床咨询、教育和研究。

## Elizabeth Molloy 教授
PhD，BPhysio（Hons），FANZAHPE

Elizabeth Molloy 是墨尔本大学墨尔本医学院医学教育系的职学结合（WIL）教授。在担任此职务之前，她是莫纳什大学卫生专业教育和教育研究中心的主任。她发表了 90 多篇经过同行评议的期刊文章和书籍，重点关注工作场所学习、反馈、评价、专业过渡和临床教师专业发展。编写的书籍包括《卫生专业的临床教育》及《高等教育和专业教育中的反馈》。Elizabeth 的临床背景是物理治疗，她的博士学位（2006 年）相关课题研究了健康工作场所的反馈文化。除了教师教育（短期教育和研究生学历课程），Elizabeth 还参与设计和研究创新，以为本科生和毕业后学员参与工作场所的学习做好准备。Elizabeth 目前承担两项国家资助项目，探索如何在大学和工作场所中设计反馈。此外，她还是澳大利亚和新西兰卫生专业教育协会会员。

# 原著作者

**Rola Ajjawi** BAppSc (Hons), PhD
Centre for Research in Assessment and Digital Learning, Deakin University, Melbourne, Victoria, Australia

**Joanna Bates** MDCM
Professor, Family Medicine, University of British Columbia;
Scientist, Centre for Health Education Scholarship (CHES), University of British Columbia, Vancouver, British Columbia, Canada

**Margaret Bearman** BSc (Hons), PhD
Associate Professor, Centre for Research and Assessment in Digital Learning, Deakin University;
Adjunct Associate Professor, Monash Centre for Scholarship in Health Education, Monash University, Melbourne, Victoria, Australia

**David Beckett** BA (Hons), MA, MEd, PhD, Cert IV, TPTC
Professor, Melbourne Graduate School of Education, The University of Melbourne, Melbourne, Victoria, Australia

**Stephen Billett** BA, DipT Teaching, MEdSt, PhD, PhD honoris causa
Professor, Education and Professional Studies, Griffith University, Brisbane; Visiting Research Professor, Gold Coast Hospital and Health Service, Southport, Queensland, Australia

**David Boud** BSc (Hons), PhD
Professor and Director, Centre for Research in Assessment and Digital Learning, Deakin University, Geelong, Victoria, Australia;
Emeritus Professor, Faculty of Arts and Social Science, University of Technology Sydney, Sydney, New South Wales, Australia;
Research Professor, Institute for Work-Based Learning, Middlesex University, London, UK

**Damian J. Castanelli** MBBS, MClinEd, FANZCA
Consultant Anaesthetist, Department of Anaesthesia and Perioperative Medicine, Monash Health, Melbourne;

Adjunct Lecturer, Department of Anaesthesia and Perioperative Medicine, Monash University, Clayton, Victoria, Australia

**Huiju Carrie Chen** BA, MD, MSEd, PhD
Associate Dean of Assessment and Educational Scholarship, Professor, Pediatrics, Georgetown University, School of Medicine, Washington, DC, USA

**Paul Crampton** BSc (Hons), MSc, PhD
Research Fellow, Monash Centre for Scholarship in Health Education, Monash University, Melbourne, Victoria, Australia;
Research Department of Medical Education, University College London, London, UK

**James GM Crossley** MA, MBBS, MEd, MRCP, MRCPCH, DM
Professor, The Medical School, University of Sheffield, Sheffield, South Yorkshire, UK

**Phillip Dawson** BCompSc (Hons), PhD
Associate Professor, Centre for Research in Assessment and Digital Learning, Deakin University, Geelong, Victoria, Australia

**Charlotte Denniston** BPhysio (Hons)
Assistant Lecturer, Monash Centre for Scholarship in Health Education, Monash University, Clayton, Victoria, Australia

**Rachel Helen Ellaway** BSc, PhD
Professor, Community Health Sciences, Cumming School of Medicine, University of Calgary, Calgary, Alberta, Canada

**Althea Jane Gamble** Blakey BHSc, MHSc (Clin Ed), PhD (Med Ed)
Otago Medical School, University of Otago, Dunedin, Otago, New Zealand

**Lynn Gillam** BA (Hons), MA, PhD
Professor, Melbourne School of Population and Global Health, University of Melbourne, Melbourne;
Academic Director, Children's Bioethics Centre, Royal Children's Hospital, Parkville, Victoria,

Australia

**Clinton Golding** BA, DipProfEthics,
MA (Hons), PhD
Associate Professor, Higher Education
Development Centre, University of Otago,
Dunedin, Otago, New Zealand

**Mark Goldszmidt** MDCM, MHPE, PhD
Associate Director, Centre for Education
Research & Innovation, University of Western
Ontario, London, Ontario, Canada

**Gerard J. Gormley** MB BCh BAO, DMH,
DRCOG, MD, PGCMedEd, FHEA, FRCGP
Professor, Centre for Medical Education, Queen's
University Belfast, Belfast, County Antrim, UK

**Suzanne Gough** BSc (Hons), MA (Ed), PhD,
PGCert AP, PFHEA
Senior Lecturer, Health Professions,
Manchester Metropolitan University,
Manchester, UK

**Jennene Greenhill** BA, GDipNsg, MSPD, PhD
Professor, Flinders University Rural Health SA,
Flinders University, Renmark, South Australia,
Australia

**Nigel Hart** BSc (Hons), MB BCh BAO,
MMedSc (Ed), MD, FRCGP
Senior Lecturer, Centre for Medical Education,
Queen's University Belfast, County Antrim;
Associate Director, General Practice
Department, Northern Ireland Medical and
Dental Training Agency, Belfast, Northern
Ireland, UK

**Eric S. Holmboe** BSc, MD
Senior Vice President, Milestones, ACGME,
Chicago, Illinois;
Professor Adjunct, Medicine, Yale University,
New Haven, Connecticut;
Adjunct Professor, Medicine, Feinberg School
of Medicine Northwestern University, Chicago,
Illinois, USA

**Carolyn Johnston** LLB, LLM, MA, PhD
School of Medicine, Faculty of Health, Deakin
University, Geelong;
Senior Research Fellow, Melbourne Law
School, Melbourne, Victoria, Australia

**Jennifer Johnston** BCh, MB, MPhil, PhD,
MRCGP

Clinical Senior Lecturer, Centre for Medical
Education, Queen's University Belfast, Belfast,
Northern Ireland, UK

**Anna Jones** BA (Hons), MEd, PhD
Senior Teaching Fellow, GKT School of
Medical Education, King's College London,
London, UK

**Fiona Kent** BPhysio, GCEBP, MHPE, PhD
Senior Lecturer, Faculty Medicine, Nursing and
Health Sciences, Monash University,
Melbourne, Victoria, Australia

**Sue Kilminster** MPhil, MA, RGN, RSCN
Faculty Lead for Health, Professional Education
Research, University of Leeds, Leeds, UK

**Jill Klein** BA, PhD
Professorial Fellow, Department of Medical
Education, Melbourne Medical School, The
University of Melbourne;
Professor, Melbourne Business School, Carlton,
Victoria, Australia

**Lorelei Lingard** BA, MA, PhD
Director, Centre for Education Research and
Innovation; Professor, Department of Medicine,
Schulich School of Medicine and Dentistry;
Professor, Faculty of Education, Western
University, London, Ontario, Canada

**Jason M. Lodge** BPsych (Hons), MHEd,
MLS&T, PhD
Principal Research Fellow, ARC Science of
Learning Research Centre, Associate Professor
of Educational Psychology, School of
Education, The University of Queensland,
Brisbane, Queensland, Australia

**Rosalind McDougall** BSc, BA (Hons), BPhil, PhD
Research Fellow in Ethics, Melbourne School
of Population and Global Health, The University
of Melbourne, Melbourne, Victoria, Australia

**Judy McKimm** BA (Hons), MBA, MA(Ed),
SFHEA
Professor of Medical Education, School of
Medicine, Swansea University, Swansea, West
Glamorgan, UK

**Samantha McLeod** BSc, Grad ip (Health
Psych), MA (Gifted Ed), PhD (App Sci)
Director, Principal Psychologist, The SAM
Centre, Preston West, Victoria, Australia

**Lynn Valerie Monrouxe** BSc, PGDip, PhD
Director of Chang Gung Medical Education
Research Centre, CG-MERC, Chang Gung
Memorial Hospital, Linkou, Taiwan

**Haavi Morreim** JD, PhD
Professor, Internal Medicine, University of
Tennessee College of Medicine; Principal
Center for Conflict Resolution in Healthcare
LLC, Memphis, Tennessee, USA

**Debra Nestel** PhD, FAcadMEd, FSSH
Professor of Surgical Education, Department of
Surgery, University of Melbourne; Professor of
Simulation Education in Healthcare, Monash
Institute of Health and Clinical Education,
Monash University, Melbourne, Victoria,
Australia

**Gillian Nisbet** DipNutr, BSc (Hons), MMEd,
PhD
Work Integrated Learning, Faculty of Health
Sciences, The University of Sydney, Sydney,
New South Wales, Australia

**Christy Noble** BPharm, PGCertClinPharm,
MEd, PhD
Principal Medical Education Officer and
Principal Allied Health Research Fellow,
Medical Education Unit and Allied Health,
Gold Coast Health, Southport;
Senior Lecturer (Adjunct), School of Medicine,
Griffith University, Southport;
Senior Lecturer (Adjunct), School of Pharmacy,
University of Queensland, St Lucia,
Queensland, Australia

**Gabriel Reedy** MEd, PhD, CPsychol, CSci,
AFBPsS, FAcadMEd, SFHEA
Senior Lecturer in Clinical Education,
Programme Director, Masters in Clinical
Education, Faculty of Life Sciences and
Medicine, King's College London, London, UK

**Charlotte Emma Rees** BSc (Hons), MEd, PhD
Professor, Faculty of Medicine, Nursing &
Health Sciences, Monash University, Clayton,
Victoria, Australia

**Christopher Roberts** MBChB, MMedSci, PhD
Associate Professor, Sydney Medical School,
University of Sydney, Sydney, New South
Wales, Australia

**Samantha Lee Sevenhuysen** BPhys, PhD
Elective Surgery Manager, Surgery Program,

Monash Health, Dandenong;
Teaching & Research Associate, Department of
Physiotherapy, Monash University, Frankston,
Victoria, Australia

**Malissa K. Shaw** BA, MSc, PhD
Post-Doctoral Fellow, Chang Gung Medical
Education Research Centre, Chang Gung
Memorial Hospital, Linkou, Taiwan

**Linda Sweet** BNg, MNgS, GradCert Ed, PhD
Associate Professor, School of Nursing and
Midwifery, Flinders University, Bedford Park,
South Australia, Australia

**Joanna Hong-Meng Tai** BMedSc (Hons),
MBBS (Hons), PhD
Research Fellow, Centre for Research in
Assessment and Digital Learning, Deakin
University, Geelong, Victoria, Australia

**Olle ten Cate** PhD
Professor, Center for Research and
Development of Education, University Medical
Center Utrecht, Utrecht, The Netherlands

**Stephen Trumble** MBBS, MD, FRACGP
Head of the Department of Medical Education,
Melbourne Medical School, University of
Melbourne, Melbourne, Victoria, Australia

**J. M. Monica van de Ridder** PhD
Assistant Professor, Office of Medical
Education Research and Development
(OMERAD);
Faculty Affairs and Development (FAD);
Director of the Clinician Educator Mentoring
Program (CEMP);
College of Human Medicine, Michigan State
University, Grand Rapids, Michigan, USA

**Christopher Watling** MD, MMEd, PhD
Associate Dean, Postgraduate Medical
Education, Schulich School of Medicine and
Dentistry, Western University, London, Ontario,
Canada

**Tim J. Wilkinson** MBChB, MClinEd, PhD, MD,
FRACP, FRCP
MBChB Program Director, University of Otago,
Christchurch, New Zealand

**Miriam Zukas** BSc (Hons)
Professor, School of Social Science, History
and Philosophy, Birkbeck, University of London,
London, UK

# 原著评审者

**Julie Ash** BSc (Hons), BMBS, PhD
Senior Lecturer in Clinical Teaching & Learning,
College of Medicine and Public Health,
Flinders University, Adelaide, South Australia,
Australia

**Jane Conway** RN, BHSc, BN (Hons1),
GradCert HRM, GradDip FET, MEd, DEd
Associate Dean, Teaching and Learning,
Faculty of Medicine and Health, The University
of New England, Armidale, New South Wales,
Australia

**Lorna Davin** PhD
Senior Lecturer Medical Education, Program
Coordinator Health Professional Education,
School of Medicine, University of Notre Dame,
Fremantle, Western Australia, Australia

**Sara Geale** RN, PhD
Director of Clinical Education, School of
Nursing and Midwifery, The University of
Newcastle (UON), Callaghan, New South
Wales, Australia

**Koshila Kumar** PhD
Coordinator – Clinical Education Programs,
Prideaux Centre for Research in Health
Professions Education, Flinders University,
Adelaide, South Australia, Australia

# 原著致谢

在本书中，我们着手将教育理论和教育实践与真实临床环境中的教学故事结合起来。这次尝试之所以成为可能，离不开那些为我们带来经验、对研究具有批判性理解和富有想象力的作者们。我们要感谢本书的所有作者，感谢他们慷慨地分享他们在临床工作场所学习和教学方面的专业知识、想法和学术成果。我们要特别感谢Margaret Bearman 副教授对开头和结尾章节的仔细阅读和批判性反馈。所有章节作者的共同努力是一个很好的例子，在这个例子中，一个学者共同体提供了他们丰富的知识并提出了进一步的关键问题，以增强我们对如何更有效地为临床学习和教学做出贡献这一问题的理解。我们非常感谢他们。

我们还要感谢参加临床教育毕业后培训课程和通过工作学习的众多师生和临床医师。他们的故事和对教育理论如何影响教学方法的好奇心为本文提供了灵感。

我们希望您喜欢并学习这本书，就像我们在编写过程中享受和学习到的一样。

**Clare Delany & Elizabeth Molloy**

# 目　录

# 第1篇

# 为学习者在工作场所学习做准备

# 第1章

# 成为临床教育者

Clare Delany and Elizabeth Molloy

## 引言

对于未来的健康从业者而言，在临床工作环境中学习对于专业发展和技能训练是不可或缺的。虽然临床工作环境比较复杂，随时在发生变化，其中所发生的学习和教学过程也因此不可预测，有时甚至可能是混乱的，但同时，临床工作环境也是充满机会和各种可能性的。本书旨在发掘基于工作场所教育的多面性。每一章旨在启迪不同学科和背景的临床教育者重新思考并设计临床教学实践，希望能够帮助培养更多兼具临床医生和教育工作者两种角色身份的专业临床教育者。

在过去的十年里，"医学"或"临床"教育作为一个合法的、独立的学术领域有了很大的发展。现已有多本专门的"健康职业教育""护理教育"和"医学教育"的同行评议期刊，影响因子不断上升，基于教育的研究也出现在了临床期刊上。已发表的论著涵盖了一系列的主题，既有针对一线临床教育者的基础教学法探讨，也有临床教学中理论范式和权威教学法的讨论。在教学实践方面，学者们将教育理论提炼并转换为适用于特定教学情境的实用而具体的技巧和策略（Aronson，2011；Joyner & Young，2006；Steinert et al.，2016；Vickery & Lake，2005）。在理论方面，理解和塑造临床工作场所学习和教学过程的教育理论文献不断涌现（Bunniss &

Kelly，2010；Nestel & Bearman，2015）。

临床教育研究成果的不断增加也影响了负责临床实习教学的临床医生的期望。在传统的学徒式学习模式下，人们认为学生只要在临床实习中付出足够时间即可习得足够的能力，如今，人们认为这种模式不能完全实现教育目的（Frenk et al.，2010；Higgs，2009）。如今的临床教育已经不仅仅局限于规范化教学或者依赖高年资临床医生带教的模式。它包含有意识地引导学生进行学习实践以鼓励其进行自我调节和反思性学习，以及设计增量式学习任务，以建立学习者对于重要信息的敏感性（包括来自病人、护理人员、团队成员、同事、管理人员和监管者的信息）。

基于证据的临床教育方法意味着临床医生证明其教育实践还需要通过教学评估、对课程设计和研究的明确贡献以及所取得的学习成果的证据（Hu et al.，2015；Stalmeijer et al.，2010）。除了发展操作性技能，临床教育工作者还应该积极培养学生的全方位胜任力，使他们在未来能满足本地与全球同行保持联系，并在以病人和人群为中心的卫生体系中顺利开展工作（Frenk et al.，2010，p 1924）。这拓展了临床教育的广度和深度，超越了基于学科的胜任力，将批判性思维（Golding，2011；Ajjawi & Higgs，2011；Delany & Golding，2014）、评价性判断（Tai et al.，2015）、自我调节的学习（Molloy et al.，2013）、职业素养（Rees et al.，2013）、专业实践中的情绪调节（Lewis & Rees，2013；Gillam et al.，2013）和对压力及挑战的应变能力（Delany et al.，2015；Klein et al.，2017）等，统统纳入临床教育。

除了应对不断提高的学术要求，临床教育工作者必须在以病人为中心的服务需求与学习者体验式和个性化的学习需求中找到平衡点（Frenk et al.，2010）。这种关系的平衡因服务模式的转变而进一步复杂化，现代的服务模式中，病人的住院时间逐渐缩短，学生轮转时间更短，实习生临床工作时间也被各种规定削减或缩短。这些变化导致学生无法进行连续性的学习，也无法和指导老师建立连续性的监督关系。服务模式的变化也影响了基于工作场所的评价的类型和有效性。例如，在一段临床实习中，学生可能会遇到多个导师，而指定的"培训导师"（负责对其进行正式反馈并对学习进展作出重大决策）可能很少有机会直接观察学生。培训者缺乏对学习者的直接观察（Castanelli et al.，2016），更多地依赖于各种间接信息反馈，反过来会影响学习者和教育者之间的信任和持续性关系，而这种关系对基于发展的讨论是至关重要的（Watling et al.，2016）。

临床教育者主要以两种方式面对临床教育的愿景和挑战。第一种就是通过在卫生机构内开展专业发展项目，使临床医生能够参加研讨会或者短期课程，这些课程所提供的实用技巧、教学策略和临床启发式教学可以快速融入他们的教学实践。第二种方式是通过提供更多经认证的正式研究生课程和学术型高等学位项目，并提高其参与度来促进工作场所教学研究（Steinert et al.，2016）。两种方式都体现了一种趋势，即临床医生需要更加投入地开展临床教学，让学习者在基负责的临床学科得到最好的学习成果。这是本书写作的主要动力。

# 成为一名临床教育者

大多数临床医生本不打算成为一名临床教育者，这个角色常常是作为临床工作的一部分强加给他们的。他们对临床教育专业知识的理解在很大程度上受其自身与教育和临床实践相关的专业倾向、兴趣或身份的影响，或是通过其特定的临床工作环境所提供的支持或障碍的影响（Bearman et al.，2017；Clement et al.，2016）。这意味着他们没有机会持续接触和沉浸在与他们的"课堂"相关的教学中。他们没有机会像师范专业的教师那样建立关于教育理论和实践之间关系的知识体系，也没有机会定期进行教学实践并从实践中学习。

与成为一名临床医生的道路相比，这是一个十分不同的职业发展过程。临床医生职业发展的特点是特定经验和针对性学习之间相互作用，在学校和多个工作场所进行角色塑造。例如，成为一名护士、医生、外科医生、理疗师或是其他任何健康从业者，至少都要拥有特定学科的专业胜任力。它还包括"吸收"一种特定类型的职业身份；学习以批判性和反思性的方式思考，发展基于性格的特质和价值观，以保护病人利益。随着临床教育领域的扩展以及理论和证据的支持，让临床医师产生更强烈的临床教师职业认同的路径也会出现（Higgs，2009；Hager & Hodkinson，2011；Frenk et al.，2010）。

我们召集了一批杰出的作者，通过他们的群策群力帮助临床医生获取临床教育相关的知识。这本书提供了大量有关"如何教学"的策略和技巧。但实践教学理念绝不仅仅关注如何做好一次工作场所教学。相反，本书旨在展示临床教育领域和实践中的三个关键内容的整合：理论、方法和情景。作者们在每一章节中都定义并解释了支撑理论框架（如认知、心理、社会文化、经验和伦理传统），这是第一条主线。第二条主线即具体的学习和教学策略的基础，旨在为学习者提供更具成效和变革性的内容。第三条主线主要以案例形式，在特定情境下将理论和实践结合起来。本书的一个关键目标是支持临床医生成为临床教育者，使他们欣然接受自己作为学生学习体验的设计者和规划者的专业角色（Boud & Molloy，2013）。

# 如何阅读本书

本书的特色是使用案例来说明工作场所学习和教学具有不可预知性，受个体因素、任务内容、环境、情感和人际关系的影响（Cruess et al.，2015；Cruess et al.，2016）。每一位作者都将他们对临床教育理论和实践的讨论放在一个案例研究或故事中，以此呈现学习者和教育者在临床实习环境中遇到的典型挑战。在常规的医疗案例展示中，病例特点、治疗方式及治疗效果都被整合成标准的临床病例格式，而本书中案例的一个特点是具有叙事性（Passi et al.，2013），每位作者都选择了"讲故事"。这些故事的细节都很丰富。它们描述了人与人之间的对话；实现了学生、临床医生、教育者和病人的感受；指出了有益和无益的关系模式；并强调了环境中影响沟通、解释、理解和学习的各个因素。这些案例就体现了临床教育中的学习和教学复杂、混乱、多变，但又丰富且充满潜力的特点（Strand et al.，2015）。许多作者都在案例中使用了叙事分析的形式来凸显潜在的学习机会和重要的教学机会。人们往往认为这些临床活动或细节是常规行为，常将其一带而过。本章末尾的表 1.1 列举了这些案例以及故事中的主要元素。

读者可以通过以下几种方式阅读本书。①参考书中案例以确定与自己工作相关的学习和教学主题或者细节；②通过章节标题找到特定的教学法和相关的教学实践；③从 4 篇中选择临床学习和教学的各个阶段（为学习者在工作场所学习做准备、临床学习情境中的教育方法、对工作场所中学习的评价及医学教育中的领导力和教师发展）。

各章的核心元素如下：

- 介绍教育的概念或主题；
- 阐述该主题相关的关键要素的案例研究；
- 与该主题相关的教育理论；

- 通过阐述和解决案例研究，将教育学引入实践；
- 评价和研究的潜在方向；
- 专业从业者的实用提示。

## 为学习者在工作场所学习做准备

第 2 ~ 6 章强调了从大学到临床环境的过渡是一个强化学习的阶段，需要教育者以特定方式让学生做好准备，以更好地利用丰富的学习机会。本篇内容介绍了以下能力培养的策略：培养学生的批判性思考的能力，锻炼其应对不可避免的挫折的心理韧性，从挑战中学习和提高的能力，应对学习和临床实践中伦理相关内容的能力以及应对工作场所中冲突的能力。

在第 2 章中，因提出将过渡阶段作为学习的重点这一理论而闻名的 Miriam Zukas 和 Sue Kilminster 论述了医学专业培训的过渡时期（包括从大学到临床实习，从一次轮转到另一次轮转，以及接触新的临床岗位）相关的内容。他们将这些过渡称为"批判性强化学习阶段"（critically intensive learning periods，CLIPS），并建议教育者利用这些时期制定超过标准化学习目标的教学方案。过渡时期教学的重点是要帮助学习者"适应"过渡时期和"新"环境的关键之处。

在第 3 章中，Clinton Golding、Tim Wilkinson 和 Althea Gamble Blakey 讨论了将批判性思维作为医学专业实践的基础和基本组成部分的重要性。他们提供了批判性思维和非批判性思维方法的具体示例，建议教育者对于他们期待的批判性思维模式具有正确的认知，并能明确地阐释出来。他们的实践教学策略包括让学生意识到批判性思维在特定的临床实践领域中的必需性，并给予学生足够的实践这种批判性思维的机会。

在第 4 章中，拥有教育、临床和行为心理学学科背景的 Clare Delany、Jill Klein 和 Samantha McLeod 以心理学为理论基础阐释了与临床工作场所学习和实践相关的韧性维度。本章还讨论了教育者可以使用的具体策略，既可以明确地进行教学，也可以更广泛地培养临床学习和未来专业工作的适应力。

在第 5 章中，Clare Delany、Rosalind McDougall、Lynn Gillam 和 Carolyn Johnston 提出了这样一个问题：临床教育者该使用什么样的教学方法来弥合学生之前学过的伦理原则和专业理想与其在日常临床工作中遇到的伦理挑战之间的差距？他们为此提出的教学策略是从临床伦理咨询（通常在医院工作环境中发生的，考虑并解决复杂伦理问题的正规流程）中总结出来的。本章是为缺乏专业教学伦理知识、培训和资格认定的临床教育者所写的。

在第 6 章中，Haavi Morreim 强调了这本书的一个关键内容，即在工作场所提供医疗保健和教育是高风险的复杂的活动，依赖于有效的沟通、团队合作和临床决策。在临床实习环境中，当来自不同学科背景的人对符合病人最佳利益的治疗方法是什么、谁最有权做出治疗决定、学习者如何能够更好地得到支持并参与临床实践等问题提出不同概念时，就会产生冲突。冲突管理方面的技能对病人安全、学习者进步及组织效率至关重要。本章介绍了可用于临床教育环境的冲突解决策略。

## 临床学习情境中的教育方法

本书第 2 篇共有 11 章，其中的一个共同主题是强调教育者的角色，即学生教育经历的设计师或负责人。每一章都集中介绍了临床学习环境的一个方面，教育者可以利用它来创造形成性的学习体验，并帮助学生积极自主学习。

在第 7 章中，Joanna Bates、Rachel Ellaway 和 Christopher Watling 强调了环境对于临床学习和教学的重要影响。本章旨在帮助临床教育者更好地理解和更有效地利用他们的临床工作环境进行教学。在一个在社区工作的临床教育者和她的临床学员的案例中，作者利用社会文化学习理论论述了学习者应当如何从临床工作环境中学习以及学习什么，此外还描述了临床教育者带有目的性地指导和提高学员从临床工作环境中学习的能力的教育策略。

在第 8 章中，Malissa Shaw、Paul Crampton、Charlotte Rees 和 Lynn Monrouxe 探讨了职业素养的理论结构，以及影响职业认同形成的因素。他们探讨了表面上专业和真正专业的区别，还讨论了不仅帮助学习者学习到专业性，而且还能够让学生体现出专业性的教育方法。

在第 9 章中，Mark Goldszmidt 和 Lorelei Lingard 介绍了两种理论（社会物质性理论和修辞体裁理论），他们发现这两种理论特别适合工作场所的学习和教学策略构建。社会物质性让教育者将临床实习（包括实习中的人和物）视为用以支持临床教育和病人照护的双重任务的集合体或者物质结构。修辞体裁理论则帮助教育者考虑他们如何在自己学科的实践和沟通中使用体裁，以及如何使用自己的技能来识别最适合临床学习者的体裁。

在第 10 章中，Stephen Trumble 介绍了作为"教练"（coach）的临床教育者的理念。"教练"需要从可信、值得尊敬和目标导向的视角来评价学生的表现。临床指导老师的角色既不是"刻薄的纸上谈兵的批评家"，也不是"热情的啦啦队长"。本章阐述了临床指导老师如何找到挑战和支持的正确组合，以推动和帮助学生完成学习和职业过渡。

在第 11 章中，Clare Delany 和 David Beckett 指出为临床实践发展专业知识是一项复杂而与临床教学高度相关的工作。它需要学习者拥有独立思考和行动的能力，自我调节并觉察学习实践对他人的影响。也需要学习者通过超越这些基于个体认知的学习过程，与来自不同学科的同事建立合作关系。他们认为临床教育者的关键教学任务是转化——不是通过机械性的解释或是单纯的知识和技能的迁移来实现转化，而是通过创造性地为学习者提供参与基于实践的对话空间和有关常规实践探索的支持来实现。在实践层面，涉及一些简明的对话，例如讨论需要做什么、为什么应该做、怎样做会更好以及如何（在下一次）得到不同的结果的对话。

在第 12 章中，Joanna Tai、Samantha Sevenhuysen 和 Phillip Dawson 聚焦于同伴学习。他们强调，尽管许多同伴学习干预措施的产生是由于需要在临床实习中容纳更多学习者，但教育者仍需要对同伴学习的教育理论有更好的理解。他们还指出，合作学习方法是保证持续工作实践的关键。本章为希望实施同伴学习的临床教育者提供了实用的教学策略和想法。

在第 13 章中，Debra Nestel 和 Suzanne Gough 讨论了模拟教学的关键目标和特点，包括它在临床环境中促进学习迁移的潜力。本章讨论了两个模拟框架［集成模拟和技术增强学习（integrated simulation and technology enhanced learning，ISTEL）和澳大利亚的一项国家培训计划（NHET-Sim）］，以帮助教育者设计模拟课程和活动。在这两个框架中，预先介绍和复盘是关键。作者认为在临床教育中采用这些方案可能会提高深度学习的能力。

在第 14 章中，Fiona Kent 和 Gillian Nisbet 讨论了如何为将来在跨专业团队和复杂系统内的工作做好准备。他们区分了跨专业的正式方法（如预先设计和安排的，为目标学习群体设定学习结果和结构化活动的学习）和非正式的跨专业学习（作为日常工作实践的一部分发生的非结构化、体验式学习），并且指出两者都为跨专业学习者提供了宝贵的教育机会。

在第15章中，Stephen Billett、Christy Noble 和 Linda Sweet 指出常规医疗活动，如交接班、查房和组会，都是富含教学意义的活动。他们考虑了如何利用这些活动来促进新手或者学生的学习。他们还强调了这些富含教学意义的活动对于医疗从业者在职业生涯中持续发展的重要性，包括支持有效的跨专业工作和学习的重要性。

在第16章中，Jennifer Johnston、Nigel Hart 和 Gerard Gormley 讨论了作为医疗实践的一个特殊范例的初级医疗。他们提出了初级保健教学法的原则，这些原则来源于学习的社会理论，强调了环境和人际关系的重要性，是可以在工作环境中应用的有价值的教育理念。

在第17章中，Margaret Bearman、Damian Castanelli 和 Charlotte Denniston 讨论了表现不佳的概念，并主张在学习者失败后，有必要在采取补救策略之外解决学习者在知识、技能和态度方面的缺陷。本章提供了通过两种不同但互补的理论（"实践共同体"和"自我决定理论"）指导下的教育策略，帮助学习者和临床导师充分利用手头条件进行教学的方案。作者向读者发问：我们该如何帮助表现不佳的学习者发展应有的能力？

## 对工作场所中学习的评价

第3篇的4章更密切地关注临床学习的一个关键点：基于工作场所的评价。在高等教育和高等教育后的资格认证中，评价在判定学习者的知识和技能方面起到决定性的作用。然而，正如本篇中每一章所强调的那样，评价能够并且应当在塑造学习中发挥作用。

在第18章中，James Crossley 提出了评价的黄金法则——"选择或者设计一个评价过程，该过程可衡量你感兴趣的学习内容，且具有与评价目的一致的衡量特征"。他介绍了将这一黄金法则应用于工作场所中的评价策略，强调了工作场所的评价需要教育者认识到。独特的场景所能提供的教育机会，认识到这些学习机会如何引发期待发生的学习并达成基于工作场所的评价的学习成果，并将这些教育机会纳入学习中。

在第19章中，Rola Ajjawi 和 David Boud 提出将可持续评价作为一种方法，重点培养学习者对自己和他人的工作质量做出评价判断或决定的能力。作者建议，如果评价侧重于学习者的积极性、参与度和责任感，可以解决学习和评价之间分散和脱节的问题。

在第20章中，Olle ten Cate 和 Carrie Chen 讨论了置信职业行为的概念，置信职业行为可以作为一个框架，将工作中的胜任力领域联系起来。两位作者重点讨论了该框架如何考虑未知情况下的未来表现，不仅涉及学习者的能力，还涉及更深入、更持久的专业学习概念，包括学习者的正直、可靠和谦逊。

在第21章中，Elizabeth Molloy 和 Monica van de Ridder 重申了反馈对临床学习的影响，同时也指出了一系列使其无法发挥应有影响的因素。他们探讨了一种以建构主义为基础的审视反馈的方法，使得反馈成为能让学习者得到短期获益（改善在下一个任务中的表现）以及长期获益（自我调节技能的发展）、可参与、可利用的过程。

## 医学教育中的领导力和教师发展

本书最后一篇的5章不再讨论教学和学习的结合，而是聚焦于临床教育者为了作为传道授业解惑者所必经的专业发展道路。在这一过程中，临床教育者需要了解证据、使用证据、拥抱创新，并识别标志着教育者朝着更高的职业素养和领导力迈进的关键时刻。

在第 22 章中，Gabrielle Reedy 和 Anna Jones 利用标志教学法和阈值概念这两个理论框架，探讨了作为教育者的临床医师的发展。他们讨论了这些理论概念如何帮助临床医生更充分地了解自身职业道路的塑造方式。作者建议重构临床医生的传统角色，使临床医生 / 教师卸下一些"知识守护者"的担子，而更多地肩负起"学习促进者"的责任。

在第 23 章中，Jennene Greenhill 和 Judy McKimm 将领导力、追随力和变革理论结合在一起，论证适应型、关联型的领导力风格与医疗卫生和教育系统的关联。根据这些理论结构，他们讨论了变革型和合作型领导力的策略，并强调了"软"权力的重要性"软"权力鼓励"追随者"通过在教育环境中使用角色榜样认识和发挥他们作为变革推动者的领导潜力的方式。

在第 24 章中，Eric Holmboe 认为，我们现在迫切需要使临床教育能够跟上医学和医疗卫生服务科学中的前沿创新方法。他呼吁临床教育者接受从颠覆性创新和创新传播中汲取出的原则和教训。以纵向整合式见习和基于工作的评价为例来有效说明临床教育中的创新过程。

在第 25 章中，Rola Ajjawi、Jason Lodge 和 Chris Roberts 讨论了将日渐丰富的教育研究转化为临床教育实践的挑战。他们提出了一个跨学科和协作的、利用共享决策和设计思维的知识转化框架。共同决策有助于根据特定的学科情境来制定决策。设计思维被用于告知临床教育者如何能够、何时与教育专家合作，并在特定情况下判断什么是"教学上可取的"。

在本书的终章——第 26 章，主编 Elizabeth Molloy 和 Clare Delany 梳理出各章的脉络，并讨论了本书对当前临床教育方法提出的挑战。不断变化的临床学习环境和服务需求之间持续存在的张力意味着教育者必须成为实习经历的设计者，以"榨取"临床实习经历的教育价值。书中所强调的一个关键主题就是"成为"（becoming）的概念，无论是在不断发展的专业知识和临床医生的身份方面，还是在临床教育者这个新兴的身份方面。作者强调了如今所有人所面临的挑战，即在理论的帮助下，以新的方式进行思考，进行尝试。最重要的是，评估这些方法在学生学习和（或）患者结局方面的效果。

## 总结

本书总体上旨在捕捉临床工作场景中学习和专业成长的诸多可能性。每一章都有一个共同的目标，即鼓励那些作为教育者的临床医生去了解、改进学习和教学方法的"技巧"。本书强调了案例的强大作用以及如何提高人们对复杂工作环境中新手和有经验者的共同缺陷的认识。所有章节中都阐明了情境在学习中的重要性，而那些说明性的案例研究和作为铺垫的理论（社会文化理论、批判理论、心理理论和教育基础理论）将有助于促进我们对临床教育的理解。

本书并不是一个规制性的"怎样去做"的文本。作为主编，我们的目标是展示一系列的教育挑战、概念和选择，以鼓励读者看到学习结果以外的内容，并认识到广义的教育设计的概念，以更好地支持病人照护和学生学习。

表 1.1 案例研究

| 章序 | 内容简介 |
|---|---|
| 2 | **案例 2.1 无助而忙乱的第一天**<br>Val 在获得医师资格证后的第一年在一家城市医院工作。在与一位初级医生进行简短交接后，Val 发现她在处理一个需要上级医师监督手术知情的复杂病人时几乎没有得到任何来自护士和其他同事的帮助<br>**案例 2.2 团队内部沟通不佳**<br>Jaz 是一名与比他年轻但是技术更娴熟的护士一同工作的第二年医生。这导致团队沟通出现了一些问题<br>**案例 2.3 支持和计划有效的一天**<br>Viv（专科实习医生）和 Anna（五年级医学生）首先讨论了 Anna 想要关注的问题，接着 Viv 提出了应该观察哪些病人的建议；他们每个人都有一份打印好的能在上面做笔记的病床清单 |
| 3 | **案例 3.1～3.7 学习和教学中的批判性思维**<br>教育者们讨论了他们希望学生使用不同类型的批判性思维。例如，Angela 希望她的临床学生能够成长为独立、积极主动的思考者；Maya 希望她的学生可以成为独立的思考者，或者在判断时表现出主动性、灵活性和适应性；Akira 则希望他的临床学生学会如何评价 |
| 4 | **案例 4.1 学习和教学韧性**<br>Sophie 是一名高级物理治疗师，她希望在她的教学中包含韧性训练（尽管她感觉自己并不是很有韧性）。Win 是一名物理治疗培训最后一年的国际学生。她讨论了对于建立学习的韧性，哪些事情对她有所帮助，而哪些事情相对没有意义 |
| 5 | **案例 5.1 和 5.2 伦理学教学**<br>一名医学生与病人难以沟通，他对此感到很难过但是不知道该如何应对<br>一位低年资医生通宵照护病人，并对未经病人同意而进行妊娠检测的决定感到不舒服且不知所措 |
| 6 | **案例 6.1 和 6.2 教授如何解决冲突**<br>48 岁的 Carl 本月早些时候因胃肠道疼痛入院，出院后感觉好转，但没有明确诊断（尽管几个重要的潜在诊断已经被排除）。几天后，他再次入院。又过了几天，在 Carl 认为他的腹部疼痛程度为 3 分（满分 10 分）时，治疗团队通知他当天下午出院。Carl 拒绝了，他坚持说应该在完全好转后才能回家。医生们意识到一场冲突正在酝酿之中<br>Alice 是一个 14 个月大的孩子，她可能只是因为一次简单热性惊厥发作而被一家儿科医院神经内科收入院。尽管对于父母来说这很可怕，但是热性惊厥通常只是伴随发热的抽搐。在过去的两天里，护士长坚持让 Alice 的母亲将孩子转移到儿科重症监护室（paediatric intensive care unit，PICU）。这位母亲在凌晨 3 点呼叫了第二年住院医生。医生确信孩子不需要 PICU 护理，但不知道该如何告诉这位母亲 |
| 7 | **案例 7.1 工作环境的影响**<br>Sean（高年级医学生）正在努力适应一个陌生的临床工作环境——农村，而 Sandy（家庭医生）很难理解 Sean 在适应新环境时所面对的挑战 |
| 8 | **案例 8.1～8.3 支持职业认同的发展**<br>在临床实习中，Hui-Wen 观察到一位医生（她的老师）无视病人对自己当前精神状态的描述，对病人表现出了不耐烦。Hui-Wen 认为，这位医生似乎缺乏共情，但由于这位医生年资较高，Hui-Wen 仍认为，这位医生的行为是专业的<br>Daniel 是一名医学生，他讲述了他在急诊科实习期间遇到的两个职业素养困境。他承认这两起事件都是照护欠佳的例子，但也解释了他在发展自己的职业素养时的不同反应<br>这样的隐性课程可以通过建议学生们反思他们的临床经历和职业素养来解决困境 |

续表

| 章序 | 内容简介 |
|---|---|
| 9 | **案例 9.1　支持独立自主学习**<br>Carl 和 Yvonne 是新入职的普通内科医生（第一年医生），他们也将担任学生监督的角色。他们与三种不同类型的导师讨论了他们之前的学习经验和每种方法的利弊：M 医生让学生承担起更多的责任，并让团队独立运作；D 医生对待病人时很高效，对学生的教导也十分严谨；而 E 医生在教学和照护病人方面都很高效，但很难知道 E 医生是如何兼顾两者的 |
| 10 | **案例 10.1　整合指导**<br>Therese 多年来一直在一个较大的乡镇做全科医生，她想到了两个学生可能需要不同的辅导模式。其中一个学生非常谨慎，而另一个学生好像过于自信 |
| 11 | **案例 11.1　支持和转化低年资医生的临床实践**<br>Carl 现在正在第一年内科实习，目前在急诊科。他讨论了两种不同的指导方法对他理解和承担自己角色的能力的影响。一位导师采取了一种循序渐进的教学方法，并因此限制了 Carl 的参与。第二位导师则希望他能够独立管理所有病例 |
| 12 | **案例 12.1　同伴学习**<br>Ben 和 Michelle 是两个高级物理治疗师，他们所属的大学要求他们在学生的临床实习中使用同伴学习的方法。他们讨论怎样设计才能满足不同学生学习的需要 |
| 13 | **案例 13.1 和 13.2　将模拟作为一种教学工具**<br>本章详细描述了两个模拟案例。这个场景是关于两位病情严重恶化的住院病人案例：本案例旨在加强有效的团队合作和探索无意识的偏见<br>本案例中病人在急诊科出现了严重疼痛。该示例旨在促进以病人为中心的沟通技巧和临床判断 |
| 14 | **案例 14.1　通过同伴学习进行跨专业教育**<br>Jackie 是一名亚急性康复中心的物理治疗师。她身边临床医学、护理学、职业治疗和社会工作的同事经常问他们的学生是否可以在康复室中向她请教，以此来提高学生们对于物理治疗师工作的理解。Jackie 想要用同伴学习的概念来更好地利用这个跨专业学习的机会 |
| 15 | **案例 15.1 ～ 15.3　认识和利用教学意义丰富的工作场景**<br>参加例行交班的最后一年护士错过了一些重要的学习机会，而这些机会可以提高他们对自己在医院内外照顾病人的护理工作的理解和认识 |
| 16 | **案例 16.1 和 16.2　在基于社区的环境中学习**<br>Fiona 是一名在英国医学院学习的 22 岁的医学生。她将第一次在全科医疗环境中与临床教育者进行一对一的学习<br>教育者利用网络摄像头和视频会议技术，使地理上分散的医疗保健从业者能够从"辐条"连接到一个"枢纽"，以进行病例讨论 |
| 17 | **案例 17.1 和 17.2　识别和处理表现不佳**<br>Kate 是一名麻醉培训主管，并准备帮助 Antoine——一名已经从医学院毕业 6 年的注册麻醉医师进行学习<br>Ethan 是一名初级职业治疗师，也是两名三年级的职业治疗专业学生的导师。他需要制定出帮助这两名学生的教学方法 |
| 18 | **案例 18.1　基于工作场所的评价**<br>作为医院多专业教育团队的评价负责人，你需要设计和实施基于工作场所的评价，但你的同事有些抗拒这种方式 |
| 19 | **案例 19.1　对于长期学习有积极作用的评价**<br>Sam 是一家中型地区医院的临床教育者，Frances 是一名卫生专业最后一年的学生。两人都讨论了他们对中期形成性评价所做的准备和产生的反应 |

续表

| 章序 | 内容简介 |
|---|---|
| 20 | **案例 20.1　通过置信职业行为（entrustable professional activities，EPAs）进行评价**<br>Caroline 是一名在一家社区诊所工作的临床教育者，她接收大学的医学生和儿科住院医师前来进行必要的门诊临床实习。Caroline 讨论了两位与她在诊所工作的第一年的儿科住院医师。David 的表现是很典型的第一年住院医师的水平。他在思考临床病例时请求帮助，并且经常提出问题，以确保他能够为病人提供适当的照护，同时提高自己的水平。相比之下，Amy 则是一个有着丰富临床知识和技能的住院医师。但是最近一次观察 Amy 的经历让 Caroline 对 Amy 的行为感到不妥 |
| 21 | **案例 21.1　写作和口头反馈：为什么，什么时候，怎么样**<br>现在是 Pearl 在医学院的最后一年。到目前为止，她的学业表现良好。这是 Pearl 第一次接触康复机构，根据同伴分享的信息，Pearl 预计这里的节奏会比急诊慢很多，且对于诊断技能的要求也会减少。然而，与她的预期正相反的是，5 天后，Pearl 开始感到非常迷茫 |
| 22 | **案例 22.1　教师发展：培养"作为教育者的临床医生"的技能**<br>Maria 是一名急诊科学员，也是一名热情又能干的医生，她正在顺利完成培训，有望成为一名顾问医生。然而随着时间的推移，基于临床实践和教学中的一些机会，Maria 开始意识到临床教育者和医生角色之间的协同作用。她开始意识到：作为一名教育者，她的角色是为她的学员提供一些无法从课本中得到的东西，因此她所需要做的不仅仅是了解教学内容 |
| 23 | **案例 23.1　医学教育中的领导力**<br>你需要建立一个新的项目：在一个服务不足的社区中培养下一代的健康专业人员。作为该项目的领导者，你专注于与社区和当地卫生服务管理人员之间的协作沟通和参与。在小社区中引入卫生服务所需的不仅是政策知识、社区和大学的支持，还需要在所有利益相关方之间采取协作和共享的领导方式 |
| 24 | **案例 24.1 和 24.2　医学教育中的颠覆性创新：这种模式会如何引导变革？**<br>一组病人被分配给了一群医学生，他们在一年中对这些病人进行随访。这为他们提供了"教育的连续性"，是颠覆性创新的一个例子<br>新的基于工作场所的评价的兴起可能会颠覆以前的评价方法 |
| 25 | **案例 25.1　将教育研究转化为教育实践**<br>资深临床教育家 Rosa 是一名全科医生。她就如何重新设计 8 周的初级照护实习方案，征求当地大学教育部门的建议。Rosa 想培养学生的临床推理能力。她努力在给学习者提供更多学习内容的同时平衡自身的医疗服务提供者和医学教育者之间的关系 |

# 参考文献

Ajjawi, R., & Higgs, J. (2011). Core components of communication of clinical reasoning: A qualitative study with experienced Australian physiotherapists. *Advances in Health Sciences Education*, 1–13.

Aronson, L. (2011). Twelve tips for teaching reflection at all levels of medical education. *Medical Teacher*, 33(3), 200–205.

Bearman, M., Tai, J., Kent, F., et al. (2017). What should we teach the teachers? Identifying the learning priorities of clinical supervisors. *Advances in Health Science Education*, doi:10.1007/s10459-017-9772-3.

Boud, D., & Molloy, E. (2013). *Feedback in higher education.* London: Routledge.

Bunniss, S., & Kelly, D. (2010). Research paradigms in medical education research. *Medical Education*, 44, 358–366.

Castanelli, D., Jowsey, T., Chen, Y., et al. (2016). Perceptions of purpose, value, and process of the mini-Clinical Evaluation Exercise in anesthesia training. *Canadian Journal of Anaesthesia*, 63, 1345–1356.

Clement, T., Brown, J., Morrison, J., et al. (2016). Ad hoc supervision of general practice registrars as a 'community of practice': Analysis, interpretation and re-presentation. *Advances in Health Sciences Education*, 21, 415–437.

Cruess, R. L., Cruess, S. R., Boudreau, J. D., et al. (2015). A schematic representation of the professional identity formation and socialization of medical students and residents: A guide for medical educators. *Academic Medicine*, 90(6), 718–725.

Cruess, R. L., Cruess, S. R., & Steinert, Y. (2016). Amending Miller's pyramid to include professional identity formation. *Academic Medicine*, 91(2), 180–185.

Delany, C., & Golding, C. (2014). Teaching clinical reasoning by making thinking visible: An action research project with allied health clinical educators. *BMC Medical Education*, 14(1), 20.

Delany, C., Miller, K., El-Ansary, D., et al. (2015). Replacing stressful challenges with positive coping strategies: A resilience program for clinical placement learning. *Advances in Health Sciences Education*, 1–22.

Frenk, J., Chen, L., Bhutta, Z., et al. (2010). Health professionals for a new century: Transforming education to strengthen health systems in an interdependent world. *The Lancet*, 376(9756), 1923–1958.

Gillam, L., Delany, C., Guillemin, M., et al. (2013). The role of emotions in health professional ethics teaching. *Journal of Medical Ethics*, 40, 331–335.

Golding, C. (2011). Educating for critical thinking: Thought-encouraging questions in a community of inquiry. *Higher Education Research and Development*, 30(3), 357–379.

Hager, P., & Hodkinson, P. (2011). Becoming as an appropriate metaphor for understanding professional learning. In L. Scanlon (Ed.), *'Becoming' a professional: an interdisciplinary analysis of professional learning* (pp. 33–56). Dordrecht, Netherlands: Springer.

Higgs, J. (2009). Ways of knowing for clinical practice. In C. Delany & E. Molloy (Eds.), *Clinical education in the health professions* (pp. 25–37). Sydney: Elsevier.

Hu, W. C., Thistlethwaite, J., Weller, J., et al. (2015). 'It was serendipity': A qualitative study of academic careers in medical education. *Medical Education*, 49(11), 1124–1136.

Joyner, B., & Young, L. (2006). Teaching medical students using role play: Twelve tips for successful role plays. *Medical Teacher*, 28(3), 225–229.

Klein, J., Delany, C., Fischer, M., et al. (2017). A growth mindset approach to preparing trainees for medical error. *BMJ Quality & Safety*, doi:10.1136/bmjqs-2016-006416.

Lewis, N., & Rees, C. (2013). *Distributed emotional intelligence: a resource to help medical students learn in stressful settings first do no self-harm*. Oxford: Oxford University Press.

Molloy, E., Borello, F., & Epstein, R. (2013). The impact of emotion in feedback. In D. Boud & E. Molloy (Eds.), *Feedback in higher education* (pp. 50–71). London: Routledge.

Nestel, D., & Bearman, M. (2015). Theory and simulation-based education: Definitions, worldviews and applications. *Clinical Simulation in Nursing*, 11, 349–354.

Passi, V., Johnson, S., Peile, E., et al. (2013). Doctor role modelling in medical education: BEME Guide No. 27. *Medical Teacher*, 35(9), e1422–e1436.

Rees, C., Monrouxe, L., & McDonald, L. (2013). Narrative, emotion, and action: Analysing 'most memorable' professionalism dilemmas. *Medical Education*, 47(1), 80–96.

Stalmeijer, R. E., Dolmans, D. H. J. M., Wolfhagen, I. H. A. P., et al. (2010). The Maastricht Clinical Teaching Questionnaire (MCTQ) as a valid and reliable instrument for the evaluation of clinical teachers. *Academic Medicine*, 85, 1732–1738. doi:10.1097/ACM.0b013e3181f554d6.

Steinert, Y., Mann, K., Anderson, B., et al. (2016). A systematic review of faculty development initiatives designed to enhance teaching effectiveness: A 10-year update—BEME Guide No. 40. *Medical Teacher*, 38, 769–786. doi:10.1080/0142159X.2016.1181851.

Strand, P., Edgren, G., Borna, P., et al. (2015). Conceptions of how a learning or teaching curriculum, workplace culture and agency of individuals shape medical student learning and supervisory practices in the clinical workplace. *Advances in Health Sciences Education*, 20(2), 531–557.

Tai, J. H.-M., Canny, B., Haines, T., et al. (2015). The role of peer-assisted learning in building evaluative judgement: Opportunities in clinical medical education. *Advances in Health Science Education*, 1–18.

Vickery, A. W., & Lake, F. R. (2005). Teaching on the run tip 10: Giving feedback. *Medical Journal of Australia*, 183(5), 267.

Watling, C., LaDonna, K., Lingard, L., et al. (2016). 'Sometimes the work just needs to be done': Socio-cultural influences on direct observation in medical training. *Medical Education*, 50, 1054–1064.

# 第**2**章

# 了解医疗卫生专业学习中的转变过程

Miriam Zukas and Sue Kilminster

## 引言

　　学生从大学校园进入临床，在不同的医疗机构轮转，其间都会经历种种转变，此外，在参与的水平上也会发生许多变化。健康从业人员同样会经历转变：更换执业地点，变换专业领域，从提供保健服务到管理他人；从学习者变为教育工作者。不同职业都有不同的转变过程和频率，这是由职业结构和培训需求决定的，与其他职业群体相比，临床培训有其特殊性。目前临床教育文献中的普遍观点是，转变时期的教学干预应当侧重于个体的知识、技能或身份认同的发展。例如，有作者建议，学习者需要有充分的韧性，并且在发生转变或过渡之前能够得到一定的模拟体验（例如，Chambers et al., 2016；Cho et al., 2017；Teunissen & Westerman, 2011a）。

　　我们对此有不同的看法。我们认为，学习者和临床医生所处的陌生环境，并不是一个人应用其他地方已习得的知识、技能和个人特质的转变情景，也不是学习者与医疗专家一道参与合法的边缘性活动并逐渐成为专家的实践共同体。相反，我们认为参与者拥有（非常）短的时间来学习"我们在这里如何做事"。此外，构成医疗保健实践的物质和社会现象主动设定并规划了需要做什么和如何去做。这些现象涉及人（病人、其他专业人员、家属）、物（例如仪器、病房、药物）和文本（方案、处方、研究材料、病人记录），此外，还包括临床实践所处的历史场景、微观政治和文化。

转变中发生的事情是不确定的、不可预测的、紧急的；在转变中需要了解和学习的内容不是固定的，而是偶然的、不稳定的，并受到构成社会物质情景的"关系网络"的影响。当然，对个人而言，无论在培训初期还是职业生涯中期，转变对个人情感都是一种挑战（例如本书第 4 章；Brennan et al.，2010；Bullock et al.，2013）。但我们的目的是为临床教育者提供一种不同的方法来让学习者为转变做好准备。相较于赋予学习者知识、能力和个人特质来确保他们即使作为边缘性医疗专业人员也能够参与其中，我们更倾向于提出以下任务，第一个任务是帮助学习者在转变中快速适应临床实践的特殊性和即时性；第二个任务是要理解转变本身便是学习的关键时期；第三个任务是关注工作中的社会物质关系（Cuyvers et al.，2016），我们将在后面进行介绍。

为了设置情景，我们从三个案例研究开始。这些案例来自我们几年前进行的一个研究项目，旨在更好地理解转变和临床表现之间的联系（Kilminster et al.，2010；Kilminster et al.，2011），尤其是在实践中习得责任感这一方面。我们的案例基于在老年病房工作的实习医生们，对他们转变到新职位的早期阶段的工作进行跟踪和访谈。尽管我们的案例在情景、职业和转变阶段方面十分具体，但我们认为这些例子能够反映所有健康从业者初入岗位和他们后续的工作生活转变过程中的许多经历。随后我们继续进行理论论证，整理理论观点并从情景、教育者和学习者的角度分析这三个案例。最后我们思考了一些支持转变的策略。

**案例研究 2.1**

Val 在获得初步行医资格后的第一年在一家市区医院工作。她在同一家医院进行了前两轮的轮转，她的第三次轮转在两个老年医学病房（分别在不同楼层）。在她轮转的第一天，顾问医生和专科住院医生都在休假，只有 Val 和一名低年资代班医生在值班。在前一天，她从她要接替的低年资医生那里得到了一份报告：

有一个病人本该出院，但在当天晚些时候病情有反复。然而，正当他们"整理病人"（临床医生经常使用的口头用语）时，代班医生说"我要去赶回去的班车"，因此只剩下 Val 一个人。令她欣慰的是，值班医生是她在之前的轮转中的同事，"所以他接手完成了所有工作，并说一切都没问题，但是我觉得这不是他的职责，这项工作应由白班的工作团队完成"。当被问及是否有其他人可以提供帮助时，Val 说护士们"觉得这件事十分突然——我不觉得我们是团队的一员，并不是我故意针对他们，但他们并不总是乐于提供帮助，即便这个病人的病情十分严重"。

此外，在她轮转的第一天，有一位病人计划进行经皮内镜胃造口术（percutaneous endoscopic gastrostomy，PEG）的外科置管手术。Val 说这个病人有学习障碍，且无法沟通。当病人被带走做手术时，"他们说她的病例中缺少合适的知情同意书，且必须由专科住院医生或以上级别的医生签字，并且因为我们没有其他人可以做这件事情，我们并不知道该联系谁"。结果，病人因为没有知情同意书被送回病房，"并且我们找不到人代为完成这项工作"。

**案例研究 2.2**

Jaz 在获得行医资格后的第二年开始与全科（家庭医生）实习医生 Liz 和另一位预科医生（预科指取得初步行医资格成为医生工作的第一年）Pam 一同在老年病房工作。团队早上见面第一件事是讨论病房病人和外置者（七八个）——外置者是需要病房照护但由于某种原因被安置在医院其他地方的病人。他们讨论谁将做哪些工作，Jaz 自愿照顾外置者。他离开了病房。Liz 说她和 Pam 希望 Jaz 去照顾外置者，而他喜欢这项工作是因为它"更容易"。Liz 说自己很难和 Jaz 共事，因为 Jaz 比自己更年长。Liz 和 Pam 在病房里同临时顾问医生 Jane 一道开始看病人。Liz、Pam 和 Jane 之间的工作氛围很轻松，通常会有关于病人的简短交流。除此之外他们还会讲许多笑话并开很多玩笑，因为其中一个人要结婚了。

两个小时过后，Jaz 发出呼叫，说他需要人帮助插管。

二十分钟后，另一个电话呼叫 Liz。她将来电转给 Jaz，并告诉来电者给 Jaz 打两次电话，因为 Jaz 并不常接听电话。Liz 和 Pam 之后为此开了个小玩笑。

一小时后，Liz 去了 Jaz 需要帮助的病房，准备了必要的设备，与几个护士开了玩笑，并与 Jaz 本人进行了简短的交谈。当她插管时，他继续填写着药物表格。

当他们离开时，Liz 跟 Jaz 确认是否没什么事，并且告诉他她们打算去吃午饭。他没有回应。随后，Liz 重复说她发现和 Jaz 共事很困难，尤其是因为她比 Jaz 年轻，但是从技术上来说她更资深。

**案例研究 2.3**

Viv（专科实习生）和 Anna（五年级医学生）所在的拥有 25 个床位的病房人员配备齐全、氛围愉悦。Anna 和 Viv 讨论了 Anna 想要关注的内容，并开始了新的一天，而 Viv 则针对照看哪些病人提出建议；他们各自都有一份打印的床位清单，在上面可以记笔记。Barry 是一个新获得资格的初级医生，几分钟后到达病房并开始阅读病历。Viv 和他交谈后，他们决定一起查看第一个病人，以便让他了解事情是如何"在这里完成的"。当他们回顾 H 先生的病历时，Viv 解释了她通常会做的事情。随后她在 H 先生的档案中写了一份全面的说明。Viv 一直在向 Barry 解释事情，然后他们一块查看并讨论 H 先生的 X 线片。Viv 随后继续记笔记，并说"P 医生喜欢我们记录下所有事情"。

过了一会儿，Anna 回来和 Viv 谈话，Viv 刚看过 Anna 去看的病人，并问了 Anna 许多问题。她建议 Anna 在她的计算机上检查一些内容。过了一会儿，Anna 和 Viv 商量后决定让 Anna 在 Viv 的观察下为病人做检查。Viv 随后查看了 Anna 的笔记并提出了深入的问题，随后给 Anna 进行了关于贫血的教学。

顾问医生（P 医生）突然来到病房，并与他们一起查房。P 医生对一名病人进行了全面总结，以此作为对 Anna 和 Barry 的"指导"；Viv 什么都没说。P 医生说她将亲自为病人查体，因为病人可能具有攻击性。之后 P 医生继续对病人进行查体，随后大家都回到了办公桌边。P 医生与 Anna、Barry 和 Viv 一起浏览了另一个病人的资料，然后他们去看望了那个病人。Anna 在 P 医生的指导下进行了查体。Viv 和 P 医生一起核对了该病人阿司匹林的处方，P 医生确认了针对病人的治疗。随后 P 医生建议大家一起观察病人的呼吸，并对 Anna 和 Barry 进行了点评，而 Viv 也一同进行了观察和学习，正如她在随后的访谈中所反映的那样。

随后 Viv 和 Anna 讨论了另一个病人的心脏杂音——Viv 进行了听诊，因为 Anna 不确定她听到了什么。Viv 自己检查了一个病人，然后和 Anna 一起查看了帕金森病病人，在查看病人期间，Viv 解释了怎样对帕金森病病人进行查体。Anna 在病人身上练习了学到的查体知识，接着 Viv 和 Anna 记下了笔记并讨论了这个病例。

# 学习和转变

什么是好的转变？令人高兴的是，正如案例研究 2.3 所示，从我们的研究和经验中，我们看到了"良好"的临床学习环境。它们各不相同，但是都能够支持医学生和工作人员的有效转变。但这与既往的研究文献是不符合的，以往的研究往往侧重于过渡期相关的问题和挑战。Teunissen 和 Westerman（2011b）认为转型是由于目标发生变化而出现的问题：基于大学教育的"学习导向"与基于工作场所教育的"表现导向"发生了冲突。在前者中，医学生被教授他们在临床实践中所需要了解的知识，学习是主要的关注点。后者中，病人的需要是首要的，学习则是次要的，这是以病人为中心的结果。他们认为，初级医生（以及更广范围内的医疗保健人员）在学习为导向的培训和表现为导向的临床环境之间进退两难。Teunissen 和 Westerman 说，学习者对这种冲突的反应取决于应对策略，包括所谓的"元认知"技能，该技能可以帮助学习者在新环境中建立学习的能力，以及在工作场所为学习者提供指导和合理的方式，以便医疗专业的新人可以更好地将工作和学习结合起来。

我们能够理解为何学生、新手医疗工作人员和其监督者可能会将过渡（或转变）视作目的的冲突，但我们认为，在理论上重新引导大家以时间为基础的学习和从社会物质层面来解释学习，不仅会扩展我们对正在发生的事物的理解，也帮助建立一种观点——做事情（实践）也是学习。我们相信这对临床教育工作者同样有很大的影响。为了阐明我们的立论基础，我们首先简要梳理各种学习理论，并回顾既往学界如何直接或间接使用学习理论来探讨转型。Hager 等（2012）确立了学习理论的三个主要体系以及其与实践的关系。

## 基于认知心理学的理论

首先，基于认知心理学的理论体系直到最近才成为临床教育中学习的主导观点。总的来说，在正规教育体系中，个体学习者通过对知识的理性和认知加工来发生转变。在向实践的过渡中，他们或多或少成功地将新习得的知识应用于病人照护。他们可能会反思发生的事情，并因此改变所习得的知识或者实践。因此，学习被认为是个人接受（"获得"）的事情，随后从一个地方被带到另一个地方重新应用（"迁移"）。它被保存在身体内部（通常在头脑中），但是身体本身并不参与学习过程。学习者所处的社会、文化、组织和物质世界的情景被理解为学习者的情境及其学习的情境，但主要关注点还是个人。学习情境被认为是一个独立存在的因素。

这种关于学习的基础理论假设产生了实践准备的概念——"个人拥有的东西，他的知识和技能，而不是具有关联性维度所获得的某种事物"（Monrouxe et al.，2014，p11）。然而，Rosenstock 和 Sparks（2016）在《医学教育》特别版的一篇讽刺风格文章说明了那些在他们所谓"真实的医学世界"工作者所面临的问题。Rosenstock 和 Sparks 提出一种基于管理学的新课程，学生在课程中学习使用哪些应用程序来诊断皮疹，以及如何为病人选择最正确的判断——换句话说，他们提出了一个由"我们如何在这里做事"组成的课程。在同一期中，Evans 等（2016）提出一种 FARCICAL 方法（fostering a relevant curriculum that is closer to actual life，培养更接近真实生活的相关课程），在该课程中核心胜任力指的是医生需要具有误判、叙事和按图索骥的综合能力。

更多针对医疗专业人员的重要研究表明，在他们为实践做准备时似乎不可能同时获得这种知识。例如，Kellett 等（2015）向基础阶段第一年[①]医生（F1）和其导师询问了实践前过渡阶段。给人启发的是，许多 F1 对他们需要进行的管理工作量感到惊讶（例如，开具血液化验，追查结果，做文书工作），并且不知道从哪里寻求帮助或者怎样完成相关的文书工作。许多 F1 发现排列优先项和管理多样的需求十分具有挑战性，尤其是当他们值班时，他们及其导师都指出这些技能能够随着时间推移有所发展。F1 和导师们发现 F1 们所纠结的正是之前负责最少的领域：例如，尽管 F1 对病史采集和病历记录十分有信心，但他们发现诊断和治疗十分困难。学生时代，时他们做的决定似乎更加明确、简单。导师们认为处理合并复杂病情的急性病病人对于 F1 们更有

---

① 英国的全科教育体系为"5 + 2 + 3"。其中，5 年为医学院教育（medical degree）；2 年为基础阶段（foundation program），适用于所有学生，这个阶段医学生并不分专业学习。经过这 7 年学习并通过考试后，医学生就能取得执业资质，但还没有处方权，2 年基础阶段后，他们需要决定选哪个专科。F1 指的就是基础阶段第一年。——译者注

难度。

我们的问题是，是否可以通过某种方式让学生提前做好准备来缓解这种压力。做好准备的理念（例如Alexander et al.，2014；Wiener-Ogilvie et al.，2014）是否有用？例如，Kellett 等推荐向学生们提供"练习如何恰当地管理时间，包括如何确定任务的优先级"的训练（p953）。他们还建议为学生和 F1 提供生活技能培训以使他们有能力应对从学生到 F1 工作的转变。生活技能训练远远超出了对医疗从业人员需要什么的传统理解，但是，正如对医学专业学习的过渡阶段问题的大多数反应一样，他们仍旧聚焦于获得"技能"和个人特质作为对未来的某种准备。

这些方法的基础是一个隐含的假设，即实际的临床实践——即将发生的事情——是可预测的、可管理的、有序的和"可知的"。然而，从 Kellett 等的工作、我们的简介、初级医生的记忆和个人叙述中可以明显看出，临床工作并不是这样的：它通常是混乱的、忙碌的、无序的。因此，我们的观点是，虽然任何帮助学生展望工作生活和临床实践的东西都是有益的，但"准备度"（preparedness）的概念是被误导的，原因如下：首先，也是最重要的是，我们不认为有关学习的基本假设与"准备度"有关。

举个例子，有人建议学生们应当练习如何合理地安排时间，包括如何安排任务的优先次序。这表明，管理时间和分清轻重缓急是学生们可以掌握的技能，并且可以将这些技能从一个地方带到另一个地方。虽然我们认为，管理时间和安排任务的优先次序对转变到医学专业角色的人来说很有挑战性，但我们并不认为这些任务可以从学生承担的工作和工作环境中抽象出来，因为它们是相关联的：在一个有良好支持的多专业团队中管理个人时间，和在没有其他专业人员且有一个以上的病人处于危重状态时管理个人时间是完全不同的。其次，如果工作是不确定的、不稳定的和多样的，且工作生活和人际关系是非常多变的，那么"准备度"到底是什么？最后，如果我们承认工作场所和学习者之间存在极大差异，那么"准备度"不就是工作、工作环境和学习者自身（以及病人、导师和其他临床从业人员）的重要联结吗？

## 社会文化理论

最近，许多临床教育者开始对社会文化理论感兴趣（Mann，2011；也可参见本书第 7 章）。社会文化理论和认知心理学理论的一个重要区别在于他们对情景的概念化。虽然在临床教育中使用的认知心理学理论将情景视为可变的和特定的，但社会文化理论则非常明确地将学习和情景联系起来。这些理论的前提是认识到学习是通过加入并积极参与真正的活动来实现的。当初学者进入实践共同体时，他们开始从事真正的但不重要的工作（合法的边缘性参与），通过这些工作，他们的学习被社会、组织、文化和其他环境因素所塑造。因此，学习被认为是在特定环境和实践中体现和融入的——这个过程有时被概念化为情境化学习。学习由此不再是一个产品或一种"事物"，而是通过"参与"的概念与表现相结合。学习被视作"成为"，其中知识、价值观和技能都与实践密不可分。因此，Teunissen 和 Westerman（2011b）不再对学习导向和表现导向进行区分，因为它们并非截然不同，而是整合在一起的——没有表现，就不存在学习，反之亦然。

这些概念已经被应用于实习和转型中（例如 Morley，2016；Morris，2012；Noble & Billett，2017；Thrysoe et al.，2010），而这些概念是有用的，因为它们打破了将"认识"和"学习"作为预先行动和预先学习的概念。如果实践包含了认知和学习，我们就不能再把它看作只有学习者准备好了才能应付的事情。我们也不能忽视情景的特殊性。然而，这些理论也受到了挑战，因为它们经常未能分析工作中的权力关系（Roberts，2006），这一问题我们将返回案例研究中进行分析。通常来说它们没有解决共同体中保守主义的问题，以及实践共同体可能（或可能不）改变的问题。它们也很少提到环境相关问题，尤其是环境中的非人类（事物）方面，例如材料——如处方、协议、设备（Fenwick，2013）。

更具体地说，临床责任的一个层次和另一个层次之间常常存在脱节。例如，Kellett 等（2015）指出，即使是最初级的医生也必须处理病人复杂多样的问题。学习者承担的任务很可能存在巨大差异，这取决于不同病人提出的问题、其他医护人员是否在场、白天还是晚上，以及病人所处的地方（例如处于其他科室病房，如上述案例研究 2.2）。

此外，正如 Lave 和 Wenger（1991）所描述的那样，临床团队不是稳定的实践共同体，而是由于轮班工作和频繁人员变动而瞬息万变的（正如上述案例研究 2.1）。而且临床工作经常被相互交叉的——甚至是互相竞争的——人群所占据，例如案例研究 2.1 中的护士。最后，实践本身是不稳定的——它们会因为政策和规定、技术变革、规章等的改变而变化。

## 后笛卡尔理论

第三类理论——Hager 等（2012）称之为"后笛卡尔"理论——挑战现代主义关于主体性和表征的观点，并质疑既有身份和知识的概念。例如，这些理论采用了福柯（Foucault）对理性、统一自我的批判，并强调了他对权利/知识如何影响临床学习的理解（例如，Bleakley et al.，2011；Hodges et al.，2014）。它们还包含一个松散的理论集合，通常被称为社会物质理论（Fenwick et al.，2011），这些理论没有明确区分社会现象和物质。相反，它们提出动态和纠缠的社会和物质力量的集合与重组构成了日常实践（Fenwick，2015；也可参见本书第 9 章）。它们包含了各种各样的思想，包括复杂性理论、文化历史活动理论和行动者网络理论，每一种理论都有不同的前提，但它们都有某些共同的理念。

所有这些都建立在这样的理念上：学习"并不是可以完全提前决定的；相反，它是以出乎意料的和不可预测的方式产生于情景和实践中的"（Hager et al.，2012，p6）。环境是动态的，实践是不稳定的和突发的——也就是说，它们不能完全提前明确，而是一直在变化和发展的。学习来源于实践，而不是发生在实践之前。认知也是如此，它永远无法从特定活动和兴趣中解离出来（Nicolini，2011）。用复杂性理论的话来说，学习是"突然涌现的"。

第二个共识是关注"动态的、与人类活动相关的材料"（Fenwick & Dahlgren，2015，p361）。理论上的挑战在于人和非人根本上的区别。理论家们认为，不仅实践与学习（和认知）是不可分割的，材料，或是 Fenwick（2013）所说的"重要的东西"也是如此。材料不仅仅是实践和认知的"助手"：它们积极地塑造这些实践（参见 Goldszmidt，2017；Zukas & Kilminster，2014）。材料无处不在——"有机的和无机的，科技的和自然的：血与肉；表格和清单；诊断机器和数据库；家具和密码；暴风雪和无手机信号覆盖区等"（Fenwick，2013，p47）。社会也是如此。因此，实践不仅仅是人类的——它们"不断改变人类和非人类元素的集合，它们以不可预知的方式相互作用"（Fenwick & Dahlgren，2015，p361）。为了理解转变中的学习，我们必须超越人的意义和能动性。学习不是获得知识、技能和个人特质的结果，也不是能够参与实践共同体的结果，学习是嵌入到物质行动和互动中，并在实践中涌现——也就是说，学习是实践出来的。

第三种理解是关注人类、事物和技术之间的关系，以及这些关系产生了什么，而不是关注个人本身。以医生为例，我们常常把医生看作具有特定属性（知识、技能、特定态度）的个人，他们能够"应用"他们的知识和技能在病人照护中游刃有余。但是当我们仔细观察时，医生也是需要靠通行证、密码、其他医生的笔记、签名、药品、护士、病人和病床来执业的。换句话说，从社会物质观点来看，成为医生不是通过考试而赋予的身份（很多初级医生都知道这一点）：医生是一个极其复杂的网络的产物，这个网络中包括病人、合格证书、笔记、护士、其他医生、仪器、药品和病房等。用社会物质理论的视角来看，这个网络是一个"集合"："一个捆绑、组装的过程……在这个过程中，组合起来的元素没有固定的形状，不从属于一个预先给定的清单，但至少一定程度上是当它们纠缠在一起时构建而成的"（Law，2004，p42）。因此，在上面的例子中，合格证书和护士是转型期医生工作集合中的一部分；但是这一集合或（关系的）网络——是流动的、不断变化的、相互依存的——与许多不同网络的参与者（护士、合格证书、医生）相关。因此，我们可以说医生的工作表现和工作集合是流动的、不稳定的、纠缠的和混乱的。学习是这一系列组合的结果，而非一种习得过程或者社会文化过程。

从复杂性理论到行动者网络理论，这些"社会物质"（Fenwick，2013）理论最近都吸引了临床教育，尤其是医学教育领域的兴趣。尽管目前的关注点集中在理论层面（Ajjawi & Bearman，2012；Bleakley，2012；Fenwick，2013；Fenwick & Dahlgren，2015；Goldszmidt & Faden，2016；Goldszmidt，2017；McMurtry et al.，2016），但临床教育文献中出现了少量的以模拟为主要关注点的实证研究。

但这并不是说在临床环境中还没有实证性的社会物质研究：对医学、科学和技术如何塑造世界感兴趣的社会物质研究者已经开展了一系列重要的、启发性的临床实践案例研究——例如，下肢动脉硬化（Mol，2002）、糖尿病（Mol，2008）、养老院的护理（Gherardi & Rodeschini，2016），甚至医疗记录（Berg，2002）。

Mol 关于下肢动脉粥样硬化的人种学研究尤其具有影响力，它展示了全科医生、放射科医生、超声专家和外科医生是如何研究四种不同类型的动脉粥样硬化的。这四种类型可能相关但并不完全相同。超声影像专家寻找可以反映血流速度变化的多普勒结果差异。外科医生则打开血管并刮除动脉斑块。标准假设是，存在一种外科医生或超声专家观点不同的疾病。Mol 的反驳观点是，不同的临床实践产生了不同的"血管硬化"——从不同的角度产生了不同的认识。Mol 称之为本体论多样性，而其他人则倾向于称之为多元本体论。例如，Bleakley（2012）探索了如何在医学教育研究中使用多元本体论，将可能被视作"证据"的东西看作一个问题。当然，这样的理解可以为跨专业教育和多学科团队合作的理解和教授提供参考，并使其成为研究问题。

我们认为，多元本体论的概念也有助于思考到实践的转变。实践是多元的而不是单一的。事物、人和情景之间的关系网络产生了实践，而不是实践决定了要做什么。尽管实践似乎已成定局，但事实并非如此：它们在某些特定关系中是"稳定的"，但是可以被打断或抛弃。因此，如果我们承认实践也是多元的，那么，在个体为实践做准备时——无论是在他们职业生涯的开始还是后期——我们会遇到一些无法通过准备来解决的挑战（2016）。从某种程度上说，我们认为"准备度"的概念与 Whitehead 和 Kuper（2017）所述的胜任力导向教育相同。Whitehead 和 Kuper 阐明了在他们称之为基于信仰的医学教育（faith-based medical education，FBME）的过程中，思想是如何传播并成为"信仰问题"的（用社会物质理论的语言来说就是"稳定"）。他们认为，一旦FBME 建立，挑战它就是异端邪说。"准备度"的概念也是如此。

对我们的提议的巧妙反驳是，我们忽视了科学和临床知识、技能和其他属性的重要性。虽然我们并未忽视，但我们对知识、学习和实践的已接受的观念产生质疑，比如那些隐含的来自认知理论的观念。我们认为，根据社会文化和社会物质理论，我们必须重新理解学习和实践之间的关系。这种重组的后果之一是，将转变本身作为一个"学习时期",而不是依赖于"准备度"的概念(Kilminster et al.,2011)。为了明确这一观点,我们创造了"转变"的概念,即关键性强化学习阶段(critically intensive learning periods,CILPs)(Kilminster et al.,2010,2011)。我们使用关键(critical)这个词,表示的意思就如同在关键时期(critical period)中的"关键"的意思一样[1],该术语源于发展心理学,指的是在有限时间内某一事件会发生,通常会导致某种转变;我们所说的"强化"是指提供病人照护的即时需求所导致的即时性。因此,在转变过程中,"学习从单纯强调通过获取知识来做准备,转变为一种明智地就地参与的过程"(Fenwick,2013,p50)。

本章的其余部分将阐述对临床教育者、临床环境和学习者本身的影响——他们可能是在一个职业阶段或情景和另一个职业阶段或情景之间过渡的专业人士,或者那些在他们职业生涯早期的专业人士。总的来说,我们需要摆脱这样一个观念,即在转变方面存在教育–服务二分法(或如前所述的学习表现导向),在这个概念中,教育为学习者提供知识、技能和个人特质来帮助他们度过过渡期。转变的重点是服务,必要时需要接受额外的教育(参见本书第9章)。任何转变都属于CILPs,尽管其轨迹取决于许多方面——在熟悉的环境中转变角色比在陌生的环境中承担陌生的角色需要的转变强度要小(参见本书第7章和第9章)。在要求开展教育活动的过渡中,至少能够使学习受到认可和合法化;在文后的职业生涯转变期中,即使学习没有得到认可,这些转变期仍然属于CILPs(见Harris & Delany,2013)。因此,转变是由社会物质性决定的,因为专业知识被理解为存在于社会物质关系中。

如果我们将转变视为CILPs,那么教育者的任务与许多临床教育者(至少在最初阶段)所采用的任务有些不同——教学活动并不局限于床旁或教室。的确,我们所说的"教育"需要扩展到包括工作环境、其他专业人员、病人和医疗保健本身。就像认识和学习一样,照护病人是持续的和突发的。正如Mol(2008)和其他人所证明的那样,照护是一种"社会物质过程,不能被规定或嵌入到任务、常规路径或协调机制中;相反,它是在人和技术的共同协作下完成的"(Gherardi & Rodeschini,2016,p281)。因此,医疗保健、病人照护和临床教育是密不可分的。很难想象病人照护很差而临床教育却很好的情况。工作、照护、认识和学习不是孤立的活动,它们都涉及过渡期和为过渡做准备。

## 对案例研究的分析

在这一节中,我们将社会物质概念和上述案例研究结合起来,从三个视角分析转型问题:从转型发生的"情景"(病房、文化、社区)角度;从临床教育工作者寻求对转型进行管理的角度;以及从学习者转型的角度。如果分析性拆分这些角度显得与我们之前关于人、情景和事物的纠缠的争论是对立的,那么应用学习和实践的多元本体论的视角可能会更有效。

### 情景问题

案例研究2.3展示了日常实践和精心设计的教学时刻如何影响学习:工作、照顾、认识和学习是怎样密不可分的。医学生Anna在工作;她在巡视病人,并和高级培训生Viv讨论这些病人。整个早上我们观察到,社会

---

[1]　因为critical一词在医学中还有"危重的"等意思,故作者特意解释。——译者注

和物质因素都参与了 Anna 的学习：例如，Anna 和 Viv 有床位清单的复印件，他们在上面写了一些关于治疗措施的笔记，两个人通过列表对下一步对病人采取的诊疗措施取得了一致的意见。阅读和书写笔记的实践正如笔记本身一样，既有临床意义，又有教学意义。当新的初级医生 Barry 开始在病房工作的那天早上，在短时间内他不仅通过 Viv 的明确指示了解了"如何在这里做事情"，同时也参与了特定的笔记书写，因为顾问医生 P 医生"喜欢我们记录一切"。后来，P 医生、详细的笔记、一个合适的病人、三人团队共同发挥作用，使 Anna 成长为可以给病人查体的医生。

就学习而言，物质关系和社会关系始终纠缠在一起。当 Anna 在电脑上查东西时，电脑不仅仅是一个给 Anna 传递信息的设备；相反，用计算机查阅信息所产生的学习与病人的具体问题、针对该病人的笔记、与 Viv 的案例讨论等融为一体。而这一学习也许能、也许不能预测 Anna 将来会如何处理类似的病例。这些护理实践——阅读笔记，为病人的具体问题做准备，包括如何处理这些问题，讨论病人病情，在电脑上寻找关于病人的更多信息，决定护理计划——都是认识的范畴（Nicolini，2011）。学习不是预先决定的，而是在具体的活动和实践中涌现出来的。

这是一个典型的工作日，我们的读者可能非常熟悉：工作没有因为教和学而"慢下来"；相反，工作和学习是不可分割的，明确的教学时间有助于病人照护。在讨论"我们如何在这里做事"的时候，Viv 让 Barry 明确了解病房、顾问医生，以及医院的具体情况。反过来，Viv 注意到了 Anna 和 Barry 的行动和影响；例如，当 P 医生注意到病人的呼吸时，她也能注意到这些细节并改进自己。这些最初的关系和活动是 CILP 非常重要的部分。

第一天，只有 Val 与另一位值班医生一起值班，他们分别在上下两层楼，物理上被隔离开来。当一个病人因为没有得到相应级别医生的同意而被送回病房时，Val 和她的同事都不知道如何找到合适的人在表格上签字。（制度规定，如果病人无法沟通，必须征得专科住院医生或更高级的医务人员的同意。）其实同时还有病房里的护士们，他们知道如何做事，但 Val 觉得他们"太唐突、可能不够资格"，而且他们不是同一个团队的成员，所以她没有问，护士们也没有告诉她如何找到有资格签署同意的人来解决这个问题。从社会物质的角度来说，当关系网——通过相互作用的网络来完成事情的推动力和相互作用——破裂时，原来接受外科手术的病人"集合"同样也会消失。这样的集合是不稳定的、脆弱的：正如其他人所指出的（Groopman，2007；Mol，2008），日常照护往往是一种"弥补"，这不仅是因为临床知识的局限性，还因为程序、材料、身体、技术等的无序。照护和学习都依赖于成功的集合，或者——用行动者网络理论的话说——阐释和动员。Val 在病房的短暂经历表明，让她成为一名高效的初级医生所需的联系和当地实践相距甚远。

这两个案例不仅说明了这两个医院病房的学习文化，也展示了为确保职业生涯早期的从业者有效过渡所需要的东西。读者会意识到，即使临床医生已经在职业道路上走了很远，同样的问题仍会出现：人类和非人类事物在关系网络中成功建立稳定和持久的联系需要细致的协调，而形成这些关系网的时间往往很少。通过采用社会物质的观点，认识到过渡或工作安排本身即是"教学性的"，临床环境、病人、管理流程、特定地点的实践等不仅仅是学习的幕布或情景：它们都是影响学习的关系网络中的一环。

## 教育者视角

作为教育者，这三个案例研究能告诉我们什么呢？首先，转变是可以预见但不可预测的：我们希望我们的学习者会发现自己正处于像 Anna 和 Viv 这样的环境中，同时我们也发现会导致 Val 糟糕的第一天的环境并不罕见。资深同事休假或生病；没有填写完的表格；最后一班公共汽车离开；当周围没有其他人的时候病人病情变化。其次，转变是在社会物质层面上实现的：技术、医院布局、专业团体之间的关系、微观政治和病人记录都构成了制定和重新制定实践的关系网。最后，在最好的情况下，这些实践对学习和照护都有影响。Val 现在知道该通过谁来获取病人的知情同意了。尽管她不是 P 医生的干预目标，Viv 也一同观察了病人的呼吸运动。然而，Jaz 在将来可能需要插管操作的帮助，因为在 Liz 照顾病人的时候，他要处理药物表格。在后两个案例中，学习就需要与实践中发生的事情相协调。这就是我们所说的过渡期本身就是关键性强化学习阶段。

然而，这并没有反映在很多关于学习者准备过渡或过渡期本身的讨论中。临床教育工作者的工作在很大程度上是由其所属医疗卫生行业的专业性、监督性、学术性的机构决定的。这些机构对临床学习和学生通过临床获取经验有具体要求。它们的规定和禁令在细微之处各不相同，但基本上都是为了确保刚通过资格考核的医疗专业人员能够安全有效地从事专业工作。这些监管要求中所固有的许多假设都来自于一种隐含的理论立场，这与我们前面提到的第一个理论体系（即认知心理学理论）非常相似。简而言之，学习被理解为一种个体的、习得的过程。这些假设塑造了对医疗卫生专业教育工作者的期望，包括对在大学、高等教育机构以及临床实践中的教育工作者的期望（如 Chambers et al.，2016）。我们可以看到这些规定包括"培训时长"或"正式学习"，以及对实践的要求。

正如我们所讨论的，这些关于医疗专业人员教育中学习和实践的假设在理论上是不可持续的。从我们目前的证据来看，基本的假设——"在职业中取得成功所需要的所有学习（内容）都可以被事先明确并在正式课程中进行传授"（Hager，2011，p17）——是不合理的。然而，许多针对为学生"准备"临床经验的工作（以及对这种经验的所有监测）积极地延续了一种概念，即学习和教育、工作和服务在时间和实践上是分隔的。

进一步的问题来自于这样一种信念，即在转型阶段应该知道的东西可以从指定学习结果的标准化课程和模拟教学中获得（Cleland et al.，2016）。又一次，关于知识和技能的潜在假设——即它们是需要反复练习，直到它们驻留在长期记忆中的认知过程——支持了关于可靠性驱动力的论述，并保证每个人都得到相同的体验。这种标准化不仅是为了平稳过渡，也是为了公平和平等。我们认为这是一种误导。虽然教育工作者希望确保每个人都受到平等对待、不受压迫和歧视是值得称赞的，但我们知道，工作生活是偶然的、相关的、不确定的。这并不是说，在为学习者准备工作的过程中，我们不平等或不公平地对待他们；相反，我们认为他们参与的临床经历不会，也不可能是一致的，他们也不会复制不可能复制的东西。因此，更重要的是要理解学习和实践的本质，并帮助我们的学习者这样做。

回到我们的案例上来。考虑到她的临床教育角色，Liz（案例研究 2.2）可能会要求 Jaz 帮助她插管；插管（和病人）可能属于关系网络的一部分，它们使 Jaz 成为一个学过插管甚至能处理困难插管情况的人。她甚至会明确表示，邀请别人共进午餐不仅仅是吃饭的机会，对 Jaz 来说，这同样是一个接受教育的机会。她也可能尝试让 Jaz 更有效地管理他的电话。与此同时，Val（案例研究 2.1）的临床教育工作者可能已经提醒了她与护理人员建立良好关系的重要性，甚至在开始病房工作之前就应该进行。鉴于学习是在人类行为体和工作场所的物质性之间的复杂关系中产生的理论假设，我们认为教育者的责任不是准备或确保所有学习者都获得相同的经验等，而是承担一套反映出转变本身就是一种 CILP 的截然不同的教学任务。因此，学习者可以在他们适应临床的过程中得到支持以了解什么是新的、什么是麻烦的、什么是不同的、什么是具有挑战性的；不仅要注意医生工作和病人病情，还要注意护士、其他专业、文书工作、病房布局——简而言之，要仔细注意"这里是如何处理事情的",并把这视为他们未来转变的必要条件。

## 学习者视角

案例研究 2.3 展示了一个教学内容丰富的教学场所,充满了在我们看来对病人的模范照护,以及与案例研究 2.2 中 B 医院的强烈对比。Jaz 被派去照顾外置病人,而全科医生实习生 Liz、初级医生 Pam 和代理顾问医生 Jane 一起在病房、工作。Jaz 在独自工作,与其他拥有轻松关系的三人保持着一定的物理距离。当他打电话求助插管时,Liz 过了一段时间才赶到,她进行了插管,却没有让 Jaz 参与进来;他继续填写药物表格,而 Liz 继续工作。所以,虽然我们认为学习是在日常实践中突然涌现的,但这并不是必然。在这里,插管、病人和他们的静脉、医生、知识等之间的关系网并没有让 Jaz 进行学习,因为不管出于什么原因,当 Liz 插管时,他并没有意识到她正在做什么。我们只能猜测,Liz 之所以没有叫 Jaz 过来,是因为她感到很难和他一起工作,因为他比她年龄大。也许因为同样的原因,Jaz 也很难观察到 Liz。尽管如此,这些社会、代际和空间关系(Jaz 远离病房)并不能促进照护和学习。毫无疑问,Jaz 没有参与共同的工作,也没有一起吃午饭的非正式时间,这很大程度上耽误了他的转型和他参与日常实践中的学习。

当前的评价实践让学生们知道,他们在任何实习位置的首要任务是得到进行特定活动并获得观察或经验的"标签"。一个结果是,他们学会了将工作和学习视为独立的活动;只有贴上了标签的活动才算学习,而通过学习,在其培养记录里就能得到某种形式的认可。为了"临床教学"而将实习生暂时甚至完全抽离出临床环境的例子并不鲜见。虽然这种教学内容在卫生专业人员的教育中显然占有重要地位,但这种做法强化了必须给学习活动贴上标签的观念。在我们看来,教授学生一些关于专业学习和实践的东西将有助于他们理解临床环境中的流程。

在我们的研究中,做出最有效转变的人是那些理解转变过程本身就很重要的人。一些人像 Val(案例研究 2.1)所做的那样与之前的在职者取得了联系,或者在他们开始工作之前参观了工作场所。有些人非常注意迅速地与他人建立关系,因为他们明白这种关系对帮助他们成功转变是必不可少的。例如,一位参与者每次转换工作地点都带着巧克力饼干,这样她就有理由与其他从业者进行非正式的交流,从而在需要的时候可以寻求帮助或咨询信息。因此,关于为学习者做好转变的"准备",我们相信,将这些转变理解为关键性强化学习阶段(CILPs)将会对他们有所帮助。换句话说,他们正在学习参与临床活动,但还没有完全进入临床中。无论职业发展到什么阶段,转变的性质如何,事实都是如此:我们"在这里做事"的方式总是需要学习。

也许这些转变最重要的方面之一是在实践中提高注意力并进行真正的实践,而不是专注于文书工作。正如 P 医生在要求她的团队观察病人呼吸时所建议的那样,这会把注意力集中在病人身上。我们相信这种对病人的关注很有可能会被学习和发展,但我们认为物质世界可能会被忽视。非临床问题,如病房布局、通知、文书工作、寻找密码、午休规定等,可能被认为是无关紧要的。然而,我们相信它们对学习有非常重要的影响。例如,一个医疗团队的新成员如果没有注意到 P 医生对记录一切的热情,可能就会发现他们的转变比一个适应当地实践的人更具有挑战性。

我们"在这里做事"的方式总是会受到干扰。Val 需要学习变通方法(这在医院中是可以进行实践的),以确保即使没有专科住院医生在病房也能获得适当的同意。她甚至可能通过询问护士们该怎么做而破坏了"实践的黑匣子",即医生不是护士"团队的一部分"。

总之,我们认为学习者、教育者和医疗保健专业人员所持有的学习和实践互相冲突的观点需要受到挑战,并转为支持学习和实践是相结合的。

# 支持转变的策略

我们已经在上文中展示了实践和学习是如何整合的，并概述了对情景、教育者和学习者的影响。该分析从情景、教育者和学习者三个角度阐述了支持转变的各种策略。现在我们进行简要总结，记住，在任何转变期间都需要维持病人照护。

## 情景

为了有效地支持转变，临床布局／临床环境需要顾及学习者，并认识到转变是关键性强化学习阶段。例如，Viv（来自案例研究 2.3）在一次后续访谈中解释说，病房的医疗团队以前曾开展工作，试图保证实习医生的转变更加高效。Viv 描述了他们在医院的第一天，实习生们参加了一个午餐会，会上他们获得了一系列的信息，都是关于病房情况、如何去做 X 线检查等，这些最新的信息被制作成册，实习生们需要仔细阅读每一张信息，读出来，弄清楚其中的含义并提出问题，"我以前从来没有这样干过，所以我觉得这真的很棒"。这似乎与基本前提相矛盾，即我们不能完全描述临床工作场所的细节、预测各种临床场景，尽管如此，许多当地的实践是系统化的，任何为学员解释和（或）组织这些实践的尝试都是受欢迎的。这些具体的行动源于这样的策略理解，即转变或适应本身是"教学性的"，临床环境、病人、管理流程、特定地点的实践等都会影响学习效果。这一理解对所有卫生专业人员都至关重要，无论他们是否是学习者转变过程中的明确参与者。

## 教育者

教育者需要与学习者一起工作，以理解转变本身是一个关键性强化学习阶段。因此，学习者在临床环境中可以获得支持，以适应新的、令人不安的、具有挑战性的内容；不仅要注意医生和病人，还要注意护士、其他专业人员、文书工作、病房布局——简而言之，要仔细注意"这里的事情是如何完成的"，并把这视为他们未来转变的关键。

在这方面，在我们针对转变的原始研究的后续研究中曾经出现过一个很好的例子。英国一家医院的临床急救小组尝试在实践和学习以及 CILPs 方面应用这种观点。首先，他们讨论了我们的研究成果，并考虑了如何将其应用于医院的急诊科。重点是参与临床活动的重要性——尝试将医学生纳入临床团队，使他们能够参与临床活动；也就是说，在确保不影响病人照护的同时开展工作。以前，医学生通过相对非结构化和无监督的方式观摩临床活动；在时间允许的情况下，他们还接受了一些并不在临床现场的临床教学。在这项研究中，医学生被纳入临床团队。由于学生们开始穿制服并佩戴胸牌，这种参与是具体而直观的。它也是真实的和可行的，因为学生们接诊病人，在适当的情况下独自完成任务，或者其他情况下在监督下完成任务，并且病例被"讨论过"。学生们还需要在晚上和周末做一些"非工作时间"的工作。参与其中的每个人——学生和临床医生——都对结果持积极态度。学生的"跑龙套"或多余的处境消失了，他们认为自己（几乎）被当作初级医生对待；他们的参与没有显著地拖累或减慢临床工作，这有助于证明学习是融于实践中的。此外，随着实践进行，学习变得更加公开。因此这个特殊的例子可以给卫生专业的教育者作为参考。

## 学习者

目前的重点是学习者个体：个体需要为转变做好准备，他们将作为一个完全正式的参与者来到一个新的环境。包括学习者在内的人都普遍接受工作和学习是分开的这一命题。在我们看来，教授学生一些关于专业学习和实践的知识将有助于他们理解临床环境中的过程。与其为转变做"准备"，不如将这些转变理解为关键性强化学习阶段（CILPs）。这将使学习者和教育者明确地认识到临床实践的复杂性和混乱性，而不是学习结果、日志和当前工作场所评价的具体规定。

也许这些转变中最重要的方面之一是注重实践，重点首先是病人，但也需要注意病房布局、通知、文书工作、寻找密码、午休规定等事项。案例研究2.3中对学习者视角的分析表明，协调在该环境中发生的事情是至关重要的。正如Fenwick（2013）所建议的，学习者应该关注"微小的、甚至是普通的波动和不可预知的失误"（p51），这样他们就能学会如何"明智地就地参与实践"。

---

**实用技巧**

- 当学习者和临床医生发现自己处于陌生环境时，他们只有（非常）短的时间来学习"我们在这里是如何做事的"。
- 与其用知识、能力和个人素质来武装学习者，以确保他们即使作为边缘性医护人员也能够参与工作，不如完成以下两项任务。其中一项任务是帮助学习者做好准备，使其在转型期迅速适应临床实践的特殊性和即时性；另一项是要明白转型期本身就是学习的关键时刻。
- 从理论上的重新定位基于实践和社会物质性的学习，不仅可以扩大我们对正在发生的事情的理解，同时还有助于建立一种理念，即表现（实践）也是学习。
- 应该质疑学习者、教育者和医护人员将学习和工作表现视为相互冲突（教育-服务二分法）的观点，应该提供这样的观点，认为学习和实践是相结合的。
- 具体的行动遵循策略性的理解，即转变或适应本身是"教学性的"，临床环境、病人、管理程序、特定地点的实践等均会影响学习。这种理解对所有健康从业人员都至关重要，无论他们是否是学习者转变过程中的明确参与者。

---

# 总结

在本章中，我们考虑了社会物质性及其与临床实践的相关性，并解释了为什么我们认为社会物质性对理解转变是重要的。我们还认为，许多与转型相关的学习需要快速发生（因为与转型相关的学习属于"关键性强化学习阶段"），临床教育者和学习者要通过工作来学习而不是通过准备来学习。此外，我们还概述了这种重新定位对临床环境中的转型带来的一些影响。因此，我们认为重点从学习者必须适应环境，转向了环境适应学习者。

## 参考文献

Ajjawi, R., & Bearman, M. (2012). Sociomateriality matters to family practitioners as supervisors. *Medical Education, 46,* 1141–1151.

Alexander, C., Millar, J., Szmidt, N., et al. (2014). Can doctors be prepared for practice? A review. *The Clinical Teacher, 11,* 188–192.

Berg, M. (1996). Practices of reading and writing: The constitutive role of the patient record in medical work.

*Sociology of Health and Illness, 18*(4), 499–524.

Bleakley, A. (2012). The proof is in the pudding: Putting actor–network theory to work in medical education. *Medical Teacher, 34*(6), 462–467.

Bleakley, A., Bligh, J., & Browne, J. (2011). *Medical education for the future: Identity, power and location.* London: Springer.

Brennan, N., Corrigan, O., Allard, J., et al. (2010). The transition from medical student to junior doctor: Today's experiences of tomorrow's doctors. *Medical Education, 44*, 449–458.

Bullock, A., Fox, F., Barnes, R., et al. (2013). Transitions in medicine: Trainee doctor stress and support mechanisms. *Journal of Workplace Learning, 25*(6), 368–382.

Chambers, M., Hickey, G., Borghini, G., et al. (2016). *Preparation for practice: The role of the HCPC's standards of education and training in ensuring that newly qualified professionals are fit to practise.* http://www.hcpc-uk.co.uk/publications/research/index.asp?id=1144.

Cho, K. K., Marjadi, M., Langendyk, V., et al. (2017). Medical student changes in self-regulated learning during the transition to the clinical environment. *BMC Medical Education,* doi:10.1186/s12909-017-0902-7.

Cleland, J., Patey, R., Thomas, I., et al. (2016). Supporting transitions in medical career pathways: The role of simulation-based education. *Advances in Simulation, 1*(14), doi:.org/10.1186/s41077-016-0015-0.

Cuyvers, K., Donche, V., & Van den Bossche, P. (2016). Learning beyond graduation: Exploring newly qualified specialists' entrance into daily practice from a learning perspective. *Advances in Health Sciences Education, 21*(2), 439–453.

Dahlgren, M. A., Fenwick, T., & Hopwood, N. (2016). Theorising simulation in higher education: Difficulty for learners as an emergent phenomenon. *Teaching in Higher Education, 21*(06), 613–627.

Evans, N. R., Warne, B., & Wood, D. F. (2016). Developing a pragmatic medical curriculum for the 21st century. *Medical Education, 50*, 1192–1194.

Fenwick, T. (2013). Sociomateriality in medical practice and learning: Attuning to what matters. *Medical Education, 48*, 44–52.

Fenwick, T. (2015). Sociomateriality and learning: A critical approach. In D. Scott & E. Hargreaves (Eds.), *The Sage handbook of learning* (pp. 83–93). London: Sage.

Fenwick, T., & Dahlgren, M. A. (2015). Towards socio-material approaches in simulation-based education: Lessons from complexity theory. *Medical Education, 49*, 359–367.

Fenwick, T., Edwards, R., & Sawchuk, P. (2011). *Emerging approaches to educational research: Tracing the sociomaterial.* Abingdon: Routledge.

Gherardi, S., & Rodeschini, G. (2016). Caring as a collecting knowledgeable doing: About concern and being concerned. *Management Learning, 47*(3), 266–284.

Goldszmidt, M. (2017). When I say … sociomateriality. *Medical Education, 51*(5), 465–466.

Goldszmidt, M., & Faden, L. (2016). Is medical education ready to embrace the socio-material? *Medical Education, 50*, 162–164.

Groopman, J. (2007). *How doctors think.* Boston, MA: Houghton-Mifflin.

Hager, P. (2011). Theories of workplace learning. In M. Malloch, L. Cairns, K. Evans, et al. (Eds.), *The Sage handbook of workplace learning* (pp. 17–31). London: Sage.

Hager, P., Lee, A., & Reich, A. (2012). Problematising practice, reconceptualising learning and imagining change. In P. Hager, A. Lee, & A. Reich (Eds.), *Practice, learning and change* (pp. 1–11). London: Springer.

Harris, A., & Delany, C. (2013). International medical graduates in transition. *The Clinical Teacher, 10*(5), 328–332. doi:10.1111/tct.12021.

Hodges, B. D., Martimianakis, M. A., McNaughton, N., et al. (2014). Medical education … meet Michel Foucault. *Medical Education, 48*, 563–571.

Hopwood, N., Rooney, D., Boud, D., et al. (2016). Simulation in higher education: A sociomaterial view. *Educational Philosophy and Theory, 48*(2), 165–178.

Kellett, J., Papageorgious, A., Cavenagh, P., et al. (2015). The preparedness of newly qualified doctors — views of foundation doctors and supervisors. *Medical Teacher, 37*(1), 949–954.

Kilminster, S., Zukas, M., Roberts, T., et al. (2010). Learning practice? Exploring the links between transitions and medical performance. *Journal of Health Organization and Management, 24*(06), 556–570.

Kilminster, S., Zukas, M., Roberts, T., et al. (2011). Preparedness is not enough: Understanding transitions as critically intensive learning periods. *Medical Education, 45*, 1006–1015.

Lave, J., & Wenger, E. (1991). *Situated learning: Legitimate peripheral participation.* Cambridge: Cambridge University Press.

Law, J. (2004). *After method: Mess in social science research.* Abingdon: Routledge.

McMurtry, A., Rohse, S., & Kilgour, K. N. (2016). Socio-material perspectives on interprofessional and collaborative learning. *Medical Education, 50*, 169–180.

Mann, K. V. (2011). Theoretical perspectives in medical education: Past experience and future possibilities. *Medical Education, 45*, 60–68.

Mol, A. (2002). *The body multiple: Ontology in medical practice.* London: Duke University Press.

Mol, A. (2008). *The logic of care: Health and the problem of patient choice.* Abingdon: Routledge.

Monrouxe, L., Bullock, A., Cole, J., et al. (2014). *UK medical graduates preparedness for practice: Final report to the GMC.* http://www.gmc-uk.org/How_Prepared_are_UK_Medical_Graduates_for_Practice_SUBMITTED_Revised_140614.pdf_58034815.pdf. (Accessed 14 April 2017).

Morley, D. (2016). Applying Wenger's communities of practice theory to placement learning. *Nurse Education Today, 39*, 161–162.

Morris, C. (2012). Reimagining 'the firm': Clinical

placements as time spent in communities of practice. In V. Cook, C. Daly, C., et al. (Eds.), *Work-based learning in clinical settings* (pp. 11–25). London: Radcliffe Publishing.

Nicolini, D. (2011). Practice as the site of knowing: Insights from the field of telemedicine. *Organization Science*, 22(3), 602–620.

Noble, C., & Billett, S. (2017). Learning to prescribe through co-working: Junior doctors, pharmacists and consulting. *Medical Education*, 51, 442–451.

Roberts, J. (2006). Limits to communities of practice. *Journal of Management Studies*, 43(3), 623–639.

Rosenstock, J., & Sparks, G. M. (2016). Training physicians for the real world of medicine: Administration-based learning. *Medical Education*, 50, 1189–1191.

Teunissen, P. W., & Westerman, M. (2011a). Opportunity or threat: The ambiguity of the consequences of transitions in medical education. *Medical Education*, 45(1), 51–59. doi:10.1111/j.1365-2923.2010.03755.x.

Teunissen, P. W., & Westerman, M. (2011b). Junior doctors caught in the clash: The transition from learning to working explained. *Medical Education*, 45, 966–972.

Thrysoe, L., Hounsgaard, L., Bonderup Dohn, N., et al. (2010). Participating in a community of practice as a prerequisite for becoming a nurse—trajectories as final year nursing students. *Nurse Education in Practice*, 10(6), 361–366.

Whitehead, C. R., & Kuper, A. (2017). Faith-based medical education. *Advances in Health Sciences Education*, 22, 1–3.

Wiener-Ogilvie, S., Bennison, J., & Smith, V. (2014). General practice training environment and its impact on preparedness. *Education for Primary Care*, 25(1), 8–17.

Zukas, M., & Kilminster, S. (2014). The doctor and the blue form: A sociomaterial account of professional learning. In T. Fenwick & M. Nerland (Eds.), *Reconceptualising professional learning: Changing knowledges, practices, and responsibilities* (pp. 38–51). London: Routledge.

# 第 3 章

# 培养批判性思考者

Clinton Golding，Tim Wilkinson and Althea Gamble Blakey

## 引言

我们希望我们的临床学生成为具有批判性思维的人。这似乎是显而易见的，甚至是不言而喻的。批判性思维对医疗卫生人员至关重要（Alfaro-LeFevre，2015；Cooke et al.，2010；Huang et al.，2014；Maudsley & Strivens，2000；Norman，2005），同时对于处理临床情况的不确定性、不可预测性和多面性也尤其重要（Brookfield，2008；Facione & Facione，1996；Fonteyn & Ritter，2008；Gordon et al.，1994）。批判性思维是做出专业判断和决定，完成独立实践和个人成长所必需的。

虽然我们对批判性思维持积极的态度，但到底什么是批判性思维？"批判性思维"似乎是一个非常模糊的术语（Davies，2015；Moore，2013），而且它的含义似乎在不同的学科和专业环境中有所不同（Jones，2007，2009；McPeck，1981）。尽管我们想要培养学生的批判性思维，但我们往往不明白其确切的含义，不清楚在特定的临床环境中会涉及什么。因此，我们不确定临床学生的培养目标，以及应该如何培养他们的批判性思维。

本章的目的是使临床教师能够应对批判性思维普遍缺乏清晰定义这一现状。为了培养临床学生的批判性思维，您必须首先明确在特定的背景下，您所说的这一模糊术语的确切含义，然后才可以清楚地表达对临床学生的培养目标，并了解如何培养他们的批判性思维（Blakey，2016；Delany et al.，2013；Delany & Golding，2014；Golding，2011）。因此，我们将首先带您了解您希望培养临床学生的何种批判性思维，然后为如何培养批判性思维提供建议。

首先，我们将更详细地讨论我们所说的批判性思维以及在临床教育中成为批判性思考者的含义。接着，我们将讨论有关如何培养批判性思维和批判性思考者的四个有理论依据的观点：

1. 明确你想要什么；
2. 通过展现批判性思维来培养学生；
3. 定期、高频率地为学生提供锻炼批判性思维的机会；
4. 提供支持批判性思维发展的教育环境。

对于这四种观点，我们逐个讨论了其在临床环境中培养批判性思维的实用策略，并且列举了许多实例。关于这四种观点的理论框架，我们采用了一种理论折衷主义（theoretical eclecticism），或实用主义的资源整合（pragmatist bricolage）（Brandon，2004；Levi-Strauss，1966），即利用和组合我们认为适用的理论部分。

我们用两个关于本章的附加说明来结束这段引言。首先，我们不会讨论与培养批判性思维相关的所有内容，而是会聚焦于一些重要的基础内容。其次，虽然我们给出了临床环境中批判性思维（和非批判性思维）的例子，但这些并非一成不变，因为根据你所关注的批判性思维的方面不同，你可能会以不同的方式对其进行表述。

# 成为一个批判性或非批判性思考者

为了介绍我们所说的"批判性思考者"的含义，在表 3.1 中，我们说明了临床环境下的非批判性思考者和批判性思考者之间的区别（同时承认两者之间存在中间状态）。我们希望这些例子能够表明，批判性思维对于成为一名独立的医疗卫生人员来说至关重要。下表中的斜体句子表示临床学生中，批判性思考者和非批判性思考者可能的语言或行为例子。

表 3.1　作为批判性／非批判性思考者，护理、物理治疗、医学或其他相关医疗专业的临床学生会如何做（示例以斜体表示）

| 非批判性思考者会…… | 批判性思考者会…… |
| --- | --- |
| 在做任何事情之前都要与他们的主管医生进行确认<br><br>*这是对的吗？我应该使用哪种敷料？* | 表现出主动性并独立地做出判断。同时他们也评估自己的判断，并在需要时寻求更多的信息<br>*这是在这种情况下的常用敷料，考虑到医院政策和最佳健康益处原则，我们可能应该使用这种敷料。但我也曾经读到过，另一种敷料具有以下优点。您（我的临床主管）怎么看？* |
| 机械地使用他们学到的工具和策略，而非自己做出独立的判断<br><br>*在学习了如何问候病人之后，他们可能会照本宣科：首先，他们向病人打招呼说"你好"，然后，即使病人在哭泣并且明显心烦意乱，他们接下来也会问"你今天感觉如何？"因为这是他们在课本上所学到的* | 灵活地使用他们所学到的工具和策略。他们深思熟虑以应对复杂和不确定的环境。当对情况有用时，他们会选择偏离或修改使用策略的方式<br>*他们能够灵活应用所学到的问候病人的课本内容：首先，他们问候病人"你好"，然后，如果病人哭泣并且明显心烦意乱，他们会灵活调整并承认病人的感受，"天哪，你看起来很沮丧。有什么事情需要我们先谈谈吗？"* |

| 非批判性思考者会…… | 批判性思考者会…… |
|---|---|
| 忽略他们所学到的一些东西，因为他们没有在临床环境中应用这些抽象知识，即使它看起来显然是相关的<br><br>当被问及"这个孩子呼吸困难的原因是什么？"时，他们可能会列出呼吸困难的所有原因，并包括在这种情况下不合适的诊断："这可能是与吸烟相关的肺气肿" | 利用已有知识并将其应用于当前情况。他们可以自己建立临床实际与抽象知识的"连接点"<br><br>当被问及"这个孩子呼吸困难的原因是什么？"时，他们会首先排除不可能的诊断，并考虑最可能的诊断："考虑到社区的风险因素和患病率，它可能是……但我也需要排除……" |
| 盲目得出结论。他们不会反思自己的想法，也不会检查其言论或判断的潜在利弊。因此，他们会做出自己从未检验过的假设，且容易产生各种偏见。他们似乎完全没有意识到自己的思维过程<br><br>这是 $x$！ | 评估他们自己的局限性和判断过程。因此，当他们意识到所遇情况超出其所学的专业知识时，他们会寻求进一步的信息和指导，以做出更好的判断。他们发现并注意到他们的假设，然后对其进行挑战，他们意识到自己的思维过程，并可以评估和改进他们正在做的事情<br><br>我认为它可能是 $x$，但我以前从未见过 $x$，只在文献中读到过，而且我不确定其流行率。我需要更多的信息…… |

临床学生可能无法表现出临床思维的原因有很多，这些原因与本书其他章节的关注点有所重叠。例如，临床学生还没有在临床环境中表现出批判性思维的原因可能在于他们尚未适应课堂学习和临床学习之间的差异。或者，他们可能尚缺乏一个完全成熟独立的专业身份（第 8 章），并且仍在学习如何成为一名独立的医师，而非一个被动的课堂学生（第 9 章），因此他们在学习新知识的过程中所增加的认知负荷可能会使学习批判性思维变得更加困难。此外，如果他们不熟悉新的工作环境，他们可能会认为批判性思维更加困难，因为他们还未拥有在新的临床情境中进行批判性思维所需的经验或言辞。

由于批判性思维的培养与其他章节的关注点之间存在重叠，学习成为批判性思考者的过程与其他章节中讨论的临床学习相似。例如，学习成为一个批判性思考者类似于学习成为一个独立的临床医生（第 9 章），也类似于建立一种职业身份（第 8 章）。重要的是，应当将本章视为临床学习的一个方面，并通过结合其他方面共同促进临床学习。

我们的临床学生可以，甚至经常在毕业时被认为是一个批判性思考者，却没有经历过培养批判性思维的任何刻意尝试。他们可能通过从观摩其带教老师和临床医生的言行中耳濡目染，甚至有些人即使没有老师的指导，也可能独立成为批判性思考者。然而，这使得批判性思维的培养主要取决于偶然因素。如果我们刻意在学生中培养这种思维，我们更有可能成功培养出批判性思考者。我们可以从临床前课程中开始发展批判性思维，然而，学生仍然需要在临床环境中学习批判性思维。接下来的四个部分介绍了依托理论在临床环境中培养批判性思维的四种不同策略。对于每种策略，我们都将关注各种教育理论的实际含义。

## 明确要求

表 3.1 右栏中的例子说明了我们所说的批判性思考者的含义，但它仍然是一个模糊不清的解释，可能要根据不同的医疗卫生情境进行改变。正因为如此，为了避免在培养批判性思维时出现混淆，第一个有理论支持的策略是让临床教师明确说明其所说的批判性思维的含义。这意味着您应该避免直接谈论批判性思维，而是谈论

您感兴趣的特定思维类型（Blakey，2016；Hilsdon & Bitzer，2007）。

## 批判性思维定义的多样性与不确定性

对于批判性思维的理解，每位临床教师和学生都可能有些许模糊的不同概念。例如，即使每个人都同意批判性思维与做出独立判断有关，但也许会出现的现象是：一个学生可能会认为这意味着从不寻求帮助，另一个学生认为这意味着总是挑战和质疑权威，而一位临床老师可能认为这意味着在做出初步结论之前权衡各种选择，另一位临床老师则认为这意味着知道何时去寻求帮助。

除了这种疑惑，以及我们个人对批判性思维的不同理解，文献中也存在多种对批判性思维的理解。批判性思维在整个文献中一直是一个重要的概念（Barnett，1997；Facione，1990；Paul，1993），但它也是一个模糊的术语，被多位作者以多种方式定义。正如 Davies 总结的那样：

> "高等教育中的批判性思维"这个短语对许多人来说有着不同的意义……这是否意味着倾向于去寻找错误呢？这是指提出某种分析方法吗？这是指一种道德态度或一种意向吗？……高等教育中的批判性思维可以包括关于批判性教学法的辩论、对教育在社会中的作用和功能的政治批判、批判性的女权主义课程、批判性的公民身份发展，或任何其他使用"批判性"名称的教育相关话题。同样，它也可以指培养推理的一般技能——所有毕业生都可能拥有的一种技能。（Davies，2015，p41）

一些学者将批判性思维单独定义为一种特定"类型"的思维，或特定的认知"行动"。例如，Paul（1993，p25）将批判性思维定义为"理性和逻辑"，以类似的方式，Ennis（1987）将其定义为"关于行动和认知的合理理性思维"（1987，p10）。Facione（1990）对批判性思维做出了更为复杂的定义，这种定义总结了一些专家对批判性思维的共识：

> 批判性思维是有目的的，是一种自我调节的判断，其结果是解释、分析、评价和推理，以及解释该判断所依据的证据、概念、方法、标准或情境。（Facione，1990，p10）

其他学者不同意对批判性思维给出普遍定义，并认为批判性思维不是一种普遍的思维，而是在每种情况下都有所不同的思维。例如，McPeck（1981）认为，对某一个主题的批判性思维不同于对其他主题的批判性思维，Moore（2004）认为，英语中的批判性思维与物理学中的批判性思维是完全不同的。

更令人困惑的是，批判性思维似乎也与其他类型的思维有所重叠。批判性思维通常被认为包括反思性思维的元素，这有时也被称为批判性反思（Brookfield，1987），临床推理和伦理推理都被认为涉及了批判性思维。研究通常也承认批判性思维与其他思维类型之间的这种混乱重叠，例如临床推理、反思和元认知（Brookfield，2008；Christensen et al.，2008；Forneris，2004）。有关临床实践反思性思维的更多信息，请参阅 Mann（2008）、Aronson（2011）和 Fook 与 Gardner（2012）的论述。有关临床推理的更多信息，请参阅 Norman（2005）和 Eva（2005）的论述，有关伦理思维的更多信息，请参阅本书的第 5 章。

关于批判性思维的文献表明了明确和固定其含义的困难程度，这也是解释为什么在实践中使用这一概念如此具有挑战性的原因之一。鉴于批判性思维定义的多样性（我们还只是触及了表面），"批判性思维"是 Sartori（1970）所描述的关于概念的一个很好的例子，因为它具有多种相互冲突的含义，所以产生了"概念上的延伸"。因此，其现在是一个"钝化"的概念工具。

## 停止谈论批判性思维，明确您想培养的思维类型

虽然"批判性思维"很重要，但这个术语本身是存在问题的。因此，如果我们避免使用这个令人困惑的术语，并说出我们真正的意思，培养批判性思维可能会更加容易。

当临床教师使用"批判性思维"一词时很可能会导致误解，或者导致教师和学生追求的目标是南辕北辙的（Blakey，2016）。临床教师希望他们的学生所具备的批判性思维可能是指表现出积极主动，但如果他们只是要求学生需要具备"批判性思维"，他们的学生可能会误解其真正含义。他们可能认为他们应该质疑临床教师，并与之争论，而非表现得积极主动。因此，临床教师与学生都会感到沮丧：老师会因为学生不懂得如何成为一个独立的医师，反而表现得喜好争论而感到沮丧。而学生也会感到沮丧，因为他们认为自己正在按要求做事。如果老师因此开始认为学生懒惰，这一矛盾可能会加剧，学生可能会要求老师进行更多的指导。但具有讽刺意味的是，这与老师所期望的恰恰相反。这种挫折感可能导致在老师和学生之间，甚至整个学生群体之间造成矛盾（Biggs & Tang，2011；Blakey，2016）。

与其空泛地谈论批判性思维，不如具体说明您感兴趣的特定思维类型，以及您希望学生培养这种思维的原因。

### 案例研究 3.1

Angela 特别指出，她希望临床学生发展成为独立、积极主动的思考者，然后她解释了其含义：

- 根据证据和推理做出自己的判断；
- 了解不同信息和证据来源，以此做出判断；
- 注意没有足够的信息或证据来做出合理判断的地方；
- 在必要时收集进一步的证据——例如，通过与病人和其他医疗卫生人员的交谈，或通过自己查阅文献。

然后，Angela 解释了为什么这种思维很重要："你需要掌握独立思考能力，这样你才能成为一名能够独立工作的专业医师。你的思考过程不能依靠别人完成，所以你必须能够做出自己的判断，并证明这些判断是合理的。在你做出合理的判断之前，你还需要知道哪些部分需要更多的信息，或者什么时候需要去寻求帮助。"

如果您明确了您所希望的思维类型，您也可以评估学生是否以及在多大程度上正在成为批判性思考者（Delany & Golding，2014；Golding，2011）。您的明确描述为判断学生是否是批判性思考者提供了标准。例如，您可以根据学生是否依照证据和推理做出判断来评估其批判性思维。但如果您在毫无解释的情况下使用"批判性思维"一词，这些判断标准就会很难明确。

因此，如果您想让学生成为批判性思考者，首先要明确您想要培养的特定思维。我们在表 3.1 中给出的对于批判性思考者的说明可能会有所帮助。

### 案例研究 3.2

这是 Maya 对她所希望的批判性思维的描述："我希望我的学生成为独立思考者，或者在判断中表现出主动性、灵活性和适应性；我希望他们在那些复杂且不确定的环境中能够深思熟虑，应用所学知识，在做出仔细判断之前，检验假设并评估利弊；我希望他们通过识别自己的假设和潜在的偏见来进行批判性反思，反思他们行动中的优点，以及如何改进。"

您想要培养的特定思维类型可能涉及一个思维过程，或者一系列思维步骤或阶段。要培养批判性思维，您需要明确整个过程及其所有步骤或阶段，以便学生可以从头到尾理解它（Billett，2016）。例如，做出独立判断涉及以下思维过程：

1. 首先考虑现状和现有知识，以做出初步的判断（例如，对您将要做什么或说什么做出判断）。

2. 做出独立判断的陷阱之一是在没有考虑替代方案的情况下匆忙得出结论或过早结束思考过程，因此接下来考虑替代方案。您可能会问自己："如果我最初的判断被证明是错误的，那么正确的判断可能是什么？"

3. 然后，您评估替代方案是否合理且与证据一致，或者您是否有证据对替代方案进行质疑。

4. 最后，如果不能质疑合理的替代方案，您会进一步收集信息，直到能够排除某一个选项以外的所有选项，这就是您的独立判断。

**案例研究 3.3**

Akira 希望他的临床学生学会评估。在他所谓的临床情境下，评估涉及以下思维步骤：

1. 首先，表述清楚将要评估的要求、结论或判断。

2. 其次，确认其所有的优点以及缺点（类似在同一案件中相对立的两位律师）。

3. 最后，权衡利弊的相对权重，并审慎地做出最终的判断（像法官一样）。

当您描述所希望的思维类型时，需要确保您和负责相同学生的临床教师所用的描述一致。当在要求对同一批学生进行评估时，一位临床教师应该与其他临床教师表达相同的含义。如果不同的临床教师使用相同的术语来指代不同类型的思维，学生会感到困惑，这会导致他们更难成为批判性思考者。

举个例子，如果一个临床教师使用"反思"一词来表示"弄清楚下次如何改进"，而另一个老师用它来表示"弄清楚你的假设是否正确"，那么学生将很难正确理解并做出应对——两个老师使用了相同的术语，但却在谈论两种不同的思维。即使所有共同工作的临床教师对他们想要培养的思维都有共同的描述，他们仍然可以要求不同的东西，因为他们或多或少都想要学生获得在此基础上更高阶的思维。例如，如果评估被描述为说明理由，一位临床教师可能会要求一种简单形式的评估，即只需给出一个理由，而另一位教师则要求一种更复杂的评估形式，包括给出支持和反对的理由，然后再权衡哪一方更重要。

您还可以尽可能地对整个课程、部门或项目中所要培养的批判性思维类型进行通用的描述。这就像建立一种共同的思维语言。为了做到这一点，您可能需要在部门或项目范围内讨论批判性思维、评估和分析的含义，以及每个人将如何使用这些术语，以便在教学中其意义对学生来说是一致的。请注意，这不是关于这些术语正确使用的讨论，因为它们具有多种合理的含义。这其实是关于如何在项目中使用术语的讨论。

尽管如此，不可避免的是，不同临床医生标记和描述思维的方式会有所不同。我们的临床学生可能会与不同背景的从业者合作，他们可能或多或少会以模糊且不一致的方式使用相同的术语。因此，我们需要帮助学生发现临床教师想表达的真正含义。一个有用的策略是鼓励他们向临床教师进行提问："我注意到不同的临床医生在使用'反思'这个词时有所不同。您所说的'反思'具体是什么意思呢？"

总而言之，"批判性思维"一词对于教育来说过于模糊，我们需要更精确的术语、描述和过程，且在不同教师和不同教育阶段应保持一致。当学生在第一年与一位老师一起学习评估性思维时，他们应该清楚地描述这种思维所涉及的内容。而且，理想情况下，它应该与同年不同老师想培养的评估性思维内涵相同，并且与第二年和第三年时学生的培养相同（尽管将是其更高阶的版本）。

# 使批判性思维可视化

为了培养批判性思维，必须具体说明您感兴趣的特定思维类型是什么，但这还不够。即使思维被贴上了特定的标签，思考的过程对学生来说也往往是隐匿和神秘的。他们可以看到临床医生与病人交谈，然后"变魔术"般地做出判断，但将其视为反思或评价的过程，并不能揭示"魔术"背后看似显而易见的临床思维过程。学生只看到了临床医生做出的判断，而不是产生这种判断的思维过程。因此，第二种依托理论的策略是通过思维过程可视化来培养学生的批判性思维（Hattie，2009；Ritchhart & Perkins，2008）。

## 具体描述思维

让思维可视化开始于具体的描述。仅仅说出想要培养的思维类型的名称，或给出一个抽象的描述都是不够的。无论你给出什么抽象的称呼和描述，都容易产生我们所描述的关于"批判性思维"的误解。例如，临床教师及其学生都可以对什么是"评估替代方案是否合理且是否与证据一致"有不同的想法。重要的是要具体描述从事这种思维的人的行为，以及你所处的临床情境（Delany & Golding，2014）。

> **案例研究 3.3（续）**
> Akira 描述了临床医生如何评估自己做出的判断，例如，关于某次治疗的成功。他们可能会问：为什么认为它成功？为什么认为它不成功？

完成具体描述的一种方法是对自己思维的"逆向加工"（Golding，2011），清晰阐述短语或问题，即识别思考者在思维过程的每个阶段所做事情的思维活动方式（Delany et al.,2013；Delany & Golding,2014）。换句话说，当你批判性地思考自己在临床实践中面临的问题和任务时，你会反思你的批判性思维方式，然后阐明自己作为一名专业人士所做的事情。例如，当我们（本章的作者）对自己的批判性思维进行逆向加工时，我们意识到，当我们进行批判性思考时，会注意观察知识储备在何处存在不足，然后去寻求进一步的信息。我们会说："在我做出合理的判断之前，我需要更多地了解……"在对自己的批判性思维进行逆向加工之前，我们并未意识到这也是批判性思维的重要组成部分，正是因此，之前的学生也不会懂得要这样做。更多相关示例请参阅表 3.2。

表 3.2　批判性思维在某些方面的明确表现（包括批判性思考者的行为）

| 批判性思维任务或思考行为 | 对思考过程的描述 | 易犯的错误 | 批判性思考者的行为（例如提问或提出判断） |
|---|---|---|---|
| 证明判断合理 | 给出支持结论、决定和判断的理由 | 不假思索，仅仅局限于背诵知识，或者直接根据第一反应得出结论 | 放慢思考速度，试图证明判断合理：*为什么是这个判断？* *我认为我应该……因为……* |
| （进一步）证明判断合理 | 在做出深思熟虑的判断之前，比较各种证据和理由 | 不假思索 | *支持的理由是什么？* *反对的理由是什么？* *经过权衡，哪一方更有说服力？* |

| 批判性思维任务或思考行为 | 对思考过程的描述 | 易犯的错误 | 批判性思考者的行为（例如提问或提出判断） |
|---|---|---|---|
| 考虑其他可能判断 | 在考虑完一系列可能的判断前，暂时不做出判断。也称为开放思维或灵活思考 | 受限于自己的思维。坚持第一反应过早结束思考（Croskerry，2002；Croskerry et al.，2013a，2013b） | *还有哪些其他可能性？还能是什么？**另一种可能性是……* |
| 评估其他可能 | 证明你为什么接受一个可能性，以及为什么排除其他可能性 | 认知偏见（即只考虑证实最初想法的证据）（Croskerry，2002；Croskerry et al.，2013a，2013b） | *放慢思考速度，并证明你为什么排除其他可能：**其他人可能接受其他可能选项的理由是什么？为什么我排除这些可能性？**我可以排除这一点是因为……* |
| 处理复杂和不确定的情况 | 认识到知识储备的不足，接受未知和不确定性，清楚自己是否能够胜任（Croskerry，2002；Croskerry et al.，2013a，2013b） | 自大地认为已经掌握了所有答案，或者在面对不确定性时表现得麻木或优柔寡断 | *在自大和优柔寡断之间寻找平衡，从而在没有足够知识的情况下做出判断：**我还不知道什么？**我还需要了解哪些信息？**我还需要考虑什么？**我知道我不了解……所以我需要更多关于……* |
| 检验假设 | 承认可能未意识到的潜在偏见，例如关于种族、性别、文化或社会经济地位的偏见 | 忽视无意识的假设 | *仔细检查决定背后的隐藏原因：**我在这假设什么？这是一个合理的假设吗？可以求助谁来帮助检验？* |

除了对专业思维进行逆向加工以外，对那些经验不足的思维过程进行逆向加工也是有用的。是什么将那些优秀的批判性思考者与非批判性思考者区分开来？糟糕的批判性思考者往往会陷入什么陷阱？批判性思考者是如何避免这些陷阱的？例如，对于临床学生来说常见的一个陷阱是，他们认为自己必须立即得出判断。如果他们落入这个陷阱，他们很可能会坚持最初想法所得出的结论，这被称为不假思索或过早停止思考（Croskerry et al.，2013a，2013b）。

当临床情况不严重、缺乏时间或答案没有多大影响时，快速、凭直觉获知答案是可以的。但如果情况严重并且某些重要后果取决于给出的答案，就会产生问题。在后一种情况下，我们需要深思熟虑。为了避免落入这个陷阱，批判性思考者会首先问自己："做出这个决定的后果是什么？"如果涉及严重的后果，那么在做出判断之前，他们会用更多的时间来考虑替代方案及其他可能。他们不仅要考虑自己是否正确，还要考虑自己能否确认这一点。他们仔细表述了其他可能，以及支持或排除每个结论的证据，然后明确说明排除其他可能的原因以支持他们的决定。

参阅表 3.2 来了解逆向加工的批判性思维是如何进行的，以及加工后批判性思维的一些基本组成部分的例子。我们已经明确表述了一个具体的思维任务或思维动作，明确描述了这种思维，以及使用这种思维时需要警惕的陷阱。我们还使用斜体字的句子来表示批判性思考者可能会问的问题，以及他们可能会说的话。请注意，当你对自己的思维动作进行逆向加工时，根据工作环境的不同，你可能会以不同的方式表述它们。

## 说出并示范思维过程

除了为学生提供批判性思考者的行为、言辞与提出的问题等的具体描述外，临床教师还需要向学生展示他们是如何批判性思维的。他们需要示范他们的思维过程（Ajjawi & Higgs，2008；Korthagen et al.，2006）。这不是让思考过程内在化，而是一种说出思考过程的策略，大声说出来或写下来，这样学生就可以清楚地明白你的想法（Durning et al.，2011；Reilly，2007）。

观摩专家对病人进行问诊并着重观察他们特别注意的地方，这个过程可以提供非常丰富的信息，但它并不总能清楚地表现出专家的批判性思维过程。如果专家能够解释他们在做什么以及他们为什么要这样做，观摩这个过程就能提供更多的信息。这就是"出声思考"的教学方法在学习临床推理时如此有效的原因之一（Norman & Shannon，1998）。临床教师可以在接触病人后"出声思考"，或者在某些情况下，在病人面前，作为教师思考该怎么做的同时向学生解释思维过程是可行的。例如，如果病人与教师比较熟悉，并且自愿成为教学过程的积极参与者，这种情况下是可以这样做的。

**案例研究 3.4**

Kath 正在考虑如何照顾腿部受伤的病人，她为她的学生描述了她的思维过程："首先，我问自己'目前的问题是什么？'我的回答是'他们的腿部伤口需要新的敷料'。我之所以能想到这一点，是因为日志上说，自上次敷料更换以来，已经有 × 个小时了，而且我知道至少需要按照这种频率更换敷料，才能获得最佳愈合效果。接下来，我问自己'帮助伤口愈合的关键是什么？'我的答案是'保温保湿，并使用无菌敷料以避免感染'。接下来，我问自己'可以使用什么替代方案……'"

有时，临床教师根据"快速思维"（Kahneman，2011）或"分析思维"（Eva，2005）做出判断，快速直观地做出决定，而不会觉察他们的思维过程（Bargh，2011）。对于临床学生来说，这一过程可能是非常神秘的，但教师仍然可以通过"出声思维"的方法，解释他们如何有意询问病人的病史，证明其判断是正确的。他们还可通过"出声思维"法告知学生他们如何反复验证自己的直觉判断。如果他们没有清晰的直觉判断，也可通过此法告诉学生自己将如何思考。

**案例研究 3.4（续）**

以下是 Kath 在另一种临床情景下"大声说出思考过程"的描述，在此情景中，她做出了一个更加迅速的直觉判断："为了确认我的直觉判断，我可能会放慢我的思考速度，并试图证明为什么我认为我的直觉是正确的，以及为什么我排除了其他可能。如果我对该做什么没有直觉判断，我会系统性地完成决策的每一步，就像我在包扎腿部伤口的例子中所做的那样。"

一个相关策略是，在合适的时机，鼓励你的临床学生去请求其他临床医生解释他们的思维过程（也帮助他们应对临床医生因为太忙而可能拒绝对思维过程进行解释的情况）。

# 定期、高频率地为学生提供练习批判性思维的机会

我们不能仅仅通过传授知识来培养批判性思考者。我们希望学生成为批判性思考者，这要求他们培养批判性

思维的"有意识的习惯"或批判性的"思维习惯"（Costa & Kallick，2000）。他们必须学习如何批判性地思考（获得这种技能），但他们也必须练习并养成批判性思考的习惯，以便将其内化并成为他们职业认同的一部分（Cruess et al.，2016），这样，他们在处理问题时就将具有批判性的思考倾向（Ennis，1987；Perkins et al.，1993）。

为了养成批判性思维的习惯，学生需要获得练习批判性思维的机会。因此，培养批判性思维者的第三种依托理论的策略是为学生提供定期、高频率的批判性思维练习机会，从而明确建立起批判性思维的文化氛围。一旦你清楚了批判性思考者在特定临床环境中的行为，就可以要求学生在类似的、有练习意义的环境中定期、高频率地进行这样的思考。

养成批判性思维的习惯开始于临床教师对其学生进行指导，但他们提供的支持与指导应该使学生学会独立思考（Golding，2013）。作为思维向导，你首先要对批判性思维进行示范，然后提示学生使用批判性思维者常用的一些问题或短语。起初，你可能会要求你的学生相当严格地遵循此类思维过程，但最终，学生会内化这些思维活动，从而在没有刻意提示的情况下独立和自发地使用它们。以下五种方法将有助于引导学生进行有效的批判性思维练习。

## 明确要求您所希望的特定思维

明确要求学生参与您所希望的思考，可以参考表 3.2 所展示的类似的提示，但需要针对您所提供的特定情境进行修改。使用您感兴趣的思维名称（"我希望你证明你的判断是正确的"），利用问题和句子开头作为有用工具，让学生能够自己参与到思考的过程中。您可以问他们一些提示性的问题（"为什么你认为这个判断是正确的？"），或者引导他们问自己（"为什么我认为我的判断是正确的？"），然后邀请您的学生使用与这种思维相关的句子开头来回答（"我认为……是正确的，因为……"）。以这些问题和句子开头是评估学生是否参与思考的有用工具，如此可得知他们在多大程度上提出这些问题或使用这些提示（Delany & Golding，2014；Golding，2011）。

**案例研究 3.5**

只要有可能，Jacinda 就会要求她的学生表达他们的想法，她希望这种思维成为她学生的习惯。例如，每当她的学生要做某事时，她都会问他们："你为什么要这样做？你为什么不考虑其他可能性？"在定期、高频率地向她的学生提出这些问题之后，她知道，以后他们在思考类似问题时，会在脑海中听到她的提问："我为什么要这样做？"这就是他们如何开始内化这种思维方式的过程。她还为她的学生布置了一项任务，让他们每天完成："写下你看到的临床医生做出的一个决定。他们为什么做出这个决定？他们还可能考虑哪些可能？为什么他们排除了这些另外的可能？"

## 要求学生将思维过程可视化

您还应该要求您的临床学生在进行临床工作时将他们的思维过程可视化。表 3.2 中的问题提示对此同样有效。例如，当您观察您的学生时，或者当您反思他们的行为时，您可能会说："让我们放慢思考，暂停一下。你为什么决定这样做？你考虑了哪些其他可能？你为什么排除另外那些可能？"

为了培养更优秀的学生的独立思考能力，与其提示性地向他们提问，不如让他们确定自己需要解决的问题："在这种情况下，你需要问自己什么问题来考虑其他可能并证明你的决定是合理的？"学生现在必须促使自己思考，这就是他们如何进一步内化这种思维。

## 要求学生放慢思考速度

当要求学生思考并将思维可视化时，您给予了他们慢慢思考而不是快速思考的机会（Kahneman，2011）。他们需要有这样放慢思考速度的机会，以便确认看似明显的事情，或确认他们所做的假设和他们所依据的事实。最终，他们将学会快速思考。这种情况下，他们的许多判断似乎是自然而然发生的——这就是掌握专业知识的本质（Durning et al.，2011；Eva，2005；Higgs et al.，2008）。但要成为专家，他们需要能够在必要时放慢推理速度。放慢学生思考速度的一种方法是避免询问最终的答案或判断，提出问题来提示他们进行思考，如表 3.2 所示："你还考虑了什么？你为什么考虑这些可能性？什么信息支持这种而不是另一种可能性？"

## 要求元认知

使学生能够有效地实践批判性思维的一种类似方法是示范和教授元认知、反思、自我评估和自我监控（Flavell，1979；Perkins，1995；Zohar & David，2009）。这种"关于思考的思考"是我们检查思维中是否存在错误的过程，也是我们监控、评估和改进思考的过程。当您要求学生提供元认知时，您是在要求他们放慢思维速度，使其可见。这样，思维过程就可以被检查、评估和改进。

反思和元认知通常包含于批判性思维的各个方面。因此，学习反思和元认知是学习成为批判性思考者的一部分（Brookfield，2008；Christensen et al.，2008；Forneris，2004）。但是，即使这些思维方式不被认为是批判性思维，它们仍然可以帮助临床学生注意到他们自己是如何思考的，并促进他们的批判性思维的形成。

---

**案例研究 3.6**

Zach 使用以下元认知提示来鼓励他的学生专注于他们的思维。这些都基于表 3.2 中的问题：

- 你是如何做出这个决定的？你还考虑了什么？
- 你为什么这样做？你为什么这么决定？
- 你为什么排除其他可能性？
- 你是怎么思考这个问题的？逐步解释过程。
- 你的批判性思维学习进展顺利吗？哪里有困难？你认为应该怎样改进你的批判性思维？

---

## 针对每个思维步骤提供反馈

我们已经建议临床学习者需要定期和高频率地练习批判性思维，但我们不希望他们重复练习糟糕或错误的思维过程，所以我们还需相应地提供反馈，以便他能够改进他们的批判性思维（Boud & Molloy，2013；也可参见第 21 章）。

临床学生可能有很多思维出错的原因，除非能"看到"他们的思维过程，否则您很容易对他们遇到的困难做出错误的判断。因此，在您给出反馈之前，学生必须采取可能的方法将其思考过程可视化，也许就是上文提到的方法。然后，您可以确定哪些思考部分需要加以注意，并且可以及时对他们的想法做出反馈——也许他们在给出理由或考虑其他可能性等方面需要更多思考，或者在得出结论之前暂时悬置判断。您可能会指出他们错过了思维中的重要一步，或者让他们练习一个更简单的思维版本，又或者让他们练习更简单的任务。

# 提供有助于培养批判性思维者的教育环境

我们需要为我们的临床学生提供练习批判性思维的机会，为了使这种练习更加有效，它必须在有利的教育环境中进行。在前面的章节中，我们讨论了培养批判性思维的显性方法，但更多隐性的方法也非常重要（Burbules，2008）。因此，培养批判性思维者的下一个理论策略，是建立一个有利于培养批判性思维的教育环境。

一方面，学习者需要一个足够安全的环境来练习批判性思维，在这个环境中不必担心被嘲笑或造成伤害，但另一方面，该练习环境也需要有足够的挑战性来锻炼他们。思考这个问题的一种方法是使用 Vygotsky 的最近发展区（zone of proximal development）的理论视角（Vygotsky，1978；Wass & Golding，2014）。您需要临床学生完成批判性思维任务，这些任务对他们每个单独的个体来说都有点难，但他们可以在您或同学的帮助下完成。当学生定期、频繁地完成这些在他们的最近发展区内的任务后，他们最终会学会独立完成这些任务并成为了批判性思考者。

## 让学生沉浸在批判性思维的共同体中

批判性思维共同体是探讨安全但具有挑战性的教学环境的另一种方法（Golding，2011）。为学习者提供可视的批判性思维氛围，例如，您、其他临床学生和医师定期和频繁地说出自己的思考过程。在这样的环境中，学生会不知不觉地内化他们所看到和听到的身边的事情：首先他们听到你参与批判性思维的过程，然后他们开始尝试一些批判性思维的行为（"我认为……因为……"），他们听到周围的同学也这样做。最终，批判性思维成为他们自然而然的行为。

换句话说，学生通过沉浸在批判性思考者形成的共同体中来学习如何成为批判性思考者（Golding，2011）。他们通过参与临床批判性思维的日常文化来学习批判性思维。这通常被解释为专业社会化形成的实践共同体（Ajjawi & Higgs，2008；Clouder，2003；Egan & Jaye，2009；Lave & Wenger，1991；Wenger，1998）、社会实践的内化（Vygotsky，1978）或职业身份认同的建立（Monrouxe，2010）。

用专业社会化来培养批判性思维的一种手段是观察专业人士的批判性思维过程。在使思维可视化的策略部分中，我们已经描述了促进这一手段的方法。在学生们即将加入的专业团体中，当他们听到临床教师出声思考时，他们会学习其中的词汇和思维方式（Blakey，2016；Golding，2011）。他们开始接受一个新的话语共同体和一种新的专业文化。

专业社会化的另一种手段是让学生经常有机会参与批判性思维，并倾听他们的同学进行相同的思考。这在我们具备理论基础和推崇训练机会的理念部分有所描述。

总的来说，我们建议，为了培养批判性思维，我们应当将批判性思维共同体的论述外显化。这样临床学生就可以沉浸在其中，练习并最终内化批判性思维。内化批判性思维共同体的论述也可以理解为使学生成为独立思考者的过程（见第 9 章），或者从初学者到专家式的思维学习过程（见第 11 章）。

## 一致性教学

另一种建立利于培养批判性思维环境的方法是采用一致的教学技术（Korthagen et al.，2006；Swennen et al., 2008）。例如，仅仅告诉学生他们必须做什么是无法培养出批判性思维的，您必须示范批判性思维的过程，向他们提问，并要求他们思考。灌输或直接告诉学生该做什么，与培养独立的批判性思维是南辕北辙的。

培养批判性思维的一种通用教学技巧是通过证明和说服来使学生理解他们为什么需要学习批判性思维，而不仅仅是告诉他们应该进行批判性学习。这种策略对于应对学习批判性思维的过程中可能出现的认识障碍也很重要。学生可能会认为，作为教育工作者，你的工作就是要获得一个答案。因此，当你试图教导他们如何成为一个批判性、独立的思考者，并自己解决问题时，可能会遇到阻力："告诉我们答案吧！"或者"我们为什么要浪费时间讨论这个？"相反，你需要解释为什么他们需要学习批判性思维，为什么你要求他们进行思考，以及为什么你总是问"为什么？"。

## 鼓励思考的方法

为了创造一个有利于培养批判性思维的环境，临床教师还应该采取"鼓励思考的方法"（或思考–教学的方法，thinking-educating approach），而不是"以答案为中心"或"追求结果"（Golding, 2011）。鼓励思考的方法与培养批判性思考者的方法是一致的，而以答案为中心的方法则不是。

对于一些临床教师来说，鼓励思考的方法可能意味着对"正常"实践的重大改变。例如，你需要关注你的学生是否进行了批判性思维，而不是他们是否得出了正确的答案；你要求他们进一步思考，而不是告诉学生他们的答案正确与否。

### 案例研究 3.7

Amy 尝试培养学生的批判性思维。因此，她更关注学生的思维过程，而非给出的答案，并采取鼓励思考的教学方法。无论她的临床学生给出什么答案，无论她是否认可，她都会要求他们解释理由。她不仅询问答案本身，还询问学生为什么认为这是答案、他们还考虑了什么，以及为什么他们排除了其他可能性。这样做意味着她的学生学会检查他们的思考过程并判断它们是否正确，而不是依靠 Amy 代替他们完成思考工作。

如果你只在意学生是否获得了正确的结果或答案（你认为正确的结果），这将不利于培养学生的批判性思维，因为这样强化了学生对老师的依赖，而忽视了思维过程。相反，为了培养批判性思维，你必须将注意力从结果转移到思维过程本身上来。你应该把你认为是正确的结果放在一边，转而帮助学生更加熟悉思考过程。与其问自己"我的学生得出了正确的答案吗？"，不如问："下一步需要进行什么思考？我会怎么思考呢？我怎么引导学生这样思考呢？"表3.3 展示了这两种方法。

表3.3　比较以答案为中心的方法和鼓励思考的方法

| 以答案为中心的方法：<br>引导学生，而非培养思维 | 鼓励思维的方法：鼓励和培养批判性思维 |
| --- | --- |
| 临床医生：这是心力衰竭还是哮喘？<br>临床学生：我认为这是哮喘。<br>临床医生：是的，答对了。 | 临床医生（已经知道是哮喘）：是心力衰竭还是哮喘？<br>临床学生：我认为这是哮喘。<br>临床医生：你是怎么得出这个答案的？你为什么认为这是哮喘？<br>临床学生：嗯，他们呼吸困难，所以一定是哮喘。<br>临床医生：但心力衰竭也会导致呼吸困难的症状，你是怎么排除这种可能性的？<br>临床学生：我不知道。<br>临床医生：好的。让我们再多考虑一下鉴别诊断方面。 |

**实用技巧**

您可以如何培养临床环境中的批判性思考者？以下是一些实用小建议的总结：

1. 明确您的要求。

   a. 确定您的临床实践中需要怎样的批判性思维，并明确表示这是您希望学生做到的。

   b. 与您的课程或教学计划中的其他临床教育工作者合作，并建立所有教育工作者和学生都使用的一致描述。

   c. 使用您们对批判性思维的共同定义。这样，您可能会选择不使用"批判性思维"一词，而是明确您的真正意思。

2. 让思维可视化。

   a. 明确您希望怎样的思考方法，包括思考者如何做、如何说和如何提问的细节。

   b. 向您的学生展示您是如何思考的。

3. 定期、高频率地为学生提供练习批判性思维的机会。

   a. 在与临床学生的所有互动中，明确要求您所希望的特定思维。

   b. 让您的学生放慢思考速度，同时解释他们的想法或大声说出思考过程。

   c. 学生对自己的思维进行思考、评估和改进。

   d. 针对学生在每个思维步骤的表现提供反馈。

4. 将临床环境塑造成支持批判性思维发展的教育环境。

   a. 创建一个由临床思考者组成的共同体，让您的学生身边都是能够清晰表达批判性思维的临床医生和同学。

   b. 让您的学生通过练习自己的思维来融入批判性思维的共同体。

   c. 确保您所做的一切都与鼓励批判性思维的目标一致，并且不会对这一目标造成破坏。

   d. 鼓励学生思考，而不只是关注答案。专注于激发和改进他们的思维，而不只是让他们得到正确的答案。除了关注答案是否正确之外，还要关注您的学生将如何证明他们的答案是正确的。

# 进一步研究

进一步的研究将阐明，在其他更多领域中，我们应该如何在临床教育中培养批判性思维。我们还确定了该领域的从业者可以解决的问题，作为对其自身实践的非正式研究的一部分：

1. 我们需要研究医疗卫生专业人员如何思考他们的专业问题。在您的特定临床专业中，您如何思考您的专业问题？您在日常实践中需要哪些批判性思维？

2. 我们需要研究批判性思维的专业知识是如何发展的，尤其是在临床环境中。您是如何建立批判性思维方面的专业知识的？您是如何从新手或学生成长为专家的？

3. 我们需要研究培养批判性思维的不同方法的有效性。哪种培养批判性思维的方法对您最有效？使用这些方法的必要条件包括什么？需要多少时间？频率如何？这些方法能否在一年内显出成效，还是需要更长的时间？

# 总结

在本章中，我们讨论了如何让临床学生成为批判性思考者。虽然"批判性思维"是一个存在争议的术语，其意义可能在不同的医疗人员的应用中以及不同的语境下有所不同，但它对于临床决策至关重要。我们认为，培养批判性思维需要您明确提出自己所希望的临床学生的思维方式，并且说出思考过程，以便您的学生有效仿的对象。此外，我们还建议您推荐您的学生按照您的模式定期和频繁地大声说出思考过程，从而帮助他们练习批判性思维，并建立合适的临床环境以强调批判性思维的重要性，鼓励学生们培养批判性思维。

## 参考文献

Ajjawi, R., & Higgs, J. (2008). Learning to reason: A journey of professional socialisation. *Advances in Health Sciences Education, 13*(2), 133–150.

Alfaro-LeFevre, R. (2015). *Critical thinking, clinical reasoning, and clinical judgment: A practical approach.* St Louis: Elsevier.

Aronson, L. (2011). Twelve tips for teaching reflection at all levels of medical education. *Medical Teacher, 33*(3), 200–205.

Bargh, J. (2011). Unconscious thought theory and its discontents. *Social Cognition, 29*(6), 629–647.

Barnett, R. (1997). *Higher education: A critical business.* Buckingham: Society for Research into Higher Education & Oxford University Press.

Biggs, J., & Tang, C. (2011). *Teaching for quality learning at university* (2nd ed.). Buckingham: Society for Research into Higher Education & Oxford University Press.

Billett, S. (2016). Learning through health care work: Premises, contributions and practices. *Medical Education, 50*(1), 124–131.

Blakey, A. (2016). *What teachers do, how they do it and who they are* (Doctoral thesis, University of Otago, Dunedin, New Zealand).

Boud, D., & Molloy, E. (2013). Rethinking models of feedback for learning: the challenge of design. *Assessment and Evaluation in Higher Education, 38*(6), 698–712.

Brandon, E. (2004). Philosophy as bricolage. In H. Carel & D. Gamez (Eds.), *What philosophy is: Contemporary philosophy in action* (pp. 132–140). London: Continuum.

Brookfield, S. (1987). *Developing critical thinkers: Challenging adults to explore alternative ways of thinking and acting.* San Francisco: Jossey Bass.

Brookfield, S. (2008). Clinical reasoning and generic thinking skills. In J. Higgs, M. Jones, S. Loftus, et al. (Eds.), *Clinical reasoning in the health professions* (3rd ed., pp. 65–75). Amsterdam: Elsevier.

Burbules, N. C. (2008). Tacit teaching. *Educational Philosophy and Theory, 40*(5), 666–677.

Christensen, N., Jones, M., Higgs, J., et al. (2008). Dimensions of clinical reasoning capability. In J. Higgs, M. Jones, S. Loftus, et al. (Eds.), *Clinical reasoning in the health professions* (3rd ed., pp. 101–110). Amsterdam: Elsevier.

Clouder, L. (2003). Becoming professional: Exploring the complexities of professional socialization in health and social care. *Learning in Health and Social Care, 2*(4), 213–222.

Cooke, M., Irby, D., & O'Brien, B. (2010). *Educating physicians: A call for reform of medical school and residency.* San Francisco: Jossey-Bass.

Costa, A., & Kallick, B. (2000). *Habits of mind. Books 1–4.* Alexandria, Va: Association for Supervision and Curriculum Development.

Croskerry, P. (2002). Achieving quality in clinical decision making: Cognitive strategies and detection of bias. *Academic Emergency Medicine, 9,* 1184–1204.

Croskerry, P., Singhal, G., & Mamede, S. (2013a). Cognitive debiasing 1: Origins of bias and theory of debiasing. *BMJ Quality and Safety, 22,* ii58–ii64.

Croskerry, P., Singhal, G., & Mamede, S. (2013b). Cognitive debiasing 2: Impediments to and strategies for change. *BMJ Quality and Safety, 22,* ii65–ii72.

Cruess, R. L., Cruess, S. R., & Steinert, Y. (2016). Amending Miller's pyramid to include professional identity formation. *Academic Medicine, 91*(2), 180–185.

Davies, M. (2015). A model of critical thinking in higher education. In M. Paulsen (Ed.), *Higher education: Handbook of theory and research* (pp. 41–92). Cham: Springer.

Delany, C., & Golding, C. (2014). Teaching clinical reasoning by making thinking visible: An action research project with allied health clinical educators. *BMC Medical Education, 14*(1), 20. doi:10.1186/1472-6920-14-20.

Delany, C., Golding, C., & Bialocerkowski, A. (2013). Teaching for thinking in clinical education: Making explicit the thinking involved in allied health clinical reasoning. *Focus on Health Professional Education, 14*(2), 44–56.

Durning, S. J., Artino, A. R., Jr., Pangaro, L. N., et al. (2011). Context and clinical reasoning: Understanding the perspective of the expert's voice. *Advances in Health Sciences Education, 45*(9), 927–938.

Egan, T., & Jaye, C. (2009). Communities of clinical practice: The social organization of clinical learning. *Health, 13*(1), 107–125.

Ennis, R. H. (1987). A taxonomy of critical thinking dispositions and abilities. In J. Baron & R. Sternberg (Eds.), *Teaching thinking skills* (pp. 9–26). New York: WH Freeman.

Eva, K. W. (2005). What every teacher needs to know about clinical reasoning. *Medical Education, 39*(1), 98–106.

Facione, N., & Facione, P. (1996). Externalising the critical thinking in knowledge development and clinical judgment. *Nursing Outlook, 44*(3), 129–136.

Facione, P. A. (1990). *Critical thinking: A statement of expert* consensus for purposes of educational assessment and instruction (The Delphi Report: Executive summary). Millbrae, CA: California Academic Press.

Flavell, J. H. (1979). Metacognition and cognitive monitoring. *American Psychologist*, 34(10), 906–911.

Fonteyn, M., & Ritter, B. (2008). Clinical reasoning in nursing. In J. Higgs, M. Jones, S. Loftus, et al. (Eds.), *Clinical reasoning in the health professions* (3rd ed., pp. 235–244). Amsterdam: Elsevier.

Fook, J., & Gardner, F. (2012). *Critical reflection in context: Applications in health and social care*. Hoboken: Taylor and Francis.

Forneris, S. (2004). Exploring the attributes of critical thinking: A conceptual basis. *International Journal of Nursing Scholarship*, 1(1, article 9), 1–18.

Golding, C. (2011). Educating for critical thinking: Thought-encouraging questions in a community of inquiry. *Higher Education Research and Development*, 30(3), 357–370.

Golding, C. (2013). The teacher as guide: A conception of the inquiry teacher. *Educational Philosophy and Theory*, 45(1), 91–110.

Gordon, M., Murphy, C. P., Candee, D., et al. (1994). Clinical judgment: An integrated model. *Advances in Nursing Science*, 16(4), 55–70.

Hattie, J. A. C. (2009). *Visible learning: A synthesis of meta-analyses relating to achievement*. Oxford: Routledge.

Higgs, J., Jones, M., Loftus, S., et al. (2008). *Clinical reasoning in the health professions* (3rd ed.). Amsterdam: Elsevier.

Hilsdon, J., & Bitzer, E. (2007). To become an asker of questions. A 'functional-narrative' model to assist students in preparing postgraduate research proposals. *South African Journal of Higher Education*, 8(21), 1194–1206.

Huang, G., Newman, L., & Schwartzstein, R. (2014). Critical thinking in health professions education: Summary and consensus statements of the Millennium Conference. *Teaching and Learning in Medicine*, 26(1), 95–102.

Jones, A. (2007). Multiplicities or manna from heaven? Critical thinking and the disciplinary context. *Australian Journal of Education*, 51(1), 84–103.

Jones, A. (2009). Redisciplining generic attributes: The disciplinary context in focus. *Studies in Higher Education*, 34(1), 85–100.

Kahneman, D. (2011). *Thinking, fast and slow*. New York: Farrah, Straus and Giroux.

Korthagen, F., Loughran, J., & Russell, T. (2006). Developing fundamental principles for teacher education programs and practices. *Teaching and Teacher Education*, 22, 1020–1041.

Lave, J., & Wenger, E. (1991). *Situated learning: Legitimate peripheral participation*. Cambridge: Cambridge University Press.

Levi-Strauss, C. (1966). *The savage mind*. Chicago: University of Chicago Press.

McPeck, J. (1981). *Critical thinking and education*. Oxford: Martin Robertson.

Mann, K. V. (2008). Reflection: Understanding its influence on practice. *Medical Education*, 42(5), 449–451.

Maudsley, G., & Strivens, J. (2000). Promoting professional knowledge, experiential learning and critical thinking for medical students. *Medical Education*, 34(7), 535–544.

Monrouxe, L. V. (2010). Identity, identification and medical education: Why should we care? *Medical Education*, 44(1), 40–49. doi:10.1111/j.1365-2923.2009.03440.x.

Moore, T. (2004). The critical thinking debate: How general are general thinking skills? *Higher Education Research and Development*, 23(1), 3–18.

Moore, T. (2013). Critical thinking: Seven definitions in search of a concept. *Studies in Higher Education*, 38(4), 506–522.

Norman, G. (2005). Research in clinical reasoning: Past history and current trends. *Medical Education*, 39(4), 418–427. doi:10.1111/j.1365-2929.2005.02127.x.

Norman, G. R., & Shannon, S. I. (1998). Effectiveness of instruction in critical appraisal (evidence-based medicine) skills: A critical appraisal. *Canadian Medical Association Journal*, 158, 177–181.

Paul, R. (1993). The logic of creative and critical thinking. *American Behavioral Scientist*, 37(1), 21–39.

Perkins, D. (1995). *Outsmarting IQ*. New York: Free Press.

Perkins, D., Jay, E., & Tishman, S. (1993). Beyond abilities: A dispositional theory of thinking. *Merrill-Palmer Quarterly*, 39(1), 1–21.

Reilly, B. M. (2007). Inconvenient truths about effective clinical teaching. *The Lancet*, 370(9588), 705–711.

Ritchhart, R., & Perkins, D. (2008). Making thinking visible. *Educational Leadership*, 65(5), 57–61.

Sartori, G. (1970). Concept misformation in comparative politics. *American Political Science Review*, 64(4), 1033–1053.

Swennen, A., Lunenberg, M., & Korthagen, F. (2008). Preach what you preach! Teacher educators and congruent teaching. *Teachers and Teaching: Theory and Practice.*, 14(5–6), 531–542.

Vygotsky, L. (1978). *Mind in society: The development of the higher psychological processes*. Cambridge, MA: Harvard University Press.

Wass, R., & Golding, C. (2014). Sharpening a tool for teaching: The zone of proximal development. *Teaching in Higher Education*, 19(6), 671684.

Wenger, E. (1998). *Communities of practice: Learning, meaning, and identity*. Cambridge: Cambridge University Press.

Zohar, A., & David, A. B. (2009). Paving a clear path in a thick forest: A conceptual analysis of a metacognitive component. *Metacognition and Learning*, 4(3), 177–195.

# 第4章

# 培养有韧性的学习者

Clare Delany，Samantha McLeod and Jill Klein

## 引言

对于医疗卫生职业受训者和学生来说，临床工作场所常常是难以预料并充满压力的。工作环境随着病人不断变化的需求而被重塑，同时被外部预设的胜任力和期望所驱动（Delany & Watkin，2009；Rowe et al.，2012），并涉及学生、监督者和其他同事之间的等级关系（McAllister & McKinnon，2009）。这样的环境公认对学生和初级医生来说是充满压力的（Lemaire & Wallace，2017），特别是在向新实习阶段或新角色转化的时期（Yaghmour et al.，2017）。临床学习和实践要求学生和从业人员不断对他们在大学获得的临床知识进行调整，以适应临床情境下的文化、预期、体系和人际关系（Billett，2001；Egan & Jaye，2009；Van de Wiel et al.，2011）。此外，临床和其他医疗卫生职业人员培训及相关专业认证机构的重点是达到胜任力，并强调胜任力不足所带来的高风险后果。关注胜任力对于确保高标准的实践非常重要，但它忽略了医疗保健工作中必须被承认的易错性和不确定性（Goldberg et al.，2002），以及学生和受训者在接触临床的过程中可能带来的优势（Delany & Bragge，2009）。因此，医疗卫生职业学生被灌输了在实践中难以达到的完美主义想法（Scott et al.，2009）。他们倾向于将错误或无法取得进展的责任归结于个人，而不是将错误和挫折视为持续学习的潜在机会（McGivern & Fischer，2012）。

# 临床学习的韧性

韧性的概念源自精神病学和发展心理学中对儿童性格特征的研究。这些儿童在经历了消极的生活经历和结果后，仍能积极适应并茁壮成长（Waller，2001）。这些概念的开创引领了对韧性的定义和描述，强调韧性是一种个人品质："一种适应性抗压的个人品质，使人能够在逆境中茁壮成长"（Ahern et al.，2008，p32）；在持续的工作压力和逆境中保持个人和职业健康的能力（Luthar et al.，2000）；增强压力管理能力的保护因素（Kinman & Grant，2011）；对于本章来说，重要的是，这是一种可以通过实践来获得的技能。

韧性的发展是一种对态度和行为的反应。作为对抗临床学习和实践困难的一种方式，韧性越来越受到提倡。广义而言，作为一种必要品质，在复杂、难测、存在多方利益相关者的临床环境中，韧性能够促进终身学习（Sterling，2010；Tempski，2012）。具有韧性的人更倾向于接受学习上的挑战，并在遇到困惑、挫折或阻碍的情况下坚持学习（Wells & Claxton，2002）。在医疗卫生实践工作中，较强的韧性有助于培养强烈的职业认同感，实现与他人的有效合作（Adamson et al.，2014；Wald et al.，2015）。

相比之下，低水平的韧性可能会干扰一个人接受信息并退一步反思自己的理解和诠释（Wald et al.，2015）。对承受的压力大或无法应对学习方面问题的学生而言，其调节情绪的能力较低（Grant et al.，2014），并需要更多的教学时间和教育资源（Lake & Ryan，2005）。在充满不利、莫测因素或具有挑战性的临床情境中，他们很少会使用专业和伦理概念以及推理技能来处理问题（Wald et al.，2015）。韧性较低的学生倾向于采用回避的应对方法，避免或否认问题和压力的存在（Adamson et al.，2014）；他们甚至可能会将压力归咎于其他人（Delany et al.，2015）。这样的反应和行为会反过来损害学生职业身份认同的形成、对个人和职业目标的观念（Benard，2004；Wald，2015）以及对病人照护的关注（Elliott，2002；Firth Cozens，2001a，2001b；Radcliffe & Lester，2003；Rompf et al.，1993；Seaward，2004；Walsh et al.，2010）。因此，培养韧性对于医疗卫生职业的学生来说非常重要，因为它可能有助于职业生涯的各个阶段以及执业标准（Eley & Stallman，2014）。

然而，培养韧性的责任不应仅限于个人（Oliver，2017）。临床工作中的教学涉及整个社会（Cruess et al.，2016），一名学生会受到影响临床工作的一系列社会文化和政治力量的冲击，其中包括了医疗融资模式设定的财政和病人完成目标、不断减少的医疗资源（员工和直接资助），以及当地机构和专业人员对临床实践错误或可导致压力的因素的反应（Klein et al.，2017）。

基于高等教育中类似的有力影响，James（2014，p160）指出：虽然学习、教学和评估是"基本的个体活动"，但它们是处于特定的机构、地理、政治或经济背景或环境中的。在本书的其他章节中，这种基于情境的理解，即临床学习和教学受到复杂、动态因素的影响已经得到了公认。它还对临床教育者和机构如何支持学生发展更高水平的韧性产生了重要影响。

本章的目标是：

1. 基于心理学理论定义和描述韧性的各个维度，并应用于临床教育的社会文化环境；

2. 关注教育者可以使用的具体策略，通过这些策略既可以明确地教导，也可以更广泛、主动地培养临床学习和未来医疗卫生职业工作中的韧性；

3. 在文化、政策、机构、课程和教学安排中，强调对培养良好韧性和更广泛的工作能力的重视。

本章以案例研究 4.1 开篇，包括两个不同视角，第一个视角提供了关于 Sophie 的一些细节，Sophie 是一位经验丰富的临床医生和临床教育者（物理治疗领域），但她的故事同样适用于其他医疗卫生职业人员。Sophie 最近参加了一个关于韧性的研讨会。然而，她还不确定如何在日常教育实践中融入韧性的理念。在第 4 章，案例还关注了 Win，她是 Sophie 最后一年的物理治疗学学生之一，在之前的实习几乎接连失败后，她的自信心出现下降。

在概述了教育者（Sophie）和学习者（Win）的经验和想法之后，我们描述了具体的心理教育策略，临床教育者可以使用这些策略来帮助学生在面对常见的学习和医疗实践挑战时产生具有韧性的反应（反应式韧性教育）。我们同时强调的是，需要更广泛的策略来培养这种学习环境，从而在工作环境中打下积极的基础，使韧性这一品质得到充分发展（前摄式韧性教育）。

**案例研究 4.1**

Sophie 是一名高级物理治疗师，在一家大型三级医院繁忙的呼吸病房工作。8 年来，她一直负责指导和教育物理治疗专业二年级学生进行临床实习。她还负责指导和开展该系肌骨组临床教师的职业发展活动。Sophie 最近参加了一个关于韧性在临床学习中的作用的研讨会。

### 对 Sophie 的访谈

Sophie："下周，我有一个由四名学生组成的小组，他们将参加临床实习中的第三段实习。实习期共有四个阶段，这是他们最后一年临床实习中的一部分。我想用一些策略来培养他们的学习韧性。我注意到，一些学生似乎能从临床实习的挫折中重振，并且从他们自己所犯的错误和我提供给他们的整改反馈中进行学习。他们充满自信，并主动从不同的临床情景中进行学习。其他同样有非常相似的学习经历的学生，特别是在获得较少积极的反馈后，则似乎会失去信心。他们似乎会退缩，在实习期间表现得越来越差，而且没有承担起一名物理治疗专业毕业生的责任或形成身份认同。我参加的关于韧性的研讨会讨论了为何培养和有意培育韧性，这对于我们这一群体十分重要。但是，关于如何教授或将其纳入常规的临床实习的相关策略并不多。而且……我意识到，在我试图同时应付繁重的临床工作、管理任务和学生培训时，我感觉自己并不是很有韧性。"

### 对 Win 的访谈

Win 是一名 24 岁的物理治疗专业大四学生。她来自马来西亚，并获得了部分奖学金以在澳大利亚完成物理治疗学位。她的父母通过额外兼职来支付她的学杂费。Win 发现她最近的两段临床实习非常不同。在第一段实习中，她的导师给予了大量支持和鼓励，Win（第一次）对自己指导骨术后病人进行适当锻炼以及评估病人的能力感到越来越有信心。在第一段实习期间，她开始觉得，也许她真的可以成为一名物理治疗师，为病人的康复做出贡献。

然而，在第二段实习中，她进入神经科康复中心，该中心本身人手不足并且正在进行重组。她的导师换了好几次。Win 发现，导师们对她花在评估病人上的时间感到不耐烦，他们都倾向于关注那些她没有做的事情，强调治疗中发生的错误。在第二段实习结束时，Win 又回到了她进入物理治疗领域的前两年中所拥有的那种熟悉的心态，即一种焦虑感——她可能不够出色，无法完成课程、偿还贷款或者做物理治疗师，或许她应该加入马来西亚的家族企业，而不是继续在这里学习。

# 韧性的理论与维度

对于韧性的定义，大家的共识是通过积极适应来对抗不同类型的逆境（Adamson et al.，2014）。韧性体现为一种保护性因素，可以提高对逆境相关压力的管理能力（Kinman & Grant，2011），并应用于医疗卫生职业实践，帮助个体在职业认同的发展轨迹中不断前进（Howe et al.，2012；Wald，2015）。

因此，韧性是一种在充满挑战的生活环境中不断积极适应的动态建构过程（Luthar et al.，2000，p546）。例如，一个学生可能在其专业学习或工作的特定阶段表现出韧性，但如果他们的个人情况发生变化，或者同伴或教育者对他们的评判变得不那么积极，那么他们就可能无法保持原先的韧性水平（Day et al.，2006；Delany et al.，2015）。

当临床医生承担起教育者的角色时，这种韧性的动态理念也会对他们产生影响。在一项为期四年的关于影响教师课堂教学效果变量的纵向研究中，Gu 和 Day（2007）确定了三个影响教师投入教育实践以及在教师角色中应对挑战的能力的因素：①个人（与其校外生活有关）；②环境（与他们在学校的生活有关）；③专业（与他们的价值观和信仰有关，以及这些与外部政策之间的相互作用有关）。其中任何一个因素的变化都会影响他们对其他因素的管理能力（Gu & Day，2007）。

一个常见的误解是，具有韧性的人总是乐观的，或是经常能拥有积极的经历，而没有负面的情绪或想法。然而，在现实中，具有韧性的个体会在逆境中保持期待和行动力，与接受积极的体验一样，接受消极的体验和情绪，并能从困难的挑战中重振和成长（Sarkar & Fletcher，2014）。韧性的维度包括积极主动的个性、自控力、灵活性和适应性、平衡能力、保持判断力以及社会支持。

在学校环境中，Martin 和 Marsh（2008，p55）使用了学业浮力这一术语，而非韧性，并将其描述为"成功应对学校生活中常见的学业挫折和挑战的能力"（Martin & Marsh，2008，p54）。这些作者确定了韧性的五个维度（5Cs 理论），它们可以预测学生个体的韧性（Martin & Marsh，2008）：

1. 自信（confidence）或自我效能；
2. 计划能力（capacity）；
3. 对学习环境和学习策略的控制力（control）；
4. 镇定（composure）、低焦虑水平；
5. 对学习的投入（commitment）和坚持。

Martin 和 Marsh 的 5Cs 理论关注那些能让个人在学习和实践过程中茁壮成长的维度和特征。基于这些维度衍生出的教育策略包括特定行为和认知策略，学生可以通过学习这些策略建立他们在学习和实践中应对特定压力的韧性。我们在建议中使用并扩展了 5Cs 框架，以期更好地支持学生去培养临床学习韧性。

# 教授及培养韧性的心理教育策略

教育策略来自三个心理学领域：认知行为疗法（CBT）、运动与表演心理学（SPP）和积极心理学（PP）。这三个领域都以目标为中心，以力量和技能为基础，其运作的前提是认知过程（思想、信念、态度、价值观、印象）会影响情感和行为，而反过来，可以通过认知变化来监测和改变情感和行为（Dobson & Khatri，2000）。这三个领域反映了韧性与认知、行为和情境因素的结合（Miyamoto et al.，2015）。

从历史上看，CBT 主要侧重于消除认知、行为和情绪调节中的无效模式，已被应用于临床心理学（即心理健康）领域（Beck，2011）。CBT 策略的一些例子包括监测和重塑自我对话、目标设定、活动规划与节奏、放松、沟通技能和自信训练。CBT 重点强调对痛苦原因的认识和理解，并探寻合适的应对策略，其中包括自我控制、决心、镇定和自信 / 自我效能。这些特征也被形容为坚韧（Kobasa et al.，1982；Maddi，2006）、精神韧性（Connaughton et al.，2010）或坚忍不拔（Duckworth et al.，2007；Von Culin et al.，2014），以及保持成长心态的能力（Klein et al.，2017；Yeager & Dweck，2012）。

将成长心态作为 CBT 的一种形式，这一思想源自心态理论。该理论认为，我们对智力和天赋等能力来源的隐含假设对我们看待挫折的方式有很大影响（Dweck et al.，1995）。那些具有思维定势的人认为能力是天生的、静态的，因此挫折代表缺乏相应能力。那些具有成长心态的人则认为能力是在努力、实践以及从错误的学习中获得的，因此挫折代表着成长和改进的机会。研究表明，这种对能力的基本认知差异对逆境中的韧性有着巨大的影响（Tabernero & Wood，1999）。

运动与表演心理学（SPP）是第二个与临床学习中构建基于韧性的教育策略相关的心理学范畴。我们认为展示在评估、诊断、沟通和制定治疗方案方面的能力，是 SPP 的一种表现。运动与表演心理学的重点是使运动员和艺术家具备最佳的心理健康状态，从而能在压力下实现特定的目标、任务或追求。这些技巧包括：如何集中精力完成任务；为达到特定的力量和耐力的生理结果进行针对性训练；以及对一项技巧进行反复的思考和练习（Balague，2005；Murphy，2005）。以上目的和技术也与获得临床技能和在高风险临床环境中执行临床任务有关，因此在学业领域应用 SPP 原则也具有类似的优势。提高表现策略的一些例子包括：实际的目标设定；压力水平或提高调节正向激励的水平；自我效能的培养（通过想象预演）；以及对精力、注意力和耐力的微调（例如，分级目标；以任务而不是结果为中心）。

与韧性教育相关的第三个心理学领域是积极心理学（PP）。积极心理学强调积极的体验、个人的成长与发展，以及关注个体的价值和优势、才能和能取得的成就，而非心理障碍的重要性（Linley et al.，2006；Seligman et al.，2000）。使用 PP 作为培养韧性的模型意味着：关注情绪调节、注意力、发现和承认个人优势、美德和成就、参与富有激情或愉悦的活动。虽然主要针对学生个体，但 PP 的概念同样可以超越个人层面。在下面"前摄式韧性教育"部分中，我们结合了 PP 原则，确立了指导学习目标和建立工作场所文化与体系的原则，包括重视和展示学生的优势，以及培养支持性（鼓励性）的学习环境。近期，学界开始关注学校和学校学习环境在培养儿童的认知、社交和情感技能，使其成为有能力面对 21 世纪的挑战的"全人"方面，发挥着怎样的重要作用（Miyamoto et al.，2015）。这些理念也被认为与健康教育有关（Howe et al.，2012）。

## 反应式韧性教育

我们将反应式韧性教育描述为一种建立韧性的方法，主要基于前两个心理学范畴——CBT 和 SPP。它包括首先帮助学生认识到他们对不利情况的一般反应，然后为他们提供方法，帮助他们重新制定更积极的应对策略来重建他们的反应。

表 4.1 和表 4.2 直接摘自一个物理治疗专业的韧性教育项目（Delany et al.，2015）。该项目涉及一小部分

医疗卫生职业（物理治疗）学生。其他研究也使用了类似的促进韧性的干预措施（Dyrbye et al., 2010；Wald, 2015）。

　　该物理治疗师的心理教育项目由临床健康心理学家（作者 SM）和教育者（作者 CD）主持。韧性策略的引入是为了专门解决学生的压力来源，并建立基于实际技能的韧性。该项目的教学前提是，通过培养学生应对的技能，他们将学会如何建立自我效能感，然后学会利用认知技巧来更好地控制自己的反应、反馈和策略，从而创造性地、目的明确地解决问题和思考（Padesky & Mooney, 2012）。表 4.1 列出了该项目的四个步骤。首先，学生们确定他们在临床学习中感受过的压力，并讨论他们对这些压力的看法和反应。其次，向他们提供一系列积极的应对技巧，使他们可以利用这些技巧来重新调整自己的反应（表 4.2）。最后，在试验其中一种策略后，向项目小组进行反馈。共有 6 名物理治疗专业的大四学生参加了由临床健康心理学家主持的四次行为研究。

表 4.1　教育者用来识别和匹配应对临床学习／实践压力的韧性策略

| 培养学生的韧性 | 举例 |
| --- | --- |
| 1. 识别压力<br>让学生从他们的角度来识别临床学习的压力 | · 让学生确定他们在临床实习中遇到的压力<br>· 通过将学生置于可能的学习压力范围内，增强学生对这些压力的理解 |
| 2. 探究学生对其压力的想法和担忧，并开始确定其优势和应对能力 | · 要求学生确定他们在压力发生时的感受<br>· 他们担心会发生什么？<br>· 要求学生具体说明他们的担忧<br>· 要求学生确定他们如何应对生活中其他领域的类似压力 |
| 3. 将学生的压力与积极的应对策略相匹配 | · 请学生提出一种积极的应对策略（表 4.2），这种策略与他们自己相匹配，可以减轻自己的悲观想法、担忧和消极感受<br>· 要求学生指出他们将如何在临床实习中使用这一策略 |
| 4. 评估效果 | · 提供一个汇报的机会，使学生能够讨论他们使用的策略以及对他们的学习经验的影响 |

　　项目中使用的 7 种韧性策略（7Cs）（表 4.2）主要来自 CBT 和表演心理学，并建立在 Martin 和 Marsh（2008）提出的 5Cs 策略之上。框 4.1 提供了一些在项目中使用的措辞，以探究学生对压力的描述，并提高学生对相应表现出的反应、信念和价值观的认识。提高他们认识自己反应的意识和能力，并了解其成因，鼓励学生考虑如何改变他们对压力和焦虑诱因的习惯性反应。在 6 周的研究期间，学生们最初将压力描述为他们无法控制的"问题"，可导致他们思维和交流不畅、信心不足和挫折感。现在则转变为关注自己如何能够以平常心，或至少把这些压力视为临床学习环境中可预见的因素来认识和管理。该项目的结果为以下观点提供了一些证据：使用积极的应对策略取代或重构压力挑战，为建立自我效能和认知控制，以及作为学习者和未来医疗工作者更强的自我意识提供了潜在的有力工具（Delany et al., 2015）。

## 前摄式韧性教育

　　然而，正如引言中所介绍的，如果韧性被认为是一个多维的、动态的建构过程，受到关系、工作文化和个人自我效能的影响，那么教育者仅仅给学生提供有关韧性的信息和实践策略可能是不够的（Oliver, 2017）。为了促进和广泛培养学生和受训者的积极应对策略，教育者不仅需要认识到韧性的一系列具体（内部）维度及其与不同类型的逆境的关联，而且他们还需要清楚地认识到内部（基于个人特质）和外部（基于工作场所）因素之间的相互关系，包括他们自己作为韧性训练者的榜样的影响。正如 Gu 和 Day（2007，p1302）所说，"如果教育者作为学生的主要榜样都没有表现出韧性，那么期望学生具有韧性是不现实的"。

根据 PP 原则，我们建议临床教育者要承认临床学习中固有的挑战，并有意培养积极的学习经验，旨在为未来的不利事件建立更普遍的心理韧性储备（Sterling，2010）。Fredrickson（2001）使用了"扩展与建立"这一术语，并建议通过体验积极情绪的机制（在学习经历中）培养更持久的韧性。因此，她观察到学习者可以

表 4.2　培养韧性的明确策略：使用 7Cs

| 7Cs（韧性的维度） | 韧性策略的例子 | 具体的认知和行为行动 |
|---|---|---|
| 认知控制（cognitive control） | • 控制权<br>• 成长型 *vs* 固化型心态<br>• 冥想／觉醒<br>• 监测 | • 注意你对不利事件（学习或实践）的反应：将自己对不利事件的看法从归咎于自己缺乏知识转变为看到学习的机会<br>• 意识到／注意到你的压力水平。注意你的呼吸、情绪感受、清晰思考的能力（太过紧张意味着你将无法获得你的知识或清晰思考）<br>• 控制焦虑的策略：深呼吸／放松／暂停时间／沟通 |
| 应对（coping） | • 为挫折做准备<br>• 愉快的活动／运动、饮食、睡眠 | • 当你在临床实习课程中遇到外部挑战时，要做好准备而不是惊慌失措<br>• 培养一些应对技巧，比如通过愉快的活动来平衡；记录你在其他方面的成就；把每一个诊室都看成众多临床实习中的一个 |
| 镇定（composure） | • 情绪调节<br>• 自我监测的觉醒<br>• 集中精神<br>• 呼吸<br>• 正念 | • 经常练习使用有控制的呼吸与正念方法，以便在具有挑战性的学习情况下能够使用它们 |
| 信心（confidence） | • 与长期职业目标相联系<br>• 愿景<br>• 识别最佳表现<br>• 记录成就<br>• 基于优势和过去经验的应对声明 | • 通过记录过去的成就，保持自己的信心，关注自己更远大的目标，而不是依赖别人 |
| 沟通（communication） | • LADDER 脚本（Davis et al.，2008）<br>• "我"的声明 | • 记住要专注于一次只实现你职业阶梯上的一个台阶。所有专业人员都要在自己的领域不断学习。想在 1～2 次临床实习后就做到完美是不现实的<br>• 了解自己的需求与反应，并使用以"我"开头的句子 |
| 协调（coordination） | • 时间管理<br>• 过程 *vs* 结果<br>• 节奏 | • 专注于治疗病人的过程（他们的需求是什么），而不是专注于治疗的结果（你参考的指标或评估） |
| 决心（commitment） | • 绘制目标 | • 牢记长期目标——毕业后成为一名物理治疗师，而不是在临床实习中取得满分 |

**框 4.1　教育者可用于鼓励韧性思维方式的措辞范例**

镇定

- 你看起来很生气 / 沮丧 / 紧张 / 担心。
- 很多学生都觉得这种情况很有挑战性。
- 你的呼吸告诉我你似乎很焦虑。
- 当你感到自信时，你的感觉如何？——会与现在不同吗？

认知控制

- 你能描述一下你主要担心的是什么吗？
- 你的主要担心是什么？
- 你认为会发生什么？
- 你现在需要为这个病人做什么？
- 你需要关注的是什么？
- 你觉得压力有多大？

信心

- 你能想一想你上次成功组织任务是什么时候吗？
- 你能告诉我你需要做的所有任务吗？有没有可能把它们分成几块？
- 我们希望你能在这份工作中迅速成长。
- 你能想象出你在 2 天 /1 个月 /1 年后的情况吗？

协调

- 你能确定你这周 / 月 / 年的主要目标吗？
- 这些目标与你的长期职业目标有什么关系？
- 你需要做什么来实现这些目标？
- 你能想象自己实现目标的情景吗？

决心

- 你能确定你这周 / 月 / 年的主要目标吗？
- 这些目标与你的长期职业目标有什么关系？

资料来源：Beck（2011），Benard（2004），Wells（2002）

"改变自己，成为更有创造力、更有知识、更有韧性、更与社会融合以及更健康的人"（Fredrickson，2004，p1369）。

这种更普适的培养韧性的方法代表了一种前摄式教育，认识到学习环境的普遍影响，包括隐性课程，其中的非正式过程——如观察其他专业人士的行为、价值观和态度——可以影响学生的专业技能和表现（Hafferty & Franks，1994，p861）。利用、借鉴积极心理学的策略，我们的想法是积极建立一个可视的、积极的学习环境和课程，通过与同事和同行间的正向关系以及对学习环境的积极参与，有意识地建立自信和职业认同（Delany and Bragge，2009；Wald，2015）。

推崇积极的学习体验，有赖于将学生的个人幸福与培养特定学科能力的过程等同视之。Barnett（2015）之前在讨论高等教育更普适的作用时，描述了一个类似的教育理念：给学生一个空间，让他们成为自己，并把他们的理解带到实际情况中去，从而培养对自己行为的批判性洞察能力，以及在实践中积极应对的能力。Hargreaves（1998，p835）也抓住了这种更全面的教育实践方法的本质，并在以下关于优秀教学（在高等教育中）的描述中加以阐释。

好的教学是充满积极情感的。它不仅仅是了解自己的学科，效率高，有正确的能力，或学习所有优秀的技术。好的教师不仅仅是运转良好的机器。他们是情感丰富、充满激情的人，他们与学生建立联系，使他们的工作和课堂充满快乐、创造力、挑战和喜悦。

这些想法所提出的挑战既简单又复杂。它要求教育者支持并为学生建立积极的学习经验，不是通过关注他们完成工作的能力（通过胜任力测试），而是通过更广泛地构建积极的学习和工作环境。注重建立积极的关系，了解学生和他们的需求，这听起来很简单，但在等级制度和胜任力驱动的临床工作环境和压力下，要做到这一点是很困难的。表 4.3 列出了培养学生信心和积极学习经验的原则。它是基于以前对教育者和学生对什么是好老师的概念的研究形成的（Delany & Bragge，2009）。在该研究中，学生和教育者对其角色的看法之间出现的一个关键差异在于他们对如何支持临床实习环境中的学习的描述。临床教育者对其教学角色的概念是向学生传授结构化的知识以填补知识漏洞。与此相反，学生们提出了其他可行的相关方法来建构他们的知识。他们对于学习的概念包括与同事建立关系，并通过积极和支持性的学习经验进行学习。BUILD 框架提出了五项原则，从确保满足特定能力和获得特定技能（二者同等重要），到培养韧性、支持持续良好表现等方面来试图扩展教育关注面。

表 4.3　通过积极的学习经历培养韧性：BUILD 框架

| 教育原则 | 解释 |
| --- | --- |
| 在学生中建立（build）信心 | 这一原则确定了在临床学习安排中积极建立学生的自尊或信心的必要性。这不仅需要关注学生的弱点，还需要充分准备去认知和确定学生的优势以及对卫生工作者群体可能做出的贡献 |
| 理解（understand）学生的观点 | 每个学生都会把自己的解释或观点带到学习环境中。因此，为了更有效地与学生接触，鼓励他们承担起制定计划和自我调节的责任，需要致力于了解他们的个人观点和学习需求 |
| 坚持（insist）在过程中对学习进行反思 | 学生是积极的学习者，他们可以通过反思确定满足自身学习需求的学习策略。为了深入了解学生掌握的知识和理解水平，加强他们自主学习的能力，临床教育过程和结构应坚持并明确对积极和定期反思的重视，将此作为教育过程的一个重要组成部分 |
| 为学生积极学习新技能制定（list）策略 | 这不仅包括针对学科能力的策略，还包括更广泛的策略，如与同事合作和建立人际关系的重要性 |
| 决定（decide）采取何种行动来促进每个学生的临床技能学习 | 承认学生的长处，并以合作和相互尊重的方式制定学习目标 |

改编自 C. Delany & P. Bragge.（2009）. A study of physiotherapy students' and clinical educators' perceptions of learning and teaching. *Medical Teacher*，*31*（9），e402-e411.

## 心理教育计划的关键信息

上述反应式和前摄式韧性教育策略的主要特点是它们是多维的。学着拥有韧性与学着成为一个医疗卫生工作者或教育者是类似的（见第 22 章）。这是一个包括认知、情感和社会文化的过程，它随着时间的推移而发生，并依赖于积极的强化、建立在信任基础上的学习和教学关系（Higgs & McAllister，2007）。就教育者而言，他们需要意识到如何塑造韧性的各个维度（镇定、认知控制、自信、协调和决心）并带给学生。但更广义而言，正如 Eley 和 Stallman（2014）所建议的，教育者需要有足够的勇气，让学生有空间和机会学习自我管理、计划和自我调节的技能。在临床工作场所中，这不可能通过告诉学生他们应该如何应对来实现。相反，它需要建立韧性反应，并有意识地营造让学生具有安全感的环境，从而变得更加开放、积极反思并从情绪上能够改变（Eraut & Hirsh，2010）。为了以这种更广泛的方式影响临床教育环境，教育者还需要来自机构和同事的专业支持，以调整临床学习环境中可见和不可见的元素。

培养韧性可能会是革命性的，因为学生们被鼓励打开自己的思维，去思考对他们的学习和实践经验来说崭新的、以前不熟悉甚至没接触过的处理和回应方式（Delany et al.，2015；Meyer & Land，2003）。对于教育工作者来说，要将韧性培养策略纳入临床实习教育，他们需要帮助学生认识到他们拥有的内在技能和能力，以"积极"而非"消极"地应对临床学习的压力。这就要求教师协助学生完成"自我认识"阶段，然后让他们"练习"抗压能力，最后"评估"其对学习和表现的影响。

### 案例研究 4.1（续）　这些信息如何帮助 Sophie 规划临床教育？

Sophie 决定在将包含识别压力、匹配压力和学生对压力的反应的四个步骤（表 4.1）融入自己的教育实践中。在她的第一堂导论课中，Sophie 计划留出 15 分钟的时间来介绍韧性培养的概念，她还准备了一份带有 7Cs（表 4.2）的讲义。她计划让每个学生从以前或现在的实习中说出一种压力，然后让他们选择一个可能与他们现在的实习有关的韧性策略。

Sophie 还计划抽出时间与每个学生单独交谈，以了解他们既往经历、学习状态的波动以及未来的规划。最后，Sophie 计划在实习初期有意识地关注每个学生的积极表现，为他们的进步提供一个积极的基石。

#### 回到学生 Win 的视角

虽然 Win 在来参加这次临床实习时感到忐忑不安和一丝失望，但当她的导师 Sophie 在第一次辅导中抽出时间讨论临床学习中一些常见的压力因素，并要求每个学生讨论他们的经历时，她感到惊讶和欣慰。在听同学们讨论他们的经历时，Win 感到自己放松了一些，她意识到自己并不是唯一一个对能否成为一名物理治疗师感到质疑的人。Win 选择了一个简单的应变措施，即在评估病人时，通过监测自己的呼吸来建立镇定的表现。通过讨论她的反应，她意识到当导师观察她照顾病人的技巧时，她常常会屏住呼吸，变得非常焦虑。

当 Sophie 安排时间与她喝咖啡时，Win 也感到非常高兴。在她看来，Sophie 把她当成了物理治疗师同事，而不仅仅是一个需要评估和寻找错误的学生。她已经对这次实习感到更有信心了，并期待着学习和与病人一起工作。

### 实用技巧

Jo 已经做了 25 年的急诊医生，并总是收到学生的积极反馈。这种反馈中一个反复出现的主题是，学生们在离开实习时表示无论是在急诊环境中还是在未来更广的实践中，他们都对自己的实践产生了更大的自信。

访谈者：在过去的 25 年里，您一直是一名临床教师，您的学生与您在一起时总是对您评价颇高，令人惊讶的是，他们几乎总会提到感觉更有信心。您的教学理念是什么？您是如何达到这种效果的？

Jo：多年来，我在教学中制定了一些策略。我有目的性地着手帮助我的学生建立信心。我观察到，并且从我的学习中得知，如果学生紧张或焦虑（镇定），他们就不会有好的表现。

因此，我的第一个教学建议是关注自己。我使用的最有策略的教学活动之一是确保我能展示如何保持镇定，如何与同事沟通，并始终列出我决策的逻辑。当我刚开始教学时，我会最强烈地关注我需要教给学生的东西，但随着时间的推移，我发现应首先关注自己的实践，建构自己的思考和反应过程，从而获得更好的效果。虽然这是老生常谈的话题，但学生确实能够从我的做事方式中进行学习。

我的第二个教学建议是明确急诊医生工作的目标；也就是说，在医院实践的真正目标是什么。在急诊科，我们的目标不仅仅是检查病人和诊断他们的问题；而是要锁定最紧迫的问题，并决定他们是否留在急诊室，是否可以回家，或者是否需要转诊或收为住院病人。学生们需要知道这些实际的目标，这样他们就能为这种思考和行动做好准备。给他们提供这种专业知识，是让他们真正融入这个实践共同体的重要方式。

我总是从"这里实践的真正目标"这一环节开始，我问他们在其他学习经历中是否遇到过这种实践，他们是如何处理的，他们遇到了什么挑战，以及为什么和如何学会克服这些挑战。让学生从解决所有潜在的挑战开始，并从一开始就给予他们信心。

我的第三个教学建议是询问学生的未来目标和兴趣。随着时间的推移，我学着去这样做，因为我认为这有助于为学生打好基础，并提醒他们此行的目的。这意味着当他们遇到压力的时候，他们可以从长远目标来看待这个问题（PP——意义和目的）。

因此，我的教学建议其实并不是关于做什么，更多的是关于我与学生沟通的方法，目的是激发他们自己对学习的想法和信念。如果我想对他们的学习之路有点积极影响的话，引发这些内在的学习态度和想法是必需的。

# 总结

在本章中，我们介绍了韧性的概念，并讨论了韧性对于学生和从业人员在所选择的健康专业成长之路上的重要性，避免他们对自己的表现产生焦虑，或觉得自己筋疲力尽，没有任何精力或动力继续下去。我们用两种视角——教育者和学生——明确介绍了培养韧性的教育策略和技巧组合。我们还强调了在教育学生时关注隐含信息的重要性，即那些表明对学生表现和能力不感兴趣的信息，以及对学习者培养技能、知识和专业态度的能力表现出信心和尊重的信息。

本章还强调，与任何技能一样，韧性的培养需要练习，学生需要有机会尝试不同的反应方式。他们需要通过教育者对韧性的示范来强化自身的努力，需要通过关注他们作为学习者的经历来鼓励他们，需要对他们未来作为同事加入一个行业的能力给予积极的认可。

# 参考文献

Adamson, C., Beddoe, L., & Davys, A. (2014). Building resilient practitioners: Definitions and practitioner understandings. *British Journal of Social Work*, 44(3), 522–541. doi:10.1093/bjsw/bcs142.

Ahern, N. R., Ark, P., & Byers, J. (2008). Resilience and coping strategies in adolescents — additional content. *Paediatric Care*, 20(10), 32–36.

Balague, G. (2005). Anxiety: From pumped to panicked. In S. M. Murphy (Ed.), *The sport psychology handbook* (pp. 73–92). Champaign, Il: Human Kinetics.

Barnett, R. (2015). A curriculum for critical being. In M. Davies & R. Barnett (Eds.), *The Palgrave handbook of critical thinking in higher education* (pp. 63–76). New York: Palgrave MacMillan.

Beck, J. S. (2011). *Cognitive behavior therapy: Basics and beyond* (2nd ed.). New York: Guilford Press.

Benard, B. (2004). *Resiliency: What we have learned*. San Francisco: WestEd.

Billett, S. (2001). Knowing in practice: Re-conceptualising vocational expertise. *Learning and Instruction*, 11(6), 431–452.

Connaughton, D., Sheldon, H., & Jones, G. (2010). The development and maintenance of mental toughness in the world's best performers. *The Sport Psychologist*, 24(2), 168–193.

Cruess, R., Cruess, S. R., & Steinert, Y. (2016). Amending

Miller's pyramid to include professional identity formation. *Academic Medicine*, 91(2), 180–185.

Davis, M., Eselman, E., & McKay, M. (2008). *The relaxation and stress reduction workbook* (6th ed.). Oakland: New Harbinger Publications.

Day, C., Stobart, G., Sammons, P., et al. (2006). *Variations in teachers' work, lives and effectiveness: Final report for the VITAE Project, DfES*. (Research Report RR743). Nottingham: DfES Publications. http://dera.ioe.ac.uk/6405/1/rr743.pdf.

Delany, C., & Bragge, P. (2009). A study of physiotherapy students' and clinical educators' perceptions of learning and teaching. *Medical Teacher*, 31(9), e402–e411.

Delany, C., Miller, K. J., El-Ansary, D., et al. (2015). Replacing stressful challenges with positive coping strategies: A resilience program for clinical placement learning. *Advances in Health Sciences Education*, 20(5), 1303–1324. doi:10.1007/s10459-015-9603-3.

Delany, C., & Watkin, D. (2009). A study of critical reflection in health professional education: 'Learning where others are coming from. *Advances in Health Sciences Education*, 14(3), 411–429.

Dobson, K. S., & Khatri, N. (2000). Cognitive therapy: Looking backward, looking forward. *Journal of Clinical Psychology*, 56(7), 907–923.

Duckworth, A. L., Peterson, C., Matthews, M. D., et al. (2007). Grit: Perseverance and passion for long-term goals. *Journal of Personality and Social Psychology*, 92(6), 1087.

Dweck, C. S., Chiu, C.-Y., & Hong, Y.-Y. (1995). Implicit theories and their role in judgments and reactions: A word from two perspectives. *Psychological Inquiry*, 6(4), 267–285.

Dyrbye, L., Power, D., Massie, F., et al. (2010). Factors associated with resilience to and recovery from burnout: A prospective, multi-institutional study of US medical students. *Medical Education*, 44(10), 1016–1026.

Egan, T., & Jaye, C. (2009). Communities of clinical practice: The social organization of clinical learning. *Health*, 13(1), 107–125.

Eley, D., & Stallman, H. (2014). Where does medical education stand in nurturing the 3Rs in medical students: Responsibility, resilience and resolve? *Medical Teacher*, 36(10), 835–837.

Elliott, M. (2002). The clinical environment: A source of stress for undergraduate nurses. *Australian Journal of Advanced Nursing*, 20(1), 34–38.

Eraut, M., & Hirsh, W. (2010). *The significance of workplace learning for individuals, groups and organisations*. (SKOPE Monograph 6). Oxford & Cardiff: SCOPE. http://www.skope.ox.ac.uk/wp-content/uploads/2014/12/Monogrpah-09.pdf.

Firth-Cozens, J. (2001a). Interventions to improve physicians' well-being and patient care. *Social Science and Medicine*, 52(2), 215–222.

Firth-Cozens, J. (2001b). Medical student stress. *Medical Education*, 35(1), 6.

Fredrickson, B. L. (2001). The role of positive emotions in positive psychology: The broaden-and-build theory of positive emotions. *American Psychologist*, 56(3), 218.

Fredrickson, B. L. (2004). The broaden-and-build theory of positive emotions. *Philosophical Transactions of the Royal Society B: Biological Sciences*, 359(1449), 1367–1377.

Goldberg, R. M., Kuhn, G., Andrew, L. B., et al. (2002). Coping with medical mistakes and errors in judgment. *Annals of Emergency Medicine*, 39(3), 287–292.

Grant, L., Kinman, G., & Alexander, K. (2014). What's all this talk about emotion? Developing emotional intelligence in social work students. *Social Work Education*, 33(7), 874–889.

Gu, Q., & Day, C. (2007). Teachers resilience: A necessary condition for effectiveness. *Teaching and Teacher Education*, 23(8), 1302–1316. doi:10.1016/j.tate.2006.06.006.

Hafferty, F. W., & Franks, R. (1994). The hidden curriculum, Ethics teaching, and the structure of medical education. *Academic Medicine*, 69(11), 861–871.

Hargreaves, A. (1998). The emotional practice of teaching. *Teaching and Teacher Education*, 14(8), 835–854.

Higgs, J., & McAllister, L. (2007). Being a clinical educator. *Advances in Health Sciences Education*, 12(2), 187–200.

Howe, A., Smajdor, A., & Stöckl, A. (2012). Towards an understanding of resilience and its relevance to medical training. *Medical Education*, 46, 349–356. doi:10.1111/j.1365-2923.2011.04188.x.

James, D. (2014). Investigating the curriculum through assessment practice in higher education: The value of a 'learning cultures' approach. *Higher Education*, 67(2), 155–169.

Kinman, G., & Grant, L. (2011). Exploring stress resilience in trainee social workers: The role of emotional and social competencies. *British Journal of Social Work*, 41(2), 261–275. doi:10.1093/bjsw/bcq088.

Klein, J., Delany, C., Fischer, M. D., et al. (2017). A growth mindset approach to preparing trainees for medical error. *BMJ Quality and Safety*, 26, 771–774. doi:10.1136/bmjqs-2016-006416.

Kobasa, S. C., Maddi, S. R., & Kahn, S. (1982). Hardiness and health: A prospective study. *Journal of Personality and Social Psychology*, 42(1), 168.

Lake, F., & Ryan, G. (2005). Teaching on the run tips 11: The junior doctor in difficulty. *Medical Journal of Australia*, 183(9), 475.

Lemaire, J. B., & Wallace, J. E. (2017). Burnout among doctors. *BMJ (Clinical Research Ed.)*, 358, j3360. doi:10.1136/**bmj**.j3360.

Linley, A., Joseph, S., Harrington, S., et al. (2006). Positive psychology: Past, present, and (possible) future. *Journal of Positive Psychology*, 1(1), 3–16.

Luthar, S. S., Cicchetti, D., & Becker, B. (2000). The construct of resilience: A critical evaluation and guidelines for future work. *Child Development*, 71(3), 543–562.

McAllister, M., & McKinnon, J. (2009). The importance of teaching and learning resilience in the health disciplines: A critical review of the literature. *Nurse Education Today*, 29(4), 371–379.

McGivern, G., & Fischer, M. D. (2012). Reactivity and reactions to regulatory transparency in medicine, psychotherapy and counselling. *Social Science and Medicine*, 74(3), 289–296.

Maddi, S. R. (2006). Hardiness: The courage to grow from stresses. *Journal of Positive Psychology*, 1(3), 160–168.

Martin, A. J., & Marsh, H. W. (2008). Academic buoyancy: Towards an understanding of students' everyday academic resilience. *Journal of School Psychology*, 46(1), 53–83.

Meyer, J., & Land, R. (2003). *Threshold concepts and troublesome knowledge: Linkages to ways of thinking and practising within the disciplines.* (Occasional Report No. 4). Edinburgh: University of Edinburgh.

Miyamoto, K., Huerta, M. C., & Kubacka, K. (2015). Fostering social and emotional skills for well-being and social progress. *European Journal of Education*, 50(2), 147–159.

Murphy, K. R. (2005). Why don't measures of broad dimensions of personality perform better as predictors of job performance? *Human Performance*, 18(4), 343–357.

Oliver, D. (2017). When 'resilience' becomes a dirty word. *BMJ (Clinical Research Ed.)*, 358, j3604. doi:10.1136/bmj.j3604.

Padesky, C. A., & Mooney, K. A. (2012). Strengths-based cognitive-behavioural therapy: A four-step model to build resilience. *Clinical Psychology and Psychotherapy*, 19(4), 283–290.

Radcliffe, C., & Lester, H. (2003). Perceived stress during undergraduate medical training: A qualitative study. *Medical Education*, 37(1), 32–38.

Rompf, E. L., Royse, D., & Dhooper, S. S. (1993). Anxiety preceding field work: What students worry about. *Journal of Teaching in Social Work*, 7(2), 81–95.

Rowe, M., Frantz, J., & Bozalek, V. (2012). The role of blended learning in the clinical education of healthcare students: A systematic review. *Medical Teacher*, 34(4), e216–e221.

Sarkar, M., & Fletcher, D. (2014). Psychological resilience in sport performers: A review of stressors and protective factors. *Journal of Sports Sciences*, 32(15), 1419–1434.

Scott, S. D., Hirschinger, L. E., Cox, K. R., et al. (2009). The natural history of recovery for the healthcare provider 'second victim' after adverse patient events. *Quality and Safety in Health Care*, 18(5), 325–330.

Seaward, B. L. (2004). *Managing stress: Principles and strategies for health and wellbeing* (3rd ed.). Boston, MA: Jones and Barlett.

Seligman, M. E. P., & Csikszentmihalyi, M. (2000). Positive psychology: An introduction. *American Psychologist*, 55(1), 5–14.

Sterling, S. (2010). Learning for resilience, or the resilient learner? Towards a necessary reconciliation in a paradigm of sustainable education. *Environmental Education Research*, 16(5–6), 511–528.

Tabernero, C., & Wood, R. E. (1999). Implicit theories versus the social construal of ability in self-regulation and performance on a complex task. *Organizational Behavior and Human Decision Processes*, 78(2), 104–127.

Tempski, P., Martins, M., & Paro, H. (2012). Teaching and learning resilience: A new agenda in medical education. *Medical Education*, 46(4), 345–346.

Van de Wiel, M. W., Van den Bossche, P., Janssen, S., et al. (2011). Exploring deliberate practice in medicine: How do physicians learn in the workplace? *Advances in Health Sciences Education*, 16(1), 81–95.

Von Culin, K. R., Tsukayama, E., & Duckworth, A. L. (2014). Unpacking grit: Motivational correlates of perseverance and passion for long-term goals. *Journal of Positive Psychology*, 9(4), 306–312.

Wald, H. S. (2015). Professional identity (trans) formation in medical education: reflection, relationship, resilience. *Academic Medicine*, 90(6), 701–706.

Wald, H. S., Anthony, D., Hutchinson, T. A., et al. (2015). Professional identity formation in medical education for humanistic, resilient physicians: Pedagogic strategies for bridging theory to practice. *Academic Medicine*, 90(6), 753–760. doi:10.1097/acm.0000000000000725.

Waller, M. A. (2001). Resilience in ecosystemic context: Evolution of the concept. *American Journal of Orthopsychiatry*, 71(3), 290.

Walsh, J. M., Feeney, C., Hussey, J., et al. (2010). Sources of stress and psychological morbidity among undergraduate physiotherapy students. *Physiotherapy*, 96(3), 206–212.

Wells, G., & Claxton, G. (2002). *Learning for life in the 21st century: Sociological perspectives of the future.* Oxford: John Wiley and Sons.

Yaghmour, N. A., Brigham, T. P., Richter, T., et al. (2017). Causes of death of residents in ACGME-accredited programs 2000 through 2014: Implications for the learning environment. *Academic Medicine*, 92(7), 976–983.

Yeager, D., & Dweck, C. (2012). Mindsets that promote resilience: When students believe that personal characteristics can be developed. *Educational Psychologist*, 47(4), 302–314.

# 第**5**章

# 临床学习环境中的伦理教育

Clare Delany，Rosalind McDougall，Lynn Gillam and Carolyn Johnston

## 引言

医务工作者毕业时应当具备认识其专业实践中的伦理问题的能力，能够在面对针锋相对的观点时，通过批判性和系统性的思考对伦理上适当的选择进行权衡并做出合理的决定（Hope et al.，2008；van den Hoven & Kole，2015）。为了促进这类技能的发展，伦理教育传统上侧重于向学生提供综合性的知识，包括医疗实践相关的生物医学伦理原则（Beauchamp & Childress，2001）、伦理思考及实践所需的美德和性格特征（Oakley，2007），以及由虚构案例引入的伦理难题的分析方法（Delany et al.，2009；Edwards & Delany，2008）。这种知识和思维技能的结合通常通过关于生物医学伦理原则的讲座或者通过分析案例来实现（Donaldson et al.，2010；Gordon & Evans，2013；Jensen & Richert，2005；White & Taft，2004）。这些伦理教学方法的一个关键假设是，学生将使用这些正式的伦理学知识，以及他们关于伦理学的思考和写作的经验，来认识和解决在他们未来临床工作中出现的伦理问题。

然而，院校伦理教育以规范性概念、原则和职业责任为基础，由专业伦理教育家提供给学生，但其不足以帮助医疗从业者面对日常工作中的伦理环境，因而院校伦理教育受到质疑（Delany et al.，2017；Mattick &

Bligh，2006）。例如，教导学生在实践中进行伦理思考需要自上而下地应用伦理原则、抽象推理以及仅仅基于"认知负荷"的合理化，这可能会使学生疏远自己的伦理直觉、伦理视野和对伦理挑战情境的情感反应，但恰恰是这些被疏远的东西会引发进一步的伦理反思（Gillam et al.，2014；van den Hoven & Kole，2015）。这些关于伦理教育的担忧与下述教育学理念产生了更广泛的共鸣，即学习过程越结构化、越是由教师主导，学生就越不可能成为自我调节和独立的学习者（Lucieer et al.，2016；Premkumar et al.，2013）。对职业伦理学习和教学方法有效性的另一个挑战在于精心设计的大学"伦理案例"与工作场所出现的伦理案例之间的差异。在临床工作环境中，既定的文化和惯例可能会破坏在大学教授的伦理理想，或者至少会使学生和临床医生难以根据伦理原则说话或做事（Hafferty & Franks，1994；McDougall，2009）。

案例研究 5.1 和 5.2 是之前发表和分析的涉及医学生和低年资医生的两个案例。每个案例都强调了这些学习和实践环境中共同存在的伦理挑战。在本章中，我们拓展了对这些案例的伦理分析，包含了临床教育者的潜在作用，即他们可能以某种方式监督或负责组织学员的临床实习。临床教育者如何帮助学生面对这种经历？临床医生可以使用什么教学策略将这种伦理关注转化为学生的学习机会？

在医学伦理教育文献中，关于如何充分培养或激励学生在临床实践的伦理考量中养成一定程度的兴趣、自信和素养，存在着持续的争论（Johnston & Mok，2015；Self et al.，1996）。从正式伦理教育中获得的知识，与两个案例研究中阐述的遭遇和应对伦理挑战实践之间，存在一定的脱节；这种脱节引出了一个关键的"伦理教育"问题：临床教育者可以使用什么教学方法来填补正式的伦理原则和职业理想与学生在日常临床工作中遇到的伦理挑战之间的鸿沟？

**案例研究 5.1　医学生（背景：印度乡村医院）**

一名不会说英语的 80 岁男性病人从农村来到门诊就诊，主任医师在做直肠检查以排除前列腺癌时说："哇！这太大了。戴上手套，摸摸看！"我们 7 个人一个接一个地把手指插入他的直肠。我不知道其他人是否像我一样对这件事感到不安。

我所见的是，这位老人对他所遭受的一切感到尴尬，而且没有人向他解释任何事情……我知道我需要掌握这种检查方法（直肠指诊），但没有人向病人解释任何事情，更不用说征求他的同意了。谁才是重复检查的受益者？（Kushner & Thomasma，2001，p25）

**案例研究 5.2　低年资医生**

在过去的 1 周里，我有两次不得不为腹痛但不愿做妊娠试验的女孩进行妊娠试验。第二次更难。她和她女朋友一起进来。所以当我询问她（做妊娠试验）时，她说："你看，这是我的伴侣。"

但后来我的主任告诉我："不，只要做妊娠试验，一旦你知道她没有怀孕，就让她出院。"我就是这么做的。我们已经取了血进行其他检验。但这不是正确的做法。

我本应该做的是，回去告诉她我们必须做妊娠试验。然后，如果她强烈反对，我可以记录她拒绝了妊娠试验，那就没关系了。但最后我们做了，结果是阴性，所以她回家了。

我想我这么做可能只是因为我很有信心她不会怀孕。这样我就不会陷入困境了！你只有在凌晨 4 点才会做出这种逻辑判断。若细细反思，我会反对在未经同意的情况下进行妊娠试验，但我没有考虑到，在凌晨 4 点做妊娠试验后可以让一个病人安然无恙回家，是多么便捷。

转载自 McDougall，R.（2009）．Combating junior doctors'"4 am logic"：a challenge for medical ethicseducation. *Journal of Medical Ethics*，35（3），203-206，经 BMJ 出版集团有限公司许可。

在本章中，为了解决正式的、以原则为基础的和说教式的伦理教学可能无法在伦理层面为学生的临床学习和未来实践做好充分准备的问题，我们建议临床实习中的伦理教育应该更密切地反映和利用学生的真实经验，为他们作为独立的伦理行为主体的未来临床实践做好准备。这意味着临床教育者在认真对待并寻求解决学生的临床经历中面对的伦理问题时非常重要，因为学生认为正确的事情与他们可能观察到的其他人在工作场所所做的事情之间存在不一致或冲突。这将临床医生和临床教育者的角色从临床实践监督和教育扩展到伦理教育和支持（McKneally & Singer，2001）。

临床教育者在将伦理内容和技能纳入教学方面处于独特地位，因为他们能够在临床判断和病人治疗时识别其伦理维度。他们可以利用可教授的"伦理上的重要时刻"，这种时刻被描述为（在人类研究背景下）"困难、往往微妙、通常不可预测的情况"（Guillemin & Gillam，2004，p262）。作为实习生的榜样，临床教育者每天都有机会帮助学生认识、思考和应对临床环境中的伦理上的重要时刻。他们可以帮助发现所谓的"隐性课程"——特定环境、关系和等级制度的影响，在背景中起作用的价值观，以及在工作场所造成伦理挑战的情况。

本章是为可能没有在伦理教学方面的既往培训、正式资格或特定专业知识的临床教育者编写的。我们描述的教学策略是从临床伦理咨询过程中提炼出来的，这种临床伦理咨询通常存在于医院工作环境中，是思考和解决伦理挑战和复杂性的正规流程。临床伦理咨询（clinical ethics consultations，CECs）在医院中越来越普遍，代表着学生在临床实践中可能遇到的一种服务和过程，至少在大型医疗机构中如此。临床伦理咨询旨在解决冲突，促进沟通，缓解医疗卫生中的伦理困境，所有这些都是为了提供安全且符合伦理规范的医疗服务。因此，它们代表了医疗的伦理维度在实践中得到重视的一个领域。如下文所述，临床伦理咨询解决了临床实践中出现的真正的伦理问题。它们涉及伦理审议：一个达成某种形式的伦理问题解决方案的过程，并做出一个合乎伦理的决定。这意味着，它们提供了一个有用的框架，指导临床医生和临床教育者作为榜样并更有针对性地对学生和医生受训者进行教学。对于临床医生/教育者来说，重要的是 CECs 中使用的审议过程不（一定）需要深入和权威的医学伦理和哲学知识。他们需要具备对临床实践的伦理维度的重视、反思能力、提问学生的技巧，其教学目标在于帮助学生们阐明和探索自己的伦理考量和不同的观点。

在本章中，我们描述了两个临床伦理咨询案例，目的是确定具体、实用和可获得的伦理教学策略，并为临床教育者（无论是否具有正式的伦理教育资格）的伦理教学奠定基础。第一个是为澳大利亚一家儿科公立医院的临床医生提供的 CEC 服务。第二个是专门为英国一个医学项目的学生成立的临床伦理委员会。

# 临床伦理咨询：目标和过程

伦理咨询可以通过伦理学家单独向临床医生和（或）病人提供咨询，或通过临床伦理委员会进行——通常是通过与临床医生和（或）病人的会议进行多学科小组咨询。在美国，临床伦理服务是医院认证的一个组成部分（Donaldson et al.，2000）。在澳大利亚、英国和欧洲，临床伦理委员会没有得到授权，但人们对其发展越来越感兴趣（Doran et al.，2014；Fournier et al.，2009；McNeill，2001；Slowther et al.，2001）。在正式咨询服务中有一系列不同类型的临床伦理审议模式（Jonsen et al.，2006；Molewijk et al.，2008）。

在临床伦理咨询中，伦理知识不是从教科书、专业规则或伦理专家那里传授的。相反，伦理审议的模式是临床伦理学家的小组协商讨论。思考伦理问题的模型是通过互动的基本规则建立的，这些规则在会议开始或会议期间确定。更广泛地说，"开会"传递了一个强有力的信息，即投入时间和资源讨论伦理问题的价值。专门的CEC 为讨论开辟了空间。临床医生之间的这些沟通和互动过程传达了一系列关于伦理推理的重要元信息，这些信息并不完全集中于讨论实质性的伦理价值观和与伦理问题相关的原则，而是展示了参与交谈的价值，以及面对伦理挑战的合作性的思维方式。

我们认为这些过程具有最根本的教育价值，因为它们使学生和临床医生能够通过参与讨论逐步提高他们的伦理思维能力（Delany & Hall，2012；Newson，2015），并在观察重复的伦理分析模式中获得经验。这与在临床思维中发展专业知识的过程类似，通过实践和经验，临床医生能够超越系统集群并且识别模式，从而更好地理解临床问题、诊断和临床管理（Norman，2005）。

# 临床伦理咨询案例

## 一个儿童生物医学伦理中心

作者参与了在澳大利亚墨尔本皇家儿童医院的儿童生物医学伦理中心（Children's Bioethics Centre，CBC）内提供 CEC 服务。CBC 的明确目标是为临床医生提供咨询服务。这种方法不同于北美（Kesselheim et al.，2010）和加拿大（Gaudine et al.，2010）的 CEC 服务，在后两者中，家庭和病人可以直接参与。然而，皇家儿童医院的模式让我们能够以一个独到而持续的视角观察临床医生所需的伦理支持，并洞察他们的参与带来的教育价值。

在 CBC，临床伦理咨询是通过临床伦理响应小组（clinical ethics response group，CERG）组织实行的。CERG 由一个多学科委员会组成，除伦理学家、教牧关怀（pastoral care）和法律代表外，该委员会中还有大约20 名医生、护士和专职医疗从业者。医院内的任何临床医生都可以将病例提交给 CERG。引导讨论的临床伦理学家的作用是促进讨论，确保伦理问题清晰地呈现、所有问题都得到讨论、探讨相关伦理概念并在会议（通常为 1 小时）内达成决议（Gold et al.，2011）。框 5.1 概括了 CERG 咨询中所述的目的和遵循的流程。

---

**框 5.1　皇家儿童医院临床伦理响应小组——临床伦理案例会议的目的和过程**

　　临床伦理案例会议的目的是对手头的案例进行彻底的伦理分析。其目的不是为临床医生做出具体的决定。根据讨论情况，我们可能就适当的伦理行为给出具体建议。我们将努力做到：

- 阐明涉及的伦理问题的本质；
- 明确从这一点出发的可能选项范围；
- 明确并权衡每个选项的利弊；
- 明确这些选项在伦理上是否合适。

在我们可用的 1 小时内，我们将尽量做到：

- 全面详细；
- 批判性思考；
- 认真识别和考虑各种可能出现的观点和立场。

---

CERG 咨询中的讨论已在几项研究中得到记录（Delany & Hall，2012；McDougall & Notini，2016）。虽然伦理审议和讨论含蓄地借鉴了道德哲学的原则，但讨论的重点是病人的预后，并包括将伦理学理论知识、具体问题和概念分析相结合的系统性的方法来考虑和理解他人的利益（McDougall，2014）。表 5.1 展示了基本伦理原则如何构成一系列具体和实际问题的背景。表 5.1 中列出的正式的伦理原则可能不会在讨论中明确提及，至少不会经常提出或作为讨论的起点。相反，讨论的目的是对提出的伦理问题有一个透彻的理解，包括确定谁参与其中和（或）伦理挑战是否源于临床医生与儿童家属之间或临床医生之间关于儿童最佳利益的分歧（Gillam et al.，2015）。为了促进这种批判性思维，他们采用半结构化的讨论形式：提出问题（通常由伦理学家提出），发掘实际、临床、心理和文化上的细节，揭示伦理问题本质（表 5.1）。

表 5.1　儿科临床伦理咨询中的伦理原则和指导性问题

| 原则 | 一些关键问题 |
| --- | --- |
| **促进儿童的最大利益**<br>• 将危害 / 风险降至最低<br>• 使福利 / 利益最大化 | • 这个儿童的生活是怎么样的？<br>• 这个儿童感觉如何？<br>• 在经过提议的干预措施后，这个儿童的生活会怎样？<br>• 如果不进行干预，这个儿童的生活会怎样？<br>• 有没有其他选择可以至少获得一些好处并且可能规避一些危害 / 风险？<br>• 这个儿童的远期预后如何？ |
| **尊重作为决策者的父母**<br>• 考虑父母双方<br>• 尽管法律要求只需要有父母一方同意，但双方的观点都很重要 | • 父母被告知什么？他们相信 / 思考 / 理解到什么？<br>• 他们是否清楚地被告知他们孩子的情况有多严重？他们的孩子可能会发生什么？<br>• 不同的员工是否向他们传递了不同的信息？<br>• 他们是否得到了明确的建议和理由？<br>• 父母想要什么？他们能为儿童实现什么？<br>• 父母希望在决策中扮演什么样的角色？<br>• 父母同意对方的观点吗？<br>• 在父母的决策中，还有谁是重要的？<br>• 父母想要的做法对儿童有什么影响？<br>• 违背父母的决定会对父母、儿童和家庭产生什么影响？<br>• 父母的决定是否在父母的自由裁量权范围内？<br>• 与父母的沟通是否变得"停滞"？——现在是否存在根深蒂固的立场？<br>• 有没有新的策略或方法可以打破僵局？<br>• 父母有没有考虑过儿童知道什么和想要什么？ |
| **尊重儿童和儿童成长的自主权** | • 儿童被告知了什么？他们理解 / 思考了什么？<br>• 儿童想要什么（在医疗方面以及更广泛的方面）？<br>• 如果孩子拒绝或抗拒治疗，我们知道原因吗？<br>• 儿童有什么担心吗？<br>• 父母知道儿童想要什么吗？反过来呢？<br>• 如果父母和儿童不同意，我们知道原因吗？<br>• 能帮助父母和儿童进行沟通吗？<br>• 儿童希望在多大程度上参与决策？<br>• 这个儿童可能是一个有判断力的未成年人吗？<br>• 是否对儿童的能力进行了正式评估？如果没有，是否可以这样做？<br>• 如果儿童受到违背他们意愿的对待，会发生什么？ |

在会议开始时，每个人会依次给出他们最初的观点，或在接近结束时给出他们经过思考的观点。以这种方式确定和分析临床实践的伦理维度与以病房为基础的临床病例汇报存在差异，后者强调关键的临床特征、确定性的诊断或证明预后的依据。相比之下，CECs 中会提出令人难堪的或"在临床上幼稚"的问题，这些问题对临床假设或常规实践提出质疑，然而，对于习惯了常规实践的临床团队，这些问题可能会被忽略。委员会成员也被鼓励扮演"魔鬼代言人"的角色——积极寻找挑战共识的论点。为了实现更开放的讨论，明确制定讨论的基本规则，有目的地培养和示范提问技巧，尊重不同的观点，培养对临床实践决策背后的过程和原因的好奇心都非常重要。

在许多情况下，讨论中只会产生一个合乎伦理的回应。在其他讨论中，很明显可能有不止一种在伦理上合理的行动可以采取。会议讨论和结果由伦理学家总结，随后记录在会议简要总结中，并发送给临床医生。然后由临床医生和团队决定如何在其临床实践中实施讨论的结果。

在 CBC 中，CECs 的一个特定的教育目标是提升所有出席者的伦理能力，包括发展批判性地思考伦理问题、识别和认真考虑全部可能的观点和立场。我们认为，作为临床实习中的一种伦理教育形式，临床教育者在临床环境中提问和反思日常临床情境的伦理维度的类似过程具有教育价值。重要的是，这些类型的讨论将不仅涉及发生在某个医疗从业者和病人之间，也涉及发生在更广泛的跨专业团队中的伦理问题。

在第二个 CEC 案例中，学生对临床伦理咨询过程进行了复制。这是一个更有针对性和更直接的学习工具，可以鼓励学生对真实的临床情况进行伦理上的思考。它既实用又具有代表性。

## 由学生领导的临床伦理委员会

学生临床伦理委员会（Student Clinical Ethics Committee，SCEC）由 Carolyn Johnston（CJ）于 2010 年在伦敦国王学院（英国）成立，在当时可能是第一个此类委员会。从教育层面来说，设立该委员会的初衷是为医学生提供一个机会，让他们参与真实临床场景的伦理思维，而这些场景实际上是学生在临床培训期间亲身经历过的。

作为 GKT 医学教育学院的医学伦理和法律顾问，CJ 在医学课程中提供伦理和法律教学，以符合英国医学总会对毕业生的要求（General Medical Council，2015），并借鉴了医学伦理研究所的核心学习内容（Stirrat et al.，2010）。通过她之前在英国临床伦理合作网的工作，以及作为伦敦三个以信任为基础的临床伦理委员会的成员，她认识到对病房情境下的伦理困境进行跨学科讨论的价值。建立 SCEC 的目的是在学生经历一些具有挑战性的情况时为他们提供支持，并作为将学生的学习转化为实际应用的方法。

### SCEC 的流程

SCEC 是通过与一个医学生核心团队讨论而成立的（Johnston et al.，2012）。如果有学生提交了案例进行讨论，那么在学年期间每月都会召开会议。这些会议是课外活动，在教学结束后的傍晚举行，以最大限度地提高可能需要返回校园的临床实习学生的出勤率。最初只邀请医学生参加会议；然而，为了反映以信任为基础的 CECs 进行的跨学科案例讨论，这一会议后来扩大到包括护理和助产士学生，以及在国王学院攻读医学伦理和法律硕士学位的学生。为了确保所有学生参与讨论，每次会议最多有 25 个名额。事实上，许多学生定期参加会议，这是实验性教学的"里程碑"。讨论由一名主席（一名具有哲学背景的教师，同时是以信任为基础的 CEC 成员）主持，他负责介绍案例，并确定需要解决的伦理问题。

在 SCEC 会议上讨论的案例由学生自己介绍——他们在临床实践中棘手而令人担忧的问题。该学生与 CJ 讨论需要解决的伦理问题，随后向参加培训的学生分发放一份情况介绍，包括案例摘要、需要解决的问题和建议的预读内容。讨论完全以教学为目的，这一点需要向负责该病人的医师澄清解释，并征得病人本人的同意。

最初，讨论时使用讨论提纲（框 5.2），该提纲由建立 SCEC 的核心学生群体起草，后来进行了数次修订。例如，一些问题与表 5.1 中列出的问题类似，鼓励参与者探索情景的实际特征，但其他问题往往是公式化的，随着时间的推移，学生们不再使用提纲，因为它们往往会压制而不是促进伦理反思和批判性思维。由主席引导讨论，鼓励所有学生表达自己的观点，并确保关键的伦理问题——自主权、利益、伤害等——在讨论中得到解决和真正的理解。

---

**框 5.2　讨论提纲——学生临床伦理委员会**

1. 案例摘要
2. 临床和其他相关实际情况是什么？
3. 谁参与了决策？他们的观点是什么？
4. 在这个案例中可能的结果是什么？以及这些选择的实用性是什么？
5. 法律 / 指南对此选择有何规定？
6. 每种选择在伦理上有哪些重要特点？
    i. 病人偏好，包括宗教和文化因素
    ii. 病人能力（相信、理解和记事的能力）（我们评估的能力是什么？）
    iii. 最佳利益（生活质量、长期 / 短期利益、利益相关者的利益）
    iv. 无恶行 / 伤害
    v. 公正 / 公平
7. 相关医务工作者的职责是什么？
8. 这种选择导致什么后果？
9. 这个选择的利弊是什么？
10. 结论

---

SCEC 讨论了来自不同临床专业的一系列病例，包括：对一名有求死心态并拒绝治疗的年老病人使用电休克治疗；扣留一名社会日益孤立、痴迷于洗漱的年轻女性进行评估和治疗是否恰当；一个家庭提出不要告知他们不会说英语的祖母本人她已被确诊为绝症的要求；以及发现在骨折诊所就诊的同性恋男子可能遭受家庭虐待时医生的抉择。

参考案例的独创性以及跨专业讨论的复杂性真正吸引了学生。学生主导的案例的另外两个特点是：①他们提出了在更正式的伦理教学中通常不会提及的伦理问题；②他们创建了一个论坛，验证并在一定程度上规范了其他学生遇到的类似伦理问题和经历。例如，在 Johnston 等（2014）详细描述的一个案例中，学生们正在努力解决一个有自杀风险（自述）的流浪汉是否应该住院（提供一张夜间的病床）的问题。提出该案例进行讨论的学生不确定这个无处可去且有可能（无论多么小）遭受重大精神伤害和身体不适的男子是否能离开急诊室，无需进一步干预。该案例提出了一系列复杂且相互关联的问题：当病人的不适是自述而非客观评估时如何应对，医院在人们无处可去时保护他们或"安置"他们的过程中扮演的角色，以及对（医疗）资源的影响。正如 Johnston 等（2014）所讨论的，该案例也与学生们在其他情境下的经历产生了共鸣，并提供了一些认可，他们实践中的这些伦理问题是常见的、复杂的，不一定需要通过应用标准的生物医学伦理原则来解决。

学生们非常重视 SCEC 论坛，在这个论坛上可以深入讨论真实案例，许多学生表示没有其他机会可以这样做。该学习内容已通过在线模块和教学环节中的案例传播给更广泛的学生群体，许多案例讨论已被撰写出来以供发表，提出案例的学生成为了共同作者（Johnston et al.，2016）。

然而，SCEC 模式作为一种伦理教育学习策略存在一些局限性。这是一个课外机会，并且只允许少数学生参与这种体验式学习。理想情况下，这种形式可以作为一种教学方法融入课程中，尽管这需要大量时间和管理支持。尽管如此，该模式已经被证明具有相当大的成效。许多以前参加 SCEC 会议的学生后来成为了基于信任的 CECs 的成员，证明他们通过这样一个过程实现了终身学习。因此，他们能够利用自己的专长在临床环境中实现伦理构建。

# 临床伦理咨询作为一种伦理教育形式

上述两个 CEC 服务案例有不同的用途。第一个例子是医院的已有服务，其主要目的是解决具体案例的伦理挑战，并找到前进的道路。我们认为，伦理审议和多学科参与的过程是宝贵的教育副产品。第二个例子完全是为了伦理教育目的而设计的。在本节中，我们将进一步讨论这些教育过程和副产品

第一个教育特点是 CECs 代表了一个对话过程（直接相关人员之间的讨论）。我们认为与他人（同伴和来自不同学科的其他同事）进行对话是学习医学伦理的必要活动。CECs 中的对话涉及的是讨论伦理问题并听取他人意见和观点的机会（Burbules & Rice，1991）。CEC 对讨论的基本规则进行了解释和示范，对伦理问题的好奇和探索提供了明确的价值。

教育哲学进一步阐明了对话的过程和可能的影响，在对话中讨论了价值观和不同的伦理观点。Burbules 和 Rice（1991）使用了"跨越差异的对话"（dialogue across difference）一词。他们认为对于学生和教育背景下的其他人来说，参与跨越差异的对话的一个关键好处是发展特定类型的认知，包括更好地理解问题，提高解决问题和思考的技能，以及进一步理解一种观点与另一种观点之间的差异及其原因。

这一观点使学生和临床医生能够通过挑战病人和家庭需求的日常决策的常规假设，构建一个更深层次的职业道德认同感。追求和保持跨越差异的对话也有可能促进与性格相关的沟通方式，并且能够增进 CEC 内部的人与人之间的关系，更重要的是，为了病人的利益将讨论范围扩展到临床情境。

CECs 的另一个教育特点是它们代表并源自真实的临床活动。CECs 基于日常的临床案例，直接源自临床医生和学生的个人经历和情绪反应中产生的伦理问题，以及在临床学习和工作中的具体情况。因此，与医院工作时主要关注的临床结果和临床证据相比，临床伦理咨询往往是临床实践的被"隐藏"的或暗存的维度。抽出时间与其他同事进行伦理讨论强化了这一观点，即临床实践的伦理维度具有价值且值得思考。此外，CECs 提供了一个如何考虑他人的意见，以及如何使用这些知识以加深对伦理问题理解的过程。其结果是人们能够认识到，伦理问题不一定通过采取或主张特定的道德立场来解决。表 5.2 列出了与教育成果相匹配的关键的 CEC 过程。

表5.2　与伦理教育相关的临床伦理咨询过程

| 临床伦理咨询过程 | 伦理教育成果 |
| --- | --- |
| 安排固定时间以保证讨论伦理问题 | 对隐性课程潜在危害的直接解决方案（Hafferty & Franks，1994；McCammon & Brody，2012；Sperry，2004）。潜在危害指伦理问题和挑战未被讨论，或由权威人士决定 |
| 打破常规的临床团队、分组和等级制度 | 通过听取来自不同学科的同伴和同事的观点，实现跨专业实践目标的具体方法（Irvine et al.，2002） |
| 听取关于伦理问题的其他意见和观点 | 超越伦理规则或原则，有助于提高意识并理解基于工作场所的伦理问题的复杂性 |
| 向不同的同事群体分享个人／专业观点的机会 | 在一个有意义的工作环境中，通过构建和证明关于某个伦理问题的观点来培养伦理行为能力（Edwards et al.，2005；Wald et al.，2015） |
| 一个结构化的对话，用于指导对（一个经验性的，而非原则性的伦理学理论驱动的）伦理问题的探索 | 思考临床实践伦理层面的模板 |
| 结合基于伦理的知识、概念、价值观和实践考虑，建立一种理解伦理复杂性的方法 | 一个可见且可及的伦理思维和审议模式 |
| 暴露临床实践固有的不确定性，以及对某个问题或某人观点的部分理解 | 以现实主义和不完美主义的视角看待临床实践（Delany et al.，2015；Doyal & Doyal，2007；Kitto et al.，2004） |

## 怎样的教育理论支持这些教学过程？

从人际反思平衡的概念，以及实用主义和民主的哲学思想中可以得出结论，即CECs为临床工作场所提供了一种有价值和可持续的伦理教育形式。

### 临床伦理咨询是人际反思平衡的一种形式

人际反思平衡（van den Hoven & Kole，2015，p148）源于Rawls（1971）的反思平衡概念，它是一种帮助人们发展道德理论或在特定情况下做出符合道德判断的方法（Rawls，1971，pp18-19）。Van den Hoven 和 Kole 认为人际因素进一步丰富了这一概念。人际关系部分指的是把融入临床实践中的同伴（学生或一些临床医生）的道德观点纳入其中（经验收集）（van den Hoven & Kole，2015，p150）。他们引入并证明的模型与 CEC 中发生的学习过程相似。通过与他人的讨论，学生们学习如何在面对复杂伦理状况时从自己的个人观点和困惑中认识并获得概念差异和判断力。Van den Hoven 和 Kole（2015）描述了他们模型的三个重要特征（p148），这些特征也与 CECs 的过程有关：

1. 在伦理推理和辩护过程中，它允许伦理和非伦理因素的多样性（案例事实、情境因素、参与人员及其所处的环境）存在，并构建实现"伦理共识"过程的模型，展示了为制定和实现伦理目标而共同承担责任的重要性。它强调了对话的重要性——也就是说，"伦理上合理的做法"不仅仅是"各自思考伦理问题"。

2. 它认为这些因素在过程中都是可修改的；阐述伦理原则可能需要根据案例事实进行解释和理解，或者初始直觉或"既定伦理立场"（Newson，2015）可能需要根据原则进行调整。

3. 它认为如果对一个案例的伦理判断是一组具有多样性的观点中一致性最强的部分，那么它就是合理的。

### 临床伦理咨询是一种实用的伦理教育形式

实用主义作为一种哲学理论，强调思想的实际应用（Gutek，2014，pp76，100）。约翰·杜威（John Dewey）的实用主义探究理论致力于在科学和伦理之间构建一座桥梁，将"探究"描述为运用智慧自然而然地解决问题。这要求人们避免或停止在自己所处的环境中使用反射性或习惯性的应对方式，而是探究一个有问题的情况，并制定一个解决问题的行动计划（Miller et al.，2000，p87）。

思维和"智慧"的这些步骤类似于 Norman（2005）定义的临床实践中的临床思维步骤，即通过利用知识和经验的广泛维度来发展和测试假设（Norman，2005）。Miller 等（2000，p83）认为，临床伦理学中的实用主义源自生物伦理学的实证转向（empirical turn），并拒绝以下观点：

> ……理论上的优雅是衡量良好的生物伦理和卫生法律的标准，而不是坚持在临床环境中评估如何
>
> 满足个人的需求……

CECs 中的讨论不是以抽象的原则性方式呈现的，而是强调与特定的临床环境有关的伦理底线。普世伦理价值观并没有被边缘化，而是被放在以多种方式感知的伦理问题的背景下，承认这些不同的观点是有价值的。

### 临床伦理咨询是一种民主的伦理教育形式

Dewey 的道德和哲学探究认为伦理判断是在探究过程中产生的，在这个过程中，伦理原则被用作假设工具或指南（Miller et al.，2000，p89）。合作、讨论、协商和参与的理念是这种道德讨论和探究的关键组成部分。这种伦理探究方法与医疗服务的合作和民主理想模式密切相关，后者寻求减少或补偿临床体验中的权力差异，例如共同决策模型（Charles et al.，1997，1999）、以病人为中心的护理（Zlotnik-Shaul，2014）、临床决策透明化（Brody，1989）以及建立对话式医疗模式（Katz，1984）。本章中描述的两个 CEC 示例同样侧重于消除等级差异，为所有人提供参与和表达观点的机会。学生和临床医生固有的伦理知识和洞察力得到承认和重视（Verkerk & Lindemann，2012）。

## 通过阐述和解决问题将教育学付诸实践

理解这些教学基础改变了伦理教育的目标和方法，从自上而下地应用伦理学原则、抽象推理和论证，转变为：

- 注重培养对他人世界观的敏感性；
- 建立对医疗卫生相关价值观的共享或共同意义的压倒性地位的承诺；
- 表达对不确定性和对问题或个人观点的部分理解的认可；
- 愿意从别人的言论中学习；
- 致力于建立一种人们（学生、临床医生和病人）可以提出观点以化解误解或冲突的沟通信任。

回到本章开头提出的两个案例，我们在最后一节中讨论的关键问题是：什么是教学时间？我们如何充分利用它？案例研究 5.1 涉及一名学生对病人的不适表示担忧，他想知道在让 7 名学生检查这位老人之前是否应该

向他提供更多信息和选择，并且想知道从这次检查中学习是否值得让病人不适和尴尬。学生的担忧其实就是尊重病人自主权、利益和避免伤害的伦理原则，学生明白这种临床学习场景既有好处也有坏处。在《病房伦理》（Kushner & Thomasma，2001）的案例讨论中，评论者使用病人脆弱性（Agich，2001）和知情同意要求的概念分析了这些担忧（Goldworth，2001）。

使用与表5.1相同的模板，表5.3列出了伦理原则和问题类型，这些问题可能会鼓励该学生阐明他们的伦理担忧，并讨论在这种情况下合乎伦理的回应。

表5.3　鼓励表达伦理担忧的道德原则和问题

| 原则 | 一些关键的问题 |
| --- | --- |
| **促进病人的最大利益**<br>• 将危害/风险降至最低<br>• 使福利/利益最大化 | • 你认为这个病人经历了什么？<br>• 这会使他感觉如何？<br>• 这种检查对病人有什么好处？<br>• 这种检查对学生有什么好处？<br>• 这种体验对病人和参与的学生有什么危害？<br>• 在这个特定的情境下，是否还有其他选择可以至少获得一些好处，或者可以规避一些危害/风险？<br>• 对进行这项检查的主任医生有什么影响？ |
| **尊重病人的自主权** | • 这个病人被告知了什么？<br>• 他们被告知了检查的目的吗？<br>• 他们是否被告知让学生参与检查的目的？<br>• 他们是否有同意或不同意的选择？<br>• 在这种特殊的临床情境下通常如何获得病人的同意？<br>• 在这种临床情境和这类情况下，是否有任何选择可以增加对病人表示尊重的可能性？ |

在案例研究5.2中，低年资医生面临着在病人未同意时进行妊娠试验的问题。在一位高年资同事的施压下，加上她确信检测结果是阴性的，她在未经病人同意的情况下使用病人的血液样本检查是否妊娠。知情同意、尊重病人自主权和有利原则等伦理概念是她讨论这种情况的基础。她后来反映说，她反对未经同意进行妊娠试验，但发现在一个繁忙的部门里很难在夜间按照这种观点行事。该案例被用来论证医学伦理教育应该让学生具备在他们工作的具有挑战性的临床环境中实施伦理决策的技能。类似的问题可能会鼓励该学生阐明她的伦理担忧，并讨论在这种情况下合乎伦理的应对措施，以及低年资医生下次可能会如何应对。

上面列出的伦理问题没有明确提及正式的伦理原则。我们认为它们的教育价值来源于知晓学生的伦理担忧，让学生有机会在遇到伦理问题时说明和提出，接触谈论和概念性地构建伦理问题的不同方式，让他们感到他们对自己的实践、不确定性以及与同学和同事的关系的担忧得到了认真对待。这项教育工作包括：

• 引入伦理思考工具，帮助学生了解伦理问题；

• 使用实用主义的方法，关注解决伦理担忧需要做什么；

• 采取民主的方式，重视所有意见，并为群策群力创造空间。

**实用技巧**

根据本章作者与临床教育者进行的非正式访谈，当学生遇到或提出伦理挑战时我们建议采取以下具体策略：

- 弄清楚学生是想要解决问题的方法，还是需要一种思考问题的方式。
- 尝试找出需要回答的伦理问题。
- 提出问题，鼓励学生描述他们关心的具体细节，例如治疗结果、治疗 / 检查的风险和益处。
- 询问不同维度的利弊，包括身体、心理、情感和社会以及在这种情况下所涉及的人际关系。
- 对学生的看法和担忧表现出好奇心。
- 作为一名经验丰富的临床医生，就何为对病人和家属最重要的事情这一问题，你应展示出愿意接受其他人的建议的姿态，并在听到其他观点后可以改变看法。
- 把自己想象成一个行为榜样，进行伦理讨论时不要过早地打断或评判某个道德立场。

对于提出伦理问题或担忧的实习生可以说一些善意的话作为回应：

- 你提出的这个问题非常有趣。
- 你能多告诉我一点你的担忧吗？
- 你能进一步解释一下吗？
- 你感觉怎么样？
- 你的观点很有价值。
- 我对此通常的思考方式是……但你提出了一些需要进一步思考的问题。

对于提出伦理问题或担忧的实习生，不太适合说：

- 你不必担心这些。
- 临床结果良好，这才是最重要的。
- 这不是你该担心的。
- 这类问题就是常识。
- 你只需要关注这次检查你要知道什么。
- 这不是你的职责，别担心。

# 总结

我们介绍的伦理教育理念和策略与本书作者提出的教育策略具有相似的教学特点。例如，我们建议临床医生可以通过注意和利用学生的学习机会来扮演伦理教育者的角色：帮助学生理解（不仅确定伦理问题，而且打开理解的途径）伦理复杂性（第 11 章）；让学生能够看到并理解用于伦理决策的思考方式（第 3 章）；构建工作环境的关键特征（第 7 章）；使学生具备处理矛盾或道德观点冲突的实践思维和沟通技巧（第 6 章）；以及承认和构建学生对某一情况的知识和观点的基础，因此他们能将自己的伦理知识和实践融入到自己的职业身份中（第 8 章）。

我们在本章中的核心信息是，伦理教育在一定程度上可以由所有深思熟虑、具有反思精神的从业者来完成，他们能理解我们在这里提出的伦理教育理念，并有动力将日常实践作为一个学习机会来扩展和改善病人照护。

# 参考文献

Agich, G. (2001). Commentary. In T. K. Kushner & D. C. Thomasma (Eds.), *Ward ethics: Dilemmas for medical students and doctors in training* (pp. 29–32). Cambridge: Cambridge University Press.

Beauchamp, T., & Childress, J. (2001). *Principles of biomedical ethics* (5th ed.). Oxford: Oxford University Press.

Brody, H. (1989). Transparency: Informed consent in primary care. In J. Arras & B. Steinbock (Eds.), *Ethical issues in modern medicine* (5th ed., pp. 94–100). Mountain View: Mayfield Publishing Company.

Burbules, N., & Rice, S. (1991). Dialogue across differences: Continuing the conversation. *Harvard Educational Review, 61*(4), 393–417.

Charles, C., Gafni, A., & Whelan, T. (1997). Shared decision-making in the medical encounter: What does it mean? (or it takes at least two to tango). *Social Science and Medicine, 44*(5), 681–692. doi:10.1016/s0277-9536(96)00221-3.

Charles, C., Whelan, T., & Garni, A. (1999). What do we mean by partnership in making decisions about treatment? *British Medical Journal, 319*, 780–782.

Delany, C., Gillam, L., & McDougall, R. (2009). Ethics in clinical education. In C. Delany & L. Molloy (Eds.), *Clinical education in the health professions* (pp. 173–186). Sydney: Elsevier.

Delany, C., & Hall, G. (2012). 'I just love these sessions': Should physician satisfaction matter in clinical ethics consultations? *Clinical Ethics, 7*, 116–121.

Delany, C., Richards, A., Stewart, H., et al. (2017). Five challenges to ethical communication for interprofessional paediatric practice: A social work perspective. *Journal of Interprofessional Care, 31*(4), 505–511. doi:10.1080/13561820.2017.1296419.

Donaldson, M., Kohn, L., & Corrigan, J. (2000). *To err is human: Building a safer health system*. Washington, DC: National Academy Press.

Donaldson, T., Fistein, E., & Dunn, M. (2010). Case-based seminars in medical ethics education: How medical students define and discuss moral problems. *Journal of Medical Ethics, 36*(12), 816.

Doran, E., Fleming, J., Jordens, C., et al. (2014). Managing ethical issues in patient care and the need for clinical ethics support. *Australian Health Review, 39*(1), 44–50.

Doyal, L., & Doyal, L. (2007). Moral and legal uncertainty within medicine: The role of clinical ethics committees [Editorial]. *Postgraduate Medical Journal, 85*(1007), 449–450.

Edwards, I., Braunack-Mayer, A., & Jones, M. (2005). Ethical reasoning as a clinical-reasoning strategy in physiotherapy. *Physiotherapy, 91*(4), 229–236.

Edwards, I., & Delany, C. (2008). Ethical reasoning. In J. Higgs, M. Jones, S. Loftus, et al. (Eds.), *Clinical reasoning in the health professions* (3rd ed., pp. 279–289). Boston: Elsevier.

Fournier, V., Rari, E., Førde, R., et al. (2009). Clinical ethics consultation in Europe: A comparative and ethical review of the role of patients. *Clinical Ethics, 4*(3), 131–138.

Gaudine, A., Thorne, L., Lefort, S., et al. (2010). Evolution of hospital clinical ethics committees in Canada. *Journal of Medical Ethics, 36*(3), 132–137.

General Medical Council. (2015). Outcomes for graduates. http://www.gmc-uk.org/education/undergraduate/undergrad_outcomes.asp.

Gillam, L., Delany, C., Guillemin, M., et al. (2014). The role of emotions in health professional ethics teaching. *Journal of Medical Ethics, 40*, 331–335.

Gillam, L., McDougall, R., & Delany, C. (2015). Making meaning from experience: A working typology for pediatrics ethics consultations. *American Journal of Bioethics, 15*(5), 24–26.

Gold, H., Hall, G., & Gillam, L. (2011). Role and function of a paediatric clinical ethics service: Experiences at the Royal Children's Hospital, Melbourne. *Journal of Paediatrics and Child Health, 47*(9), 632–636.

Goldworth, A. (2001). Commentary. In T. K. Kushner & D. C. Thomasma (Eds.), *Ward ethics: Dilemmas for medical students and doctors in training* (pp. 27–29). Cambridge: Cambridge University Press.

Gordon, J. J., & Evans, H. M. (2013). Learning medicine from the humanities. In T. Swanwick (Ed.), *Understanding medical education: Evidence, theory and practice*. Chichester: John Wiley & Sons.

Guillemin, M., & Gillam, L. (2004). Ethics, reflexivity, and 'ethically important moments' in research. *Qualitative Inquiry, 10*(2), 261–280.

Gutek, G. (2014). *Philosophical, ideological, and theoretical perspectives on education*. New Jersey: Pearson.

Hafferty, F. W., & Franks, R. (1994). The hidden curriculum, ethics teaching, and the structure of medical education. *Academic Medicine, 69*(11), 861–871.

Hope, R., Savulescu, J., & Hendrick, J. (2008). *Medical ethics and law: The core curriculum* (2nd ed.). Edinburgh: Churchill Livingstone.

Irvine, R., Kerridge, I., McPhee, J., et al. (2002). Interprofessionalism and ethics: Consensus or clash of cultures? *Journal of Interprofessional Care, 16*(3), 199–210.

Jensen, G. M., & Richert, A. E. (2005). Reflection on the teaching of ethics in physical therapist education: Integrating cases, theory, and learning. *Journal of Physical Therapy Education, 19*(3), 78–85.

Johnston, C., Baty, M., & Elnaiem, A. (2014). King's College London Student Clinical Ethics Committee case discussion: Should a homeless, potentially suicidal man be admitted to hospital overnight for the purposes of addressing a short-term shelter problem? *Clinical Ethics, 9*(2–3), 104–107.

Johnston, C., Baty, M., & Kelly, P. (2016). King's College London Student Clinical Ethics Committee case discussion: An elderly patient wants to go home following inpatient treatment, but it is thought she may be at risk in her own home and her discharge is delayed. *Clinical Ethics, 11*(4), 210–213.

Johnston, C., & Mok, J. (2015). How medical students learn ethics: An online log of their learning experiences.

*Journal of Medical Ethics*, 41(10), 854–858.

Johnston, C., Williams, D. C., Lapraik, A., et al. (2012). Setting up a student clinical ethics committee. *Clinical Ethics*, 7(2), 51–53.

Jonsen, A., Siegler, M., & Winslade, W. (2006). *Clinical ethics* (6th ed.). New York: McGraw-Hill.

Katz, J. (1984). *The silent world of doctor and patient*. New York: Free Press.

Kesselheim, J., Johnson, J., & Joffe, S. (2010). Ethics consultation in children's hospitals: Results from a survey of paediatric clinical ethicists. *Paediatrics*, 125, 742–746.

Kitto, S., Chesters, J., Villanueva, E., et al. (2004). Normalising uncertainty in undergraduate clinical transition seminars. *Focus on Health Professional Education*, 6(1), 37–51.

Kushner, T. K., & Thomasma, D. C. (2001). *Ward ethics: Dilemmas for medical students and doctors in training*. Cambridge: Cambridge University Press.

Lucieer, S. M., Geest, J. N. V. D., Elói-Santos, S. M., et al. (2016). The development of self-regulated learning during the pre-clinical stage of medical school: A comparison between a lecture-based and a problem-based curriculum. *Advances in Health Sciences Education: Theory and Practice*, 21(1), 93–104.

McCammon, S., & Brody, H. (2012). How virtue ethics informs medical professionalism. *HEC Forum: An Interdisciplinary Journal on Hospitals' Ethical and Legal Issues*, 24(4), 257–272.

McDougall, R. (2009). Combating junior doctors' '4am logic': A challenge for medical ethics education. *Journal of Medical Ethics*, 35(3), 203–206.

McDougall, R. (2014). Collaboration in clinical ethics consultation: A method for achieving 'balanced accountability. *American Journal of Bioethics*, 14(6), 47–48. doi:10.1080/15265161.2014.900146.

McDougall, R., & Notini, L. (2016). What kinds of cases do paediatricians refer to clinical ethics? Insights from 184 case referrals at an Australian paediatric hospital. *Journal of Medical Ethics*, 42(1), 586–591.

McKneally, M., & Singer, P. (2001). Bioethics for clinicians: 25. Teaching bioethics in the clinical setting. *Journal of the Canadian Medical Association*, 164(8), 1163–1167.

McNeill, P. M. (2001). A critical analysis of Australian clinical ethics committees and the functions they serve. *Bioethics*, 15(5–6), 443–460.

Mattick, K., & Bligh, J. (2006). Teaching and assessing medical ethics: Where are we now? *Journal of Medical Ethics*, 32, 181–185.

Miller, F., Fins, J., & Bacchetta, M. (2000). Clinical pragmatism: John Dewey and clinical ethics. In F. Miller (Ed.), *Frontiers in bioethics. Essays dedicated to John C Fletcher* (pp. 83–104). Hagerstown, MD: University

Publishing Group.

Molewijk, A. C., Abma, T., Stolper, M., et al. (2008). Teaching ethics in the clinic: The theory and practice of moral case deliberation. *Journal of Medical Ethics*, 34(2), 120–124.

Newson, A. (2015). The value of clinical ethics support in Australian health care. *Medical Journal of Australia*, 202(11), 568–569.

Norman, G. (2005). Research in clinical reasoning: Past history and current trends. *Medical Education*, 39(4), 418–427. doi:10.1111/j.1365-2929.2005.02127.x.

Oakley, J. G. (2007). Virtue theory. In R. E. Ashcroft, A. Dawson, H. Draper, et al. (Eds.), *Principles of health care ethics* (2nd ed., pp. 87–91). Chichester: John Wiley & Sons.

Premkumar, K. J., Pahwa, P., Banerjee, A., et al. (2013). Does medical training promote or deter self-directed learning? A longitudinal mixed-methods study. *Academic Medicine*, 88(11), 1754–1764.

Rawls, J. (1971). *A theory of justice*. Cambridge, MA: Harvard University Press.

Self, D. J., Baldwin, D. C., & Wolinsky, F. D. (1996). Further exploration of the relationship between medical education and moral development. *Cambridge Quarterly of Healthcare Ethics*, 5(3), 444–449.

Slowther, A., Bunch, C., Woolnough, B., et al. (2001). Clinical ethics support services in the UK: An investigation of the current provision of ethics support to health professionals in the UK. *Journal of Medical Ethics*, 27(1), i2–i8.

Sperry, L. (2004). Ethical dilemmas in the assessment of clinical outcomes. *Psychiatric Annals*, 34(2), 107–113.

Stirrat, G., Johnston, C., Gillon, R., et al. (2010). Medical ethics and law for doctors of tomorrow: The 1998 consensus statement updated. *Journal of Medical Ethics*, 36(1), 55–60.

van den Hoven, M., & Kole, J. (2015). Distance, dialogue and reflection: Interpersonal reflective equilibrium as method for professional ethics education. *Journal of Moral Education*, 44(2), 145–164.

Verkerk, M., & Lindemann, H. (2012). Toward a naturalized clinical ethics. *Kennedy Institute of Ethics Journal*, 22(4), 289–306.

Wald, H. S., Anthony, D., Hutchinson, T. A., et al. (2015). Professional identity formation in medical education for humanistic, resilient physicians: Pedagogic strategies for bridging theory to practice. *Academic Medicine*, 90(6), 753–760. doi:10.1097/acm.0000000000000725.

White, J., & Taft, S. (2004). Frameworks for teaching and learning business ethics within the global context: Background of ethical theories. *Journal of Management Education*, 28(4), 463–477.

Zlotnik-Shaul, R. (2014). *Patient and family-centred care: Ethical and legal issues*. New York: Springer.

# 第**6**章

# 解决冲突的教学

Haavi Morreim

## 引言

正如人类努力的许多其他领域一样，医疗保健领域也存在着冲突。来自不同背景、受到不同培训的团队必须密切合作，以照顾拥有不同需求或治疗目标的病人。过去习惯于高度独立工作的专业人员，如今必须信任其他团队成员，进而高度精确和协调地执行各自的任务，而这些团队成员可能每周，甚至每天都不同。

在医疗保健领域，由于风险很高，因此冲突可能是毁灭性的。如果咖啡店的咖啡师点击错了电脑屏幕上的数字，你可能会拿到错误的饮品，或支付错误的价格——这只是一个小问题，虽然可能有些气人，但通常可以解决。但如果一名医生在网上开具药物时出现了同样的错误，或是一名护士在调节静脉注射泵时也出现了同样的错误，那么可能会导致病人死亡，或转入重症监护病房，亦或导致不必要的痛苦或花费。

除了这些以临床实践为导向的错误之外，据估计，沟通问题是"在报告的医疗警讯事件中近70%事件的根本原因，远超其他常见问题，如员工培训、病人评估和人员配置"（ECRI，2009，p1）。在这种后果严重、高压力的环境中，冲突——沟通问题的关键来源之一——可能会威胁病人生命安全，导致不良后果，并导致病人不满、医疗提供方的倦怠，以及伦理困境。如果专业人士间互不尊重、互不信任，他们可能不愿彼此分享重要信息；当病人或家属被认为是"难以相处"时，临床医生可能会避开他们，可能在沟通时说话更简略（或生硬），或使用对立的语气——他们可能会模仿对方说话时不友善的语气，而不是去安抚对方；而当一名医生感到某位同事令人生畏时，他们可能会干脆避免沟通，或转而与其他人交流。

医疗保健的高风险也涉及伦理。病人生死攸关，生活质量也可能受到损害。对于什么是可接受的生活、什么是可承担的风险、应授权谁做出上述决定——以及被授权者做出可能与本人意愿严重不符的决定时应负何种责任，不同背景的人可能会有不同的理解。在这种情况下，可以向医疗服务机构的伦理专家寻求帮助，获得所谓"伦理咨询"服务。有时这些问题集中在"道德困境"上，即所有参与者确实都不知道怎样做是对的。然而更常见的情况是，伦理咨询是关于冲突的。根据其定义，伦理学涉及的是至关重要的问题，因此在这种高风险、高压力的环境中，基于伦理学来解决冲突显得更加重要。

在这种背景下，美国主要的生物伦理组织之一——美国生物伦理与人文学会（American Society for Bioethics and Humanities，ASBH）提出了一系列关于如何进行最佳的伦理咨询，以及服务提供者应具备哪些知识和技能的建议（ASBH Task Force，2011）。不出所料，解决冲突的技巧，如引导、谈判（协商）和调解，排在了榜单的前列。

在本章中，我认为这些相同的技能对于不同教学经验阶段的临床教育者和受培训者都是必要的和有用的。在许多情况下，伦理顾问和临床医生 / 教育者的最佳服务可能不是提供他们自己的建议。当每个人都有可信的理由支持自己的观点时，宣扬"这些人是对的，那些人是错的"，或者"我更喜欢 A 而不是 B"可能只是站在一方的立场上，而让潜在的冲突继续恶化。相反，更好的办法是为冲突中的人提供被倾听和被理解的机会，这样他们就能产生合理、持久的一致意见。这样的方法经常可以使争论的双方展开相互尊重且能够解决问题的对话。在对话中，中介方不提供答案，反而是冲突中的人给出答案。

与此类似，在 2009 年，美国医疗保健认证联合委员会（US Joint Commission on the Accreditation of Healthcare）提出要求，医院应"提供……一个系统方案用于解决在院内员工间的冲突"（LD.01.03.01），并且"医院应管理……领导群体间的冲突，以保证医疗的质量与安全"（LD.02.04.01）（Scott & Gerardi，2011a；Scott & Gerardi，2011b；Conard & Franklin，2010）。

总之，医疗保健领域经常充满冲突，解决它们的重要性已被广泛认同。冲突来自于固有的高风险和极度的复杂性，产生于对相互依赖的需要——即使是训练有素的专业人员往往也会珍视并寻求进行独立的判断，冲突也源于对重要伦理决定的需求。如果医疗保健工作想要实现安全、高效、高质量的医疗目标，那么如何解决冲突或许是医疗工作者所必须学习的技能之一。并且如果正在训练中的专业人员需要学习他们，那么进行教学的教师也同样需要学习。

在本章中，我将通过两个案例呈现临床情景中常见的冲突类型，并探讨解决冲突的各种方法。有一种方法侧重于一系列的实用技能和策略，这种方法是重点之一。在简短的一章中无法详细地解释所有的技能与策略，但我会着重解释与下面两个案例联系起来的那部分。这两个案例都突出了临床医生与病人之间的冲突，有助于学习和教授处理冲突的技能。本章讨论了教授此类技能的几种形式。最后，本章对如何进行评价和研究给出了一些建议。

那么，来考虑一下下面的两个案例——它们都是真实发生的，但为了保护隐私做了一些修改。

**案例研究 6.1**

Carl，48 岁，因胃肠疼痛于本月初收治入院，出院时自感疼痛缓解，但未作出明确诊断（尽管排除了几项重要的潜在诊断）。几天后，尽管症状不明显，他再次被收治入院。经数日后，当 Carl 评估自己的腹痛程度最多为 3 分（满分为 10 分）时，医疗团队告知他可于当天下午出院回家。Carl 不同意，并坚持认为他应在感觉症状完全缓解时才能回家。他指出毕竟自己在上次出院后不久就又回到了医院。与此同时，在住院顾问与病人的保险公司磋商后，告知主治医师由于缺少"医疗必要性"，将取消病人额外住院日的保险金。医生不确定要不要或如何向 Carl 告知这一财务问题，而 Carl 仍坚持要做进一步检查——正如他现在还在住院一样，医疗团队认为检查是不必要的。Carl 的主治医师感觉到冲突正在加速酝酿之中……

**案例研究 6.2**

Alice 是一个 14 个月大的蹒跚学步的孩子，因可能只是单纯的热性惊厥，被收治入一家儿童医院的神经科。虽然对父母来说很可怕，但热性惊厥通常只是伴随发热的抽搐。与癫痫等更严重的疾病不同，它通常是无害的一次性发作，与任何不良或持续的神经源性异常无关。Alice 在母亲妊娠 26 周时早产，从那以后就一直患有慢性呼吸道疾病。她逐渐摆脱了呼吸问题，但由于目前的感染（可能只是呼吸道病毒感染），她有些呼吸困难，出现轻度凹陷征。神经科的护士不习惯看到这种仅维持着基本呼吸功能的孩子，Alice 的护士非常担心。在过去的两天里，她越来越坚决地向 Alice 的母亲表示，孩子应该转诊到儿科重症监护室（paediatric intensive care unit, PICU）。处于第二年的住院医生在凌晨 3 点接到电话。他确信这个孩子不需要 PICU 监护，但不知道应该对 Alice 的母亲说些什么，因为 Alice 母亲最近听说"实习生们什么都不知道；住院医生觉得他们什么都知道；还有真正的医生……"

# 教育理论背景

如果解决医疗保健方面冲突的有效机制是十分必要的，那么就应该教给学生相关的技能。关于协商（直接地与他人或团体处理和解决自己的冲突）和调解（作为第三方中立者——在冲突中不属于任何一方，并且帮助冲突各方按照自己的意愿解决冲突的人）的书籍和文章都有很多。知名的书籍包括 Fisher 和 Ury 的经典著作 *Getting to Yes*（1991）、Moore 的 *Mediation Process*（2003）等（Ury，1993；Stone et al.，1999；Mayer，2015）。关于调节和协商的文章不胜枚举，这不足为奇。同样地，也有很多网站提供概念、技能、练习甚至游戏来教育那些在公司、学校社区工作的人如何解决冲突（见本章末尾的在线资源部分）。还有各种各样的关于解决冲突的出版物，尤其是在医疗保健方面（Marcus et al.，2011；Morreim，2014a；Morreim，2014b；Morreim，2015；Morreim，2016；Marcus，2002；Gibson，1999；Bergman，2013；Fiester，2011；Fiester，2012；Dubler & Liebman，2011）。

我们可以通过多种方式学习和传授如何解决冲突。有一种普遍的方法强调智力和认知的过程：人们必须理解什么是冲突，它从哪里来，以及何种概念对改变冲突的发展轨迹最有意义。其中的一门课程"医患沟通以改善健康结局"（见在线资源部分）强调四个"E"：参与（engage）、共情（empathise）、教育（educate）和争取（enlist）。仔细探索这些概念后就需要练习，以帮助参与者在情景下应用这些概念，从而能更好地理解和使用它们。如果将其作为教授如何解决冲突的主要模式，就要假设我们主要需要思想教育以改变行为。或许可以认为洞察力赋予人们智慧，随着理解的深入，洞察力获得提升的同时我们将自然而然地改变我们所做的事情。

　　另一种不同的方法也主要聚焦于理性，强调理解自己的个人风格，以及与此相冲突的其他争论者的风格。例如，Thomas-Kilmann（2010）的方法确定了五种风格：竞争、妥协、回避、包容和协作。它们主要从两个方面来区分：是否独断，以及是否合作。那些在冲突中采取竞争风格的人往往是对抗性的、自信的，并且对于达到整体共赢的目标并不是特别合作。避免冲突的人不自信，也不合作。他们根本不解决冲突，而是回避问题、推迟讨论，或是在有威胁时直接离开。妥协风格的人处于中立。他们的目标是通过寻找某种中间立场，找出一个让双方都能接受的满意方案，至少在一定程度上让所有人都满意。包容的人也不太自信，但更有合作精神，因为他们有时往往会忽视自己的担心，为了结束冲突作出一些自我牺牲，向他人的观点让步。最后，在寻找创造性的解决方案，最大限度地解决双方的潜在问题时，协作风格的人会愿意合作，同时有自信。合作者会比妥协者更深入地探索问题（Thomas & Kilmann，2010；Schaubhut，2007）。

　　同一主题下的一个变体则尝试区分人们在冲突中的互动和参与风格，观察了四种人格类型者的差异。这四种人格类型分别是强势型、影响型、沉稳型和认真型。四个类型英文名称缩写为 DISC，故又称为 DISC 法。（Discinsights.com，2017）。根据个体是主动还是被动，是任务导向还是以人为本，可以用两个坐标轴区分每种广义的类型（Marston，1970；Marston，1979；Rohm，1993；另参见在线资源部分 Changing Minds 的信息）。例如，强势的人往往非常直接、果断、注重底线、善于解决问题——但他们的潜在弱点是不总能听取建议。有影响力的人热情、健谈、乐观、有创造力，能很好地激励他人——但可能存在的缺点是他们可能不太注意细节或具体的结果。沉稳的人往往是稳定、可预测、平和、可靠、有同情心和慷慨的——同时他们的弱点是可能不愿改变或面对冲突。最后，认真的人往往准确、注重细节、有条理和以现实为基础——而潜在的缺点是这些人可能难以用言语表达情感，或较少有灵活性以及把握全局的能力。

　　DISC 法背后最重要的理念是，我们越了解一个人是如何做事的、他的动机是什么、他的阻碍是什么，我们就越了解我们自己是如何工作的，那么我们就越有能力与他人有效地合作，以达成双方赞同的解决方案。与前面的方法一样，增进理解可以促使人行动起来。洞察力改变行为。

　　虽然专注于理性概念或人格分类的方法可以让人们更深入地思考冲突，但其他方法与此不同，描述了具体的行为反应，这可以更直接地让人们探索、化解并力图最终借此来解决冲突。例如，关键对话法（Patterson et al.，2012）梳理了"ABC"三个要点：同意（agree）（从双方最具共识的领域开始；确定共同的目的）；构建（build）（利用有共识的领域来重塑有分歧的领域，建立全局概念并确定待讨论的部分）；比较（compare）（考察自己的方式与别人的有何不同，强调创造一个完整的图景，而不是彼此抵触）。与这些对话相关的技巧包括：分享自己的真实情况、故事和经历；同时也询问对方的经历；以试探性的方式而不是武断的方式交谈；鼓励去验证他人和自己的观点。这样一来，这种方法就将理性分析和特定沟通技巧结合了起来。

　　虽然上述方法很有价值，但正处于冲突中的人可能没有机会去了解对方性格的细节。即使能给某人的冲突风格正确归类，我们也未必就知道在特定情况下该怎么做。同样地，教育，甚至即便拥有卓越的洞察力，也不总是能改变行为。尤其是在激烈的冲突中，对事实的判断和理性，也并非总能战胜情绪和某些潜在意图。当行动困难时，洞察力并非总能激发更好的行为。

　　另一种基于实践的方法采用了一种更精细的策略，它聚焦于一套具体技能和策略的组合，强调边做边学。亚里士多德曾说："我们必须在行动之前学习的东西，都是在行动中学习的……"（Aristotle，350 BCE）。在既不轻视也不诋毁其他观点的情况下，最后一种教学方法着眼于一组非常具体的技能和策略——具体来说就是，无论任何情况都应当去做些什么或说些什么，以得到期望的回应（Moore，2003）。这些技巧包括总结、重述、提问（封闭式、开放式和澄清性的）、换一种方式表达、适当的肢体语言和语调（包括模仿）、将公开的立场与隐藏的利益区分开来（Fisher & Ury，1991）等。

在临床环境中，这种实践导向的、基于技能的用于教授和学习解决冲突的方法假定技能和策略是通过在实践中反复使用和磨砺而建立起来的，从本质上讲，它创造了一种"肌肉记忆"，或者类似"自动驾驶"的模式。在这种模式下，即使是处于冲突最激烈的瞬间，情况不允许我们充分反思或理智地处理时，我们也更容易进行最佳实践。这就是本章所使用的方法，这种教学方法的具体细节将在后文讨论。

为了了解这种解决冲突的方式在实践中是怎样的，以及怎样教授它，我们回到上述两个案例的场景中。

## 将教学法融入实践：解决案例研究中的冲突

第一个案例是关于 Carl 的，他是一个 48 岁的腹痛病人，他想在医院接受治疗。由于他不再需要住院治疗，他的医疗保险将被终止。为了便于讨论，让我们假设医疗团队已经进行了彻底的检查，继续检查或者留院观察不具备医疗合理性。我们也假设保险公司能够合法地引用"医疗必要性"的标准，以作出终止当前的住院治疗保险的决定。

然而，Carl 的医生想知道是否应该，以及如何让 Carl 知道这件事，同时又不会引起冲突或破坏他们之间的信任。如果住院医师只是简单地说"你的保险不覆盖这个"，Carl 可能会得出结论，是她与保险公司串通拒绝给他治疗，以节省资金。然而，如果什么都不说，他可能最终要支付一大笔账单，也许他会认为他的医生在保险公司面前没有充分地替他辩护。虽然仅仅是因为医生没有表示出足够的关心，但无论事实是否如此，他都可能会感到被背叛。

基于上述因素，最佳的解决方案可能不是强制告知 Carl 财务信息，而是试探他在这个问题上的利益关注点。我们可能会想到下面几种技巧和策略。首先，在这种情况下，临床医生需要为对话创造一个环境——通过语境让 Carl 清楚地意识到，对话的重点是关于他自己的利益。这种策略被称为预期管理（managing expectations）：让人们提前知道将要发生什么，从而减少不愉快的意外发生的可能性。本例中，临床医生可以通过与 Carl 讨论他的感觉，询问他对回家的担忧，并指出这种转变通常充满挑战性，从而将对话推向期望的方向。

为此，在这种情况下有关的策略之一可能是正常化（normalise）：当人们看到正常、熟悉的东西，或得知其他很多人有类似的经历或兴趣——也就是说这个人的处境或担心被认为是"正常的"（normal）——他们讨论时会更愉快放松，否则可能会引起人们不适。本例中，临床医生可能会告诉 Carl，现在医院中许多人都在担心他们是否会面临一些不愉快的意外，例如可能是难以支付的大额账单。病人们并不总是表达出来，但很多人都在担心这一点。

在这样设置好语境之后，临床医生可能会向病人请求许可（ask for permission）：请求许可是对病人的一种真诚的尊重，它将一些在医疗环境中经常被忽视的控制权交还给病人。因此，在病人了解到许多人都担心医疗费用之后，临床医生可能会补充说，有时产生这些费用是由于保险公司认为病人不再需要住院治疗。然后，她可以问 Carl，如果他自己的保险公司可能作出类似决定，他是否愿意接受告知。如果他愿意的话，医疗团队将很乐意照办。如果他在这个时候不愿意考虑财务问题——当一个人生病时，这是一个同样合理的选择——医疗团队肯定也会尊重这一想法。

根据 Carl 的反应，可以从此时开始沟通，以期加强有价值的交流，以及防止在沟通时出现冲突。事实上，这可以促进一场更有意义的有关住院治疗与门诊治疗在治疗腹痛方面的作用差异的对话。当然，并不能保证一定能取得这样的结果，因为这些情况通常伴随着许多医患之间的隐形障碍和潜在意图。但如果能使医生和病人更好地讨论 Carl 的担忧和恐惧，那么在很多层面上这种对话都是有成效的。

在美国的环境中，由于缺乏医疗保险覆盖而引起的冲突特别值得注意。但是本案例提供的关注要点和许多其他医疗情境存在关联，即需要通过具体的沟通策略，识别、规划并积极处理不同的价值观、沟通方式与临床决策的冲突。

上面提到的第二个案例涉及一名 14 个月大的早产婴儿，她自出生以来就有呼吸系统疾病，目前的病情略有加重，但尚未达到令人担忧的程度。一位不习惯护理此类儿童的护士表示担忧，并敦促这位母亲转到 PICU。住院医师处在一种尴尬的局面中。这位母亲显然信任这位护士，因为她在床边的时间要长得多。不可否认，这位住院医生仍在接受培训，可靠性不如高年资医生。

在实际情况中，住院医生对这位母亲的回应会是坚称："她是护士……我是医生。现在收入 PICU 对 Alice 来说没有医学上的适应证。如果什么时候我认为有必要，我会毫不犹豫地把她转走。好了，你还有其他问题吗？"

一种更好的开启沟通的方式不是通过简单的反驳来推翻护士的陈述，而是积极的倾听：住院医生可以请这位母亲描述她的担忧，并请她解释她对 Alice 的哪些情况感到特别担忧。对话会包含大量的问题，包括开放式的问题和澄清性的问题，既要去理解母亲的担忧，又要确保她感到被倾听和尊重。在这种情况下，深入挖掘细节（drilling down for details）可能非常有用：帮助母亲尽可能准确地描述她的担忧，而不是去猜测这些担忧，这会使住院医生能够以真正解决这些担忧的方式做出回应，而不是回避或忽略她眼中最重要的问题。

在这个过程中，一项有效的技巧是"情绪标签化"（affect labelling）：观察这位母亲表现出的情绪，直接指出这种情绪是什么。通常，如果一个人处于激烈的情绪状态下，而对话完全停留在事实层面时，那么他会感觉自己没有被倾听。认识自身的感受能够极大地促进沟通，转而解决问题。因此，住院医师可能应该说："你听到护理 Alice 的人说了这些不同的话……这可能会让人很困惑，也许很令人不安。这是否是你正在经历的一些事情？"在整个过程中，与她建立信任是成功解决冲突的必要条件。认真倾听有助于与冲突中的人建立更牢固的人际关系，这通常是成功解决冲突的先决条件。当然，类似的一套技能也可以应用到这种情况下的其他冲突中，比如护士和住院医生之间的冲突。

## 教授如何解决医疗工作中的冲突

那么如何学习和传授这些技能和策略呢？有几种学习 / 教学强度可供选择。在我自己的工作中，最深入的培训需要几天的时间。第一天会结合一些教学材料和各种简短的场景练习。本课程介绍了一系列解决冲突的平台，从协商到指导、促进、调解和仲裁，帮助参与者更好地理解他们在生活和工作中出现的各种冲突。之后将介绍一组具体的技能和策略。它们包括总结、重申、提问（封闭式、开放式和澄清性）、重构、适当的肢体语言和语调（包括模仿）、将公开的立场与隐藏意图区分开来等。

重要的是，根据"边做边学"的教学方法，在第一天，参与者周期性地工作（主要是两人一组），在医疗工作中常见冲突的情景中练习这些技能和策略。这些被称为"实践场景"（practice scenarios），而不是"角色扮演"（role plays），因为后者更像是让两三个人站在房间前面表演一个场景，而其他人则在一旁围观和评论。相反，笔者的方法可以确保每个人都直接参与到每一项练习中。当一个人"正处于"与另一个人发生真实的冲突的时刻，无论如何必须找出正确的回应，且使用正确的语言、语调和举止时，学习的效果最好。这些练习旨在反映医疗工作过程中出现的真实冲突，同时，使参与者一次又一次地使用他们所学到的特定技能。因此，当每组在练习一个场景时，可能一个人是"医生"，而另一个是"病人"；或者一个是"护士"，而另一个是"配偶"。情境练习后进行全面的总结，然后介绍下一套技能和策略。

在第二天和第三天，训练几乎全部是练习和复盘。此时，将参与者分成 3 ～ 5 人一组而不是 2 人一组，练习场景主要是模拟调解。其中一个人充当调解者，而其他小组成员扮演情境中的其他参与者之一，每个人都有各自的信息。由于在每个调解模拟中，参与者要么是调解者，要么是另一个角色，因此会有多个调解同时进行。在一个案例中，调解者可能会帮助争吵中的父母做出对孩子最好的决定。在另一个案例中，调解者可以帮助日班的护士长与未能恪尽职守的夜班护士长一起解决问题。随着参与者变得更有经验，案例也会变得更复杂。每次调解进行约 45 分钟，然后进行细致的复盘。

如前所述，在调解过程中，要有一个中立、不偏袒任何一方的人，他要帮助那些处于冲突中的人相互倾听，通过合作寻找并解决他们的分歧。调解成为第二天和第三天的教学平台，原因有几个。诚然，大多数参与者在完成培训后并不会真正成为调解者。尽管如此，我们还是从观察他人的冲突、帮助他们理清思路和语言，以及控制我们自己的情绪等方面深入到冲突中，支持某一方并告诉人们他们应该做什么。调解者必须在那个时刻想清楚如何通过提出问题来帮助人们自己想明白真正的问题是什么；如何辨别情绪，并有时去改变他人的情绪；如何打破僵局并帮助人们通过合作解决问题。

在第二天和第三天，每个人至少在 8 ～ 10 个不同的案例中担任两次调解者。其他时候他们则作为冲突中的一员。当我们去共情为什么一个人会这样思考、感受和行动时，这种活动也很有教育意义。

调解同样是有益的教学平台的原因是，具有多个冲突方的情景需要我们同时处理各种不同的观点。由于调解是一种帮助他人协商的方式，有时也会私下指导冲突中的一方或多方，因此它还依赖于其他类型的冲突解决方式，如刚才提到的协商和指导。

最后，尽管许多参与者不会成为这样的调解者，但他们中的一些人实际上不时地需要提供类似调解的服务。如上所述，那些提供伦理咨询服务的人很快就会发现，大多数咨询都是关于冲突，而不是伦理困惑。因此，在许多情况下，最好的服务就是促进冲突中人们的对话，帮助他们自己找到最佳解决方案。通常情况下，如果顾问只是偏袒一方，那么实际能解决的问题就很少。在进行伦理咨询的 30 多年里，我从来没有听到一个临床医生、病人或家人说过"天哪，这个伦理专家认为我对这种情况的看法是错误的——所以我肯定是弄错了，我需要改变我的想法！"一次也没有。

在许多医院环境中，临床医生本人可能需要担任或吸纳这些正规的调解者或临床伦理学家角色的某一方面。例如，在病例讨论和家属会议中，病人、家属和临床医生会聚在一起，以解决关于最佳治疗的不确定性，有时还会出现分歧。因此，相同强度的工作坊式培训也有助于他们作为临床医生和教育工作者的职业发展。

简短的培训活动也可以提供技能、策略和实践练习。例如，我为一年级的住院医生（包括 1∶1 数量的护士）提供全天的"沟通训练营"。此次培训的重点不是多方调解，而是在一对一协商的情况下（即自己遭遇的冲突）解决问题。不过基本原理是一样的。在上午，一些讲座会传授一系列技巧和策略，每次只教授一部分，并穿插不同的场景练习。在下午，参与者与不同的搭档进行更复杂的场景练习。这些场景可能包括临床医生 – 病人、临床医生 – 家属、临床医生 – 医疗团队等。此外，医生有时也会扮演护士，反之亦然，因此每类专业人员都有机会了解其他人的想法。在为期 3 天的培训中，对该学习过程而言，详细的复盘讨论至关重要。

更简短的训练也需要半天或更短的时间，技能"工具箱"更小，练习场景也更少、更短。然而，作为解决冲突和合作解决问题的入门，它们仍然具有相当大的价值。

最后，不必局限于在正式的讲习班中学习和传授此类技能。通过真实的案例，在临床工作的现场也可以进行。例如，可以通过一对一指导来帮助同事最佳地处理冲突，或防止冲突发生，亦或直接示范教学。

## 评估和研究

根据上述讨论，可以看到解决冲突的技巧和策略的确是可以被学习、传授和磨练的。我们可以在两个层面上讨论评价和深入研究的方法。微观层面上的讨论是关于如何最恰当地评估个体，以及培训是否帮助他们更成功地解决了冲突。而更广泛地，宏观层面包括如何尽可能地推广应用此类培训，以及它们是否能够在总体上降低医疗中冲突的严重性和破坏性。

在微观层面，研究将包括判断学习者是否熟练掌握了各种解决冲突的技能和策略，具体而言，该个体是否已经能熟练地在日常临床环境中解决冲突。难题是真实存在的。当某人在处理一场真正的冲突时，由于旁观者的存在，直接观察可能会侵犯参与者的隐私并妨碍这一过程。尽管如此，仍有一些面对面的机会。在法律环境中，诉讼调解允许旁观以及共同调解，使得新晋的调解员能够看到真正的调解过程，并在有经验的调解员的直接指导下进行自己的调解工作。在临床环境中也可以创造类似的机会，特别是在教学医院，在那里临床教育工作者可以积极示范解决冲突的策略，并在支持性的环境中为受训者提供实践这些策略的机会。

然而，评估冲突管理的实际案例成功与否也颇具挑战性。有时可能难以评价结局，或者成功解决临床冲突的标准不一。如果争论是关于治疗的选择，而病人自行好转导致冲突不复存在，那么这属于成功地解决冲突还是仅仅是运气好？在其他情况下，所有人真诚地达成共识所带来的好处可能会被病人的病情恶化抵消。例如，所有人都认为进行一段时间的人工呼吸是值得尝试的，但病人随即再发脑卒中并死亡。最后，在一定程度上与心理治疗、心理咨询或其他涉及人际关系的学科类似，冲突的解决至少部分依赖于人与人之间的化学反应。同一个人可能和一个人或团体相处得很好，但和其他人相处就不一定了。由于现场的观察机会有限，在背景问题和复杂人际关系影响下，可能难以辨别被观察者的技能水平如何。

更传统的评估包括笔试。尽管多项选择题有众所周知的局限性，但基于计算机的一系列交互式（多项选择题）问题可以围绕着各种场景，每一组题目都是由对前一组的回答引出的，相比普通的多项选择题，这种问题能提供更加深入的分析。除此之外，需要仔细思考的问答题可以为正在学习解决冲突技能的人提供更广阔的机会，让他们展现出运用各种技能和策略来辨别并努力解决冲突的能力的深度和广度。

面试可以说是评估技能及其策略使用的最佳方法。在任何需要技能的情况下，除了简单的记忆之外，对回忆、分析和判断的书面测验不一定能展示这些技能。因此，诸如美国医师执照考试（United States Medical Licensing Examination，USMLE）已经认识到，书面测验不足以测试医学生是否能够与病人建立融洽关系，收集关键的病史，用外行能理解的语言告知信息，并形成合作关系以进行决策。因此，USMLE 的第二步考试包括了一整天的面试部分。每个学生用 15 分钟会见 12 名标准化病人（经过训练的演员，模仿真实病人的行为）。每次见面后，学生有 10 分钟的时间写一份病历，列出恰当的病史、查体结果、诊断印象和治疗计划。

然而，对于解决冲突的技能，一个正式的面试——例如一个设计有专业演员参与的口头考试场景——可能会很昂贵，而且，如果目标只是为了帮助教师和学员学习这些技能，可能会有点极端。因此，更有成效的重点可能是开设上述工作坊，并增加协作学习和指导的机会。

在宏观层面上，研究需要关注如何扩大此类培训的可及性，以及此类培训是否可以降低总体医疗冲突的严重性和破坏性。后者需要复杂的社会科学方法论。一个可信的研究设计需要：①定义什么是冲突；②决定如何衡量某一机构内冲突的类型和程度；③对各种变量进行控制来判断该机构的培训是否对改变冲突程度起到积极作用。

为了改善解决冲突的培训的可及性，我们努力为其构建所谓的"项目论证"。如上所述，在报告的医疗不良事件中，近 70% 事件的根本原因是沟通问题，远超其他常见问题，包括员工培训、病人评估和人员配置（ECRI，2009，p1）。冲突是沟通不良的一个关键来源，当人们彼此不和时，往往不能充分地相互沟通。因此，病人安全、医疗错误以及与之相关的医疗事故诉讼的危险是解决冲突的培训项目论证的中心焦点。此外，未解决的冲突通常会导致医务工作者的职业倦怠、员工离职、部门层面运作障碍、病人和家属的不满，以及机构文化失调等。好的业务和医疗服务需要有效地解决这些问题。

---

**实用技巧**

下面列出了临床教育者可以在自己的临床实践和（或）明确地为学习者建立模范中使用的关键实用技巧。

- 邀请病人 / 学习者 / 同事描述他们的担忧并积极倾听。认真倾听有助于与陷入冲突者建立更牢固的人际关系，而且往往是成功解决冲突的先决条件。
- 确保这类讨论包含了许多问题，包括开放式的问题和澄清性的问题，以理解对方的担忧，并确保他们感到被倾听和尊重。
- 聚焦于深入挖掘细节，帮助对方尽可能准确地描述他们所担心的事情。这会防止我们误解他人的担忧，并使你能够以实际解决这些担忧的方式做出回应，而不是回避或遗漏他人眼中最重要的事情。
- 使用"情绪标签化"——观察对方表现出的情绪，直接对其分类并指出来。识别潜在情绪对建立沟通平台大有裨益，有助于促进冲突的解决。
- 必须努力建立信任，这是成功处理冲突的条件之一。

---

# 总结

冲突对医疗工作有着很大的影响。其风险是巨大的。因为训练有素的专业人员需要进行独立的判断，病人和家属预想的目标和手段也并非总是与医疗服务提供方相同，所以这项工作是复杂的，需要高水平的团队合作。

因此，有效的冲突解决对病人安全、病人和医务工作者的满意度、组织效率和有效性以及一系列其他重要因素来说都至关重要。

某些人天生比其他人更会解决冲突，但这项技能确实是可以教授的。很多技巧和策略是有益的，但对于学习过程而言，重要的是要提供监督指导下的实践和复盘。仅仅学习概念是不够的。如果没有机会使用这种技能，讨论练习是否顺利以及如何改进，并再次尝试，那么学习者就无法变得熟练。临床教育工作者的特殊身份有利于通过亲身示范、积极支持学员学习，并通过游说各方来举办更正式的培训等方式，增加受训者学习冲突解决的机会。最终，通过良好的培训和后续指导，人们能够在需要时得心应手地使用这些技能。

# 在线资源 / 延伸阅读

在线的解决冲突的培训示例：

- http：//conflict911.com/resources/Exercises_and_Training_Activities_To_Teach_Conflict_Management/

- www.edcc.edu/counseling/documents/Conflict.pdf

- www.helpguide.org/articles/relationships/conflict-resolution-skills.htm

- www.creducation.net/resources/CR_Guidelines_and_10_CR_lessons_FCPS.pdf

- www.crnhq.org/content.aspx？ file=66138%7C37382l

- http：//study.com/academy/lesson/teaching-conflict-resolution-to-adults.html

与医疗保健沟通相关的机构：

- 医患沟通以改善健康结局：http：//healthcarecomm.org/training/faculty-courses/clinician-patient-communication

- 教师课程（对培训者的培训）：http：//healthcarecomm.org/wp-content/uploads/2014/05/CPC-TTTcourse-overview-_5-6-14.pdf

Discinsights.com——DISC 人格类型：

- http：//changingminds.org/explanations/preferences/disc.htm

# 参考文献

ASBH Task Force. (2011). *Core competencies for healthcare ethics consultation* (2nd ed.). Chicago: ASBH.

Bergman, E. (2013). Surmounting elusive barriers: The case for bioethics mediation. *The Journal of Clinical Ethics*, 24(1), 11–24.

Conard, J. R., & Franklin, J. F. (2010). Addressing the art of conflict management in healthcare systems. *Dispute Resolution Magazine*, 16(3), 15.

Discinsights.com. (2017). *DISC theory and DISC personality traits*. Available at: https://discinsights.com/disc-theory/. (Accessed 22 November 2017).

Dubler, N., & Liebman, C. (2011). *Bioethics mediation: a guide to shaping shared solutions*. Nashville: Vanderbilt University Press.

ECRI. (September, 2009). *Healthcare Risk Control: Supplement A, at 1*. Available at: www.ecri.org/PatientSafety/RiskQual16.pdf.

Fiester, A. (2011). Ill-placed democracy: Ethics consultations and the moral status of voting. *The Journal of Clinical Ethics*, 22, 363–372.

Fiester, A. (2012). Mediation and advocacy. *The American Journal of Bioethics: AJOB*, 12(8), 10–11.

Fisher, R., & Ury, W. (1991). *Getting to yes: negotiating agreement without giving in* (2nd ed.). New York: Penguin Books.

Gibson, K. (1999). Mediation in the medical field. *The Hastings Center Report*, 29(5), 6–13.

Marcus, L. J. (2002). A culture of conflict: Lessons from renegotiating health care. *Journal of Health Care Law and Policy*, 5, 447–478.

Marcus, L. J., Dorn, B. C., & McNulty, E. J. (2011). *Renegotiating health care: resolving conflict to build collaboration* (2nd ed.). San Francisco: Jossey-Bass.

Marston, C. (1970). *Motivating the 'what's in it for me?' workforce*. Hoboken, NJ: John Wiley.

Marston, W. (1979). *The emotions of normal people*. Minneapolis: Persona Press, Inc.

Mayer, B. S. (2015). *The conflict paradox: seven dilemmas at the core of disputes*. San Francisco: John Wiley & Sons.

Moore, C. W. (2003). *The mediation process: practical strategies for resolving conflict* (3rd ed.). San Francisco: Jossey Bass.

Morreim, E. H. (2014a). Conflict resolution in health care. *Connections*, *18*(1), 28–32.

Morreim, E. H. (2014b). In-house conflict resolution processes: Health lawyers as problem-solvers. *The Health Lawyer*, *25*(3), 10–14.

Morreim, E. H. (2015). Conflict resolution in the clinical setting: A story beyond bioethics mediation. *The Journal of Law, Medicine & Ethics: A Journal of the American Society of Law, Medicine & Ethics*, *43*, 843–856.

Morreim, E. H. (2016). Story of a mediation in the clinical setting. *The Journal of Clinical Ethics*, *27*, 42–49.

Patterson, K., Joseph Grenny, J., McMillan, R., et al. (2012). *Crucial conversations: tools for talking when stakes are high* (2nd ed.). New York: McGraw-Hill.

Rohm, R. (1993). *Positive personality profiles*. Atlanta, GA: Personality Insights Inc.

Schaubhut, N. A. (2007). *Technical brief for the Thomas-Kilmann conflict mode instrument*. Available at: www.cpp.com/Pdfs/TKI_Technical_Brief.pdf.

Scott, C., & Gerardi, D. (2011a). A strategic approach for managing conflict in hospitals: Responding to the Joint Commission leadership standard; Part I. *Joint Commission Journal on Quality and Patient Safety*, *37*, 59–69.

Scott, C., & Gerardi, D. (2011b). A strategic approach for managing conflict in hospitals: Responding to the Joint Commission leadership standard; Part II. *Joint Commission Journal on Quality and Patient Safety*, *37*, 70–80.

Stone, D., Patton, B., & Heen, S. (1999). *Difficult conversations*. New York: Penguin Books.

Thomas, K. W., & Kilmann, R. H. (2010). *Thomas-Kilmann conflict mode instrument profile and interpretive report*. Available at: www.cpp.com/en-US/Products-and-Services/TKI.

Ury, W. (1993). *Getting past no*. New York: Bantam Dell.

# 第 2 篇

# 临床学习情境中的教育方法

# 第 **7** 章

# 工作场所情境对教与学的影响

Joanna Bates，Rachel Ellaway and Christopher Watling

## 引言

当融入医疗的真实工作中时，临床教育不可避免地受到其发生时的不同临床环境的影响。基于工作场所学习的医疗情境正在日益多样化：它们可能在城市或乡村，可能在医院或社区，可能涉及老年病人或者是新生儿，也可能涉及不同种族、社会经济地位以及疾病和损伤情况等混杂因素。临床教育情境很大程度上决定了在其中可能学习到的内容（Billett，2016；Dornan，2012）。例如，情境可以影响学习者的学习态度（Dornan et al.，2014），为专业身份的发展创造机会（Creuss et al.，2014），激励学习者（Mann et al.，2009），为学习者提供能真正运用知识和技能的机会（Dornan et al.，2014）。

情境也会带来挑战。例如，学习者经常需要适应新的情境，尤其是在不同科室轮转时（Bernabeo et al.，2011；Miles et al.，2015；Teunissen & Westerman，2011）。难以适应不同环境的学习者会错过一些学习机会、主动避开另一些学习机会（Atherley et al.，2016），因此通常不能够很好地发展（Attrill et al.，2015；Teunissen & Westerman，2011）。随着临床学习情境多样性日益增大，以及在这种日益多元化的训练环境中轮转的学习者的数量不断增加，学习者面临的挑战也随之增加。即使表面上看起来相似的工作情境也可能存在很大的差异，但人们很难意识到这种差异（Ellaway & Bates，2015）。由于临床教育者不像学习者那样经常更换工作环境，他们可能很难帮助学习者适应快速变化的临床环境。

临床工作场所复杂且不可预测（Durning et al.，2010；Fenwick，2012；Plsek & Greenhalgh，2001；Stacey，2007），因为他们主要看重的是为病人提供照护，而不是教育。临床教育者往往不能确定如何帮助新学员适应工作情境，如何最好地利用这些情境提供的学习机会。这种不确定性在一定程度上是由于他们对日常工作情境已经习以为常，以至于他们不再注意那些特质和变化。然而，临床教育者需要了解他们的临床工作场所及其特点，从而为他们的学员提供有意义、有效的学习经验。

在本章，我们的目的是帮助临床教育工作者更好地了解并更有效地利用他们的临床工作场所情境进行教学。我们从一个案例研究入手，描述 Sandy（一个以社区为背景的临床教育者）和 Sean（她的临床实习生）的经历。Sean 在努力理解这一陌生的临床工作情境，Sandy 也在努力理解 Sean 适应新环境面临的挑战。据此，我们系统地描述临床工作场所的情境以帮助教育者了解自己的临床工作。我们通过借鉴社会文化学习理论的各个方面来探索学习者从他们的工作情境中的学习方式以及学习内容。然后，我们描述了临床教育者可以使用的不同教学策略，以改善学员从临床工作环境中学习的方式。最后，我们回归案例研究，重新审视 Sandy 和 Sean 如今可以利用的情境化学习机会。

## 案例研究 7.1

### 情境

为了阐明如何在有效利用临床情境进行教学时遇到的困境和潜能，我们的案例研究要聚焦于一名学习者从市中心的三级教学医院转到农村的全科门诊的过程。

### 临床教育者

Sandy Morton 是 Valleyfield 小镇的家庭医生。这是一个拥有 2.3 万人口的矿业小镇，小镇上有 10 名家庭医生、4 名全科医生和一所拥有 18 张病床的医院。这座小镇与一大片原住民保护区接壤，Sandy 对诊治从事体力劳动的年轻工人、原住民病人和长期居民有丰富的经验。小镇距离最大的医学院校所在地 Langdon 市约 300 千米，Sandy 是这所医学院校的教师，学习者在 Valleyfield 进行基层医疗实践。虽然开展临床教学工作时间不长，Sandy 已经顺利指导了几名高年级实习生。但是，她在 Sean 这里遇到了困难。Sean 一周前来小镇接受为期 8 周的基层医疗实践。他对照顾病人没什么兴趣，而且缺少与病人互动交流的自信。虽然之前的学习者认为急诊是一个令人感到兴奋的环境，可以使他们练习自己的技能，但是 Sean 也避开在急诊轮转。Sandy 最终打电话给 Langdon 的项目协调员，询问 Sean 在其他临床实习中是否产生过类似问题，却被告知，虽然这是他在城外的第一次临床实习，但是到目前为止没有出现任何实习问题。

### 临床学习者

Sandy 认识到 Sean 现在很痛苦。事实上，Sean 感觉自己好像进入了另外一个世界。在之前的临床实习中，他是团队中的一员，有一群同龄人和比他稍大几岁的研究生学习者，这意味着他很少与他的临床医生教育者直接交流沟通。但是在 Valleyfield 的实习中，没有可以征求意见的人，他周围的每个工作人员都忙着照顾病人，没有时间开展正式的教学研讨会和查房。Sean 习惯面对的是因为危及生命的疾病而住院治疗的病人，他通常将这些病人转诊到 Langdon 教学医院的专家处。因此，他不知道如何照顾处于慢性病进展期的病人——这些病人似乎比他更了解自己的病情，并且经常质疑他的建议。病人本身也各不相同。他回忆道，他在学校学习过原住民文化，但从未真正接触过原住民，也不确定应该如何与原住民人群沟通。Sean 感到迷茫且难以适应新环境，他经常不确定自己该做什么，或者是如何成为团队中有所帮助的成员，甚至是这种临床环境中的学习者。

# 作为背景的教育理论

由于不同的环境为教和学提供了不同的机会，临床教育者需要了解他们所处的特定的工作环境（Billett，2001，2016；Cruess et al.，2014；Eraut et al.，2004）。但是，要实现这一理念存在一定挑战性。工作环境就像教学宇宙中的"暗物质"：它们很难被人们感知到（Dewey et al.，2008）。事实上，初来的学习者更容易感知临床工作场所的特质。在本节中，我们通过使用临床训练情境的六种相互作用模式来揭示情境的概念（Bates & Ellaway，2016；Ellaway & Bates，2015）（图 7.1）。

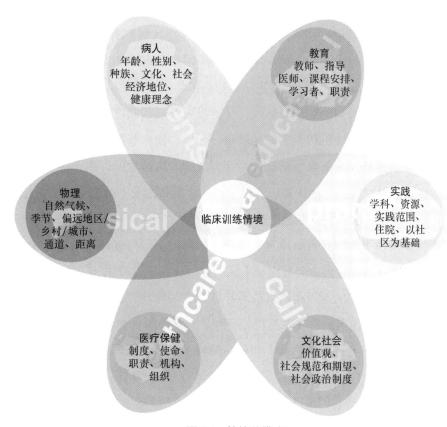

**图 7.1　情境的模式**

*https：//www.researchgate.net/publication/324259674_6_context_patterns_flower_v2. Accessed April 4 2018. DOI10.13140/RG.2.2.15866.59844*

- 病人模式：临床工作场所允许学习者与病人进行互动，在他们身上练习临床技能，并向他们学习（Dornan et al.，2014；Teunissen & Wilkinson，2011）。对临床教育者来说，尤其是那些已经在当前实践情境中待了一段时间的人来说，一名病人可能与其他病人看起来很相似，大都能够通过表现出的症状或鉴别诊断等而提供教育机会（Asgarova et al.，2017；Epstein，2007；de Jong et al.，2013）。但是，学习者在不同的情境中切换，可能需要适应不同的病人群体。例如，病人可能年龄不同，他们可能患有危及生命的疾病或轻度的慢性病，或者他们可能来自特定的宗教或种族群体，对健康和医疗保健有不同看法。为了游刃有余地面对不同病人群体，需要调整在某病人群体中培养的技能，有时甚至需要相当大的调整（Truong et al.，2014）。事实上，这些不同病人群体唯一的共同特征可能是都有医疗保健需求。

- **实践模式**：临床实践的动态变化因情境而异。在提供的服务、提供服务者的执业范围以及提供（或拒绝提供）照护的方式等方面可能存在差异（White et al.，1961）。跨专业实践的模式可能会改变负责人及其职责。例如，在缺乏专家或治疗资源的农村，医护人员扩大执业范围，提供比在城市更广泛的服务范围。医疗工作的节奏可能是从容不迫、深思熟虑的，也可能是快节奏、不可预测的。

- **教育模式**：卫生专业教学制度规定了临床学习者和教师的身份，他们作为学习者和教师的职责范围做什么，以及开展时机。在不同培训场景下是否有正式的教师发展课程，教师是否期待这类课程，都会影响在不同培训场景下采取的具体教育模式。其他影响因素包括招生、政策、培养方案、晋升和教育文化方面的差异（Brosnan & Turner，2009）。开展时机还规定了何时安排临床实践教学及实践教学目的。例如，即使处在相同的工作环境中，完成临床实习的助产学习者和完成产科轮转的住院医师有不同的临床经历。在某些情况下，学习者必须适应许多不同的临床教师，这些教师都有自己的风格和期望（Goldszmidt et al.，2015）；而在其他情况中，他们可能会在较长的时间内与相同的几位老师一起工作。监督的存在与否和提供的程度，以及是否存在同伴学习者，进一步塑造了临床教育的模式。

- **机构模式**：医疗机构（如诊所和医院）在组织、经费投入、规章制度和期望方面存在差异。例如，与大学卫生专业项目密切相关的医疗机构的工作场所学习环境，比那些没有的机构来说更可能有正式的架构和策略来顾及学习者。此外，内部诊断测试、治疗方案和专科医生的存在，都可能会影响医疗服务的提供方式以及对"良好的医疗服务"的认知。农村城镇的诊所和医院不可避免地缺少这些资源中的一部分，但相比之下，它们与所在社区的联系可能更紧密。

- **地理位置**：临床工作情境可能因其自然地理、气候和时间的不同而变化。例如，在遭遇季节性热带风暴或暴风雪的偏远地区进行培训，可能会有完全不同的学习体验，这取决于是否有可能前往三级医疗中心。学术中心与不同训练地点之间的地理距离可能意味着，在某些地点进行轮转的学习者与他们的社会支持网络相隔更远，所以与其他地点的学习者相比，获得学术支持的机会更少。在地理位置特殊的资源行业，如林业和采矿业，影响学习者接触到的病人和疾病的种类。某些地理环境，如农村和偏远地区，往往广泛使用信息和通信技术（ICT）及远程医疗服务，这也会改变这些情境提供的学习经验和机会。

- **社会模式**：临床工作情境也受它们服务的社区和所处环境的影响。社会背景模式是通过人们的价值观、信仰和行为、个体之间和个体与医疗保健之间的互动性质，以及对能力和同理心的表达而形成的。例如，由于更广泛的社会背景不同，各国和地区的临床工作场所各不相同。在更为局域化的层面上，人口结构的变化（如难民涌入社区）、获取特定技术的机会以及文化代际差异都会影响临床工作场所。病人群体及其伴随疾病的特征通常集中在特定的地理区域。例如，在某些社区比其他社区更常见某种遗传疾病，或者在社会贫困程度更高的地区可能更常见复杂的慢性多发合并症。

这六种模式并非详尽无遗，但我们发现这 6 种模式反映了临床训练情境之间反复出现的主要差异。尽管它们有助于描绘学习情景，但我们不应假定这些模式是完全独立存在的。例如，病人倾向于反映他们的社区文化；教育实践将根据医疗服务的可实现性和当地医疗实践方法来决定；病人的陈述在一定程度上反映了环境挑战

（如季节和气候）。单个要素（如临床服务或人口学特征）也可能与多个模式相关，而单个模式内的要素通常会相互影响，也会跨模式相互影响。还需要注意的是，这些模式和其中的元素往往处于永远变动的状态。有些变化可能发生得很快，比如多车相撞事件会影响急诊室工作秩序，而其他变化可能发生得不那么突然，比如采用了新的政策和流程。事实上，一些变化可能发生得非常缓慢，可能会持续数年之久，比如广泛采用新技术或人口老龄化（Lewin，1999），在较长的周期内通常会存在较小的变化周期，两者互相影响。例如，一个缓慢增长或萎缩的社区将持续经历其医疗环境的周期性变化。

虽然临床工作场所的模式是复杂、相互作用和不断变化的，但这 6 种模式可以作为一个透镜来折射工作场所的情境。

# 情境和学习理论

## 学习是如何发生的？

学习的社会文化理论可以为临床工作环境如何影响学习提供理论基础（Monrouxe & Rees，2009）。这些理论将学习塑造为一个社会过程，通过学习者在特定情境（如临床工作场所）中与他人的互动构建。医疗保健机构（作为医疗社区）有自己独特的工作方式（Wenger，1998；Wenger-Trayner et al.，2014）。这些差异可能反映在当地医院的政策和流程、诊所的营业时间和保存病人记录的方式，或诊所组织病人预约的方式上。这些"做事方式"通常包含在正式的政策、实践指南和认证结构中，但在不同的临床工作场所发挥不同的作用。

当初来者来到一个特定的环境时，他们需要时间来适应并找到自己的方式充分参与社区实践。这些外来者就是 Lave 和 Wenger 所说的"合法的边缘性参与者"（Lave & Wenger，1991；Wenger，1998）。学习者是"合法的"，因为他们被允许在那里学习；他们是"边缘人"，因为他们还不能完全充分地参与社区活动；他们是"参与者"，因为学习是通过参与社区活动来实现的。对于临床学习者来说，他们不仅是外来者，通常还是一个致力于提高专业水平的新手。临床教育工作者和医疗团队的其他成员会引导学习者更全面地参与（Dornan et al.，2014；Teunissen & Dornan，2008）。通过参与学习，学习者逐渐深入社区工作，更有效地参与并逐渐拥有更多的自主权。实践共同体的成员承认并接受学习者的能力发展对共同体活动的贡献（Wenger，1998）。而且，学习者通过参与共同体活动，共同体认可学习者的发展能力时，学习者会越来越多地合法参与共同体活动，学习者逐渐形成并完善了他们的职业身份（Wenger-Trayner et al.，2014）。

对于融入专业共同体的学习者来说，他们的价值观在一定程度上被共同体同化了，他们将接受其习俗、态度和工作方式。情境对态度和价值观发展的影响尤其显著（表 7.1）。参与实践共同体的工作支持"非正式学习"——在实践中产生的学习，而不是从课堂教学或成文的知识（如书籍）中产生的学习。非正式学习通常发生在没有意识到所学内容的情况下，学习者往往会通过这种学习积累"隐性知识"。临床医生和他们的学习者正是利用这种隐性知识（通常不经过思考）来完成他们的许多任务。这种隐性知识的使用可以让个体更自由地利用自己的认知能力来解决更复杂的问题——这是需要特别注意和关注的问题。先前的非正式学习和当前的隐性知识是临床医生在任何特定临床工作场所有效履行职责的基本要素。

表 7.1　不同学习形式下情境依赖的不同层次和形式 *

| | 情境依赖程度 | | |
| --- | --- | --- | --- |
| | 低 | 中 | 高 |
| 最能够学习和发展的 | 知识 | 行为 | 态度 |
| | 技能 | 辨别能力 | 身份 |
| 独立或依赖的本质 | 知识和技能可以在一种情境中学习或发展，并转化为其他情境 | 与医疗能力有关的行为和区分不同行动路径的能力需要在特定类型的环境中学习或发展，但可以迁移到其他类似的情境中 | 情境在很大程度上影响个人态度和由此产生的行为以及医生身份的发展，并将继续影响未来的实践 |

\* 这反映了普遍的趋势，而非绝对的依赖性

改编自：Adapted from J. Bates & R. H. Ellaway.（2016）. Mapping the dark matter of context：A conceptual scoping review. *Medical Education*，*50*（8），807-816.

## 情境对学习者的影响

医疗专业教育项目中临床实习的目的是培养学习者的专业知识、技能和态度。通常情况下，学习者从正式的大学环境转换到临床工作场所中，随后在不同临床工作场所轮转。（Wenger-Trayner et al.，2004）将个人从一个场景转换到另一个场景描述为个人训练轨迹（Wenger-Trayner et al.，2004）。当学习者从一个临床工作场所转移到另一个临床工作场所时，他们不仅成为新工作环境中合法的边缘参与者，他们还发现自己的隐性知识对新环境的用处不如对旧环境的用处大。工作场所之间的差异越大，学习者从前一个场所中获得的隐性知识在其他场所中的用处就越小。例如，即使在同一家医院，学习者从呼吸科轮转到骨科，他们也会面对不同的临床情境、病人情况、住院时间、治疗计划都有差异，以及对学习者的教学目标不同，期望学习者关注和完成的内容也有差异。

另外，学习者可以利用自己对医院整体政策、资源和价值观的隐性知识，也可以利用自己对临床医生的理解（Eraut et al.，2004）。相比之下，学习者从一个环境中的临床学科转移到一个全新环境中的不同临床学科，他们会发现几乎所有的隐性知识都不再适用，因此学习者可能很难弄清楚"这里的事情是如何完成的"。变化越多，学习者受到的干扰就越大。事实上，学习者从大型学术中心的病理科轮转到远离中心的基于社区的普通外科可能需要适应几乎所有环境模式的变化；甚至他们自己的职业认同感也可能受到挑战。轮转情境之间的差异越大，学习者为了在实践和情感上成功过渡需要做的调整工作就越多（Wenger-Trayner et al.，2014）。

无论出于什么教育目的，学习者在不同的情境中转换都需要调整自己的学习和实践方法。即使是在同一家医院内，学习者轮转到一个新的临床工作场所，都会耗费大量精力和注意力，因此会引发学习者的不适，包括焦虑、压力、沮丧、恐吓和恐惧（Bernabeo et al.，2011）。轮转到一个全新的临床工作场所可能会给学习者带来更多的负担：环境转换的时间和成本，个人支持和个人生活机会的丧失。学习者可能会不确定对自己在新工作场所的角色和职责要求（Atherley et al.，2016；Howe & Kumar，2017）。他们也可能会遇到后勤方面的困难，比如在哪里找到设备或表单，或者如何在合适的时间向恰当的对象寻求帮助（Attrill et al.，2015；Miles et al.，2015）。实际上，每一项小任务都需要耗费精力，这可能会影响他们的学习能力。

## 情境、胜任力和能力

教育者通常认为，胜任力是个人获得的，一旦拥有，就可以迁移到不同的临床工作情境中（Sfard，1998）。相比之下，社会文化学习理论将胜任力描述为在共同体中发展和嵌入的，而不是由个人拥有的。在特定环境中构建能力概念的推论是，胜任力不能在不同的环境中迁移，在不同的环境中扮演相同的角色需要进一步的学习和适应（Eraut et al.，2004）。事实上，"胜任力是与情境相关的，它反映了一个人的能力与他在真实世界中特定情况下需要完成的任务之间的关系"（Epstein，2007，p387）。对于临床学习者来说，胜任力与学习环境密不可分。它存在于当下，反映了情境因素的相互作用。换句话说，"胜任力是一个不断变化的目标"。

那么为什么不将临床学习者放到一个单一的临床工作场所来培养他们的技能呢？在医疗专业教育中，让学习者在不同临床工作场所轮转的做法是出于一个非常合理的原因。这是由于在一个环境中培养的能力不足以训练出一名现代临床医生；他们需要"能力"——处理不可预测和复杂环境的能力。Hase 和 Kenyon（2003，p2）认为：

> 有能力的人更能有效地应对他们所处的动荡和复杂的环境，因为他们拥有"全面"的能力，这些能力集中在以下特征上：高自我效能感、知道如何学习、有创造力、有在全新或熟悉的情况下胜任工作的能力、拥有恰当的价值观并能与他人开展良好合作。

临床学习者是否积极参与多种不同临床环境决定了他们的能力发展情况。

## 临床工作场所中的机会

在临床教育中，临床工作场所为学习者提供了接触、参与和学习的支持性的机会（Billett，2001）。仅仅有行动的潜力是不够的；我们必须感知到支持性，它才能有效地被临床教育者和学习者使用。但是，教育者和学习者可能会对临床工作场所的支持性有完全不同的看法（Billett，2001；Teunissen & Wilkinson，2011）。此外，临床工作场所所能提供的学习内容可能因学习者的学科或培训水平而异。例如，与低年资医学生相比，外科的高年资临床学习者可能以不同的方式感知（并因此能够接触）手术室所能提供的学习内容。此外，学习者在参与工作场所学习机会时不是被动的参与者；相反，他们有权决定如何与临床工作场所接触（Billett，2011），且这一权利应受到鼓励和引导。支持性情境为学习者提供了情境化的机会，共同体本身也成为了学习资源：这激发了以多种不同方式开展的不同类型的学习（Mann，2011）。尽管临床工作场所的支持性存在差异，但临床教育者可以识别在工作场所学习的稳定支持性（表 7.2）。

一旦临床教育者确定了他们特定临床工作场所的支持性，他们就可以开始为其建立情境课程（Billett，2006a；Strand et al.，2015）。情境课程确定了临床工作场所对学习的具体支持功能，并确定了可能的学习内容。这类情境课程应随着时间的推移而不断调整，适应临床工作场所的转变和变化，以重点保障有效的学习体验。情境课程也需要适应不同学习者的动机和能动性，以及不同水平学习者的专业知识和信心。表 7.2 显示了从临床工作场所的支持性中创建情境化学习的示例。

表 7.2　了解你的临床工作情境及其对教学和学习的支持性

| 情境模式 | 问题 | 答案示例 | 由此产生的学习机会 |
|---|---|---|---|
| 实践 | 你的实践环境是什么？ | 有临时工的青年社区 | 有机会接触不同文化和社会经济层次的病人，尤其关注工伤和产科 |
| | 你的执业范围是什么？ | 全科范围；我比城市里的同事做得更多 | 扩大职业认同的机会 |
| | 你还从事什么工作？ | 我与护士密切合作 | 跨专业学习的机会 |
| 教育 | 我如何培训我的临床学习者？ | 他们 24 小时跟随我学习——我是他们的全天候临床教育者 | 有机会树立榜样，讨论适应能力及平衡工作和生活 |
| | 周围还有其他临床学习者吗？ | 没有，主要是我的学习者 | 支持个体发展 |
| | 有正式的教学课程吗？ | 还没有 | 建立跨专业教学查房的机会 |
| 病人 | 你会遇到什么样的病人？ | 我的病人很多来自少数族裔 | 学习文化能力、调整沟通技能以适应新病人群体的机会 |
| 地理 | 病人或服务如何根据季节变化？ | 夏天我们有大批游客 | 在随访有限的情况下诊断和治疗问题的机会 |
| | 因为地域，什么是可能的？什么是不可能的？ | 冬天，由于下雪，病人无法预约 | 使用远程医疗的机会 |
| 文化 | 当地的价值观和信仰如何影响病人的呈现方式？ | 这里的人往往等到真的病了才获得医疗服务 | 除了处理病人个人的疾病之外，有机会参与健康促进和社区健康工作 |
| 组织 | 当地对于所提供服务的规定和期望是什么？ | 这里的每个人每周都会自愿加班，在一天的工作完成之前没有人离开 | 展示承诺和职业素养的机会 |

## 学习者对情境的影响

到目前为止，我们关注的是临床工作环境对学习者的影响。然而，临床工作场所是动态学习系统，系统的一个部分的变化可以影响其他部分（Fenwick，2012）。学习者个体不仅通过参与临床工作场所的实践而发生改变，他们还通过参与工作及融入文化而改变工作场所。例如，学习者的经常出现可帮助建立常规学习项目，如定期查房；或导致医疗服务常规的改变，如谁是第一个被呼叫的病人（Dionysiou & Tsoukas，2013）。这些调整反过来会影响对其他学习者的教学，以及临床医生和整个组织对医学教育的态度。即使是在特定环境下引起混乱或存在问题的学习者，也需要周围的临床教育者改变他们的行为，以更直接地支持学习者或减少他们可能造成的任何伤害。通过这种方式，临床工作的情境在不断变化，并不断适应新的情况（Durning et al.，2010）。

## 理解动态系统

在医疗保健中，我们主要认为行动和结果是以线性和可理解的方式联系在一起的：当给予病人某种药物时，病人会以可预测的方式做出反应。临床工作场所并不以这种方式行事（Fenwick，2012），尤其是学习者和环境之间存在相互影响的关系，这意味着学习结果可能难以预测。复杂的适应系统，如临床工作场所，就其性质而言，是不可预测的（Lewin，1999）；在临床教育工作者、学习者或病人中发生的微小改变都可能会造成重大的积极或消极的干扰，而看似更大的变化可能没有什么影响。复杂适应系统理论称这种令人沮丧的现象为"非线性"（Mennin，2010）。在实践层面上，"非线性"意味着临床教育工作者可能无法预测学习者、临床教育者和临床工作场所将如何组织自己，也不会在这种互动中出现任何学习。一个显著的学习成果，如学习者态度的转变，可以从一个看似非常小的临床工作场所事件中产生。

同样，看起来很大的变化可能对总体的运作影响不大。在实践层面上，这意味着，虽然医学教育者可以也应该在一定程度上提前计划他们的教学，但他们的很多教学实践需要对学习者在特定环境中的新出现的或"非线性"的表现做出回应。临床工作场所的变化不仅会影响学习者和临床教育者，而且在相同环境下，会让工作的个体的表现动态连接。在特定工作环境中工作的个体的学习和行为在某种程度上是相互"纠缠"的（Scott & Orlikowski，2014）。换句话说，任何一个单独的学习者的学习和行为都不能与他们所接触的人完全分开。在实践层面上，这意味着临床教育者需要意识到他们的医疗团队和他们的学习者可以改变周围人学习的方式。临床教育者可以反思自己在团队中的角色，并指导学习者认识和应对这些"纠缠"。

鉴于临床工作场所的动态系统属性，临床教师必须不断意识到临床环境中变化的可用性、"纠缠"和进程（Duming & Artino，2011）。它们不仅参与促进个人学习者的培训，而且参与配置和重新配置作为一个整体的工作场所学习环境，为工作环境中的工作者创造可供性并对其需求做出回应。

## 加强临床工作场所学习的教育策略

在论述了有关学习理论，阐明了临床工作环境如何促进和阻碍学习后，我们接下来需要考虑临床教育者可以用来强化学习的教育策略。

### 支持融合和参与

了解了学习的重要社会文化维度和临床工作场所的动态性质后，我们提出一个问题：临床教育者如何支持学习者融入和参与临床工作场所？ Bauer 在研究新成员如何"融入"组织的过程后，确定了三个阶段，每个阶段都需要仔细关注：①定位；②明确角色；③承诺和充分参与（Bauer & Erdogan，2011）。在第一阶段，正式的情况介绍、指导和跟进可以帮助个体过渡到新的组织环境中。这一阶段还受到个人属性和行为的影响。应该鼓励学习者在这一阶段积极主动地提出问题，寻求反馈，并发展人际关系。在第二阶段，重点是帮助学习者理解制度文化和价值观，以及如何被组织内的人所接受。在第三阶段，重点转向通过展示始终如一的奉献精神和高水平的工作表现，促进学习者融入组织。这种适用于临床教育的组织社会化模式（图 7.2），已被证明在帮助临床学习者适应新的临床工作场所方面非常有效（Atherley et al.，2016；Dornan et al.，2014；Houghton，2014；Teunissen & Westerman，2011）。临床教育者可以通过参与每个阶段的工作来支持他们的学习者：在学习者初来乍到时明确自身定位，随后说明角色期望，最终欢迎学习者成为初级同事。

临床教育者可以通过除了正式指导和非正式社交之外的其他方面支持学习者的参与。毕竟，临床教师并不是学习者参与临床工作的被动观察者。有一些具体的教育策略可以使临床学习者更充分地参与临床工作。例如，一种有效的策略是有意识地将学习者介绍到临床工作场所，然后支持他们增加参与度。尤其是当学习者在应对

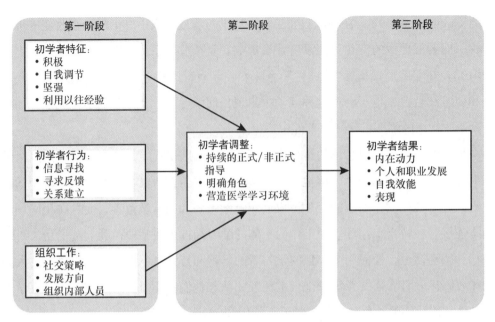

图 7.2 组织社会化模式对员工转型的影响

来源：*A. E. Atherley，I. R. Hambleton，N. Unwin，C. George，P. M. Lashley，& C. G. Taylor（2016）. Exploring the transition of undergraduate medical students into a clinical clerkship using organizational socialization theory. Perspectives on Medical Education，5（2），78-87.*

不熟悉的情况时，临床教育家精心设计的角色榜样是支持参与的另一个有用的初始策略。观察临床教育者与病人的沟通，或将病人转介给其他医疗专业人员，可以让学习者了解他们在更充分地参与这些临床活动之前需要练习的语言和技能。

在向临床学习者传授在他们认为具有挑战性的情况下应当做什么时，角色榜样的方法尤其有效。为了优化学习，学习者应该不仅有机会观察相关行为，并且有机会与临床老师总结情况；这种方法一旦利用起来，会使学习变得容易（Eraut，2004；Teunissen & Wilkinson，2011；Yardley et al.，2012）。

## 情境化课程

临床教育者通常为学习者确定学习目标。这些学习目标往往是高度同质化的，并计划在不同的临床工作情境中实现。临床教育者可以与学习者一起回顾这些目标，确定学习者在当前临床环境下如何以及在何处实现这些目标。这种方法有助于将这些原本通用的学习目标情境化，并让学习者了解他们应该如何、何时以及为什么参与当前的工作场所情境以进一步学习。这种互动还可以帮助临床教育者和学习者就他们可能难以适应的任何情境进行沟通与交流。表 7.3 提供了如何以这种方式将学习目标情境化的示例。

临床教育者不太可能是教学的唯一直接来源。临床学习者周围通常存在医疗团队的其他成员，这些团队成员（通常来自其他医疗卫生职业）可以为学习者提供丰富的非正式学习资源（Noble et al.，2017）。此外，不同的工作情境为学习者提供的学习机会各不相同，这些机会可能不符合特定的课程目标。临床教育者可以与临床学习者一起探讨这样的机会，并让学习者能够参与到制定个性化的学习目标体验中。临床教育者也可以鼓励学习者对计划外的事情持开放态度；不同的情境提供了非预期学习机会，可能会对学习者产生持久的影响，有时会影响他们未来的职业轨迹。通过这种方式，临床教育者可以帮助学习者调整在临床工作场所的机会以及他们的学习目标和需求（Billett，2002b）。

鉴于情境决定了在临床工作场所中的大部分学习活动，临床教育者的角色是识别这些情境的支持性，并引导学习者更好、更有意义地参与当前情境中的教学活动。这可能包括回顾学习目标，确定可能与这些目标相关的情境支持，以及赋予学生权力并指导他们处理这些支持。

表7.3　情境化课程目标示例

| 领域 | 学习目标 | 临床工作场所支持性 | 情境化目标 |
|------|----------|---------------------|------------|
| 病史采集 | 采集病人完整的病史 | 本地病人比例高，有机会了解本地病人的医疗情况 | 从本地病人获取完整的病史 |
| | | 难民和新移民诊所 | 有效使用口译员 |
| 体格检查 | 完成心血管系统的体检 | 病人大量使用静脉药物 | 确定亚急性细菌性心内膜炎（SBE）的杂音 |
| | | 大量产科诊疗 | 对新生儿进行心血管检查 |
| 处置 | 急腹症的处理 | 普通外科 | 从急诊室到手术和术后，随访急腹症病人 |
| | | 偏远社区 | 根据临床指标对病人进行诊断，并决定是否将其送往二级医院 |
| 职业素养 | 与病人保持职业界限 | 患有精神疾病的病人 | 与具有挑战性的病人保持有效的职业界限 |
| | | 农村社区 | 与社区中的病人保持有效的职业界限 |
| 跨专业医疗 | 培养跨专业团队合作技能 | 卒中康复的团队方法 | 与卒中病人的跨专业团队有效合作 |
| | | 联系偏远社区 | 与偏远社区的护理从业者有效合作 |
| | | 姑息治疗团队和专科病房 | 与姑息治疗团队合作，随访并帮助管理临终病人 |

## 培养反思

临床教育者可以借鉴另一个关键的教育策略：培养学生的反思能力。反思指的是"个人探索自身经历的智识活动和情感活动，以获得新的理解和思考"（Boud et al.，1985，p19）。反思还可以让学习者清晰地表达在非正式学习中获得的隐性知识，并区分在不同环境中的做事方式，从而学会调整自己的行为以适应新的临床工作场所（Eraut，2004；Harris & Delany，2013）。反思加深学习（Yardley et al.，2012）很必要，正因为如此反思让学习者有正式的学习机会与临床教育者一起反思自己的经历，以促进临床工作场所的转化性学习。

反思还可以让临床学习者利用自己的价值观和态度，以及发展中的职业身份来理解隐性课程（Holmes et al.，2015）。Holmes 等认为临床学习者在临床工作场所工作时应具备反思能力：理解他们的动机，以适应工作场所的外部压力；意识到当下的压力；与可信赖的临床教育者或同行分析他们的经验；思考并致力于塑造个人价值观和行为。

尽管人们对培养临床学习者的反思能力越来越感兴趣，目前还没有明确的证据证实如何实现这一培养目标。随着时间的变迁，安全的工作场所以及值得信任和合作的临床教育者，可以让学习者增强他们的反思能力。临床教育工作者可以与学习者一起探讨他们在临床工作场所的体验，向他们提出旨在引起反思的问题。表7.4给出了此类问题的示例。

在完成反思性学习之后，临床教育者可以确定具体的临床情境，在这种情境中，可以激发学习者从反思性学习中意识到具体临床情况。促进反思不一定是漫长的过程：要求学习者反思临床工作场所的某个方面，例如不同卫生专业人员的角色转变，可以引导学习者从临床环境的某个方面进行学习。

# 回归案例：从理论到实践

我们可以通过借鉴本章中所提到的理论和方法来分析前面的案例。

Sandy 现在意识到，她的工作情境对她来说很正常，但是可能与其他情境不同，所以她对 Sean 的环境准备情况做出了假设。她认为 Sean 可能缺乏农村生活经验，也缺少在这种环境中提供医疗服务的经验，这些因素可能影响其职业发展。Sandy 和 Sean 以共进晚餐的方式，来一起讨论和解决他工作中的问题。利用上述模式，她首先询问了他之前在基层医疗保健、照护本土病人以及注重紧急处理病人的高容量工作场所的经历。

由于时间充足和倾听者的耐心，Sean 能够反思回顾他以前的经验并考虑它的影响。他解释说，他以前从来没有在农村生活过，甚至没有去过农村。到目前为止，他的临床工作经验都是在一家大型城市的三级教学医院中获取的，身边有很多专家。他曾接触过许多不同文化背景的病人，但几乎没有接触过原住民病人的经验。他只是不知道如何为病人提供有效的诊疗。他的第一反应通常是将病人转诊到其他医疗机构，但病人需要经历长途跋涉。他的临床教育者会如何处理这个问题？

Sandy 回顾了 Sean 之前的经历——包括农村环境、原住民病人、广泛和全科的实践范围、资源受限环境下开展医疗实践。对于 Sean 提供的每一个案例，Sandy 都能明确指出环境中不同的情境因素，哪些因素限制了 Sean 在这种环境中充分发挥能力。Sandy 现在认为自己的角色是支持 Sean，肯定他以前出色的表现，并鼓励他适应新的工作情境，在此基础上继续寻求个人发展。

在制定让 Sean 充分参与临床工作的学习策略之前，她首先解决了他归属感缺失的问题。她邀请 Sean 陪她参加几个社区活动，并将他与当地的徒步旅行团联系起来，从而使他能够发展非正式的社会关系并找到归属感。

表 7.4  旨在激发临床学习者对临床工作环境下的学习进行反思的问题

| 问题 | 激发反思 | 学习者反应示例 |
| --- | --- | --- |
| 你在之前的环境中，接触过哪些病人？ | 社会、文化、种族、宗教背景；疾病流行程度 | "我的大多数病人病得太重，无法和我说话，而且他们中的大多数人反正不会说英语——他们来自许多不同的移民背景" |
| 你现在遇到的病人与以前有何不同？ | 确定新的或不同的病人群体 | "这里有很多本地病人；我在学校了解过这些疾病，但我没有任何实际照护经验" |
| 你需要学习哪些知识才能胜任这些病人的诊疗？ | 学习需求；资源 | "我只去过医院；我不知道如何应对糖尿病和心脏病等慢性病" |
| 这里的医疗环境与你所熟悉的有什么相同或不同之处？ | 什么是"正常"；他们对特定环境的依赖程度如何 | "我有我需要的所有专家，就在身边" |
| 作为医疗团队的成员，你是否已经养成了一些职业习惯？ | 依赖他人提供跨专业医疗 | "我们团队中总是有一名社会工作者；我们会把病人转介给她，病人出院后会得到支持。我不知道该怎么做" |

| 问题 | 激发反思 | 学习者反应示例 |
|---|---|---|
| 你在你最后的环境中是如何学习的? | 如何以不同的方式实现普适的学习目标或结果 | "我是唯一的学习者,所以我一直和我的临床教育者在一起。我习惯了用他的方式做事" |
| 在你之前的学习环境中,通常谁会在随访中遇到这种病人? | 医疗提供者和病人如何根据情境以不同的方式获得服务 | "我当时在一个家庭实习环境中;专家不多,所以我们会随访病人。专家们只是来提供建议的" |
| 你见过无家可归或贫穷的病人吗? | 健康和疾病的社会决定因素 | "我从未见过贫穷的病人。我应该参与社会服务吗?" |
| 我们只能在白天转运病人。你以前是如何管理危重病人的? | 病人和医护人员在特定情况下面临的特殊挑战 | "我从来没有把病人转运出去过" |

Sandy 接下来指导 Sean 做一个关于本地病人的文献综述。Sandy 和 Sean 讨论他的发现时,他们都意识到,他需要更多地了解他将服务的本地病人的历史和文化背景。Sandy 买了两本书作为参考,不仅为 Sean,也为未来的其他学习者。她安排 Sean 跟随在本地生活区提供初级保健的执业护士,并让执业护士知道 Sean 想发展他诊治本地病人的技能。

Sandy 安排一名急诊科的护士对 Sean 开展了一天的培训,让他了解什么时候可以进行实验室检查和 X 线检查,现场可以进行哪些检查,病人如何转诊并转移到上级医院,以及专家们希望转诊给他们什么。Sean 根据自己的经验编写了一本入门手册,确保下一个来到 Valleyfield 的学习者在没有基层医疗实践经验的情况下能够更快地适应环境。

Sean 不打算在基层医疗机构执业;相反,他希望成为一名外科医生。Sandy 安排他每周有一天时间与当地的普通外科医生进行交流。在实习期间,Sean 在手术室的工作越来越多,因为没有外科研究生学习者可以竞争第一助理职位。Sean 还花时间与外科病人在手术前后进行交流,甚至进行随访。他与执业护士的合作使他能够轻松地照顾预约手术的本地病人。

在为期 8 周的轮转结束时,Sandy 觉得 Sean 已经达到了与她制定的情境化学习目标。Sean 已经成为了一个热情的参与者,他受到自己目标的激励,并且正在利用工作场所的学习机会。

# 未来的评估和研究

虽然有大量证据和理论支持临床教育工作者将其临床工作环境作为教学和学习工具,但仍有很多不明确的地方。例如,我们并不确定临床教育者和学习者如何或为什么以不同的方式感知和参与工作场所提供的学习机会。众所周知,个体在感知工作场所支持性上存在差异,但我们还不知道具体原因。我们也不了解这种差异产生的影响。尽管很明显,学习者在训练过程中需要接触一些不同的临床环境,但我们不清楚需要哪些转变,也不清楚在哪个学习阶段应该遇到这些情境转变。我们需要更多地了解临床工作场所之间的差异、教师和学习者参与临床工作场所的方式,以及如何配置临床工作场所,以提供更好的学习机会。我们需要了解学习者如何在他们遇到的不同环境中,整合多种不同的疾病诊断和处理方法。为了应对日益多样化的训练情境,以及应对临床工作情境中的感知、支持和挑战,我们需要更多地关注医学专业教育中有关学习情境的学术研究。

## 实用技巧

### 实习开始前

- 仔细思考自己所处的情境；您需要了解您所在情境的独特特征，才能为学习者提供有益指导。
- 与医疗团队会面，探讨他们对学习者可提供的在临床工作场所的学习见解。
- 确定可以让学习者迅速适应临床工作环境的资源：书籍、视频和文化胜任力取向。
- 如果学习者以前从未接触过某类疾病群体或医疗机构，请提醒您的医疗团队引导学习者。
- 明确临床实习目标，并起草一份在您的工作场所可供学习者使用的潜在经验，以实现这些目标。

### 实习开始时

- 留出时间欢迎和指导学习者。学习者到达一个新的临床工作场所首先需要表示欢迎和期待；一定要让他们觉得自己是您的医疗场所中的合法参与者。
- 向学习者介绍目前医疗环境中的其他团队成员，介绍他们的角色，并将临床学习者作为团队新成员介绍给他们。在不同的医疗环境中，团队成员的角色可能会大不相同。
- 概述临床工作场所的功能——环境、病人、诊疗范围和就诊流程。
- 确定您的医疗环境中的资源缺陷，以及解决这些缺陷的策略。
- 解释您将如何教学、如何监督，以及学习者应该向谁提问。虽然这是所有临床实习的一个重要策略，但从其他工作环境轮转来的学习者可能会根据他们在以前环境中的经验做出假设。例如，是否有正式的查房？或者在做出医疗决定时是否会征求病人意见？
- 了解学习者的学习经历。这将有助于您比较学习者如何在不同情境下的学习。

### 实习期间

- 理解学习者的不确定性和焦虑。临床学习者为了在教师面前显得自信和能力强，经常掩盖他们的焦虑和压力感。帮助学习者接受适应新环境的感受，并培养其适应能力。
- 鼓励提问。如果没有时间及时解决学习者提出的问题，在一天的工作结束前也要处理它们。
- 在实际临床工作中嵌入情境化的讨论；例如，在一个小社区中解决患有罕见疾病的个人需求可能会引发关于医疗范围、转诊适用条件以及增加辅助检查以得到支持的讨论。
- 询问学习者在之前的情境中是如何处理病人问题的。讨论两种方法之间的差异，以及背后的原因。
- 每隔一段时间，让学习者进行学习总结和复盘，以便了解他们在该临床工作场所中有哪些不同之处和挑战。批判性反思将帮助学习者适应临床工作情境。
- 如果您的行为受到您所在工作情境的影响，在学习者看到您与病人交谈或做出临床决策后，向学习者解释您的行为。
- 鼓励学习者在临床角色之外探索和体验社区文化。
- 在不同情境下与学习者互相尊重地开展讨论。

### 实习结束时

- 与学习者进行面对面交流，请他们汇报对临床工作场所学习的总结与反思。如果您发现了您的临床工作场所与其他工作场所的不同之处，以及学习者能够学到什么，您将为指导下一个临床学习者做更好的准备。

# 总结

在这一章中，我们介绍了临床工作情境对医学专业教学的重要性。我们已经讨论了在不同环境间的转换如何影响学习者的信心和表现。我们概述了工作情境中让学习变得有意义的学习理论，并为临床教育工作者制定了支持这种学习的教学方法。

本章的一个重要内容是临床工作场所环境通过提供参与实践的机会影响学习。每个临床工作场所各不相同，学习者不仅会根据环境的期望参与，而且还会根据他们对环境的认知，以及自己的学习需求和期望参与其中。临床教育者的作用是支持、指导和参与，随着时间的推移，将学习者逐渐带入到他们遇到的每个临床工作场所的实践细节中。通过积累特定的学习和临床实践经验，提高和发展实践技能。了解、胜任并明确情境的作用，将有利于临床教师在培养未来医生时提高教学效果。

# 参考文献

Asgarova, S., MacKenzie, M., & Bates, J. (2017). Learning from patients: Why continuity matters. *Academic Medicine*, 92(11S), S55–S60.

Atherley, A. E., Hambleton, I. R., Unwin, N., et al. (2016). Exploring the transition of undergraduate medical students into a clinical clerkship using organizational socialization theory. *Perspectives on Medical Education*, 5(2), 78–87.

Attrill, S., Lincoln, M., & McAllister, S. (2015). International students in speech-language pathology clinical education placements: Perceptions of experience and competency development. *International Journal of Speech-Language Pathology*, 17(3), 314–324.

Bates, J., & Ellaway, R. H. (2016). Mapping the dark matter of context: A conceptual scoping review. *Medical Education*, 50(8), 807–816. doi:10.1111/medu.13034.

Bauer, T. N., & Erdogan, B. (2011). Organizational socialization: The effective onboarding of new employees. In S. Zedeck, H. Aguinis, W. Cascio, et al. (Eds.), *APA handbook of I/O psychology* (Vol. III, pp. 51–64). Washington, DC: APA Press.

Benbassat, J. (2014). Role modeling in medical education: The importance of a reflective imitation. *Academic Medicine*, 89(4), 550.

Bernabeo, E. C., Holtman, M. C., Ginsburg, S., et al. (2011). Lost in transition: The experience and impact of frequent changes in the inpatient learning environment. *Academic Medicine*, 86(5), 591–598.

Billett, S. (2001). Learning through work: Workplace affordances and individual engagement. *Journal of Workplace Learning*, 13(5–6), 209–214.

Billett, S. (2002a). Toward a workplace pedagogy: Guidance, participation, and engagement. *Adult Education Quarterly*, 53(1), 27–43. doi:10.1177/074171302237202.

Billett, S. (2002b). Workplace pedagogic practices: Co-participation and learning. *British Journal of Educational Studies*, 50(4), 457–481.

Billett, S. (2006). Constituting the workplace curriculum. *Journal of Curriculum Studies*, 38(1), 31–48.

Billett, S. (2011). Subjectivity, self and personal agency in learning through and for work. In M. Malloch, L. Cairns, K. Evans, et al. (Eds.), *The SAGE handbook of workplace learning* (pp. 60–72). London: Sage.

Billett, S. (2016). Learning through health care work: Premises, contributions and practices. *Medical Education*, 50(1), 124–131.

Boud, D., Keogh, R., & Walker, D. (1985). Promoting reflection in learning. In D. Boud, R. Keogh, & D. Walker (Eds.), *Reflection: Turning experience into learning* (pp. 18–40). London: Kogan Page.

Brosnan, C., & Turner, B. S. (Eds.), (2009). *Handbook of the sociology of medical education*. London: Routledge.

Cruess, R. L., Cruess, S. R., Boudreau, J. D., et al. (2014). Reframing medical education to support professional identity formation. *Academic Medicine*, 89(11), 1446–1451.

de Jong, J., Visser, M., Van Dijk, N., et al. (2013). A systematic review of the relationship between patient mix and learning in work-based clinical settings. A BEME systematic review: BEME Guide No. 24. *Medical Teacher*, 35(6), e1181–e1196.

Delany, C., & Watkin, D. (2009). A study of critical reflection in health professional education: 'learning where others are coming from. *Advances in Health Sciences Education: Theory and Practice*, 14(3), 411–429.

Dewey, J., & Boydston, J. A. (Eds.), (2008). *The later works of John Dewey, 1925–1953. Volume 7,: 1932, Ethics*. Carbondale, IL: Southern Illinois University Press.

Dionysiou, D. D., & Tsoukas, H. (2013). Understanding the (re) creation of routines from within: A symbolic interactionist perspective. *Academy of Management Review*, 38(2), 181–205.

Dornan, T. (2012). Workplace learning. *Perspectives on Medical Education*, 1(1), 15–23.

Dornan, T., Tan, N., Boshuizen, H., et al. (2014). How and what do medical students learn in clerkships? Experience based learning (ExBL). *Advances in Health Sciences Education: Theory and Practice*, 19(5), 721–749.

Durning, S. J., & Artino, A. R. (2011). Situativity theory: A perspective on how participants and the environment can interact. AMEE Guide No. 52. *Medical Teacher*, 33(3), 188–199.

Durning, S. J., Artino, A. R., Jr., Pangaro, L. N., et al. (2010). Perspective: Redefining context in the clinical encounter: Implications for research and training in medical education. *Academic Medicine*, 85(5), 894–901.

Ellaway, R. H., & Bates, J. (2015). Exploring patterns and pattern languages of medical education. *Medical Education*, 49(12), 1189–1196.

Epstein, R. M. (2007). Assessment in medical education. *New England Journal of Medicine*, 356(4), 387–396.

Eraut, M. (2000). Non-formal learning and tacit knowledge in professional work. *The British Journal of Educational Psychology*, 70(1), 113–136.

Eraut, M. (2004). Informal learning in the workplace. *Studies in Continuing Education*, 26(2), 247–273.

Eraut, M., Maillardet, F., Miller, C., et al. (2004). *Learning in the professional workplace: Relationships between learning factors and contextual factors*. Paper presented at the annual conference of the American Educational Research Association, San Diego, 12 April.

Fenwick, T. (2012). Complexity science and professional learning for collaboration: A critical reconsideration of possibilities and limitations. *Journal of Education and Work*, 25(1), 141–162.

Fraser, S. W., & Greenhalgh, T. (2001). Complexity science: Coping with complexity: Educating for capability. *British Medical Journal*, 323(7316), 799.

Goldszmidt, M., Faden, L., Dornan, T., et al. (2015). Attending physician variability: A model of four supervisory styles. *Academic Medicine*, 90(11), 1541–1546. doi:10.1097/acm.0000000000000735.

Harris, A., & Delany, C. (2013). International medical graduates in transition. *The Clinical Teacher*, 10(5), 328–332. doi:10.1111/tct.12021.

Hase, S., & Kenyon, K. (2003). Heutagogy and developing capable people and capable workplaces: strategies for dealing with complexity. In *Proceedings of the Changing Face of Work and Learning Conference*. Edmonton, AB: University of Alberta. https://www.researchgate.net/profile/Stewart_Hase/publication/37359136_Heutagogy_and_developing_capable_people_and_capable_workplaces_strategies_for_dealing_with_complexity/links/5475c2bb0cf29afed612b37c/Heutagogy-and-developing-capable-people-and-capable-workplaces-strategies-for-dealing-with-complexity.pdf. (Accessed 30 January 2018).

Holmes, C. L., Harris, I. B., Schwartz, A. J., et al. (2015). Harnessing the hidden curriculum: A four-step approach to developing and reinforcing reflective competencies in medical clinical clerkship. *Advances in Health Sciences Education: Theory and Practice*, 20(5), 1355–1370.

Houghton, C. E. (2014). Newcomer adaptation': A lens through which to understand how nursing students fit in with the real world of practice. *Journal of Clinical Nursing*, 23(15–16), 2367–2375.

Howe, P. W., & Kumar, K. (2017). A qualitative exploration of anesthesia trainees' experiences during transition to a children's hospital. *Pediatric Anesthesia*, 27(3), 263–270.

Lave, J., & Wenger, E. (1991). *Situated learning: Legitimate peripheral participation*. Cambridge: Cambridge University Press.

Lewin, R. (1999). *Complexity: Life at the edge of chaos*. Chicago: University of Chicago Press.

Mann, K. (2011). Theoretical perspectives in medical education: Past experience and future possibilities. *Medical Education*, 45(1), 60–68.

Mann, K., Gordon, J., & MacLeod, A. (2009). Reflection and reflective practice in health professions education: A systematic review. *Advances in Health Sciences Education: Theory and Practice*, 14(4), 595–621.

Mennin, S. (2010). Self-organisation, integration and curriculum in the complex world of medical education. *Medical Education*, 44(1), 20–30.

Miles, S., Kellett, J., & Leinster, S. J. (2015). Foundation doctors' induction experiences. *BMC Medical Education*, 15(1), 118.

Monrouxe, L. V., & Rees, C. E. (2009). Picking up the gauntlet: Constructing medical education as a social science. *Medical Education*, 43(3), 196–198.

Noble, C., Brazil, V., Teasdale, T., et al. (2017). Developing junior doctors' prescribing practices through collaborative practice: Sustaining and transforming the practice of communities. *Journal of Interprofessional Care*, 31(2), 263–272.

Plsek, P. E., & Greenhalgh, T. (2001). The challenge of complexity in health care. *BMJ (Clinical Research Ed.)*, 323(7313), 625–628. doi:https://doi.org/10.1136/bmj.323.7313.625.

Sandars, J. (2009). The use of reflection in medical education. AMEE Guide No. 44. *Medical Teacher*, 31(8), 685–695.

Schön, D. (1983). *The reflective practitioner: How professionals think in action*. New York: Basic Books.

Scott, S. V., & Orlikowski, W. J. (2014). Entanglements in practice: Performing anonymity through social media. *MIS Quarterly*, 38(3), 873–894. doi:10.25300/MISQ/2014/38.3.11.

Seymour, P., & Watt, M. (2015). The professional competencies toolkit: Teaching reflection with flash cards. *Medical Education*, 49(5), 518.

Sfard, A. (1998). On two metaphors for learning and the dangers of choosing just one. *Educational Researcher*, 27(2), 4–13.

Sheehan, D., Wilkinson, T. J., & Billett, S. (2005). Interns' participation and learning in clinical environments in a New Zealand hospital. *Academic Medicine*, 80(3), 302–308.

Stacey, R. D. (2007). *Strategic management and organisational dynamics: The challenge of complexity to ways of thinking about organisations*. London: Pearson Education.

Strand, P., Edgren, G., Borna, P., et al. (2015). Conceptions of how a learning or teaching curriculum, workplace culture and agency of individuals shape medical student learning and supervisory practices in the clinical workplace. *Advances in Health Sciences Education: Theory and Practice*, 20(2), 531–557.

Teunissen, P., & Dornan, T. (2008). The competent novice:

Lifelong learning at work. *BMJ. British Medical Journal*, 336(7645), 667.

Teunissen, P. W., & Westerman, M. (2011). Opportunity or threat: The ambiguity of the consequences of transitions in medical education. *Medical Education*, 45(1), 51–59. doi:10.1111/j.1365-2923.2010.03755.x.

Teunissen, P. W., & Wilkinson, T. (2011). Learning and teaching in workplaces. In K. Mann, A. Scherpbier, J. Spencer, et al. (Eds.), *Medical education. Theory and practice* (pp. 193–209). Edinburgh: Churchill Livingstone.

Truong, M., Paradise, Y., & Priest, N. (2014). Interventions to improve cultural competency in healthcare: A systematic review of reviews. *BMC Health Services Research*, 14(1), 99.

Wenger, E. (1998). *Communities of practice: Learning, meaning, and identity*. Cambridge: Cambridge University Press.

Wenger-Trayner, E., Fenton-O'Creevy, M., Hutchinson, S., et al. (2014). *Learning in landscapes of practice: Boundaries, identity, and knowledgeability in practice-based learning*. London: Routledge.

White, K. L., Williams, T. F., & Greenberg, B. G. (1961). The ecology of medical care. *New England Journal of Medicine*, 265(18), 885–892.

Yardley, S., Teunissen, P. W., & Dornan, T. (2012). Experiential learning. AMEE Guide No. 63. *Medical Teacher*, 34(2), e102–e115.

# 第8章

# 职业素养、职业认同和具象化

## ——通过隐性课程支持职业素养的内化

Malissa Shaw，Paul Crampton，Charlotte Rees and Lynn Monrouxe

尽管病人很焦虑，并且病人的担忧确实对他产生了困扰，但医生对病人的问题和意见仍一笑置之。医生告诉他有两种选择：继续服用氯吡格雷（抗血小板药物）并出血而死［在切除结肠息肉（生长在结肠内壁的一小团细胞）期间］；或者不切除结肠息肉而患癌症。病人害怕自己做决定，这是可以理解的。医生应该解释每种选择存在的风险，并帮助病人做决定，从而更好地治疗病人的疾病。医生不应嘲笑病人的意见和问题。他这样做是很无礼的。医生用那种方式和病人说话使我恼火。他可能会以同样的方式对待其他病人。

（Sarah，英国的五年级医学生）

## 引言

职业素养（professionalism）在医疗保健中至关重要：它是安全有效的病人照护的基石（Monrouxe & Rees，2017）。职业素养对不同的人、在不同的文化和不同的时期有着不同的含义（Chandratilake et al.，2012；Jha et al.，2015；Monrouxe et al.，2017）。尽管职业素养具有多样性，但近年来，正如上文 Sarah 所述经历，医学教育工作者不断思考如何向学员渗透职业素养的理念，以及使他们反思职业困境（Cruess et al.，2016）。如何成为一名专业人士是一个需要学习者认同和逐渐内化医学职业规范和价值观的过程，同时拒绝不合适的行为（Monrouxe，2016）。这一过程的核心是职业认同的发展：我是谁，我想成为什么样的人（Monrouxe，2016）。社会建构主义理论将个体身份（identity）解释为包含对自我的多重、交叉的理解（Monrouxe，2015；Tsouroufli et al.，2011），受到内、外部多种因素的影响（Monrouxe，2009，2016；Rees & Monrouxe，2010）。职业身份内化的关键是具象化（embodiment）的概念，在其中，通过实践和反思使经历和知识在个体心中根深蒂固，这不仅会影响人的行为，也会影响他的职业认同（Burkitt，1999；Johnson，1989，1991）。

如前文中提到 Sarah 的例子，叙述和讲故事的方式有助于学习者探索自己职业素养和职业认同转变的具象化，以及有助于教育者在这一过程中帮助学习者。本章所述案例是一项为期 10 年的研究，研究对象为 4000 多名医疗保健学员，他们来自四个国家和地区（英国、澳大利亚、中国台湾和斯里兰卡），该研究收集了 2000 多份关于职业困境的口头和书面叙述（Monrouxe & Rees，2017）。为了便于理解，所有叙述的内容在保留原意的基础上都经过了编辑和修改。所有名字均为化名。

在本章中，我们讨论相互关联的职业素养、职业认同和具象化，从而通过隐性课程促进职业身份内化。为了理解这些术语的含义，本章首先探讨职业素养、职业认同和具象化的理论结构，它们在临床工作中是如何形成的，以及它们的相互关联。随后，通过说明性的叙述案例（案例研究 8.1）生动地解释这些理论，揭示其在临床工作中的复杂相互作用。下一节再次使用一个说明性的案例（案例研究 8.2）概述教育者可以采用的一些策略，如何通过隐性课程促进学习者体现职业认同。最后，在案例研究 8.3 中强调了理论和学习策略的相互联系，并对本章进行了总结。在本章的最后，我们希望教师将能够更好地理解和使用具象化的理念，以改善他们的教学、监督和临床实践。

## 理论背景：职业素养、职业认同和具象化

本部分围绕职业素养的教与学、职业认同形成和具象化的概念提出了关键的理论问题。这些理论问题的背后是隐性课程、社会化和亲身体验与反思的过程。

### 职业素养、隐性课程以及学习者的困境

职业素养是合乎道德、安全、尊重和有尊严的医疗实践的基石（Monrouxe & Rees，2017）。这些理想的广泛实践规范为学习者对"什么构成合适的职业行为"的具体理解奠定了基础。从最广泛的意义上说，医疗职业素养包括"医生个体履行与社会的职业合同的手段"（Hafferty，2016，p55）。与一般的医疗实践相似，对医疗职业素养的理解并非是客观的，而是因文化、人群和时间的不同而不同（Chandratilake et al.，2012；Jha et al.，2015；Monrouxe et al.，2011；Monrouxe et al.，2017）。由于职业素养具有动态性和文化特异性，因此，需要通过多种促进学习的方式灌输给学习者职业规范和价值观。

在过去几十年中，职业素养教学已纳入医疗教育机构的正式课程（Hafferty & Castellani，2009）。正式课程是指包括那些被具体地"声明、计划、正式提供和认可的内容"（Hafferty，1998，p404），涉及明确的教学和评估目标。这些通常发生在计划之内的课堂教学活动中，但实际上也可能出现于任何医疗教学场所。职业素

养学习的概念也出现在非正式和隐性课程中。非正式课程包括教师和学习者之间的互动，从而发生的偶然的学习（Monrouxe & Rees，2017，p33）。另外，隐性课程通常涉及不成文的社会和文化价值观、规则、假设和期望（Wear & Skillicorn，2009，p452），这些内容嵌入医疗实践、教学课程，甚至学习和临床空间的建筑布局中。随着学习者融入职业，他们逐渐理解了模糊的医疗教学的结构和制度，这可能对学习者的职业发展产生积极或消极的影响（Hafferty，2016；Monrouxe & Rees，2017）。

与正式课程不同，非正式和隐性的课程关注学生学到了什么，而不是教师教了什么。因此，教育者可能会忽略学习者通过非正式和隐性课程（如临床实习）学到的实践经验和观点。此外，虽然这三个教学领域有差别，但它们是相互关联的，都会影响学习。尽管职业认同可能会伴随临床实习形成，在实习期间旁观或参与的实践中的结构性影响（structural forces）可能与正式课程中传授的职业素养的内容不一致。

事实上，隐性课程的理论来自与实践脱节的理念（Hafferty & Castellani，2009）：最常见的情况是，正式课程中教授的内容与学习者在临床环境中目睹、体验并因而内化的实践、价值观和情感之间存在脱节（Monrouxe & Rees，2017）。在这种情况下，学习者可能会目睹或参与他们认为不专业、不道德或错误的事件，即所谓的职业素养困境（professionalism dilemmas）（Christakis & Feudtner，1993；Ginsburg & Lingard，2011；Hendelman & Byszewski，2014；Ho et al.，2017；Monrouxe et al.，2015；Rees et al.，2014；Rees & Monrouxe，2011）。Monrouxe 和 Rees（2017）认为，当学习者在临床实习中遇到的情况与他们接受的正式职业素养教学内容不符时，他们可能会经历身份困惑（或斗争）。换句话说，当学习者观察到教育者缺失职业素养时，这种缺失就会阻碍自身职业素养和职业认同发展，从而导致学习者的职业素养困境。

### 职业认同及其建构

一般认为，职业认同包括个人的思想 / 身体（即心理社会）和外部影响（即外部社会；Jenkins，2008）。关于职业认同发展的理论观点因各自强调心理世界和社会世界而不同（Monrouxe，2009，2016）。因此，我们可以从一个连续统一体来理解职业认同理论：从心理上（即内在的）的强大和社会上（即外部的）的弱小，到心理上的弱小和社会上的强大（Smith & Sparkes，2008）。本章借鉴了社会建构主义理论基础中的职业认同理念，着重强调个人职业认同建构中的社会和互动（外部）的部分。换句话说，从这个角度来看，职业认同是通过在社会中的行为和相互作用而形成的。因此，职业认同依赖于人们互动的环境和与他们互动的个体（Coulter，1979；Jenkins，2008）。正是通过这些外部影响，如非正式的隐性课程——以及个人对课程的理解——个人才得以形成和表达其对多重、交叉的职业认同的理解（Tsouroufli et al.，2011）。从这个角度来看，职业认同是积极的，并且是可改变的。

通过与他人的互动，个体不断地追求表现、主张并维护自己的身份："我们努力成为他人眼中理想的形象"（Monrouxe，2010，p44）。作为惯例，这种身份的表现通常是无意识的过程，受到 Bourdieu 所称的惯习（habitus）的影响：通过社会化或在特定的环境中，随着既定的规范和价值观发展而习得的行为和思维过程（Bourdieu，1990）。人们通常从出生开始就开始经历社会化内化社会规范、价值观、预期的行为和角色的过程，并随着生活的发展不断改变（Jenkins，2008）。当个体加入新群体时，会经历一个再次社会化的过程，例如成为一名医疗卫生保健专业人员。在这个过程中，个体开始内化群体规范并认同群体，并将在外人看来不寻常、不常规或不和谐的方面变得司空见惯、理所当然（Mavor et al.，2017；Tajfel & Turner，2004）。在医疗保健环境中，学习者通过与医疗保健专业人员、病人和学习同伴的社会互动和语言交流，共同构建自己的身份（有时受到限制）（Monrouxe & Rees，2015）。这样构建的身份，与主流社会观点以及成为一名医生意味着什么的制度性因素交织在一起（Monrouxe，2009）。

通过对话、叙述和讲故事可以探究身份以及影响其形成的主要和次要互动因素（Monrouxe，2016），阐明学习者如何理解他们的经历、他们自身和其他人（Rees et al.，2013）。Johnson（1989，pp374-375）解释说，叙述表达了"躯体的现实"，因为它们阐明了个体的"知觉、感觉、经历和行为"，并包括他们在内化和理解这些经历时的方式和流程。通过关注叙述者对事件的理解所表达的意义（Labov & Waletzky，1967），而不是事件本身，个体可以探索职业认同构建的具象化过程以及影响这一过程的因素。

### 具象化

正如 Hafferty（2016）所述，为了融入任何职业，新成员必须认同并内化该职业的特定规范和价值观：这是一个比适应特定能力（即行为、知识和技能）更深刻的转变。另一种考虑职业身份内化的方式是通过具象化（embodiment）的概念：发生在自己身上的经历和理解的内化。

具象化理论不仅关注躯体，还关注身心问题。具象化需要将自己视为一个完整的存在（即精神和身体），通过身体的感觉和经历来了解他们所居住的社会世界（Johnson，1991）。这种对自我（或身份）的理解综合考虑了经历、互动、情感、文化和个体在物理世界中的存在对个体身份的影响（Burkitt，1999）。此外，正是通过个体的身体与外部环境的相互作用，才能产生知识并不断进化（Johnson，1991）。本例中的知识（knowledge）是指个人经历以及社会互动而产生的理解过程（Sfard，1998）。知识是活跃、变化的实体，并非固定或静态的（Dewey，被引用于 Johnson，1991）。具象化理论学家称这种理解形式为经验知识（experiential）或具象化知识（embodied knowledge）。通过重复和反思，个人经验成为具象化知识（Johnson，1989，p369）：通过这些有意义经验的循环模式，学习者通过个人的身体有规律地了解具象化知识。事实上，关于模拟病人会面在学习者社交中的作用的研究强调，医疗实践必须在真实人体上反复地进行才能成为医学生的一部分（Underman，2015，p183）。反思学习经历和实践是创造具象化知识不可或缺的一部分。当个体反思他们的具体经历、产生的后果及其对自身的影响时，他们开始意识到这些经历的重要性，并有可能为他们提供更深层次的学习机会。

在考虑如何具象化身份认同时，需要明确身份认同构建是一个过程，在医疗培训期间，学习者体现职业认同身份的速度存在差异，并可能受到不同经历的积极或消极的影响。案例中，台湾五年级医学生 Hui-Wen 讲述了在看到自己的老师对一个患有双相障碍的病人失去耐心的故事中，她所经历的职业认同斗争（见案例研究 8.1）。

### 案例研究 8.1　Hui-Wen 的困境与解读——职业素养困境如何影响学习者的职业身份认同的具象化

**Hui-Wen：** ……病人患有双相情感障碍，现在正处于从抑郁情绪转换为躁狂情绪的阶段，并且她也感觉到了这点。她来的时候说昨晚没睡，所以不太清醒。由于她的语速很慢，我不得不等待她的反应，所以采集病史花费了约一个小时。但老师的意见是："她现在处于躁狂状态，有太多的想法出现在她的脑海中，导致她说话不流利。"然后他问她这是否正确。她回答说："不，是因为昨天没有睡觉，现在觉得很困。"但老师只是坚称她有太多的想法，在问诊约五分钟后他失去了耐心……他说："不，这让人无法忍受，她有太多的事情无法厘清，且存在病理性赘述。很明显这是躁狂发作，所以开些药然后请她离开吧。"

**访谈者：** 他对病人很生气吗？他做了什么？提高音量，还是……

**Hui-Wen：** 他没有提高音量，只是表现得不耐烦，他觉得这样做挺好。他认为在情感上保持中立其实并非职业素养。他认为他应该是一面镜子，向病人反映并展示她身边的人的真实感受，这才是职业素养。他可以反映出来这些，之后中立地思考具体诊断。我是说，这对我来说有点太难了……但就是如此，他必须反映出来。

**访谈者：** 因此……你看到了这种行为，但是你并不认为这种情况不合适。当你成为一名医生时，你会怎么做？

**Hui-Wen：** 我倒认为每个医生都有自己的理论，如果没有伤害到病人或大多数人，我认为他们有自己的理由这么做。如果这样，我不会也不知道如何成为一名医生。也许以后积累经验了可以，但这只是一种选择。想成为什么样的医生？想和病人有什么样的互动？虽然这是一种新概念，但我认为他有自己的理由。有时这可能会有帮助。

**访谈者：** 所以这就是你什么都没说的原因？

**Hui-Wen：** 是的，因为我从来没有听说过这个理论，我感到很吃惊……他没有付诸行动，只是表现出不耐烦，他告诉我们："我不耐烦是因为……"

**解读：** 在一次临床实习中，Hui-Wen 看到一位医生（她的老师）无视病人对目前精神状态的描述，在 Hui-Wen 采集病史时表现出对病人的不耐烦。虽然 Hui-Wen 在叙述中暗示这位医生似乎缺乏同情心，但她仍然认为医生的行为是专业的，这是基于他的资历以及他对自己行为的解读：他不同意医生在与病人的互动中表现得像是中立的（非情绪化的）旁观者。因此，Hui-Wen 的职业困境似乎对她对医疗职业素养的理解产生了负面影响。正如 Hui-Wen 向医生（她的老师）解释的那样，中立情绪并非专业。相反，他认为专业的医生应该像对待其他人一样对待病人。

Hui-Wen 为医生的行为提供理由（基于医生自己的理由），未能坚持作为正式课程的一部分教给她的以病人为中心的诊疗原则。Hui-Wen 在临床实习期间所观察到的职业素养与她的职业认同之间存在矛盾。这种脱节导致她对"职业素养"的理解产生了困惑：表达她的主张，认为很难让自己成为病人的镜子，但也许通过更多的实践才能做到这样。在 Hui-Wen 的叙述中，她再现了一种观念：经历 / 实践可能导致新的具象化（以及与之相对应的行为）。然而，她希望体现的目标与理想的职业规范是相矛盾的，例如由监管机构制定的职业规范。这个案例清晰地说明了叙事和社会互动如何共同构建职业认同，并引起人们关注如何通过教育者的实践，规范和价值观在学习者身上具象化。

## 具象化的职业认同与教育策略

将正式、非正式和隐性课程发生的过程理解为职业认同形成和具象化的过程，可以为教育者提供一些教学策略，用于促进形成学习者职业身份。尽管有多种教学策略可以促进这一过程，学习者并非总能内化积极的职业素养概念。例如，一些学习者可能只是以一种专业行为做事（act），而非成为（become）专业人士（Monrouxe et al.，2011）。因此，下一节概述了三种策略：

1. 解决课程不一致性和隐性课程的负面影响；
2. 促进学习者积极、亲身体验观察和参与临床环境；
3. 为学习者提供反思隐性课程及其身份认同形成的机会。

第一种策略关注教育者和学习者承认并解决正式、非正式和隐性课程之间的不一致性，且认识到隐性课程可能对身份认同构建产生负面影响的重要性。第二种策略聚焦于学习者在见习以及参与临床等方面积累积极的一手经验。第三种策略包括教育者为学习者提供机会，让他们反思和理解自己的临床经验及其对学习者身份认同形成的影响，以及鼓励临床教育者反思自己的实践和教育策略的重要性。下文分别介绍这些策略，但它们显然是相互关联的。本文末尾将体现其关联性。

## 策略 1：解决课程不一致的问题

在理想情况下，所教授的关于职业素养行为（职业行为与职业规范和价值观具象化的混合）和在正式学习环境中的职业认同的内容，应能反映出在临床教学中通过非正式和隐性课程所经历的内容及医疗场所的结构和文化。然而，在实际工作中，难以消除某些社会规范和结构的影响。Hafferty 和 Castellani（2009）声称，学者们通常认为通过隐性课程学到的东西对学习者有负面影响。事实上，学习者自己也认识到这一点："你学到的东西和你看到的东西之间……总是存在差异，你知道吗？"（节选自澳大利亚四年级医科学生 Christine，Monrouxe & Rees，2017，p44）。这句话与之前关于经验和具象化的讨论是一致的，因为正是通过（重复的）职业素养的试错经历，使得学习者可以内化并接受这些实践经验，虽然这与正式教学相违背。

因此，除了通过临床前学习阶段的正式课程来教授专业知识外，教育者还应该通过帮助学习者在正式教学中发现并解决隐性课程存在的问题，从而将正式课程的教学内容与隐性课程相结合（Neve & Collett，2014）。在帮助学习者承认隐性课程的同时，教育者还应该意识到隐性课程的各种潜在影响。通过这种做法，在学习者进入临床环境后，他们将能够更好地认识到隐性课程的负面影响。认识到隐性课程对职业素养的负面影响以及对医疗保健的潜在负面影响的正式讨论，可以使学习者更好地遵循自己的主观能动性，甚至可能弥补职业素养的缺失。因此，教育者应该努力使学习者认识到隐性课程对其自身的负面影响，同时直接或间接地抵制影响其职业素养和职业认同形成的组织性因素。对诸如挑战导师、引起关注等职业素养困境的不断抵抗，应有助于促进职业身份认同的具象化，有利于学习者、同事和病人获益。在提出这一建议时，作为学习者赋权的一部分，重要的是要建立结构和系统来支持那些坚持自己专业的学习者，以确保他们不会因为提出担忧而受到伤害（更多信息详见：http://www.gmc-uk.org/guidance/29517.asp）。

## 策略 2：促进学习者主动积累一手学习经历

正如具象化理论强调的，个体通过（重复的）亲身经历和反思来具象化特定的知识和实践，包括对自我的感知，也就是他们的身份认同。英国的 Nettleton 等（2008）与临床医生共同开展的研究表明，在当前的课程中，临床见习和医疗实践的缺乏正在降低年轻医生的能力（包括职业认同的形成）。医疗保健专业人员的临床和实践知识通过视觉、听觉、触觉、嗅觉以及更一般的感觉，如"某种情况讲得通的感觉""直觉"（gut feeling）或"显著感"（sense of salience）（Gordon，1988，p269）体现出来。换句话说，学习者需要体验式学习，强调实践经历和积极参与临床实践，以使医疗知识和职业素养具象化。这不仅包括常见的临床观察（特别是在临床教学第一年就开始的早期接触临床实践中），同时也包括在完成最后一年培训之前扮演受训医生的角色。

通过正式和非正式课程，体验式学习将帮助学习者认识到他们在课堂上被教授的规范、价值观和伦理实践，并观察如何将这些职业实践应用到临床环境中。在临床查房过程中，教育工作者可以询问学习者如何处理特定的情况，他们已经具备哪些解决问题的能力，以及他们缺少哪些经验来解决未来出现的类似问题，以进一步了解其职业素养。在见习或临床实践时组织讨论有助于学习者更好地参与其中，并了解他们对不同情况会产生何种职业上和情感上的反应。此外，支持学习者反复参与临床实践，将使他们认识到这些价值观和规范可以以各种方式表现出来，并适用于不同的临床情况。例如，医疗保健专业人员表现同理心的方式可能会因病人的特点和疾病而有所不同，这种对特定情况的理解源于实践。实践中获取的知识不仅有助于将该知识应用于特定情景，而且随着它的具象化（甚至是第二天性），还可以应用到各种场景。因此，负有课程开发责任的教育者应提倡让学员在医学院时就获得早期临床经验，并在毕业前提高他们积极参与病人照护的水平。因此，教育者应要求学习者参与符合其能力水平的临床实践，并在其参与不能胜任的工作时进行指导（Monrouxe & Rees，2017）。

### 策略 3：提供反思机会

为了让学习者具象化职业身份，必须给他们机会反思自己的临床经历，理解并探究它们如何影响对自我的理解。关于叙事身份的概念，教育者可以通过将谈话类活动融入教学中，促使学习者反思他们是谁以及想成为怎样的人，从而帮助学习者具象化职业素养。这种叙事活动可以在早期学位课程的学习中通过临床医生领导的小组讨论会来实施。在这其中，学习者可以与同伴公开地讨论他们自己的观点，无论对错，以及这些观点和他们的个人和职业身份之间的关系。随着学习者在学习共同体中不断进步，这种同伴会议还可以纳入病人和医疗专业人员互动的讨论，包括他们经历的职业困境及其对身份发展的影响。学习者在正式课程中反思的机会越多，隐性课程对学生理解职业素养的负面影响就越小。这在一定程度上是由于意义构建活动中产生的知识具有具象化的特点（Monrouxe et al.，2011，p600）。

如案例研究 8.1 中提到的 Hui-Wen 的案例所述，当学习者反思经历的职业素养困境时，他们可能会将这些做法和不道德的品行融入他们对医疗专业人员身份的理解中。相反，通过指导学习者反思，引导他们讨论职业素养困境，可以强化学习者对职业行为的理解，以及他们作为医务工作者的理想形象。在案例研究 8.2 中可以看到，Daniel——一个三年级的澳大利亚医学生叙述了他观察到的教育者的职业错误，这帮助他反思他想成为什么样的医生。

教育者应鼓励学习者探索职业素养困境的复杂性，以及产生了什么感受（作为个体、医疗学习者，以及未来的医疗专业人员），他们认为这些困境会给病人带来何种感受，以及他们认为怎样可以避免或更好地解决这些情况。此外，当处在安全、正式的教学空间中探讨临床经历时，学习者逐渐具备更好的技能和信心，认识到并反思他们自己和教学环境之外的同伴群体的职业过失。这种反思将成为同伴间的支持，以及在学习者职业认同发展中互相帮助。学习者以叙事的方式来反思他们的经历，有助于提升其实践能力，以应对他们在临床实践中经历的问题。

然而，不应只鼓励学习者在小组内以口头叙述进行反思这一种方式。事实上，存在着各种各样的反思手段，以解决学习者不同的学习方法。尽管应该鼓励教育者创造安全的环境，让所有学习者都能自在地分享他们的经历和情感，但并不是所有的学习者都能在公共场合自在地分享。因此，除了小组活动外，教学者可以鼓励学习者记录他们的临床经历，以及这些经历带给他们的感受，将其作为一种反思的方式。这可以用于指导未来的讨论，在其中学习者可以构建自己的职业素养和职业身份。

最后，教育者应反思职业素养和隐性课程对他们的意义，并与学习者分享个人经历和对职业素养的理解。如前文所述，个体通过沟通和社会互动共同构建身份认同。因此，教育者和医务人员应该注意自己对职业素养理解的表达方式，以及他们在临床和教学工作中是如何促进或没能促进职业素养的发展。这包括，如何在临床教学中，在真实病人前，展现以病人为中心和同理心。教学者通过表现出以病人为中心的倾向，使学习者观察如何"在教学环境下赋予病人权力"，并开始在自身和相关方面塑造自己作为以病人为中心的专业人员的身份（Monrouxe，2016，p45）。

**案例研究 8.2　Daniel 的困境和解读——教育策略（积极参与和反思）如何促进具象化**

**Daniel：** 在急诊室轮转时，我想做一个告发者（指报告表现），上级医师派我给一个智力残疾、沉默寡言，并且完全瘫痪的人做检查，他患有蜂窝织炎（皮肤和软组织下感染），很可能发展成鹰嘴（肘关节的骨点）的骨髓炎（骨感染）。上级医师要求我为病人做检查，当我检查完毕，并报告我的检查结果时，我还报告了他的眼睛流黄脓，看起来红肿发炎，但是住院医师却说"我没有听见你说的那些"，我又重复了一次，还是回复"我没有听到你说的"，然后我问："你没听到我说的什么？是关于手臂还是眼睛的？"她说："嘘……我正在他的手臂注射抗生素，然后把他送回家。"显然她不想去做眼科检查或者评估病人，因为很明显对她来说该病人不值得治疗。

**访谈者：** 然后你差点"告发"了她，是吗？

**Daniel：** 我没有告诉其他人，但是我敦促了她。我问："他患有这个疾病，你打算怎么做？你给他开的抗生素能否起到缓解或治疗作用？"在那种情况下，我没有做任何记录，我也不打算记录；这已经是我第二次轮转的第 5 周了，但我回家时仍感到非常厌恶。在一例摩托车事故中，病人手部大量出血需要整形医生进行评估，那一次我没有袖手旁观。整形医生赶到后，看着伤口说道："稍微动一下。"病人回答说："有点疼。"然后登记员看着我说："你能不能……好吧，我要包扎伤口，你能不能清洁一下它？"我说："我先清洁伤口，然后由我包扎？你打算怎么包扎？"病人手部看起来很脏且肿胀……她同意了……在我清洁时，我确信我能感觉到手内有异物，我理应先处理好它们，这样病人才能出院，于是我对上级医师说："我一直都在处理这位病人。我不同意把他包扎好之后就让他回家，因为我确信他手部有异物。"那时，之前的整形医师说没有看任何影像结果，但他们叫另一个整形医师赶来，确定了他的手部留有大块的玻璃和石头。我很高兴我这么做了，因为我真的觉得那样会伤害到病人的手。但是，谁能说那个智力残疾的人也许没有丧失视力呢？我不知道当时我在那里呆了多久。现在我有更多的时间和人们相处，但我感到有点灰心，因为我没能准备好去为一个完全不能自理的病人挺身而出。但我为另一个病人挺身而出是因为我的确很关心他的手部功能。但是为什么我没有关心那个病人眼睛的功能呢？

**解读：** Daniel 叙述了他在急诊科遇到的两个职业素养困境。他承认，这两起事件的处理过程都不理想，都是对病人的不专业的治疗，这表明 Daniel 对什么是专业有清晰的认识。在第一次经历中，Daniel 声称他（间接地）阻止了医生的职业过失（忽略了病人眼部感染），他进一步质疑她提出的治疗方案是否能治疗病人的眼睛。除了上述质疑，Daniel 解释说，医生不想把自己弄得焦头烂额，即进行眼科检查，这意味着她的行为既不专业又自私。

然而，Daniel 报告说，在第二个困境中，他则更积极主动。他不仅主动提出清洗和包扎这名病人受伤的手，而且随后表示他怀疑病人的手部仍有异物需要清除。因为 Daniel 担心病人的健康，所以他表示这样做可以让自己因能够帮助病人而高兴。但是当他反思这一事件时，他表示这也使他对自己的动机产生了质疑，因为他没有为第一位病人挺身而出。在 Daniel 的叙述中，他在一定程度上回答了自己的疑问：因为当他为第一位病人检查时，实习的时间较短。正如前文所述，改变想法和体现新的职业认同都是需要时间的转型过程。随着 Daniel 实习时间越久，包括观察临床环境和作为实习医生进行培训的额外时间，他在随后事件中的表现就越好。事实上，Daniel 表示，由于经历得更多，他开始觉得更自在了。自在与自信心密切相关，因为当一个人在某种情况下感到更自在时，他对这种情况的理解和处理能力也会更清晰。培养自信心对医疗保健社会化过程至关重要（Hafferty，1988），并有助于体现职业身份认同（Underman，2015，p182）。

尽管在第二个困境中作出了积极反应，Daniel 仍不停地质疑他在第一个困境中的不作为，表明 Daniel 已经内化了这个最初的不作为，并反思自己医疗专业人员身份的方式。因此，经历和反思职业素养困境，有助于 Daniel 体现他的职业身份。

## 整合职业素养、职业认同和具象化以处理隐性课程

上述三种教育策略（即承认隐性课程的影响，积极参与临床实习，以及通过反思来理解积极的情感体验）可以共同帮助学习者将基于工作场所的职业体验融入到他们的职业身份中（图 8.1）。当个体通过反思自己的经历和互动来理解周围发生的事件时，他们就会发展出一种具体的知识体现形式。如此体现的知识会影响他们的自我意识，最终影响了职业认同。这形成了一个循环，从临床实践中职业素养困境的亲身经历，到反思经历和困境，借此理解情境并体现其意义。

在早期医疗保健教育阶段，学习者通过正式课程对职业和身份形成基本的理解（职业身份以及对自身的理解）。本文所讨论的教育策略（如图 8.1 所示，分别为"处理隐性课程""亲身经历"和"反思"）将帮助学习者进一步理解职业素养，并理解他们在真实医疗环境中遇到的职业素养困境。此外，通过对经历、情绪和对这些

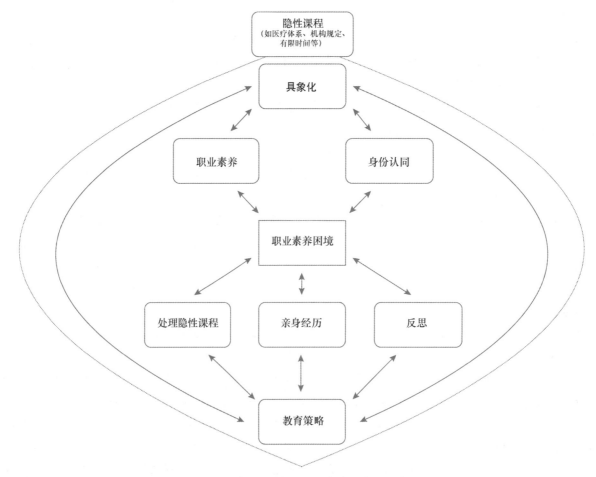

**图 8.1**　通过处理隐性课程促进学习者专业身份具象化的模型

经历的（再）行动的叙事反思，学习者可以在这个意义构建的过程中完成身份转变。

然而，在采取上述教育策略时，学习者可能会努力地体现职业素养，他们没有对自己的经历进行反思，因此可能会表现得像专业人员，但实际上并非专业人员。同样，在 Hui-Wen 的案例中（案例研究 8.1），未能探究和反思职业素养困境可能会对学习者的身份认同形成产生负面影响。最后，案例研究 8.3 探讨了——有限的时间——上述两种情况中隐性课程的关键结构性因素是如何影响教育者的职业素养的，以及花时间反思可以帮助学习者更好地认识到隐性课程及其对职业认同具象化的潜在影响。

### 案例研究 8.3　通过隐性课程促进职业身份的具象化

**解读：** 在案例研究 8.1 和 8.2 关于职业素养困境的例子中，时间和资源不足可能会导致医生做出有问题的决定。例如，没有时间了解病人完整的病史和仔细倾听主诉（案例研究 8.1）、没有安排眼科会诊、没有检查病人手部的影像结果（案例研究 8.2），目前尚不清楚这三名医生是否由于时间紧迫而忽视了病人的医疗需求，但这种结构性限制可能会被内化，给人一种时间永远不够的感觉，这可能会改变医生的职业身份，因为他们逐渐发现，根据快速的决定和有限的信息做出诊断是可以接受的。此外，这种结构性的时间缺乏也见于 Daniel 自己的话语中（"他可能被送回家"），这是由于他考虑了把病人立即送走的必要性，这样他就可以投身到其他工作中。这又一次体现了医务人员将这种特殊的结构性限制刻入了对医疗实践的理解中，以及学习者在临床实习期间容易内化这种观念。

Daniel 和 Hui-Wen 对他们的经历的反思并不一定会改变临床环境中根深蒂固的结构性实践，并进而通过隐性课程学到什么。然而，通过意义建构行为，可以在一定程度上解决这些隐性结构问题（如时间可用度）。通过直接承认这种（隐性的）结构因素的存在以及它们可能对临床实践产生的影响的正式教育，可以促进意义建构。本课程应讨论学习者可能面临的各种结构性障碍，并提出解决每个障碍的策略，如：①改变临床实践，更好地服务病人的需求；②直接向医疗专业人员提出有关专业人员自己或学习者的实践问题。此外，还需要开设课程，由教育者和同伴指导小组讨论，帮助学习者反思他们的临床经历，包括在伦理、道德和有效临床实践方面遇到的障碍。鼓励学习者开展反思性讨论：他们在临床实习中经历了什么；他们遇到过什么（如果有的话）职业素养困境；他们是如何解决困境的；如果他们当时没能解决这个难题，现在再回顾它时会怎么做。在小组环境中分享这些经历将使学习者进一步认识到结构性障碍问题以及思考如何解决，使他们能够从同伴的经验中获得一手的经历。通过认识到诸如时间等因素是如何影响自己或他人的行为的，人们就会意识到这一结构的存在。这是帮助学习者改变其行为所必要的一步，并提醒教育者如何改变他们的实践，以更好地反映职业理想。

## 总结

本章探讨了培养学习者职业身份认同的过程，包括具体的规范、价值观、道德规范和实践，以及知识的具象化，这些因素是所有医疗保健专业的基石，并影响学习者的自我意识，也就是身份认同。对两个叙述的分析（案例研究 8.1 和 8.2）中考虑了正式、非正式和隐性课程的差异，这通常被视为职业素养困境，可能影响学习者对职业的理解和职业身份认同的产生，导致这些未来的医疗保健专业人员怀疑自身身份发展。

综上所述，教育者应该通过前面讨论过的三种相互关联的教育策略来处理隐性课程问题，从而促进学习者职业身份的具象化：解决课程不一致的问题，促进学习者积累一手经验，并提供反思机会。因此，教育者必须努力促进学习者培养一种具象化的职业素养，不仅能反映出理想的医疗观点和做法，还反映出学习者对个人道德、价值观和动机的认同感。通过这个复杂的相互联系的过程，学习者可以从一个只是行为上的医疗保健专业人员，转变成真正的专业人员。

---

**实用技巧**

1. 从正式、非正式和隐性课程的角度反思你所在的机构如何教授职业素养。这些课程的优势和劣势分别是什么？

2. 在正式教学中，直接探讨非正式和隐性课程可能对学习者职业身份认同的影响。直接讨论在学习活动中可能出现的问题，与学习者一起探讨这种影响对他们学习和职业认同塑造的意义。通过讨论和角色扮演活动，学习者可以变得能控制局面以减少临床实践中的遇到的职业过失。

3. 在临床实习和见习过程中，询问学习者假设在缺少某些专业技能的情况下，他们将如何应对，他们需要什么技能来应对这些情况，以及未来出现类似的情况会如何应对。讨论他们在某些情境中专业和情感上的反应，以及这些经历如何影响他们的自我意识。

4. 鼓励学习者反思自己是谁，他们应该如何看待自己，以及别人如何看待他们。询问他们为什么想成为医务人员，以及期望在怎样的医疗保健环境中工作。探究学习者在培养职业认同方面遇到了哪些动力和阻力。

5. 支持学习者讨论他们经历的积极和消极的临床经验，以及这些经历如何影响自我意识。

6. 与学习者分享真实的个人经验，对职业过失、职业认同的理解，找出所经历的任何困惑，并与他们讨论你成为一名医务人员的原因。这些可能包括积极和消极的经历，它们塑造了你作为医务人员的身份。

7. 更多实用技巧，请参见 Monrouxe 和 Rees（2017）所著的第 5 章。

---

# 参考文献

Bourdieu, P. (1990). *The logic of practice*. Cambridge: Polity Press.

Burkitt, I. (1999). *Bodies of thought: Embodiment, identity and modernity*. London: Sage Publications.

Chandratilake, M., McAleer, S., & Gibson, J. (2012). Cultural similarities and differences in medical professionalism: A multi-region study. *Medical Education*, 46(3), 257–266. doi:10.1111/j.1365-2923.2011.04153.x.

Christakis, D. A., & Feudtner, C. (1993). Ethics in a short white coat: The ethical dilemmas that medical students confront. *Academic Medicine*, 68(4), 249–254.

Coulter, J. (1979). *The social construction of mind: Studies in ethnomethodology and linguistic philosophy*. London: Macmillan Press.

Cruess, R. L., Cruess, S. R., & Steinert, Y. (2016). *Teaching medical professionalism: Supporting the development of a professional identity*. Cambridge: Cambridge University Press.

Ginsburg, S., & Lingard, L. (2011). 'Is that normal?' Pre-clerkship students' approaches to professional dilemmas. *Medical Education*, 45(4), 362–371.

Gordon, D. R. (1988). Clinical science and clinical expertise: Changing boundaries between art and science in medicine. In M. Lock & A. Young (Eds.), *Biomedicine examined* (pp. 257–295). Dordrecht: Kluwer Academic Publishers.

Hafferty, F. W. (1988). Cadaver stories and the emotional socialization of medical studies. *Journal of Health and Social Behavior*, 29(4), 344–356.

Hafferty, F. W. (1998). Beyond curriculum reform: Confronting medicine's hidden curriculum. *Academic Medicine*, 73(4), 403–407.

Hafferty, F. W. (2016). Socialization, professionalism, and professional identity formation. In R. L. Cruess, S. R. Cruess, & Y. Steinert (Eds.), *Teaching medical professionalism: Supporting the development of a professional identity* (2nd ed., pp. 54–67). Cambridge: Cambridge University Press.

Hafferty, F. W., & Castellani, B. (2009). The hidden curriculum: A theory of medical education. In C. Brosnon & B. S. Turner (Eds.), *Handbook of the sociology of medical education* (pp. 15–35). New York: Routledge.

Hendelman, W., & Byszewski, A. (2014). Formation of medical student professional identity: Categorizing lapses of professionalism, and the learning environment. *BMC Medical Education*, 14, 139.

Ho, M.-J., Gosselin, K., Chandratilake, M., et al. (2017). Taiwanese medical students' narratives of intercultural professionalism dilemmas: Exploring tensions between Western medicine and Taiwanese culture. *Advances in*

*Health Sciences Dducation: Theory and Practice*, 22(2), 429–445. doi:10.1007/s10459-016-9738-x.

Jenkins, R. (2008). *Social identity* (3rd ed.). New York: Routledge.

Jha, V., McLean, M., Gibbs, T. J., et al. (2015). Medical professionalism across cultures: A challenge for medicine and medical education. *Medical Teacher*, 37(1), 74–80. doi:10.3109/0142159X.2014.920492.

Johnson, M. (1989). Embodied knowledge. *Curriculum Inquiry*, 19(4), 361–377.

Johnson, M. (1991). Knowing through the body. *Philosophical Psychology*, 4(1), 3–18. doi:10.1080/09515089108573009.

Labov, W., & Waletzky, J. (1967). Narrative analysis: Oral versions of personal experience. *Journal of Narrative and Life History*, 7(1–4), 3–38.

Mavor, K. I., Platow, M. J., & Bizumic, B. (Eds.), (2017). *Self and social identity in educational contexts*. New York: Routledge.

Monrouxe, L. V. (2009). Negotiating professional identities: Dominant and contesting narratives in medical students' longitudinal audio diaries. *Current Narratives*, 1(1), 41–59.

Monrouxe, L. V. (2010). Identity, identification and medical education: Why should we care? *Medical Education*, 44(1), 40–49. doi:10.1111/j.1365-2923.2009.03440.x.

Monrouxe, L. V. (2015). When I say … intersectionality in medical education research. *Medical Education*, 49(1), 21–22. doi:10.1111/medu.12428.

Monrouxe, L. V. (2016). Theoretical insights into the nature and nurture of professional identity. In R. L. Cruess, S. R. Cruess, & Y. Steinert (Eds.), *Teaching medical professionalism: Supporting the development of a professional identity* (pp. 37–53). Cambridge: Cambridge University Press.

Monrouxe, L. V., Chandratilake, M., Gosselin, K., et al. (2017). Taiwanese and Sri Lankan students' dimensions and discourses of professionalism. *Medical Education*, 51(7), 718–731. doi:10.1111/medu.13291.

Monrouxe, L. V., & Rees, C. E. (2015). Theoretical perspectives on identity: Researching identities in healthcare education. In J. Cleland & S. J. Durning (Eds.), *Researching medical education* (pp. 129–140). Hoboken, NJ: John Wiley & Sons.

Monrouxe, L. V., & Rees, C. E. (2017). *Healthcare professionalism: Improving practice through reflections on workplace dilemmas*. Oxford: Wiley Blackwell.

Monrouxe, L. V., Rees, C. E., Dennis, I., et al. (2015). Professionalism dilemmas, moral distress and the healthcare student: Insights from two online UK-wide questionnaire studies. *BMJ Open*, 5(5), e007518. doi:10.1136/bmjopen-2014-007518.

Monrouxe, L. V., Rees, C. E., & Hu, W. (2011). Differences in medical students' explicit discourses of professionalism: Acting, representing, becoming. *Medical Education*, 45(6), 585–602. doi:10.1111/j.1365-2923.2

010.03878.x.

Nettleton, S., Burrows, R., & Watt, I. (2008). Regulating medical bodies? The consequences of the 'modernisation' of the NHS and the disembodiment of clinical knowledge. *Sociology of Health and Illness*, 30(3), 333–348. doi:10.1111/j.1467-9566.2007.01057.x.

Neve, H., & Collett, T. (2014). *Revealing the hidden curriculum to medical students: Insights from threshold concept theory*. Paper presented at the Fifth International Biennial Threshold Concepts Conference, Threshold Concepts in Practice, Durham University, UK, 9–11 July 2014. http://www.ee.ucl.ac.uk/mflanaga/abstracts/TC14Abstract32.pdf. (Accessed 17 April 2017).

Rees, C. E., & Monrouxe, L. V. (2010). 'I should be lucky ha ha ha ha': The construction of power, identity and gender through laughter within medical workplace learning encounters. *Journal of Pragmatics*, 42(12), 3384–3399. doi:10.1016/j.pragma.2010.05.004.

Rees, C. E., & Monrouxe, L. V. (2011). Medical students learning intimate examinations without valid consent: A multicentre study. *Medical Education*, 45(3), 261–272. doi:10.1111/j.1365-2923.2010.03911.x.

Rees, C. E., Monrouxe, L. V., & McDonald, L. A. (2013). Narrative, emotion and action: Analysing 'most memorable' professionalism dilemma. *Medical Education*, 47(1), 80–96. doi:10.1111/j.1365-2923.2012.04302.x.

Rees, C. E., Monrouxe, L. V., & McDonald, L. A. (2014). 'My mentor kicked a dying woman's bed …' Analysing UK nursing students' 'most memorable' professionalism dilemmas. *Journal of Advanced Nursing*, 71(1), 169–180. doi:10.1111/jan.12457.

Sfard, A. (1998). On two metaphors for learning and the dangers of choosing just one. *Educational Researcher*, 27(2), 4–13.

Smith, B., & Sparkes, A. C. (2008). Contrasting perspectives on narrating selves and identities: An invitation to dialogue. *Qualitative Research*, 8(1), 5–35.

Tajfel, H., & Turner, J. C. (2004). The social identity theory of intergroup behavior. In J. T. Jost & J. Sidanius (Eds.), *Political psychology: Key readings in social psychology* (pp. 276–293). New York: Psychology Press.

Tsouroufli, M., Rees, C. E., Monrouxe, L. V., et al. (2011). Gender, identities and intersectionality in medical education research. *Medical Education*, 45(3), 213–216. doi:10.1111/j.1365-2923.2010.03908.x.

Underman, K. (2015). Playing doctor: Simulation in medical school as affective practice. *Social Science and Medicine*, 136–137, 180–188. doi:10.1016/j.socscimed.2015.05.028.

Wear, D., & Skillicorn, J. (2009). Hidden in plain sight: The formal, informal and hidden curricula of a psychiatry clerkship. *Academic Medicine*, 84(4), 451–458.

# 第9章

# 工作场所情境下促进渐进性独立的支架式教学

Mark Goldszmidt and Lorelei Lingard

## 引言

临床学习者在渐进性独立的过程中需要得到支持（Franzone et al.，2015；Kashner et al.，2010；Kennedy et al.，2005）。在形成怎样的以及在何种程度上支持渐进性独立方面，临床实习、学习者和教育者各自的特点都发挥着重要且交互影响的作用（Billett，2002）。支架式教学（scaffolding）的概念是为临床学习者提供各种支持，以弥补所需表现和独立可实现表现之间的差距，为探索临床实习和临床教育者的监督策略，以及它们在支持学习者渐进性独立方面的密切关系提供了一个有用的象征。虽然有许多与这个主题相关的理论，但我们将重点关注的两个理论是社会物质理论和修辞体裁理论。选择这二者是由于其互补性，以及吸引教师注意此前可能忽略的工作场所学习情境的强大功能的能力，如实际布局、电子记录和团队时间表等材料特征，以及病例回顾等形式。

在探索渐进性独立的支架式教学时，我们将使用一个内科住院病人临床教学单元的案例研究，我们在该单元中对这个主题进行了广泛的探索。在这种情况下，从三年级医学生到五年级住院医师的各种临床实习生都参与了对中危至高危病人的跨学科医疗照护；提供高质量、安全有效医疗照护的需求可能与教育成果之间相冲突，这种冲突在文献中得到广泛认识（Hoffman & Donaldson，2004）。我们在本章中的总体目标是明确如何利用渐进性独立的支架式教学来支持高质量医疗照护和教学。

**案例研究 9.1**

　　Carl 和 Yvonne 是一家教学医院新聘的医生。一天下午，他们一边喝咖啡，一边讨论一段在接下来的几年里他们可能会多次重温的对话。在接下来的几周里，他们将首次有机会在医院的三个内科住院教学团队之一中担任顾问医师（以下简称"临床教育者"）。每个团队包括一组混合的临床学习者：2 ～ 3 名高年级医学生、2 ～ 3 名一年级住院医师、1 名二年级住院医师和 1 名三年级住院医师。在谈话中，Carl 和 Yvonne 重点讨论了平衡临床和教学角色内在冲突的困难。特别是他们担心如何在为病人提供照护和监督学习者之间取得平衡。和许多人一样，他们也想知道如何在完成工作和确保良好的学习体验之间取得平衡。作为讨论的一部分，他们比较了一些多年来一直在实践并深受同行尊敬的角色榜样。

### 他们从 M 医生开始

　　与 M 医生合作真的很有趣。M 医生很容易相处，你会真正感觉到 M 医生信任高年资住院医师。反馈是对团队的一种赞扬。M 医生通常会在早上去查房，但会让高年资住院医师来处理具体事务。查房后，M 医生"让开"，以便团队完成工作。M 医生认为，学习的最佳方式是实践。虽然两人都认为 M 医生很受欢迎，而且在 M 医生的团队中学习很有趣，但他们不太确定自己是否会像 M 医生那样对团队进行监督。在过去几年中，临床环境发生了很大变化，将大量病情加重的病人安全转移到医疗系统的需求似乎与 M 医生的方法存在矛盾。

### 考虑到这一点，他们接着讨论 D 医生

　　D 医生经常提前到岗，并且经常提前检查所有新病人。早查房非常高效，甚至包括 30 分钟的小讲课。得益于 D 医生的效率和强烈的职业道德，其所在团队的工作负担通常低于其他团队。为了确保系统内的医疗质量和周转，D 医生通常早上第一件事就是让病人出院，并且总是亲自交代出院总结。虽然两人都认为 D 医生是一位出色的临床医生，提供高质量的病人照护，但他们确实怀疑 D 医生的风格是否足以支持学习者的发展。

### 考虑到这一点，他们将讨论转向 E 医生

　　与 E 医生合作有时会有点吓人。虽然 E 医生对学习者设定了很高的期望，但 E 医生也做了很多工作来支持他们：E 医生似乎总能了解团队中每个学习者的情况，但并不替他们完成工作；E 医生利用每个入院病人来教团队如何构思和照护他们正在收入院的复杂病人；E 医生定期与高年级和低年级学生会面讨论临床的进展，并提供反馈。两人都同意 E 医生的方法有许多优点，但他们想知道如何做到这一点；当医学生在接受培训时，E 医生的许多工作对他们来说是看不见的，他们仍然不确定 E 医生如何掌控这一切。

# 促进渐进性独立的支架式教学的理论、定义和维度

## 支架式教学

　　我们使用的支架式教学的定义起源于发展心理学。在关于发展的分析中，Lev Vygotsky（1978）描述了最

近发展区（zone of proximal development，ZPD）这一非常流行的概念。ZPD 代表学习者在有和没有帮助的情况下的表现差异。Wood 等首次将支架式教学作为与 ZPD 相关的术语使用（Wood et al.，1976），定义为帮助学习者在工作场所要求的水平上实践的方式。通过支架式教学，学习者可以在 ZPD（一个被广泛接受的最适合学习的位置）内工作，同时也得到支持以弥合其当前能力与临床实习所需能力之间的差距。随着时间推移，学习者的能力逐渐提高，他们不仅自己对支架式教学的需求减少，也开始参与为更多低年级学习者提供的支架式教学（Lave & Wenger，1991）。因此，支架式教学可以涉及多个层次的学习者，每个层次都在接受和提供支架式教学。

继支架式教学的发展心理学起源之后，人们很容易关注临床教育者如何提供支架式教学，并且已经有了许多实用的相关研究（Dunphy & Dunphy，2003；Dunphy & Williamson，2004）。然而，新的研究表明支架式教学不仅仅是关于人们做什么。相反，研究表明，我们工作场所的物质性与工作场所内的人密切相关，而这一相互交错的整体有力地塑造了学习和实践（Billett，2002；Fenwick，2014，2016）。在下一节中，我们将介绍社会物质方法如何为探索这些复杂关系提供独特的视角，以及所获得的见解如何帮助 Carl 和 Yvonne 在担任顾问医生和临床教育者的新角色中有效地使用支架式教学。

## 社会物质的重要性

在他担任内科住院团队临床教育者的第一周，Carl 注意到，尽管他很想在病人床边与团队进行查房，但几乎所有病例回顾都是在会议室进行的。

本节将总结与临床教学相关的社会物质理论的两个原则：

1. 不仅人重要，物质也重要。
2. 人和物质以特定的方式组合在一起，并创造实践。

社会物质性是一个总括性术语，用于描述一系列相关方法（Goldszmidt，2017）。行动者网络理论、文化历史活动理论和复杂性理论只是这一术语下的几种方法（Fenwick et al.，2011）。虽然每种方法都有其独特的历史，但社会物质方法有一个共同特点，即人类并非关注的焦点（Fenwick et al.，2011）。这些方法从关注社会实践转向关注社会和物质之间存在的复杂"纠缠"关系以及围绕它们"集合"的实践（Fenwick，2014）。社会物质方法抵消了我们单独看待人和物质的自然倾向，它们破坏了我们可以通过仅改变人或物质来改进实践的假设。对这两方面的关注对于理解促进渐进性独立的支架式教学是必要的。

物质指的是几乎所有的东西。在临床工作环境中，它们包括有形的东西，如建筑物、房间、床、门、计算机和病历，也包括不太有形的东西，如政策和时间表。由于物质与人类所有活动密不可分，从社会物质的角度来看，它们被认为是"组成性纠缠"，或者只是"纠缠"（Orlikowski，2007）。在观察任何形式的实践时，我们看到的都是"集合"：社会和物质结合在一起产生特定事物而不是其他事物的方式。

Carl 和 Yvonne 工作的医院的住院病人环境中的入院病例回顾是探索纠缠和集合概念的一个很好的例子。正如在许多机构所发生的那样（Gonzalo et al.，2014；Ramani et al.，2003），他们医院的入院病例回顾几乎都在团队会议室中进行。在探索为什么病例回顾总是在会议室的一张桌子周围，而不是在许多教育者所认为应该在的病人床边进行（Gonzalo et al.，2014；Ramani et al.，2003）时，我们可以看看存在的纠缠类型。该集合中纠缠的社会物质包括时间、每天入院的病人数量、团队成员数量、病房大小、接触预防措施，以及对在病人面前破坏临床学习者形象的担忧。对于那些试图将临床团队推回床边的人来说，挑战不仅仅是改变临床教师和学习者的思想或技能。它需要对人员和物质进行小调整，观察它们如何组合，然后重新尝试（Fenwick，2014）。

纵向整合式见习（longitudinal integrated clerkships，LIC）的引入是一个极好的更大范围的例子，展示了复杂的社会物质纠缠如何围绕着支架式教学组合实现渐进式独立。虽然没有从社会物质的角度进行描述，但 Walters 等对 LIC 的回顾完美地描述了过去几十年来在世界各地的多所学校中形成 LIC 的多种物质纠缠（Walters et al.，2012）。导致其产生的示例包括：农村地区经验的缺乏、农村地区劳动力短缺、教育计划中断、病人照护中断和三级病例组合不足。正如这份清单所示，许多纠缠的物质都与社会结构有关，比如以学生为中心、以病人为中心、人文主义和社会责任感。例如，当学校开始考虑他们的社会使命和人口需求时，农村地区经验的缺乏就显得更加重要。

更仔细地看，我们还可以看到，许多纠缠都是基于这样一个假设，即纵向经验也可以提供更好的支架式教学，从而提供更多渐进性独立的机会。而且，研究表明，在许多情况下，将轮转安排的材料改变为侧重纵向初级保健经验的组合产生了积极的结果（Walters et al.，2012）。研究报道的积极结果包括更好的或同等的考试成绩、更好的以病人为中心以及更好的跨专业协作（Walters et al.，2012）。然而，许多学校的纠缠还没有产生这些积极结果（Walters et al.，2012）。例如，在儿科和精神病学方面没有沉浸式的临床经验可能会导致临床学习者在处理这些病人时感到不适。

当 LIC 组合以促进渐进性独立时，学习者可以通过提高独立性为临床实践增加价值，临床教育者的满意度同时也很高。相反，当它们不以这种方式组合在一起时，随着时间的推移，临床教育者开始对由此产生的损失感到不满（Walters et al.，2012）。关键是物质很重要！此外，尽管机构之间有许多明显的相似之处，但物质如何与社会相组合以产生实践，往往在根本上有所不同（Bates & Ellaway，2016）。

## 体裁的重要性

同许多临床教育者一样，Yvonne 认为病例回顾是支持病人照护和教学的宝贵工具。她之前曾被教导在临床学习者进行病例报告时不要打断他们。但是，在团队作为临床教育者的第一天，她认为在每个回顾病例中她应该至少打断了她的临床学习者四次。

本节将总结体裁理论中与临床教学相关的两个原则：

1. 体裁不仅仅是结构，它还体现了目的。

2. 就其本质而言，体裁是支架式教学。然而，如果我们的教育者需要以最佳方式来支持我们的临床目的，他们也需要以最佳方式支持体裁。

作为主导临床和教育实践的"物质"之一，沟通值得特别关注。工作场所的沟通实践以高度标准化的方式进行。这些针对反复出现的情况而产生的标准化实践可以称为体裁。体裁可以是书面的、电子的或口头的交流形式。在临床实践中，这可能包括一些事情，比如在与病人进行临床问诊（口头体裁）或咨询记录（书面体裁）后，与学习者进行的病例回顾。当然，我们做事情的方式并不完全相同。我们每个人在一种体裁使用中的细微差别被称为"（个人的）语库"。

从修辞体裁理论（rhetorical genre theory，RGT）的角度来看，体裁不仅仅是根据它们的描述属性（例如，一份好的咨询记录的特征）来考虑的。相反，它们被认为是一种社会行为形式，允许人们在世界上工作，正是通过我们的体裁的语库，我们可以选择如何影响工作的完成。例如，在病例回顾中，打断学习者的陈述，要求他们介绍与他们的每个医疗问题相关的药物，至少有两种社会行为：①这有助于顾问医师确保学习者能够以有意义的方式关注药物清单；②它向学习者发出信号，告知下一次应采取哪些不同的措施。打断本身是不同顾问医师为实现特定社会行为而使用的策略的语库的一部分。临床医生每天处理的其他体裁包括病人访谈、入院记录、临床病例回顾、病情进展记录和出院总结。

体裁并非孤立地发挥作用。相反，它们存在于相互支持的组合中：病人访谈会产生入院记录和病例回顾，这些记录和病例回顾本身会告知临床学习者在访谈中收集的数据。通过从 RGT 的角度思考我们的沟通实践，我们可以看到我们合作和支架式教学实践的重要方面。正如 Miller 在其关于 RGT 的开创性著作中所写，"当我们学习一种体裁时，我们所学到的不仅仅是一种形式模式，甚至不只是一种实现我们自己目的的方法。更重要的是，我们了解到我们可能会有什么结果"（Miller，1984，p165）。也就是说，通过了解我们的共同体裁，我们能够探索我们的共同目标以及可能用于实现这些目标的策略或语库。

在临床实习中，目的通常是双重的：不仅是临床或教育，而是两者的结合（Kesselheim & Cassel，2013；Sanfey et al.，2011；Sholl et al.，2017；Turner et al.，2016）。要理解体裁的目的，需要考虑以下问题：你是否曾经参与过一个临床学习者的病例回顾，并像上面的例子一样，你不得不打断他们来纠正他们汇报病例的方式？也许是因为他们的顺序是从查体而非病史开始。也许是因为他们忽略了你期望听到的关键元素。然而，在这些结构性错误的背后，更根本的问题可能是，他们的体裁错误正在破坏病例回顾支持共同临床推理的目的。当你听到陈述时，因为顺序有误或关键信息缺失，你无法有效地通过他们的回顾对病例进行推理（Lingard et al.，2003）。临床环境中的口头和书面体裁的目的之一是支持诊断、治疗和管理病人请求的合作努力。这些体裁的共同目的是逐步帮助团队定义和完善他们对病人面临的问题的理解，以及解决这些问题的计划；这一过程被称为渐进式协同优化（Goldszmidt et al.，2014）。

就其本质而言，体裁是支架式教学的一种（Schryer，2011）。即使临床教师不在，体裁也会教学习者收集特定类型的信息，进行鉴别诊断，并为病人制定计划。例如，口头病例汇报的结构告诉学习者需要某些特定的数据。同样，病程记录的存在告诉临床学习者需要每天进行书面更新。通过这些方式，体裁教给学习者他们应该有什么目的，应该重视什么。

这种通过体裁搭建的支架式教学一般是潜移默化而颇具效果的（Schryer，2011；Schryer et al.，2003）。然而，正如我们许多人可能经历过的那样，体裁也需要临床教育者的明确支持，从而帮助学习者以最佳方式实现他们的目标（Cadieux & Goldszmidt，2017）。根据临床教育者自己的病例回顾和反馈的才能，他们可能或多或少地准备好提供明确的支持。明确理解体裁的支架式教学应该包括对体裁和可用才能的选项的有意义讨论，以确保它们达到预期目的。例如，在病例回顾过程中，打断学习者需要包括注意明确解释打断的原因是当前进展违反了体裁目的。同样，对学习者文书的批评也需要解释潜在的违规行为。

如果没有与临床学习者明确讨论他们为什么要以特定方式修改自己的体裁，则可能会产生误解。学习者可能只会听到对其结构错误的批评，而不了解这些结构错误对目的的潜在违反，并且他们可能会根据教师的反馈以非产出性和潜在有害的方式"纠正"其体裁（Lingard & Haber，1999；Lingard et al.，2003）。例如，在入院病例回顾过程中，让其跳过社会史陈述的纠正可能会被学习者理解为社会史数据不重要，但反馈的目的是，在入院病例回顾期间，它不如其他事件那么重要（Lingard & Haber，1999；Lingard et al.，2003）。提供明确而有力的体裁反馈需要表达技巧：例如，在上面的例子中，这可能意味着明确关注在病人住院期间，随着体裁目的的变化（从入院病例回顾到进展记录和出院总结），社会史的相关性如何变化。虽然我们中的许多人对通过体裁来实现目的的可能性有所感悟，但在大多数情况下，我们受到自身经验的限制，并且缺乏讨论这个话题所需的表达技巧。在下一节中，我们将回顾一些经验性工作，这些工作既可以帮助我们个人在临床教学环境中使用体裁，也可以帮助我们向学习者提供反馈。

# 渐进性独立的支架式教学策略

在本节中，我们以社会物质理论和修辞体裁理论的观点为基础，探讨渐进性独立的支架式教学策略——这里定义为"伴随临床教师监督的下降，由受训者渐进性独立地提供病人照护的过程"（Kennedy et al.，2005）。为清晰起见，我们将通过关注学习者、教育者和临床实习的特点，尝试探索这些支架式教学策略。然而，在每一节中，我们都将试图强调三者之间的一些结构性纠缠。

## 临床学习者

支架式教学是一个简单的教育理念，但在临床环境中实施起来很复杂。它的成功在很大程度上依赖于创建一个组合，让学习者感觉到服务和学习是密切相关的（Sanfey et al.，2011）。当学习者认为他们的角色是弥补劳动力短缺时，毫不奇怪他们会轻视服务性学习。相比之下，当服务性学习与临床教育者的有意义互动相关联时，它更受重视（Sanfey et al.，2011）。因此，正如 Sholl 等所指出的，在更重视正式教学的环境中进行非正式教学是存在问题的（Sholl et al.，2017）。观察临床学习者如何开展工作也提供了重要的见解。它提供了对工作质量的洞察，并提供了对学习者如何看待工作对其学习的价值的感知形式的洞察（Cadieux & Goldszmidt，2017）。在一项关于临床文书和病人照护随访的研究中，那些将自己的角色视为与病人照护相关的协作任务的学习者认为，这对学习和服务都很重要。相比之下，那些更肤浅地完成任务的人似乎不那么看重它。

> **实用技巧**
>
> 成功的渐进性独立支架式教学要帮助学习者努力实现正确的目标，特别是在他们与之合作的专业内和跨专业团队中，能够实现能力的渐进性独立，为优质病人照护做出有意义的贡献。

成功的渐进性独立支架式教学还包括帮助学习者努力实现正确的目标，特别是在他们与之合作的专业内和跨专业团队中，能够实现能力的渐进性独立，为优质病人照护做出有意义的贡献（Cadieux & Goldszmidt，2017；Lingard，2012）。这并不意味着他们不努力提高个人能力。相反，它将我们的注意力引向当前围绕能力的言论可能引发的过度潜在关注（Lingard，2009），这可能导致学习者认为，他们将主要根据自己的独立程度被评价。根据临床教育者的说法，"最佳点"包括逐步成为团队中有价值的合作者（Cadieux & Goldszmidt，

2017）。它还涉及勤奋，教师将勤奋定义为"受训者（学习者）采取综合方法生成问题清单、格外注意细节（例如，确保既往史和药物清单准确并及时更新），并持续追踪不清楚或不完整的信息"（Cadieux & Goldszmidt，2017）。因此，支架式教学帮助学习者在临床实践中认识这些细微差别是至关重要的。

表 9.1 是基于一个内科住院病人的临床实习的例子，说明了临床学习者在进行临床文书和病人照护随访时高效和低效的实习类型。值得注意的是，这些实践本身就涉及纠缠。例如，进行有效的后续医疗照护包括认真回顾现有的电子和纸质文件，抽出时间与跨学科团队的其他成员互动，有时还需要了解不明确的体裁预期。让学习者朝着正确方向努力的策略可能涉及许多不同的调整，可包括观察学习者并提供反馈、修改评估以反映期望、与学习者分享表 9.1，或者在考虑机构各异的情况下，使用表 9.1 作为制作机构特定讲义的模板。其他重要策略与临床教育者和临床实习相关，将在下一节中讨论。

# 临床教育者

## 实用技巧

临床教育者可以在支持和削弱渐进性独立支架式教学方面均发挥重要作用。因此，任何加强支架式教学的策略也需要考虑可能导致其效果减弱的复杂关系。

表 9.1　临床学习者在执行病人随访和文书任务时最低效和最高效实践的选定示例

| 情境 | 最低效的实践 | 最高效的实践 |
|---|---|---|
| 阅读实践 | • 选择性阅读实践，包括：<br>　• 最新的病程记录和实验室值<br>　• 忽略护理人员和其他联合医疗服务提供者的记录<br>• 依赖其他团队成员就需要跟进的活动性问题提供建议<br>• 搜索团队要求的特定信息 | • 综合阅读实践，包括：<br>　• 入院记录<br>　• 护理人员和其他联合医疗服务提供者的记录<br>　• 之前团队的病程记录<br>　• 夜间医嘱<br>　• 既往就医的临床文书<br>• 寻求对病人进行口头讨论并获得最新信息的个人（护士、联合医疗服务提供者、高级住院医师）<br>• 寻找问题随时间的进展、模式和趋势<br>• 筛选并预测当前和治疗计划的潜在并发症和（或）副作用<br>• 在试图确定异常检查结果或体征的原因时，回顾活动性问题和用药 |
| 病人接诊 | • 在见到病人之前，不使用病历回顾来指导临床接诊<br>• 进行一般的问病史和查体，而不考虑活动性问题或病人熟悉程度 | • 预先阅读病历并回顾新的实验室检查结果，以确定床边需要解决的活动性问题<br>• 针对活动性问题和病人主诉，进行重点病史采集和查体 |

| 情境 | 最低效的实践 | 最高效的实践 |
|---|---|---|
| 构成练习 | • 在不一定了解 / 确定原因的情况下响应异常实验室值<br>• 记录个人未观察到但之前已记录的查体结果<br>• 在管理同伴的病人时，推迟推进病人照护的责任，直到团队成员返回<br>• 不调查或跟进不清楚的信息 | • 回顾并提炼活动性问题清单<br>• 寻找缺失或不清楚的信息以澄清<br>• 再次检查以前记录的信息的准确性<br>• 独立研究文献和回顾病人病例，在寻求帮助之前解决知识缺陷<br>• 将来自不同来源的信息整合成一份全面的基于问题的说明，反映出病人慢性病背景下提炼的活动性问题 |
| 文本特征 | • 将所有问题纳入单一的主观、客观评估计划（subjective，objective assessment plan，SOAP）记录<br>• 无论临床复杂程度如何，对所有病人都使用相同的格式 | • 基于问题的文书中每个活动性问题都有单独的 SOAP 或等效标题<br>• 文档反映了对活动性问题的逐步协作优化 |
| 非正式记录 | • 每日追踪病人病情的方法不一致<br>• 只对自己的病人进行记录<br>• 记录信息，以防他们被团队"刁难"* | • 为自己的病人以及团队其他成员照护的病人撰写晨间回顾中的关键信息<br>• 在病人名单上使用带有复选框的个人笔记来记录当天完成的任务和提醒<br>• 为他们跟踪的每个病人保留一组额外的记录，列出慢性和活动性问题、用药、关键调查结果和其他相关信息，以跟踪一段时间内的进展 |

* "刁难"一词指从学习者的视角，顾问医师或其他高年资团队成员向他们提问是为了抓住他们的纰漏或让他们难堪，而非出于合作目的

资料来源：D. C. Cadieux & M. Goldszmidt。（2017）. It's not just what you know：Junior trainees'approach to follow-up and documentation. *Medical Education*，51（8），812-825. doi：10.1111/medu.13286. 经 John Wiley & Sons 公司许可转载

　　许多临床教育者在临床实习方面至少结合了三种不同但有重叠的角色：①直接病人照护；②临床学习者提供病人照护时的临床监督；③教学（Goldszmidt et al.，2015）。为了履行这些职责，临床教育者将团队可见的活动（前台，比如病人照护和教学查房）与不可见的活动（后台，比如在个人办公室查看检查结果或自己看病人）结合起来（Kennedy et al.，2007）。虽然一些临床教育者小组成功地将病人照护提供者和临床教师的角色分开，但大多数人都需要找到平衡两者的方法（Sholl et al.，2017）。这必然意味着妥协。作为最近一项研究的一部分，我们确定了内科临床教育者在扮演多重角色、进行前台和后台活动时使用的四种方式，以及这些方式可能导致的妥协（Goldszmidt et al.，2015）。

　　表 9.2 描述了这四种确定的方式。我们已经描述了四个中的三个；Carl 和 Yvonne 的三位受人尊敬的临床教育者 D、E 和 M 医生分别代表直接病人照护、赋权和极简主义。我们没有描述第四种混合实践方式。如表 9.2 所示，每种风格都有一套关键策略，用于满足多种相矛盾的需求。每种风格也代表了对实践的社会物质现实的回应，并基于对临床学习者和实践现实的一系列假设。虽然所有的风格可能都有强有力的支持者，而且每个风格中的临床教育者可能都很受学习者的喜爱，但在有效构建促进渐进性独立的支架式教学方面，它们并不等同。

　　比较这些风格时，除了极简主义风格之外，其他所有风格都响应了医院和医疗系统不断增长的需求，以提高病人安全，同时保持系统内的病人流量。因此，它们最大的区别在于执行工作所使用的策略，以及作为其基础的假设。

表 9.2　关于内科临床教育者的关键策略、回应以及基本假设的风格描述

| 风格名称 | | 描述 |
|---|---|---|
| 极简主义 | 关键策略 | 使用这种风格需要对团队中的高年资临床学习者非常信任。在大多数情况下，极简主义临床教育者让高年资住院医师在团队中完成所有病人照护监督和教学。虽然不得不承认，当团队中有一位效率较低的高年资住院医师时，临床教育者需要做更多的工作，但关键的策略是首先授予自主权，然后看看会发生什么 |
| | 回应 | 与其他三种风格不同，极简主义风格回应了临床教育者角色随叫随到时做其他工作的需要 |
| | 假设 | 高年资学习者（通常是三年级住院医师）有能力管理团队，以及理想的学习发生在学习者获得独立性时。住院病人的照护和教学与其他外部活动相矛盾 |
| 直接病人照护 | 关键策略 | 使用这种方式需要扮演医疗照护提供者的角色。直接照护风格的临床教育者需要花费大量时间直接照护病人。这通常是在后台进行的，使得学习者看不到他们正在做的事情的细节。为了节省时间，病例回顾通常在会议室进行，教学也在会议室进行。虽然临床学习者被分配了自己的病人，但大部分工作都是由临床教育者完成或重新完成的。学习是在实践中进行的，但没有完成工作的最终责任 |
| | 回应 | 病人数量增加、病人复杂性增加、时间限制和出院压力、大量学习者以及确保安全和高质量病人照护的需求 |
| | 假设 | 教学和病人照护争夺时间，不能依靠临床学习者来确保安全和高质量的照护，使学习者摆脱对病人照护的责任可以让他们在实践中更安全地学习 |
| 赋权 | 关键策略 | 使用这种风格需要将监督活动的重点放在赋权临床学习者在提供直接病人照护方面发挥主要作用上。对团队胜任力的关心使团队成员共同分享病人信息。重点强调临床文书，以确保照护质量，即使负责病人的主要学习者缺席。教学和病人照护高度整合。病例回顾通常涉及对临床学习者提供后续照护的预期。虽然临床教育者可能会提供直接的病人照护，但他们会尽最大努力确保学习者知道他们做了什么以及为什么做 |
| | 回应 | 支持临床学习者的渐进性独立的需要，同时应对病人数量增加、病人复杂性增加、时间限制以及安全照护和出院病人的压力 |
| | 假设 | 教学和病人照护可以有效地结合在一起，以有意义的方式支持病人安全和学习者的渐进性独立。只有当学习者对病人有责任感和主人翁精神时，才能真正实现渐进性独立 |

| 风格名称 | | 描述 |
| --- | --- | --- |
| 混合实践 | 关键策略 | 使用这种风格需要运用多种教学策略。使用哪种策略取决于团队中临床学习者的胜任力评估。当时间有限或学习者能力不足时，临床教育者将提供直接的病人照护。教学主题通常由病人照护期间发现的学习缺口引发；然而，这些缺口可能会被视为一个广泛接触某个话题的机会，而不是对团队为发现缺口的特定病人提供照护的赋权机会 |
| | 回应 | 病人数量增加、病人复杂性增加、时间限制和出院压力、大量学习者以及确保安全和高质量病人照护的需求 |
| | 假设 | 教学和病人照护争夺时间，不能总是依靠临床学习者来确保安全和高质量的医疗照护。临床教育者的角色包括评估学习者所处的阶段，并根据这些需求进行教学，同时确保安全有效的病人照护 |

极简主义风格保证了独立性，但要付出代价。成本可能包括病人安全和学习者教育。值得注意的是，其中一个假设——临床学习者可以从无监督的实践中有效学习——没有得到文献的充分支持（Scallan，2003；Sholl et al.，2017）。

直接照护风格——那些承担更多日常临床工作的顾问医师——无疑是安全有效实践的典范，并解决了临床学习者对过度服务要求的担忧（Sanfey et al.，2011）。然而，它的关键策略可能会损害整体团队效率，因为临床学习者可能在没有意识到临床教育者心中有不同计划的情况下，被要求做出决策或提供信息。通过潜在地剥夺学习者的责任感，直接照护风格也可能破坏渐进性独立，尤其当临床教育者使用后台策略，即他们正在做的工作对团队来说不那么显眼和容易接触到时。正如 Piquette 等所描述的，如果直接照护是在前台完成的，那么仍然有一些策略可以用于促进渐进性独立的支架式教学（Piquette et al.，2015）。实施策略可以包括有声思考、在手术前给予镇静等子任务的赋权，或直接指导学习者完成任务。然而，即使使用了这些前台策略，关于临床学习者对病人归属权的担忧仍然存在。

相比之下，赋权风格可以通过一系列更符合构建渐进性独立和安全有效的病人照护的策略来回应许多相同的担忧。例如，即使学习者在某项任务上可能需要被指点，赋权型顾问医师也会先询问学习者计划如何完成任务，然后再提出自己的建议。

由于其灵活性，混合实践风格更难以实施。它很可能代表了一种中间立场，这在很大程度上取决于它的执行方式。同样，如果后台工作用于监督而非直接病人照护，则更有可能在不破坏渐进性独立的情况下支持安全有效的照护。

总之，临床教育者有许多相互冲突的需求，他们通过采用特定的实践方式来应对这些需求。虽然每种风格背后都有一种默契的逻辑，但学习者并没有始终如一地意识到这些逻辑。此外，在支持学习者的渐进性独立方面，每种风格并不等同。支持临床教育者的支架式教学工作需要明确承认实践的潜在现实，分享解决那些问题的策略也可支持渐进性独立。

## 临床实习的特点

临床实习相关实践的物质以多种方式组合会破坏或支持支架式教学。在本节中，我们将重点介绍三个可以修补以支持支架式教学的物质和体裁的示例：物理空间、时间表以及口头和书面体裁。

---

### 实用技巧

临床教育者可以通过多种方式处理实践的物质性，以支持支架式教学。

1. 尝试将一些病例回顾讨论从会议室转移到床边。
2. 考虑在回顾过程中做笔记是谁的工作，并确保他们认识到这是他们的工作，且他们有合适的工具（即病历）可用。
3. 利用交流的体裁，尝试为学习者面对的常见交流挑战建立语库。
4. 试着利用时间表；想想谁在哪里、什么时候和谁在一起、他们在做什么。

---

虽然大多数临床教育者对可用的物理空间几乎没有控制权，但他们可以根据如何使用这些空间来关注渐进性独立支架式教学的组合方式。例如，如果病例回顾通常发生在会议室，可考虑搬到床边进行回顾。或者一次回顾一个病例，回顾的间歇在床边看病人。虽然团队中的学习者人数和时间限制似乎排除了这一点，但无法做到这一点的假设是不正确的。然而，它确实需要修补，而且并不总是不管怎样都要完成的。

此外，需要考虑在病例回顾期间可以获得哪些材料。病历是否存在？回顾期间或之后，谁负责在病历中记录？他们是否做了有效的记录，让他们能够回顾并完全掌握决策内容？每一件事都会对病人照护和学习产生影响。

还要考虑物理空间在塑造后台和前台临床教育者活动中的作用，并尝试改进正在做的事情。一些临床教育者将花时间在远离病人照护区的办公室里，使用电子病历从远处向病人下医嘱。相反，他们可以记录下希望团队参与的事情，并在当天晚些时候与团队会面时确认团队已经处理了每一件事。临床学习者如果发现工作是在他们背后进行的，就有可能放弃自己的责任。相比之下，那些知道临床教育者在监督但给他们机会提升的人更有可能努力做到这一点。

时间表有很多不同的类型，且可以通过不同方式影响促进渐进性独立的支架式教学。在宏观层面上，轮转时间表规定了临床学习者在临床实习期间轮转的时间长度。Bernabeo 等关于轮转转换的研究表明，较短的轮转长度可促使组合更加关注效率，而不是有意义地支持病人照护和个人发展（Bernabeo et al.，2011）。同样地，微观层面的时间表——值班表、正式教学、非正式教学和病人照护的时间表——也会影响渐进性独立的进展（Dresselhaus et al.，1998；Guarisco et al.，1994；Mooradian et al.，2001）。照护的持续性越强，临床学习者就越会对病人负责。持续性的碎片化程度越高，其他人就越需要承担起负责照护服务的角色。从支架式教学的角度来看，修改时间表可能会带来有意义的变化，但需要许多相关利益方的认可。

如前所述，体裁在支架式教学中起着重要作用。除非得到明确关注，否则体裁往往在无形中发挥作用（Devitt，2004）。当临床教育者意识到上述体裁的关键前提时，他们可以使用一整套全新的支架式教学策略。第一个策略是扩大语库。这可能涉及适当调整语库和观察不同选择对支架式教学的影响。关注"插话"的使用，而其造成的迂回类型只是众多例子之一（Goldszmidt et al.，2012）。另一种调整语库的方式是观察不同体裁的选择对整个团队及团队中的个人参与度的影响；理想情况下，有效的病例回顾会让整个团队了解病人，而不仅仅是学习者和临床教育者。这种形式的支架式教学应连续几天，而不是一瞬间。还有一种策略可能涉及对临床学习者自己的语库进行更明确的反馈。例如，对病例汇报的反馈可以教会临床学习者关于 SNAPPS 模型的基本情况（SNAPPS 为下面六条英文短语的首字母）：

- 总结病例（**S**ummarise the case）；
- 缩小差异（**N**arrow the differential）；
- 分析差异（**A**nalyse the differential）；
- 向指导医师寻求指导（**P**robe the preceptor）；
- 计划管理（**P**lan management）；
- 选择一个问题进行自我指导学习（**S**elect an issue for self-directed learning）。

SNAPPS 模型已被证明能促进学习者驱动的教学（Wolpaw et al.，2012）。同样，对临床文书写作的反馈可以更好地帮助学习者提供病人照护（Cadieux & Goldszmidt，2017）。

总之，对社会物质和体裁的思考为临床教师提供了一系列策略，以加强渐进性独立的支架式教学。虽然我们将这些策略分为三个部分——临床学习者、临床教育者和临床实习——但我们也试图强调它们是如何不可避免地相互交织在一起的。

### 案例研究 9.1（续）　将教育学带入实践

回到 Carl 和 Yvonne，现在让我们重新审视他们的问题，看看我们能否为他们提供一些想法，让他们知道如何能最好地提供支持他们的学习者渐进性独立的支架式教学。为了做到这一点，我们将模拟他们和我们中的一位（Mark）之间的对话，这位临床医生在该环境中有 17 年的工作经验。

**Carl**：您用哪种监督风格？

**Mark**：我总是尝试使用赋权的方式。对我来说，这是唯一一种能一贯地支持病人照护和渐进性独立发展的方式。

**Yvonne**：混合实践风格怎么样？在许多方面，这种风格似乎与临床教学的其他现有文献更为吻合。

**Mark**：首先，因为我喜欢赋权风格，尽管我的观点可能有失偏颇。我确实认为，许多已确定的风格可以带来良好的教学，特别是混合实践模式似乎为监督者提供了很大的灵活性。然而，如果体裁的目的之一是为渐进性独立搭建支架式教学，那么混合实践风格似乎并不总是朝着这个方向努力。例如，在回顾一个病例时，会出现许多可以教授的问题；赋权型临床教育者将始终如一地选择一个可支持团队在该病人的照护中实现一定程度的独立的问题进行教学（而混合实践模式的教育者可能并不会如此）。

**Carl**：但教学评估呢？我感觉到，学习者并不总是喜欢接受赋权风格发挥作用所需的反馈类型。

**Mark**：这个问题很好。这确实引起了人们的注意，即基于学习者的评估不足以评估临床教师。虽然我希望能够与我的所有学习者建立联系，并让他们立即了解（我想让他们掌握的内容），但我确实认识到，对于一些人来说，他们需要比与我在团队中合作的 2 周更长的时间来理解我所提供的内容。理想情况下，我们的教学评估也应该包括评估我们的结果——包括临床和教育两方面。我怀疑很少有机构能够并愿意以这种方式投入。然而，我认为赋权方式还包括加强与学习者的关系，这是他们能认识到并可以合理评估的事情。它还包括更经常地去病人的床边，这是许多学习者非常认可的。我们可能需要调整教学评估，以更好地捕捉有效临床教学的这些维度。

**Yvonne：** 在这一章中，您写了关于社会物质的文章。您建议我们如何将其纳入日常临床教学？

**Mark：** 这不是一个简单的问题。在某种程度上，这是因为我们所做的事受到我们工作机构的严重影响。因此，让我首先提出几个诊断性问题，你们可以问问你们自己的机构，这些问题将使你们适应社会物质和体裁。你可以先问一下人和物质通常是如何组合的。特别是，应关注渐进性独立和协作优化。当你在观察临床学习者与你及你的同事轮转的过程时，他们是否始终表现出渐进性独立？对此贡献最大的纠缠是什么？哪些则会破坏它？类似地，寻找体裁和其他实践物质是如何与人们组合起来以支持或破坏协作优化的。接下来，积极地与你的同事合作，无论是在专业内还是在跨专业，尝试修补一些东西。

例如，在我所在的机构，我们把下午的病例回顾从会议室搬到了走廊，我们改变了回顾的体裁，以便我们的护理同事加入。现在，我们会发布一个公告，说明我们将在哪个走廊开始查房。当我们与每位护士会面时，我们会检查我们正在讨论的病人，并在转到下一位护士之前作为一个小组讨论这些病人。虽然它并没有解决我们所有的合作问题，但它也带来了巨大的变化。护士们现在更加了解病人的照护计划，并且能够为其做出贡献。当我们忘记下查房讨论的医嘱时，他们也很容易跟进。而且，当我们下的医嘱与我们说的不同时，他们更容易发现这些错误。他们也有机会对制定的计划做出有意义的贡献——有时他们会推翻无法实现的想法，有时他们会提出医生团队没有考虑过的事情。

我们仍在努力解决查房时学习者的数量问题。一些人试图将团队一分为二来实现这一点，但根据位置固定的病人来安排学习者的分布并不容易。然而，我们一直在与入院床位规划者合作，以便更好地在地理上定位我们的病人，从而使一组不变的护士能够照顾我们所有的病人。这就决定了每天与 6 名护士还是 12 名护士合作的不同。我们现在还让临床学习者预先口述他们的出院总结；这是在病人离开医院之前，而不是在他们已经离开医院之后。这使我们能够提供更多实时反馈，这些反馈仍然可以执行，并使临床学习者能够进行出院指导。我发现，通常只需给临床学习者提供 1～2 份出院总结的反馈，他们就可以稳定地写出准备签字的初稿。

**Carl：** 您提到了一些与体裁相关的建议，比如出院总结。您有没有其他方法可以利用体裁来构建支架式教学和支持渐进性独立？

**Mark：** 我有几种经常使用的与体裁相关的策略。①我有关于如何做入院记录、病程记录和出院总结的讲义，这些讲义是基于我们所学的以支持各体裁目的的最佳实践（图 9.1 和图 9.2）。②当我们进行病例回顾时，我们总是随身携带病历，无论我们是在会议室还是在床边。此外，我们让演示者以外的其他人做一份临床记录，总结评估和计划，这样演示者在以后试图回忆时出错的风险就更小了。我们还就每个问题列表项的标题进行协商。这通常意味着要写出最能描述我们对问题的理解的创造性标题，并向下一位读者发出他们需要做什么的信号。例如，我们将一个问题记录为"华法林用药伴高 INR，快心室率的心房颤动"，而不仅仅是"心房颤动"。正如你所见，标题本身提供了支架式教学，告诉临床学习者他们需要解决控制心率和高 INR 问题。③我定期回顾学习者的临床记录并提供反馈。通常，这种反馈包括一次对话，我让他们看一看记录，然后问问题："让我们看看过去的几个记录。他们是如何支持协作优化的？下一位照护该病人的人是否理解我们迄今为止的想法？你还有什么可以改进的吗？"④在晚上移交给夜班值班团队时，我还明确要求他们向我展示他们的追踪记录。根据他们使用的内容，我常常向他们展示我们已经确定的一些策略，这些策略是更有效的临床学习者使用的。不管如何命名，我们有一个"待办事项/做过的事情"清单的方法——也就是，一个列表来记录你应该向团队汇报的事情，或者你被要求处理并向团队汇报的事情——这正是另一种体裁，但令人惊讶的是，很少有学习者能学到这一点。大多数人似乎是通过反复试验和犯错来学习的。

Ⅰ.我应该如何书写入院记录？

以下是一个示例，可以有不同的个人风格。

**I.D.:** X 先生，男，___岁，现___与妻子同住（介绍病人第一次到你这里就诊时的问题）

**住院原因/主诉：**因___由___转诊

___**活动性问题清单**

在问题清单上列出最重要的问题

**来源：**

包括来源是否是病人或病史是否可靠

**既往史（这是最最重要的部分）**

使用标题并分段详述。

例如

1. 冠心病
   a. 前壁心梗 1997 并发充血性心力衰竭
   b. 下壁心梗 1998
   c. 三支冠状动脉旁路移植术 1998；此后无胸痛或 Ⅱ 级心绞痛（见 HPI）等

**手术史：**

1. ___: 1998
2. ___: 1997，并发……

**现病史/活动性问题**

使用活动性问题列表中的标题

1. **Re:**

（这些标题不是基于症状，而是基于问题/系统，例如讨论所有与其鉴别诊断相关的症状呼吸急促和胸痛分开讨论，除非你认为它们不相关，如心绞痛和 COPD）

- 第一段（介绍病人第一次到这里就诊时的问题）

起初，他___（这句关于基线水平功能对慢性病病人非常重要）他（入院/就诊）1 周前他开始出现……这继续发展以至于我住院最终就诊于我院。

- 后续段落

HPI 的剩余部分有两个目的：

1）解决问题：南述你的诊断思路并排除其他可能的诊断。这包括详述症状和相关的阳性/阴性危险因素因为……

2）决策：一旦你知道最可能的诊断后，你或许需要更多信息来决定如何管理病人 [ 如严重性/预后，改变危险因素，改善症状（对问题的影响），关于未来干预的决定，关于健康护理的病人预期……例如如果他不考虑旁路手术，为什么还要做血管造影？）等 ]

注意这两个过程往往是整合在一起的

2. **Re:**

这通常是第二个相关但不是主诉的活动性问题。它对患有多种重大疾病或在临床环境中的病人起着最重要的作用

**过敏：**过敏史详或过敏表现物及过敏意味着，很多人说自己过敏但其实是不耐受

1. 青霉素：过敏反应
2. 可待因：肠胃不适

**用药：**需列出剂量。"见入院医嘱"不可取，因为这个清单在住院用于病人出院指导

**系统回顾：**系统回顾应该常规进行，但事实是很少得到的记录。系统回顾的目的是确保你没有在病史里遗漏重要内容，并帮助你更加了解你的病人

**家族史：**

**当前生活状况（社会性）**

在内科，这是一条关键信息，因为它常帮助进行出院计划等

**体格检查：**

**检查结果**

**总结：**

___先生是一名 65 岁男性，此后运动时呼吸急促，夜间阵发性呼吸困难和端坐呼吸增加。新的心电图提示下间隔区心肌梗死，他的病史 X 线检查提示稳定性慢性心衰。他的病史有典型的稳定的 2 型糖尿病控制不佳的 2 型糖尿病。

**评估和计划：**

1. 主要问题：
   a. 鉴别诊断 #1
   b. 鉴别诊断 #2
   c. 鉴别诊断 #3
2. 次要问题
3. 其他需要监测的问题

例如：

1. **呼吸急促、端坐呼吸和夜间阵发性呼吸困难（PND）**

评估：

   a. 不合理用药和贫血可引起慢性心衰恶化：这是最有可能的，因为病史、……症状、……查体等
   b. 急性心梗：这也是一种合理的可能性，因为……
   c. 肺栓塞：这也有可能，但因为……可能性较小
   d. COPD 加重：不太可能，因为……

计划：

列出你的计划要点（例如，使用呋塞米、局部硝酸甘油控制慢性心衰、稳定时加用 ACE、超声声明确潜在病因。考虑到……是否有潜在的缺血性因素）

2. **低钾血症：**

评估：

   a. 使用利尿剂：这是最有可能的，因为……
   b. 腹泻：尽管有 4 次排便，但他每天但也许这是一个促成因素

计划：开始非梭状芽孢杆菌等（难治性梭状芽孢杆菌、查便常规等）

图 9.1 住院病人文书折叠讲义的正反面图像

这些讲义通过对临床文书的体裁提供明确的指导来支持支架式教学

## 住院病人的记录

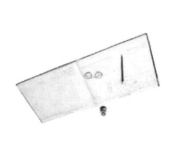

在这份记录中，你会找到许多关于住院记录的问题的答案:

I . 我该如何书写入院记录
II . 我该如何书写病程记录
III . 特殊情况（医嘱的目标和手术记录）

注意：如何交代一个 D/C 总结可以在一个独立的文书标题中找到——出院计划和 D/C 记录

来源：
**Mark Goldszmidt MD, PHD, FRCPC**
Mark.Goldszmidt@Schulich.uwo.ca

**最后更新: 2016.9**

---

**II . 我应该如何书写追踪记录?**

以下是何时记录以及如何书写什么的指导原则。你可以修改这一格式以适应你的个人风格，只要包含相同类型的信息即可

**i . 我应该以什么频率记录?**

- 不是所有病人都需要完整的每日记录。对于许多病人，尤其是那些待做检查或没有活动性问题的病人，每日记录会花费大量时间，但真正带给病人的获益很小

**ii . 我的记录应包含了合适数量和类型的信息吗?**

- 一个不错的技巧是假装你不了解这位病人，而是作为被叫来辅助他们处理急性呼吸困难的病人。你能通过最近这个记录明白发生了什么以及这个团队的治疗计划是什么吗?

**iii . 总结记录:**

这个格式应该被用于以下情景

- 第一次接触某位病人
- 当你有一段时间没有见到病人时（例如你整个周末都没有值班后的周一）
- 在没有值班的整个周末到来前
- 当你的病人的诊疗状态有改变时（如恶化、新问题等）

**iv . 问题特异/更新记录:**

这部分很简单。从这样的陈述以了解开始，见日期为____的病人现状开始，紧接着罗列病人的医学问题。然后针对全部细节。然后针对每一个活动性问题，写一个独立的 SOAP 格式类型记录

**格式:**

从一个简洁的病人现状开始，紧接着罗列病人的医学问题，然后针对每一个活动性问题，写一个独立的 SOAP 格式类型记录

**例如:**

____ 先生/女士是一位 ____ 岁的病人，____ 天前因出现 ____（主诉）而收入院，当前诊断为 ____。他/她住院期间并发 ____。的活动性问题包括:

1.
2.

Re:"问题名 #1"
主观: 这本质上就是关于这一问题的随访历史，如果问题是慢性心衰，它和端坐呼吸、夜间阵发性呼吸困难、呼吸困难、运动时呼吸困难等有关

Re:"问题名 #2"
主观:
客观: 这指的是你的相关检查。最好将这些结合成一部分，而不是紧随问题分别记录

评估和计划:
再次将这部分按照问题划分
问题 #1 评估: 诊断或鉴别诊断有修正了吗? 这一问题我们如何处理得怎样?
问题 #1 计划: 该问题的持续计划是什么?

---

**III . 特殊情况（DNR 医嘱和手术记录）**

**i . 医嘱的目标:**

- 所有医嘱的目标（如 DNR）都应该和团队里的高年资住院医师或主治医师一起回顾
- 讨论的类型和参与讨论的人员都应该被记录在病历里

**ii . 手术记录:**

- 所有手术都应该被记录在病历里
- 记录应该包括进行了什么手术、手术指示、术前与病人和（或）其家属进行了什么讨论（知情）、谁是主刀手术、手术如何进行的、谁负责监督、初步发现是什么
- 如果手术进展不顺利，也应该记录

**IV . 补充**

尽管如此，别忘了：

- 在记录上签名
- 写上记录的日期和时间
- 在签名旁记下传呼机号吗
- 记录字迹清晰……确保字迹清晰易辨
- 考虑从外部资源获取信息（例如呼叫参与照护病人的家庭医师或者社区专科医师）

**图 9.1** （续）

## 出院计划和 D/C 记录

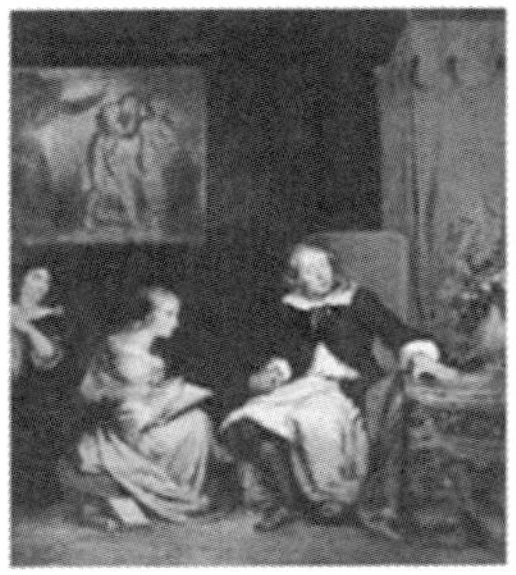

出院计划和 D/C 记录代表了住院照护非常重要的一方面。这个教学小册子被设计用于帮助你完成这个过程。

来源：

**Mark Goldszmidt MD, PHD, FRCPC**
Mark.Goldszmidt@Schulich.uwo.ca

最后更新：2016.9

---

**简略交代模式**

介绍：介绍自己、角色、日期、病人姓名、号码 # 和病人出生日期

抄送：病历、家庭医生、其他专家（姓名）

入院日期：
出院日期：

I. 最主要的诊断：
II. I.D.：Doe 先生是一位
III. 活动性问题清单：
1. ＿＿＿
2. ＿＿＿ 等
IV. 其他既往 / 手术史
V. RE："活动性问题的名称 #1"（包括每个活动性问题的现病史、住院经过、D/C 时的功能状态）
"活动性问题的名称 #1"
"活动性问题的名称 #2" 等
VI. 检查总结
VII. D/C 时的用药和过敏
VIII. 建议和随访
● 按照问题依次交代（1. Re 糖尿病）
● 陈述最终诊断意见
● 治疗计划：
  ○ 现行 / 计划疗法
  ○ 计划 / 未进行的检查
  ○ 告知了病人 / 家属什么内容
  ○ 谁负责随访及随访的内容也需交代
  ● 地点（养老院、家庭等）
  ○ 服务安排（家庭护理等）
  ○ 护理目标讨论结果

确保对每一个问题交代新标题：

新段落 "RE：慢性心衰" 另起一行……

试图保证段落相对简洁（例如每段 3 ～ 5 行）

对每个活动性问题，确保包含以下内容：

● 原始表现的提要：包括相关阳性、阴性病史、查体和辅助检查结果（完整的病史和查体不在这里！）
● 该问题相关住院经过：包括 D/C 时的功能状态和相关查体结果。也包括任何咨询结果或相关结果（实验室、超声、CT、PFT 等）
● 注意：对于二级问题，该部分应简洁：

VI. 检查总结（可选）
仅包括主要检查如超声、CT 等

VII. 出院用药：目标是要清楚列清楚住院后用药如何调整。包括必要时他们在家使用的药物：
1. 美托洛尔 25mg bid（从 12.5mg bid ↑）
2. 呋塞米 20mg bid（从 40mg bid ↓）
3. 氯吡格雷 75mg OD（新）……
此外，赖诺普利和塞昔布均为 D/C

注意：不包括单独的入院药物清单标明药物过敏（包括反应类型）

VIII. 建议和随访：
这是最重要的部分，所以请慢慢看。对于每个问题，给予单独的段落并保持与上文的医嘱一致。
1. RE　糖尿病：
2. RE　慢性心衰：
对于每个问题，都要说清楚：

□ 问题是什么：
  ○ 诊断、严重性和预后（如果相关）
● 治疗计划：
  ○ 现行疗法
  ○ 计划疗法
  ○ 计划 / 未出结果的检查
  ○ 与病人 / 家属讨论过什么 [护理目标、康复活动、生活方式改变、监测问题（糖分、每日体重等）、随访内容及理由，例如："由于存在高钾血症和肾功能恶化的风险，我们要求家庭医生在 2 周后复查电解质"]
  ○ 谁负责随访，随访内容及理由
  ● 地点（养老院等）
  ● 服务安排（CCAC 等）
  ● 护理目标讨论结果

祝好运并交代成功！

---

**图 9.2**　出院通知书折叠册的正、背面

# D/C 清单

出院计划从入院时就开始了。如果还没完成，别忘了做以下内容：

## 1. D/C 前一天

□ 联系病人的家庭医生或相关专家（如果相关的话）

□ 填写表格

□ 制定计划时记得以下几点：

• 不要改变之前的用药方案——调整但不要提供新方案

◦ 如果调整了——在评论部分说明剂量有所调整（例如从原来的剂量增加到……）

□ 别忘了需要使用限制使用代码

◦ 如果病人入院前用药暂停，出院时你需要将这些内容手写在电子用药计划上（HUGO 不允许中断计划）

• 不要提供必要用药之外的计划，除非真的有必要

• 和病人和（或）家属讨论 D/C 计划

• 住院期间发生了什么

• 用药改变

• 预期是什么

□ 需要注意的并发症以及应对措施

□ 适当的时候告知/安排家庭护理（CCAC 等）

## 2. D/C 当天

□ 完成所有未完成的任务

□ 和上级回顾计划

□ 确认安排了合适的随访检查前和你些计划。包括随访检查的需要和未出结果的检查

□ 交代 D/C 总结

- 必须在 24 小时内完成

注意：死亡病人需要死亡证明！如果发生这种情况时你在值班，而且你不是在急救，出于对队友的礼貌，请交代总结（之后往往很难找到病历）。否则，让团队的上级在次日早上知道，以便他们确保完成了该过程

# 交代

## 1. 交代前

□ 确保你很清楚病人的出院计划（你可能需要在交班前和你的上级回顾讨论）

□ 罗列所有需要收到这份记录副本的专家名单。还包括一份给他们（接诊、家庭医生、住院期间参与咨询或接诊的专家）所处机构例如养老院

□ 找到一个安静场所进行交代

□ 提醒自己"慢慢说"并拼写关键词（如专家的姓、药名、剂量等）

## 2. 开始你的交代

介绍自己、角色、日期、病人姓名、号码 # 和病人的出生日期：

"我是 John Smith，第一年住院医师，于 2015 年 4 月 1 日替 M. Goldszmidt 医生交代。这是关于 John Doe 先生的交代，号码 #1234567，出生日期 05/01/69"

识别所有需要收到该 D/C 总结副本的医生。确认要包含他们的姓名！

还要包含：

入院日期：

出院日期：

## 3. 文代格式

I. 最主要的诊断：

II. 病人身份：

Doe 先生 66 岁，从与妻子同住的家中来院就诊……他的活动性问题包括：

III. 活动性问题清单：

①伴有 CHF 的 CAD；②慢性肾衰急性发作；③2 型糖尿病等

注意：这不是全部既往史，仅是活动性问题。还包括社会性问题，如无法配合和在院期间的并发症等

IV. 其他既往史/手术史

包括一份既往史的完整清单。其中部分的标题可能包括可能和活动性问题一样

V. RE：＿＿＿＿

（即在院期间处理的活动性问题相关病史）对于过去一系列的活动性问题，从最主要部分，从最可能的开始（通常和"最可能的诊断"一样）

图 9.2 （续）

**Yvonne：** 我一直想知道的一件事是如何掌控一切，并使用赋权风格。可以看出，仅仅使用直接照护方式非常吸引人。当然，这会更有效率，这可能会为正式教学留出更多时间。

**Mark：** 你说得对。我感觉我尝试执行赋权风格的方式确实需要很多时间，而且当我在住院部时，我尽量不预约任何其他事情。然而，我认为这是一段值得花费的时间。通常，我需要花三天时间与一个团队合作，才能让他们中的大多数人发挥作用，以达到协作优化。我认为，部分关键在于确保临床学习者对病人有主人翁精神。这意味着我不能在后台为他们做事；我一这么做，他们就开始觉得自己多余了。这也是我需要教给高年资住院医师的东西。在最初的几天里，埋头工作总让人觉得更有效率。然而，一旦他们开始觉得他们不必担心，因为你会去完成工作，你就失去了他们。然后，你在团队中的整个时间都被困在工作中。相反，我在后台活动中做的是记录我认为所有我想确保他们注意到的事情，比如纠正低钾或调整某位病人药物的剂量，然后我知道在下午的病例回顾中，我会听到它已被执行。当然，这并不总是有效的，有时你需要自己去做事情。当这种情况发生时，我总是努力把他们带到前台，或者找到他们，让他们知道我做了什么。

**Carl：** 你是如何记录每件事并掌握病人的情况的？你提到要记录你想确保在白天完成的事情，比如调整药物或治疗化验异常，但总体情况如何？

**Mark：** 从体裁的角度出发，有两种类型的记录，包括正式的和非正式的。正式的记录会出现在病历中，非正式的记录是我们为自己保存的，以帮助我们完成工作。虽然我们还没有发表这方面的文章，但我们注意到，每个人都使用它们来帮助保持正轨。和其他体裁一样，人们也有不同的语库来做到这一点。我们注意到，似乎最高效的方法是让临床教育者为每位病人保留某种形式的提示卡。他们在上面写的内容包括病人的既往史、活动性问题和其他重要项目，如待处理的超声心动图或暂时停用的药物。当我做后续病例回顾时，我总是拿出我的卡片，以确保我们不会忘记重新使用该药物或拔出我们暂时放置的尿管之类的事情。

**Yvonne：** 最后一个问题。我们已经讨论了很多关于住院病人的情境。对于门诊情境下的病例回顾，有什么建议吗？

**Mark：** 关于这个问题，我想谈谈我的澳大利亚同事 James Brown 博士所做的工作。同样，我们所寻求的是渐进性独立。我会尽可能地鼓励"一起管理"而不是"代为管理"或"通过管理"。如果你的学生认为病人是需要他们自己管理的，他们似乎会更加努力。对于更多在门诊情境中的低年资临床学习者来说，有时确实需要"代为管理"，但即便如此，我也会尽力让他们自己走得尽可能远，并给他们反馈要走得更远需要什么。当然，当你不止一次地与同一个学习者合作时，"一起管理"起来也更容易——这是另一个涉及时间表、物质和社会实践的纠缠。

# 总结

在本章中，我们介绍了促进渐进性独立的支架式教学概念，并介绍了两个理论，它们在提供支架式教学复杂性的新见解方面特别有帮助：社会物质性和修辞体裁理论。通过引入社会物质性，我们希望为临床教育者提供新的视角来看待临床实习以及实习过程中存在的人与物之间的交互作用。我们还希望通过观察这些交互的组合，临床教育者将感到更有能力进行改进，直到这些组合更好地支持我们的临床教育和对病人照护的双重使命。

我们还介绍了修辞体裁理论。更好地理解体裁将有助于教育者思考他们如何使用体裁，并确定更积极主动的策略。这些可以包括扩大和使用他们自己的语库，看看哪一个能够更好地实现我们的双重目的，以及在临床学习者发展和扩大他们自己的语库时支持他们。

# 参考文献

Bates, J., & Ellaway, R. H. (2016). Mapping the dark matter of context: A conceptual scoping review. *Medical Education*, 50(8), 807–816. doi:10.1111/medu.13034.

Bernabeo, E. C., Holtman, M. C., Ginsburg, S., et al. (2011). Lost in transition: The experience and impact of frequent changes in the inpatient learning environment. *Academic Medicine*, 86(5), 591–598.

Billett, S. (2002). Toward a workplace pedagogy: Guidance, participation, and engagement. *Adult Education Quarterly*, 53(1), 27–43. doi:10.1177/074171302237202.

Cadieux, D. C., & Goldszmidt, M. (2017). It's not just what you know: Junior trainees' approach to follow-up and documentation. *Medical Education*, 51(8), 812–825. doi:10.1111/medu.13286.

Devitt, A. J. (2004). *Writing genres*. Carbondale: Southern Illinois University Press.

Dresselhaus, T. R., Luck, J., Wright, B. C., et al. (1998). Analyzing the time and value of housestaff inpatient work. *Journal of General Internal Medicine*, 13(8), 534–540.

Dunphy, B. C., & Dunphy, S. L. (2003). Assisted performance and zone of proximal development in surgery. *Australian Journal of Educational and Developmental Psychology*, 3, 10.

Dunphy, B. C., & Williamson, S. L. (2004). In pursuit of expertise. Toward an educational model for expertise development. *Advances in Health Sciences Education: Theory and Practice*, 9(2), 107–127.

Fenwick, T. (2014). Sociomateriality in medical practice and learning: attuning to what matters. *Medical Education*, 48(1), 44–52.

Fenwick, T. (2016). *Professional responsibility and professionalism*. London: Routledge.

Fenwick, T., Edwards, R., & Sawchuk, P. (2011). *Emerging approaches to educational research: Tracing the sociomaterial*. Abingdon: Routledge.

Franzone, J. M., Kennedy, B. C., Merritt, H., et al. (2015). Progressive independence in clinical training: Perspectives of a national, multispecialty panel of residents and fellows. *Journal of Graduate Medical Education*, 7(4), 700–704. doi:10.4300/JGME-07-04-51.

Goldszmidt, M. (2017). When I say … sociomateriality. *Medical Education*, 51(5), 465–466. doi:10.1111/medu.13149.

Goldszmidt, M., Aziz, N., & Lingard, L. (2012). Taking a detour: Positive and negative effects of supervisors' interruptions during admission case review discussions. *Academic Medicine*, 87(10), 1382–1388.

Goldszmidt, M., Dornan, T., & Lingard, L. (2014). Progressive collaborative refinement on teams: Implications for communication practices. *Medical Education*, 48(3), 301–314.

Goldszmidt, M., Faden, L., Dornan, T., et al. (2015). Attending physician variability: A model of four supervisory styles. *Academic Medicine*, 90(11), 1541–1546. doi:10.1097/acm.0000000000000735.

Gonzalo, J. D., Heist, B. S., Duffy, B. L., et al. (2014). Identifying and overcoming the barriers to bedside rounds: A multicenter qualitative study. *Academic Medicine*, 89(2), 326–334. doi:10.1097/acm.0000000000000100.

Guarisco, S., Oddone, E., & Simel, D. (1994). Time analysis of a general medicine service: Results from a random work sampling study. *Journal of General Internal Medicine*, 9(5), 272–277.

Hoffman, K. G., & Donaldson, J. F. (2004). Contextual tensions of the clinical environment and their influence on teaching and learning. *Medical Education*, 38(4), 448–454.

Kashner, T. M., Byrne, J. M., Henley, S. S., et al. (2010). Measuring progressive independence with the Resident Supervision Index: Theoretical approach. *Journal of Graduate Medical Education*, 2(1), 8–16. doi:10.4300/JGME-D-09-00083.1.

Kennedy, T. J., Lingard, L., Baker, G. R., et al. (2007). Clinical oversight: Conceptualizing the relationship between supervision and safety. *Journal of General Internal Medicine*, 22(8), 1080–1085.

Kennedy, T. J., Regehr, G., Baker, G. R., et al. (2005). Progressive independence in clinical training: A tradition worth defending? *Academic Medicine*, 80(10 Suppl.), S106–S111.

Kesselheim, J. C., & Cassel, C. K. (2013). Service: An essential component of graduate medical education. *New England Journal of Medicine*, 368(6), 500–501. doi:10.1056/NEJMp1214850.

Lave, J., & Wenger, E. (1991). *Situated learning: Legitimate peripheral participation*. Cambridge: Cambridge University Press.

Lingard, L. (2009). What we see and don't see when we look at 'competence': Notes on a god term. *Advances in Health Sciences Education: Theory and Practice*, 14(5), 625–628.

Lingard, L. (2012). Rethinking competence in the context of teamwork. In B. Hodges & L. Lingard (Eds.), *The question of competence: Reconsidering medical education in the twenty-first century* (pp. 42–69). Ithaca, NY: Cornell University Press.

Lingard, L., & Haber, R. J. (1999). What do we mean by 'relevance'? A clinical and rhetorical definition with implications for teaching and learning the case-presentation format. *Academic Medicine*, 74(10 Suppl.), S124–S127.

Lingard, L., Schryer, C., Garwood, K., et al. (2003). 'Talking the talk': School and workplace genre tension in clerkship case presentations. *Medical Education*, 37(7), 612–620.

Miller, C. (1984). Genre as social action. *Quarterly Journal of Speech*, 70, 151–167.

Mooradian, N. L., Caruso, J. W., & Kane, G. K. (2001). Increasing the time faculty spend at the bedside during teaching rounds. *Academic Medicine*, 76(2), 200.

Orlikowski, W. J. (2007). Sociomaterial practices: Exploring technology at work. *Organization Studies*, 28(9), 1435–1448. doi:10.1177/0170840607081138.

Piquette, D., Moulton, C.-A., & LeBlanc, V. R. (2015). Model of interactive clinical supervision in acute care environments. Balancing patient care and teaching. *Annals of the American Thoracic Society*, 12(4), 498–504. doi:10.1513/AnnalsATS.201412-565OC.

Ramani, S., Orlander, J. D., Strunin, L., et al. (2003). Whither bedside teaching? A focus-group study of clinical teachers. *Academic Medicine*, 78(4), 384.

Sanfey, H., Cofer, J., Hiatt, J. R., et al. (2011). Service or education: in the eye of the beholder. *Archives of Surggery*, 146(12), 1389–1395. doi:10.1001/archsurg.2011.292.

Scallan, S. (2003). Education and the working patterns of junior doctors in the UK: A review of the literature. *Medical Education*, 37(10), 907–912. doi:10.1046/j.1365-2923.2003.01631.x.

Schryer, C. (2011). Investigating texts in their social contexts: The promise and peril of rhetorical genre studies. In D. Starke-Meyerring, A. Pare, N. Artemeva, et al. (Eds.), *Writing in knowledge societies* (pp. 31–52). Fort Collins, CO, & Anderson, SC: WAC Clearinghouse and Parlor Press.

Schryer, C. F., Lingard, L., Spafford, M., et al. (2003). Structure and agency in medical case presentations. In C. Bazerman & D. R. Russell (Eds.), *Writing selves /*

*writing societies: Research from activity perspectives* (pp. 62–96). Fort Collins, CO: WAC Clearinghouse.

Sholl, S., Ajjawi, R., Allbutt, H., et al. (2017). Balancing health care education and patient care in the UK workplace: A realist synthesis. *Medical Education*, 51(8), 787–801. doi:10.1111/medu.13290.

Turner, T. L., Fielder, E., & Ward, M. A. (2016). Balancing service and education in residency training: A logical fallacy. *JAMA Pediatrics*, 170(2), 101–102. doi:10.1001/jamapediatrics.2015.3816.

Vygotsky, L. S. (1978). *Mind in society: The development of higher psychological processes*. Cambridge, MA: Harvard University Press.

Walters, L., Greenhill, J., Richards, J., et al. (2012). Outcomes of longitudinal integrated clinical placements for students, clinicians and society. *Medical Education*, 46(11), 1028–1041. doi:10.1111/j.1365-2923.2012.04331.x.

Wolpaw, T., Côté, L., Papp, K. K., et al. (2012). Student uncertainties drive teaching during case presentations: More so with SNAPPS. *Academic Medicine*, 87(9), 1210–1217.

Wood, D., Bruner, J. S., & Ross, G. (1976). The role of tutoring in problem solving. *Journal of Child Psychology and Psychiatry*, 17(2), 89–100.

第 **10** 章

# 指导临床学习者

Stephen Trumble

"指导学生的有趣之处在于，你必须使舒适之人感到困难，使困难之人感到舒适。"

（ **Ric Charlesworth**，澳大利亚勋章获得者、博士、前医生、联邦政治家、曲棍球奥林匹克运动员、州板球队长，多次获得奥运会和世界杯冠军的澳大利亚女子曲棍球队的教练）

## 引言

墨尔本，就像那些体育已达到和宗教同等地位的其他城市一样，每逢冬天，周一的报纸上都充斥着对澳大利亚足球联赛每一支球队教练的严厉批评。虽然说这项体育赛事在澳大利亚的海岸之外鲜有人知，但每当任命其中一名教练，或更经常的是解雇一名教练时，这座城市却都会一同屏住呼吸。就好像球队的成功完全取决于教练个人，而不是球员们。

本章探讨了一种指导临床学习者的模式，该模式与职业体育界著名教练的教学方法相去甚远。二者有一些共同点，但成功的临床指导老师会静静地站在他们的学生身边，帮助学生注意到他们想要改进的方面。这里的关键并不在于老师，而在于学生。

回想一下你接受指导的时候。当有人致力于帮助你实现目标时，你的感觉如何？如果有人在信任和尊重的氛围中，帮助你对自己的技术进行了一个小小的调整，但却大大提高了你的表现呢？这就是指导的作用。它不仅仅可以帮助精英运动员取得最佳成绩，它还可以从外部的视角观察到使人进步的空间，这些都充斥于临床医生的日常工作中。

我们都曾接受过指导。浮现在脑海中的第一段记忆可能来自童年，怀念起耐心的家长在你摇摇晃晃的自行车后面奔跑，尽管你很害怕，仍鼓励你更用力地去踩踏板。或者你在高中时可能参加过体育运动，你会请教练帮助你提高技术，并在比赛场上取得更好的表现。又或者，你可能会回忆起中学时期的故事，那时有一位敬业的老师与你建立个人联系，激励你去超越目前已经达到的水平，从而取得更好的成绩。在我们寻求提高的许多生活方面中，指导老师所提供的外部观察和鼓励都备受推崇，但直到最近才被认为是医疗卫生专业教育中的有效策略。虽然说在学生走向杰出的过程中，"临床监督者"在确保病人安全方面有着公认的作用，但"临床指导老师"在测试学生从而使其取得进步方面的作用却并不广为人知。

为商业竞争的成功提供指导对于高管来说已经司空见惯。国际教练联合会（ICF），一个全球性的非营利会员组织，将指导定义为"在引人深思和创造性的过程中与委托人合作，激发他们最大限度地发挥个人和职业潜力"（International Coach Federation，2017a）。这与指导卫生专业人员有明显的相似之处，二者同样具有学习伙伴关系的概念、对于表现的洞察力以及尽力做到最好的动力。

ICF 在认证教练时采取的核心能力围绕在教练和学习者之间订立牢固的契约、建立以信任为基础的关系、有效沟通、提高认知以促进成果、尝试符合议定计划、不断重新审视学习者需要负责的目标等新方法（International Coach Federation，2017b）。2010 年的一篇综述中，Grant 等将指导定义为"……指导老师和学习者之间形成的一种合作关系，目的是获得学习者所重视的专业或个人发展成果"（Grant et al.，2010，p126）。该定义和 ICF 定义的共同点在于，指导的概念以一种关系作为中心，在这种关系中，学习者保有设立和实现对自己非常重要的目标的责任，而指导老师则促进这一过程。

指导作为健康教育者职责范围的一部分，与临床监督非常一致。Kilminster 等经常将临床监督定义为"在学习者提供安全和适当的病人照护经验的背景下，就个人、专业和教育的发展方面提供指导和反馈"（Kilminster et al.，2007，p3）。该定义恰当地将临床监督置于保证病人安全的前提下，而学生努力实现自己的目标总是排在最有益于病人之后。与竞技体育不同，临床实践并非"不惜一切代价取胜"，作为指导老师的临床教育者需要始终将病人体验和结果的质量放在第一位。

Kilminster 的定义也指出有效的监督涉及学习者发展的方方面面，而不单是表现这一片面角度。将临床教育者主要作为指导老师的角色而非仅仅是监督者的区别在于，临床教育者与学习者建立了一种信任关系，旨在向病人的最佳结局发展，而非仅限于监督合格的表现。

虽然临床教育者作为指导老师的角色可以将其与监督者的角色区分开，但是指导老师与导师的区别尚不清楚（Bachkirova & Kauffman，2009；Ferrar，2004；Passmore & Gibbes，2007）。当然，二者的总体意图均为促进个人的改变。Clutterbuck（2008）指出，二者都参与提供具有不同指导性和旨在帮助学习者实现目标的建议，同时作者提出，指导（coaching）倾向于关注表现的特定方面，而教导（mentoring）则更全面地考量个人发展。Salter（2014）指出以上角色经常重叠，一个角色可能会同时应用两个领域中的技能。她还发现，虽然共同的专业背景并非总是有效指导关系的核心，但导师通常是与学生在同一学科领域中的有经验的从业者。

Clark 等（2006）将初级医疗保健中的教导描述为"由更有经验的同事提供的常规指导和支持"（p113），但该定义没有具体说明通常区分有效教导的人际关系。导师在文学作品中经常被描绘成充满爱心的家长式形象［事实上，最初出现在荷马史诗《奥德赛》中的曼托（Mentor）代替奥德修斯承担了其子忒勒马科斯的父亲的角色，而奥德修斯当时正试图寻找回家的道路］（Homer，2014），而优秀的指导老师往往不会给予家长式的鼓励，并且更注重结果。指导老师不需要被喜欢或被敬佩，但他们确实需要被尊重和被信任。

一篇于 2015 年发表的有关指导外科医生以达到更佳手术表现的系统综述表明，指导对外科医生的技能和态度有着积极的影响，并且与改善病人结果存在一定的关系（Min et al.，2015）。一项针对儿科住院医师指导项目的结果带来了更多的反思与目标设定，以及更高质量的反馈（Rassbach & Blankenburg，2017）。

外科医生兼作家 Atul Gawande 回忆起自己在手术室接受一位受人尊敬的同行指导的经历。他将指导老师描述为观察表现并将其分解为关键组成部分的人；指导老师说话可信，与学习者建立个人关系，而且不会只为自己着想（Gawande，2011）。他体会到，尽管自己已经是一名非常优秀的外科医生，但他仍需要其他人的帮助以变得更好。

Gawande 还指出，指导老师不必像他们所指导的人那般精通临床工作。相反，他们宝贵的技能在于他们可以建立一种能够产生信任和愿意去改变的关系（Augustijnen et al.，2011；Boyce et al.，2010；Dagley，2010）。

本章介绍了临床教育者中指导老师的角色：观察学习者的表现并提供有针对性的反馈，从而帮助他们实现其正在努力奋斗的目标。本模型的核心是学习者和教育者所共有的、实现这些目标的承诺。虽然这些角色是相互重叠的，但也许正是这种承诺最能将指导老师与监督者区分开来。通过与学习者并肩而行，而不是作为令人钦佩的导师人物站在前面，或作为任务驱动的监督者在后面推动督促，作为指导老师的临床教育者建立了一种信任的、以结果为导向的关系，这让他们更加能够激励学习者去做到最好。

案例研究 10.1 展示了一种以学习者为中心的指导模式，在该模式中，教育者积极倾听、设定目标、直接观察、集中反馈，从而鼓励学习者提高自己的表现。教育者使用的结构化指导模型将在本章后面进行解释。

### 案例研究 10.1

**第一部分：小心谨慎的 Chris 和自以为是的 Pat**

多年来，Therese 一直是一个大型乡镇的全科医生。她是一位充满激情的老师，欢迎各水平和各医疗卫生学科的学习者来到她的诊所。在她的实践搭档历经一连串"困难学习者"后表明自己已经筋疲力尽时，她负担了绝大部分教学和监督的工作。有时 Therese 承认，当她发现自己在为某些学习者需要投入过多的时间和精力而感到不满时，她也快要筋疲力尽了。

两名全科住院医师（在医学院后至少完成了 2 年医院培训的医学毕业生）昨天到达 Therese 的诊所进行为期 6 个月的实习。在准备他们的第一次教学课程时，Therese 发现二人完全不同。Chris 看起来犹豫不决、缺乏自信、不愿承担责任，而 Pat 已经被接待人员贴上了自以为是和自负的标签。

"小心谨慎的 Chris 和自以为是的 Pat，"Therese 的同事在早上喝咖啡时开玩笑，"多么有趣的一对搭档呀！"

Therese 越过她的杯沿冷冷地看着他。"嗯，好吧，我觉得我们不应该在第一天就去评判他们。而且在我看来，称呼他们的名字是欺凌行为……我们比那更好。我想看看他们到底想变得多好，然后帮助他们实现这一目标。"她坚定地咬了一口黄油烤饼，阻止了他进一步评论，他们沉默地坐了一会儿，而 Therese 想到过早评判这两位年轻的医生一定会导致他们的失败。Therese 还在生同事的气，她下定决心要做出适当的承诺以指导 Chris 和 Pat 达到卓越的水平，如果他们愿意的话。

Therese 决定在第二天早上观察 Chris，之后下午与 Pat 坐在一起。凭借她长期的经验，以及作为曾参加多个指导培训课程的资深人士，Therese 开发了一系列方法来应对具有挑战性的指导情况。对于 Chris 和 Pat 两人，她都计划采用以学习者为中心的临床教育指导模式，这种模式之前对她来说效果很好，包括她所学到的构建反馈的"AERO"模式：

- 情感（**A**ffective）：提示学习者描述他们对自己表现的感受。
- 有效（**E**ffective）：问他们做什么最有效。
- 反思（**R**eflective）：激励他们考量自己的表现，以及他们下次会有什么不同。
- 目标（**O**bjective）：只有这样，才能客观地观察他们如何更好地实现目标。

Therese 预计对每个学习者都需要采用不同的方法：Chris 似乎缺乏自信，而 Pat 明显的过度自信需要得到缓和。最起码她尚有 6 个月时间与他们一起工作；她并不指望一夜之间就有结果。

### 第二部分：与 Chris 的早晨

当 Chris 在周初到达诊所时，Therese 与他进行了一次讨论，确定他近期的学习目标是提高定义并按优先顺序解决病人的问题方面的技能。他无奈承认自己被病人在门诊提出的问题压得喘不过气来，他更喜欢以前在急诊科轮转的时候，这样他可以专注于病人就诊的直接原因。他承认，如果他在整体背景下考虑病人，他本可以成为更好的急诊科住院医师，但他发现很难管理这么多杂乱呈现的临床资料。

Therese 静静地坐着，看着 Chris 努力管理着几位病情复杂的老年病人。在 Chris 与一位服用多种药物的病人"混乱"至极的沟通结束后，她带他到一个单人间并开始对他应用 AERO 模型，询问他对此次问诊的感受。当 Chris 说他因为意识到自己没有满足病人的所有需求而感觉很糟糕时，她表达出和他共情（"是的，我可以看出你感到沮丧"），然后让他重新考虑手头的任务，询问他做了什么实际上非常有效的事情。Chris 似乎很惊讶 Therese 会认为在问诊中他有任何有效之处，但他思考片刻后说，至少他通过安排病人第二天带着所有药物回到诊所复查以"保障安全"。

Therese 承认这是一个重要的病人安全策略，然后让 Chris 进入该模式的反思阶段，询问他明天可能会做什么改变。他又思考片刻，然后试探性地提出，他可以把问诊重点放在审查病人对每种药物的需求上，而非试图解决她所面临的其他一系列不太紧急的问题。他提出，这些药可以作为一个问诊的立足点。Therese 同意这将是一个很好的方法，然后进行最后一步，问 Chris 是否希望她就他如何更好实现这一目标发表意见。他们花了一些时间讨论如何减少老年病人的多重用药，以及简化用药方案的方法。她觉得自己已经适当指导了 Chris，让他专注于并刻意练习自身表现的一个要素，直到他准备好承担更多。反过来，Chris 觉得自己得到了支持和认可，并且能够信任 Therese。几周过去后，他发现自己怀揣着真正的快乐和好奇心，而非畏惧，从候诊室叫来了病人。

而且，令 Therese 满意的是，候诊室里总是坐满了想看"那个非常周到的年轻医生"的老年病人。

### 第三部分：与 Pat 的下午

相比之下，Therese 在下午的课程中对 Pat 的观察使她意识到，他们需要以不同于她对 Chris 的方式进行接触。Pat 似乎对病人提出的问题缺乏兴趣，只是从表面上处理出现的问题。Therese 发现，使用 AERO 模型专注于 Pat 表现的一个方面是没有用的，除非他们都承认需要改变。Therese 翻开她的心理指导手册，决定"停止演戏"，直面 Pat。她决定使用第二种模式，即 ALECS，这需要她：

- 承认（**A**cknowledge）存在一个他们都需要处理的问题。

- 积极倾听（**L**isten）学习者的说法。
- 对学习者的话产生同理心（**E**mpathise），以建立信任。
- 向学习者发出挑战（**C**hallenge），使其了解改变的必要性。
- 支持（**S**upport）学习者做出改变并实现他们的目标。

当 Pat 不理会一位母亲对其孩子发热的担忧时，Therese 抓住了机会。她礼貌地进行了干预，向这位母亲提供了她所需要的信息和安慰。病人走后，Therese 关上了门，并表示她认为 Pat 的问诊方式存在问题，他们需要对此进行讨论。"我对你认为 Caleb 母亲没什么可担心的评价很感兴趣。她看起来相当沮丧。是什么让你决定这样做，并以这种方式表达？"

Pat 似乎吃了一惊，并试图为所使用的方法辩解，认为这符合孩子和她"过度焦虑"的母亲的最佳利益。但 Therese 很坚决，继续温和却坚定地对 Pat 的断言发出挑战。她确保 Pat 能看得出来她不是在吹毛求疵，而是将她的表现反映给她，让她明白自己的表现并不像她表面上想得那样好。最后，Pat 承认，她对自己的职业道路并不完全确定，因为她其实想从事一个像外科或麻醉这样有更多操作的专业，但那些培训岗位的竞争太大。

在积极倾听之后，Therese 简要地对 Pat 的情况表达共情（"我可以看出你对事情的发展感到失望"），但随后再次向她提出问题，提醒她现在正在接受全科培训，而她的表现并不适当；如果她不改变她的做法，她的全科培训就会不及格，更不必说对病人造成伤害的风险。Pat 涨红了脸，她张嘴准备尖锐地反驳回去；Therese 则回以坚定的目光。

Pat 垂下眼帘，一句话也不说。Therese 察觉到他们的指导关系已经到达了关键点，并有意将她的方法从挑战 Pat 转为提供支持性的前进道路。要做到这一点，她需要知道 Pat 的内在动机是什么，以及她如何能够最有效地利用这些动机，以指导 Pat 实现对其有真正意义的目标。在下一个病人到来前的几分钟内，她了解了 Pat 内心一个强烈的想法，即对她来说，没有什么比获得最佳的临床结果更重要。

"好的，"Therese 说，"我们肯定有这个共同目标。而且我完全致力于帮助你为你的病人获得最好的临床结果。这也是为你自己。我想亲自去看下一个病人，而你在一旁观察，然后给我反馈，告诉我怎样做才能最好地解决病人的问题。我们可以在下午剩下的时间里轮流坐诊。"

在这一阶段结束时，Therese 可以看出 Pat 已经因她的对抗性方法而心神不宁。"很好，"她在心里想，"她需要被搞得有些难受，这是一个合适的机会来刺激她。我是她的指导老师，而非她的朋友。"

Therese 决定再通过一轮 ALECS 模式来建立他们的指导关系。她承认他们之间关系紧张，并倾听 Pat 谈论她的感受。当 Pat 说她感到难过，因为 Therese 认为她的临床方法是不加考虑的，而且可能对病人有害时，她对此表示共情。然后，Therese 向 Pat 提出质疑，给出明确的例子，说明什么时候发生了这种情况，并提出要帮助她改变自己的方法。

她们谈论了一会儿有关不同医疗保健专业的文化和习惯，然后一致认为，大家公认优秀的高级临床医生都采用以病人为中心的方法，无论他们的学科是什么。Pat 勉强承认，精湛的操作性技能和充满关爱、富有同理心的问诊风格绝不相互排斥：它们结合在一起才能产生最佳的病人体验。

Therese 鼓励 Pat 想想她作为全科医生工作的积极方面，并提出支持 Pat 发展她的问诊技能与对病人更深入的接触。在接下来的几周里，通过角色榜样和讨论有趣的案例，她激励 Pat 对她的病人和他们的问题产生更多的兴趣，并对他们提出的复杂问题真正感到好奇。她还安排 Pat 花更多的时间与她的实践搭档在一起，后者有更多的操作性工作，由 Pat 协助麻醉、外科手术和产科手术。

通过积极指导 Pat 改变她的临床方法，并反复进行反馈，Therese 看着 Pat 发展必要的自我调节技能，以成为一名胜任力强和颇具爱心的从业人员。在 6 个月的实习结束时，Pat 坚定了在农村地区从事高级培训的决心，在那里她可以练习她的操作性技能，同时作为社区的一部分提供全面的、富有同理心的医疗服务。

# 作为背景的教育理论

虽然 Therese（案例研究中的临床医生）可能不知道她指导两名学习者所依据的教育理论，但她所使用的方法与临床教育的最佳实践完全一致。刻意练习、从经验中学习、在挑战与支持之间取得平衡，这些都是公认的使临床学习者具有胜任力的方法要素。通过对改善他们的表现做出个人承诺，Therese 超越了简单的监督的角色，而担任了指导老师的角色。

指导、教导、监督之间的区别在临床情境中并不总是那么明显，但这对临床教育者来说无关紧要，他们中的大多数人可以发现自己在与学习者互动的不同阶段，能够直觉地使用这三种角色中的元素。临床教育者的目标是帮助学习者成为他们所选择的学科的合格从业者，如果学习者有适当的动机，就要超越基本的能力，成为最好的自己。指导就是帮助学习者获得临床能力并加速其发展的简单过程。幸运的是，构成临床能力的获取和这样做的动机的理论基础是很容易理解的。

## 对实践经历的集中反思

在古典教育家 Dewey 和 Piaget 的启发下，Kolb 于 1984 年提出的体验式学习理论建立在 Lewin（1946）的早期工作基础上，描述了学习者经历的实践反思循环，理论化说明哪些是成功的（或失败的）以及为什么，然后尝试修改方法以在下一次达到相同甚至更好的结果（Kolb，1984）（图 10.1）。

然而，当学习者对自己在岗位上实践经历的评价存在缺陷时，问题就出现了（Kruger & Dunning，1999；Mann et al.，2011）。Eva 和 Regehr（2008）的文献总结表明，人类天生就对于自己的能力过于乐观，如果我们要获得对自己表现的准确评估，外部反馈是必要的。正是在这一点上（促进学习者的反思性观察），临床教育者作为学习者的指导老师这一角色变得清晰起来，他们确保学习者的反思是基于准确的数据，避免自我保护的认知偏见（Archer，2010；Bok et al.，2013；Perrella，2017）。

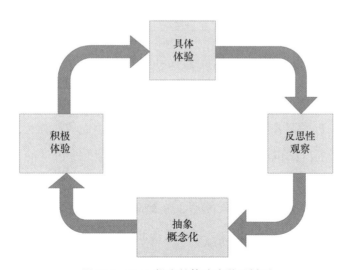

**图 10.1　Kolb 提出的体验式学习循环**

来源：David Kolb. Experiential Learning：Experience as the Source of Learning and Development. *2nd Edition. Upper Saddle River NJ：Pearson Education 2015*

作为监督者，临床医生可以观察学习者的表现，并确保表现是充分的。作为指导老师，临床医生会提醒学习者注意最需要改进的地方。指导老师在帮助学习者找到如何纠正自己认识到的所有不足之处的方法方面也发挥了宝贵的作用。Eva 和 Regehr 明确指出，临床学习者或许能够检查自己的表现，并确定他们何时超出了自己的安全阈值，但评估哪种策略能够最有效地提高他们的表现则是另一回事。这时，临床老师就能很好地为学习者提供客观支持，对这些策略作出抉择。

## 刻意练习

Dreyfus 和 Dreyfus（1988）在 20 世纪 80 年代发表的成人技能获取模型最初源自于包括飞行员、国际象棋选手等群体的工作，该模型被广泛应用于卫生专业的教育，其中最充分的是 Benner（1984）在护理领域的应用。Benner 早期采用 Dreyfus 模型时受到了一些批评，因为他认为专业知识依赖于情境，而在不同的情境中是不可迁移的，并且不清楚直觉的含义和它在临床实践中的力量（Cash，1995；English，1993；Hargreaves & Lane，2001）。Peña（2010）质疑了 Dreyfus 模型全盘适用于解决临床问题技能的获得，他指出，即使是专家级的临床医生，其隐性和显性知识领域间丰富的相互作用也会继续影响他的决策。然而，临床教育者应认识到，学习者从执行任务时需要仔细考虑的新手阶段到操作更加流畅和谨慎的专家阶段的过程取决于采用何种方法的智慧（图 10.2）。

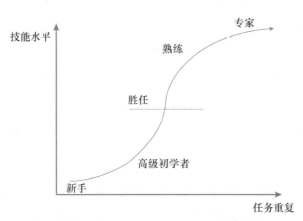

**图 10.2**　改编自 Dreyfus 和 Dreyfus 的五级技能习得模型
来源：*H. L. Dreyfus & S. E. Dreyfus.（1988）. Mind over machine. New York，NY：Free Press，pp21-36.*

图 10.2 中曲线的斜率——即学习者从无能的新手到被认为有能力完成任务，再到成为专家（甚至可能成为大师）的速度——取决于一系列内在和外在因素。核心是学习者的能力和改进的动机，而临床监督者的作用是监督学习者的表现，帮助他们尽早达到胜任的水平，从而提升病人安全。学习者通常会在足够多的重复练习后，找到自己通往胜任的道路，但作为指导教师的监督者可能会加速这一过程，使学习者超越胜任的水平。这并不是说指导老师应该不顾一切地激励学习者；相反，指导老师通过保证最佳的学习条件，特别是给予学习者足够的支持，使他们能够安全地跳出自己的舒适区，并给予足够的挑战来使他们必须这样做，从而确保学习者的进步速度始终保持在最高水平。

## 通过平衡挑战和支持来实现目标

接受指导并不是一种舒适的体验。被指导的人实际上允许指导老师让他们感到不舒服，以帮助他们实现一个困难的目标。

反思自己被指导的经历，你很可能更倾向于寻求和回应关于你在某个领域中表现的反馈，在这个领域，追求卓越是推动你的内部动机。如果你讨厌游泳，只想学习足够的技能从而不会溺水，那么任何试图训练你备战精英赛的教练都会遭遇一个不情愿的参与者。然而，如果你渴望在泳池中取得竞赛成功，你会欢迎教练在无数次清晨的重复练习中对你的技术进行不懈的调整，无论这需要你付出多大的努力。强迫学习者掌握一项他们没有个人承诺的任务，与其说是指导，不如说是逼迫。除非运动员足够投入并愿意做出必要的努力，否则他们的运动水平不会提高。同样地，寻求提高成绩的临床学习者需要有足够的自我效能，让他们觉得自己致力于去做必要的工作，并需要具有自我调节学习的技能，而不是完全依赖于他人以获得动力和方向（Hattie & Timperley，2007）。

致力于改善表现——并接受老师的指导来实现它——需要在几个因素之间取得动态平衡。在被指导成长为专家的过程中必经的潜在困难阶段情景下，Daloz（1999）已经很好地描述了这种平衡：提供精心判断的挑战与支持的组合，同时坚持学习者想要达到的目标的愿景。在指导模式下，临床教育者不断监测学习者的需求，并调整他们的投入以适应需求。犹豫的学习者需要大量的支持来确认他们是安全的，然后他们才会接受更高水平的挑战。如果临床实习提供了太多的挑战而没有足够的支持，反而可能会使学习者不知所措，并使他们从任务中退缩；在最坏的情况下，他们可能完全退出。相反，如果学习者在一个缺乏挑战的实习环境中，反复得到支持性信息，确认他们已经能胜任的事情，那么对他们的发展就没有什么激励性。

在 Daloz 模型中（图 10.3），教育者动态且频繁地调整支持和挑战之间的平衡，直到指导关系足够强大，两者都能得到最大限度的发挥，使学习者不仅能在被监督的任务中获得能力，而且朝着最佳表现的愿景成长。作为指导老师，教育者不能在原地不动，只实行一定程度的监督。即使在一次接触中，敏锐的教育者–指导老师也会不断监测学习者的需求，以便在当时的情况下，为学习者提供挑战和支持的正确组合。要做到这一点，需

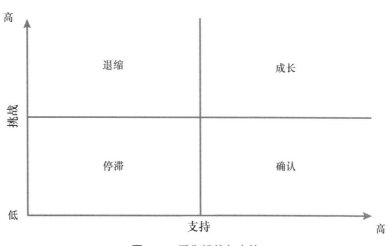

**图 10.3**　平衡挑战与支持

来源：*L. A. Daloz.（1999）. Mentor：Guiding the journey of adult learners. San Francisco：Jossey-Bass，p208. 经 John Wiley & Sons 许可.*

要教育者 - 指导老师和被指导者之间自由流动的双向交流，指导老师要不断表明他们在倾听被指导者的意见，理解他们的观点。换句话说，指导老师需要具有同理心。

指导关系的力量——以及其在事情变得困难时的韧性——是学习者对指导老师同理心的体验（Jowett et al.，2012；Kilminster & Jolly，2000；Subramaniam et al.，2015）。教育者 - 指导教师积极倾听他们的学习者，承认学习者经验的个人意义，就能很好地建立一个支持性、信任的关系，在这种关系中可以部署大量的挑战，从而推动表现进步。

一些无情的教育者试图通过提高学习者的挑战水平来发挥指导作用，但并不增加支持（包括情感和实践）或对学习者观点的认可，他们可能与欺凌者没有区别。尽管最近人们开始关注医疗保健领域中普遍存在的欺凌和骚扰现象（Barber，2012；Lamberth，2015；Ling et al.，2016；Patterson，1999；Venkatesh et al.，2016），许多临床工作场所仍然存在欺凌性的监督者，他们虚伪地声称自己是一个"严厉的指导老师"，或者他们只是在为学习者设定高标准，以确保最佳表现和病人最大的安全。这些学习者被迫隐藏自己的错误，不寻求建议，甚至从工作场所退出，这证明了这类监督者缺乏情商和对自己行为的洞察力（Granstra，2015；Shannon，2015；Tingle，2013）。

成功的指导伙伴关系的双方都应该意识到这种关系所具有的"专业亲密性"，双方都承认他们已经超越了单纯的监督。富有同理心的教育者在指导时，应向学习者表明，他们提请学习者注意自己表现与所要求的标准之间的差距，这可能会引起不适，但都是经过仔细校准以获得最大的利益而不会造成伤害。如果教育者已经充分传达了他们对学习者需求的理解，那么学习者应该能认识到教育者是为了他们的最大利益而行动，并努力解决他们如何看待自己和其指导老师所展示的观点之间那种令人不适的不和谐。

## 有反馈的指导

如果在有效的指导中，同理心是建立信任关系的重要技能，那么临床教育者在这种信任关系中需要的最重要的指导工具就是反馈。与所有强大的工具一样，如果使用不当，反馈将是无效的，甚至是有害的（Carless et al.，2010）。虽然他们可能没有意识到被指导是他们临床工作的一部分，但医疗学习者往往对接受生活其他方面指导的反馈并不感到陌生。Watling 等调查了医学学习者在音乐和体育方面接受指导的经历，并指出学习者最看重的反馈的特点是具体性、及时性、可操作性、可靠性（Watling et al.，2014）。

Kluger 和 DeNisi（1996）在他们关于反馈干预对表现的影响的开创性 meta 分析中发现，他们研究的三分之一以上的干预措施实际上降低了表现，特别是那些将学习者的注意力不自觉地转移到自己身上，而不是他们正在执行的任务上的干预措施。Hattie 等（1996）也发现，将学习者的注意力从他们的任务目标转移到他们自己身上，会削弱反馈的影响。表扬和奖励同样没有效果。LaDonna 等（2017）鼓励的指导风格是，反馈要明确区别于评价，并承认学习者的表现可能因被观察而受到妨碍。Boud 和 Molloy（2013）强调反馈的重要性，它为学习者指明改进的方向。这些见解有助于解释，为什么经常使用的"三明治"或"汉堡包"反馈提供模式基本是无效的。把反馈的"肉"放在两片高糖的赞美"面包"之间，只会分散学习者的注意力，使他们无法接受建设性的意见，而试图处理那两片不相干的赞美"面包"。

因此，决定强调指导作用的临床教育者所面临的挑战是，在提供反馈时要关注学习者所要达到的结果，同时不要忽视他们在发展自己作为卫生专业人员的身份时所经历的转变过程。提供高质量的医疗服务不仅仅是胜任一系列的任务，这就是为什么描述卫生专业人员实际工作的能力包括个人和行为属性，而不仅仅是临床技能（Epstein & Hundert，2002）。有效的指导会让反馈变得个性化，而不会让它变成针对个人的。

在医疗卫生教育中，有几种详细描述的反馈模式，临床教育者可以自由选择适合自己的模式，或者最好是采用最能满足学习者需求的一种或混合模式。最基本的模式是简单的反馈回路，其中，教育者观察到的表现相关的信息被传达给学习者，然后学习者应改进他们的方法，以增强积极方面并弥补不足之处。在工程理论和 Kolb 提出的体验式学习循环中，这种循环被 Boud 和 Molloy 描述为"反馈标志 1"（Boud & Molloy，2013，p701），并被批评没有赋予学习者调节自己学习的责任。鼓励学习者确定他们自己需要改进的地方是大多数反馈模式的内在要求。

Pendleton 法则经常被引用为向医疗保健学习者提供反馈的指南。它们鼓励学习者在观察者提出他们的积极意见之前，先描述自己做得好的地方。然后，学习者说出需要改进的地方，观察者也要这样做（Pendleton et al.，1984）。也许，我们可以把这种方法视为一种"开放式的反馈三明治"，"好"信息总是在"坏"信息之前。这种先关注学习者做得好的地方，然后再关注他们需要改进之处的严格规定的教学方法，使得交流依然是教师的任务，而非学习者的任务，尽管学习者是在别人给出意见前进行自我评价。Silverman 模式类似于 Pendleton 模式，但更明确地由学习者的任务进行驱动，以实现特定的结果（Silverman et al.，1996）。大部分提供有效反馈的教学方法的共同点是通过确定学习者最准备关注的方面来考查他们参与的表现，以提高他们实现目标的机会。

Boud 和 Molloy 描述了他们更推荐的"反馈标志 2"模式，该模式更少依赖于他人来传达关于学习者表现的信息。它鼓励参与的学习者积极寻求对自己表现的见解（而不是仅仅被告知别人观察到了什么），这样医学专业指导老师就可以培养一种自我调节和能动性的文化，让学习者真正对自己的学习负责。在这个模式中，隐含着一个逐渐减少指导老师投入的过程，因为学习者承担了这个责任，变得独立自主。这个仔细判断的过程需要指导老师和学习者之间频繁对话，而不是独白或——更糟糕的是——并非回应学习者准备阶段的指责。

那么，作为指导老师的临床教育者应随时准备使用以学习者为中心、以结果为导向的反馈技能，挑战他们的学习者，在信任和支持的关系中争取达到个人的最佳状态（Johnson et al.，2016）。本案例研究显示了这一角色发挥的作用。

# 将教学法引入实践中

**案例研究 10.1（续）**

Therese 非常疲惫地结束了她每周的教学日。她花了一上午时间观察 Chris，并与 Pat 进行了下午的课程，她觉得自己好像在一天之内完成了三天的工作。在回家之前，她花了一点时间写日记，反思自己的成果。当她记下她的想法时，她突然发现自己对学习者采取了两种完全不同的指导模式。然而，这两种模式的相似之处在于，都是以学习者为中心的教学方法，让学习者承担大部分的重任，这让她对自己取得的成绩感到满意，也让她不至于作为监督者而感到筋疲力尽。通过帮助每个学习者聚焦于他们认为需要改进的一个关键因素上（在众多因素之中），她觉得自己今天的工作完成得很好。

无论她是否意识到，Therese 在指导这两名初级医生时使用了许多主要的教学策略。提出问题以确定学习者的能力极限，然后将工作聚焦于能力前沿上，这种方法的起源可追溯到公元前 5 世纪的苏格拉底。对于一个只告诉学习者自己的想法，而不征求学习者意见的临床教育者 / 指导老师，学习者不可能有好的反应。在这两个案例中，Therese 都陪伴着她的学习者完成了 Kolb 提出的学习循环，用她精心判断的探究性问题来促进他对具体经验的反思。当他们回顾自己的表现时站在他们身旁，她能够质疑他们对资料的误解，帮助他们认识到自己做得很好的部分和应该进一步提升的部分，或者指出他们的自我评价和实际发生的情况之间的差别。

回想自己向 Chris 提供反馈的 **AERO** 模式，Therese 认识到促使他与工作建立情感联系的重要性：

**情感**："你对这次咨询有什么感受，Chris ？"

她还意识到，重要的是让他确定自己的表现中有哪些部分确实达到了医疗互动的目的；毕竟，这就是他的目的：

**有效**："那么，你做的哪些事情效果很好？"

Therese 可以看出，仅仅确定了他做得好的地方就让 Chris 继续诊疗下一个病人是没有意义的。但她也知道，他最有可能在自己发现的问题上努力改进：

**反思**："那么，你认为你下次做时有什么不同？"

当 Therese 有很多话想说的时候，只坐在后面让 Chris 完成所有的问诊谈话并不是一件容易的事情。但她知道在他完成自己的反思之前，没有必要给他一连串的指导。只有到那时，她才能向他提供自己对如何最好实现他的目标（或目的）的客观看法。

**目标**："所以你会专注于减少她的多药治疗？听起来还不错。你想听听我观察到的应该能帮助你实现目标的内容吗？"

从以学习者为中心的指导的 AERO 模型中提供反馈的步骤提纲见表 10.1。

表 10.1 以学习者为中心的 AERO 指导模型

| 步骤 | 描述 | 目的 | 示例 |
|---|---|---|---|
| 1. A（affective）情感 | **情感性**问题指要求学习者考虑他们对自己表现的情感反应 | 学习者需要反思自己的表现，并通过情感联系对其负责 | "你对此感受如何？" "那件事怎么样？" "感觉还好吗……？" |
| 2. E（effective）有效 | 该问题指学习者认为自己做的工作中能**有效**促进良好病人结局的方面 | 学习者需要确定他们的表现中至少一个有效的方面，因此值得继续努力 | "你做的什么事情最有效？" "什么事情效果好？" |
| 3. R（reflective）反思 | 促进学习者**反思**自己表现的问题 | 学习者需要分析他们的表现，并确定他们准备在哪些方面进行改进 | "下次你可能会有什么不同？" "哪些方面需要改变？" "我们应该把重点放在哪里？" |
| 4. O（objective）目标 | 指导老师寻求学习者的许可，提供**客观**的观点，从而帮助学习者实现他们的**目标** | 学习者需要检查他们是否已经完成了有指导意义的自我评价，并准备好接受外部投入 | "你想听听我对如何更好实现你的目标的想法吗？" "我发现几件我们可以讨论的事情……" |

在 Therese 看来，Chris 的过度谨慎和对犯错的焦虑无疑是他作为一名临床医生发展的障碍。她发现她需要有意让自己按照"Dreyfus 能力曲线"回想一下，当她第一次作为住院医师进入毫无掩饰的全科世界时是什么感觉。她能够回忆起她曾羡慕地看着她的监督者展示全科专家的实践智慧（"谨慎的智慧"），在解决病人的问题时，他们漫不经心又安全地走着捷径，而她则作为新手以费力、程序化的方式艰难前行。真是令人精疲力竭！作为 Chris 的指导老师，Therese 必须为他找到正确的平衡点，既要支持他改变自己的方法，又要让他看到有足够的理由来激励他这样做。

在 Pat 的案例中，Therese 认识到她需要扭转 Daloz 所描述的支持和挑战之间的平衡。她的第一个指导任务是让 Pat 意识到她的自我评价和她真正的表现之间存在差距。然后适时地进行检查，确保他们朝着同一个目标努力。如果他们没有共同的目标，Therese 是不可能将她极有限的时间投入到指导 Pat 中的。

Therese 并不喜欢如此直接地与 Pat 对峙，但是为了让 Pat 了解自己的情况，她不得不这样做。反思她的 ALECS 模型（表 10.2），Therese 欣慰于自己承认存在一个她和 Pat 必须合力解决而不是共同忽视的问题，从而叫出了暂停。幸运的是，通过倾听和共鸣，她能够在这段关系中建立足够的信任，使其能够经受住这种程度的挑战，并且支持 Pat 改善她的表现，使他们两人都有一种朝着共同目标前进的感觉。

在第一天之后，与 Chris 和 Pat 的每一次接触中，Therese 都会例行检查他们对于工作的感受、他们认为哪些方面进展顺利，以及哪些方面可以改进。只有在那时，她才会提出有关可以帮助他们实现目标的客观意见。随着学期的进展，Therese 很高兴她的指导能够逐渐变得越来越少。在每次会面结束时，她总会邀请他们对她作为监督者的表现进行反馈。他们认为她做的哪方面在帮助他们实现目标上最有效？毕竟，指导老师的工作情况是由他们所指导的人的表现来判断的。

在 Chris 和 Pat 实习结束时诊所工作人员组织的告别晚宴上，Therese 的实践搭档把她拉到一旁，祝贺她证明他错了：两位初级医生都有成为优秀全科医生的迹象。他还说，她让这一切看起来那么容易。毕竟，每次他看到她与任意一位学习者进行反馈时，都由学习者完成所有的谈话。她只用坐在那里倾听。

离开晚宴时，Therese 伤感地摇了摇头，回忆过去的 6 个月，没有什么是特别容易的。她与学习者在"指导模式"下的每一分钟都在分析他们的需求，不断调整她提供给他们的支持和挑战的平衡。直面他们的猜想，安慰他们的不确定性，始终保持正确的平衡，她作为指导老师的角色绝对不是被动的。

表 10.2　以关系为中心的 ALECS 指导模型

| 步骤 | 描述 | 目的 | 示例 |
|---|---|---|---|
| 1. A（acknowledge）承认 | 承认有一个需要处理的问题的坚定陈述 | 故意打断，该陈述是为了集中注意力 | "在进行下一步之前，我们需要讨论一些事情" "我对那件事的发展方式感到不舒服" |
| 2. L（listen）倾听 | 设定讨论的议程后，指导老师邀请学习者先提出他们的观点 | 与其告诉学习者他们在想什么，指导老师通过积极的倾听可以收获更多 | "你认为发生这种情况的原因是什么？" "我对你的想法很感兴趣……" |
| 3. E（emphathise）共情 | 指导老师说明自己的共情，表明学习者的观点已经被听到和理解（未必是赞同） | 此时，共情的陈述可以建立信任，并形成一个支点，使指导对话进入下一阶段 | "我看得出，那些事情对你来说很困难" "我明白，没有什么事情像看起来那样容易" "你显然有很多事情要做……" |

续表

| 步骤 | 描述 | 目的 | 示例 |
| --- | --- | --- | --- |
| 4. C（challenge）挑战 | 指导老师清楚描述学习者成功前所面临的挑战，以及不解决这些问题的后果 | 随着关系的建立，指导老师产生了洞察力，如果学习者要实现他们的目标就需要挑战 | *"问题是，你没有走上实现目标的正轨"* *"如果想成功，你需要做出一些改变"* |
| 5. S（support）支持 | 指导老师提供支持，帮助学习者克服这些挑战 | 在为学习者制造不和谐因素后，指导老师向学习者表明，自己愿意并能够支持他们解决这个问题 | *"……而我愿意尽我所能帮助你成功"* *"你想讨论一些选择吗？"* |

# 在不同的学习和教学情境下指导

在本章中，我们提到了建立一种信任关系并在这种关系中指导临床学习者的重要性。不幸的是，医疗保健系统的结构使我们很难单独与临床学习者进行短暂或短期的接触。案例研究中 Therese 经历的 6 个月的实习，以及带薪的一对一教学课程，一定是许多读者所羡慕的。然而，我们鼓励忙碌的临床医生不要从监督的角色中退缩，而是要接受即使是短暂的接触也能为学习者带来显著改善的指导模式。

## 短期接触

当指导老师与临床学习者的接触短暂而不频繁时，就需要迅速建立信任。临床医生如果能证明自己不仅是临床工作的专家，而且关心学习者的进步，就有可能发现自己作为监督者受到信任，从而能够指导学习者前进。通过采用本章所述的以学习者为中心的、真正感兴趣的方法，可以很快实现这一点。

虽然监督者可能会对无法长期观察学习者的进步表示沮丧，但在某些方面，这种指导模式类似于临床医生与病人的相对简短且不定期的接触。即使接触不频繁或不一定持续，也能看到学习者的进步，而且这种同理心的接触方式比传统的互动花费的时间更少。

在这种情况下，专业的临床导师与日常的临床监督者的不同之处在于，前者意识到在几周内将一年的反馈倾倒给学习者是弊大于利的。当然，保证病人安全是当务之急，而且关键问题需要首先处理，真正的指导技巧在于决定学习者表现的哪两三个方面最容易解决且效果最好。在一个下午进行有针对性的指导——也许在事情进展顺利时使用 AERO 等模式，或在事情不顺利时使用 ALECS 模式——可能比多次无声观察的效果更好。

## 团队指导

现代医疗中另一个可能影响指导关系的因素是临床团队中的角色分工。监督责任通常由团队中几位不同的临床医生共同承担。在这种情况下，临床教育者可能会认为自己是指导小组的一部分，而小组成员间有必要进行明确的沟通，以确保学习者接收到一致的信息，引导他们不断成长，而不是走回头路、回到老地方。同样，这与病人照护间的共同之处显而易见：没有临床医生会在没有充分沟通诊断、当前管理、未来计划的情况下移交病人。同样地，指导团队必须确保在移交学习者时，清楚地传达关于他们观察到的表现和下一步计划的信息。

学习者可能会怀疑一个监督者代表另一个监督者提供的反馈意见的真实性，特别是当内容具有挑战性时，所以关于临床表现的反馈意见最好由见到过，或在学习者遇到问题时负责的临床医生提供。

团队指导的一个明显的好处在于能够招募一个"专业指导老师"来介入，并非常紧密地关注一个特定的领域。举例来说，就像职业足球运动员可能从踢球教练那里获益，或者歌手从气息调节专家那里获益一样，如果沟通技巧是一个确定的需求领域，临床学习者也可能从以沟通技巧闻名的指导老师那里获益。

## 不同的学科

以下情况可能会出现：承担指导责任的教育者与临床学习者来自不同的学科背景。尽管在某些情况下，具有临床可信度是很重要的，但教育者的指导技能也是至关重要的，向学习者提供他们所需的框架，以提高他们的表现。和短期接触一样，在这种情况下，指导老师需要在关系早期刻意与学习者建立信任，然后将重点放在需要改进的地方。

## 远程指导

虽然现代通信和社交媒体在减少地理隔离方面起到很大作用，但当学习者与指导老师相距遥远时，以关系为中心的方法在辅导临床学习者时可能存在很多困难。和其他任何关系一样，至少在一次面对面的会面后，联系和信任感会更强。在其他时候，定期沟通和明确的在特定情况下的联络会议，可以给予远程学习者必要的支持，使其安全地完成工作并获得成长。

## 病人至上

准备从事医疗保健工作的学生们都明白，他们的学习总是排在病人需求的后面。从因为临床老师在手术室被耽搁而错过辅导的医学生们，到在棘手的手术中被监督者调到一边的实习护士，他们必须接受指导老师有时会做出病人照护优先于学生学习的判断。

然而，在大多数情况下，临床医生如果致力于指导他们的学生，而不仅仅是监督他们的工作，就能够找到一种以病人的最大利益为出发点，并且不忽视学生学习的方法。辅导可以重新安排，而且有很多办法可以干预病人照护的程序，从而不让学习者感到不能胜任和被拒绝。例如，增加对学习者有效的支持程度，或指导他们完成手术中较难的部分，可能会比学生本人被推到一边更能鼓励他们学习。

## 指导你不喜欢的学习者

我们无法喜欢自己遇到的所有人，无论是同事、病人还是其他必须与之交往的人。然而，我们却能在某种程度上维持与他们所有人的关系。

与你不喜欢的医疗保健学习者建立和维持指导关系的情感联系是很困难的。在关系早期就认识到反感，承认并把它说出来是一种宝贵的专业技能，即使在缺乏人际温暖的情况下，也能为指导工作带来足够的信任和尊重。在其他情况下，可能需要一致同意这种关系不会发展到足以支持指导的坚固程度，因此同意维持一种更正统的监督关系，同时寻找其他人来提供指导。有关这是否符合所有参与者的最佳利益的公开、坦诚的讨论是必不可少的。

我们对学习者的先入为主的看法可以发生改变。有时我们会根据很少的信息，或在我们无意识的偏见和刻板印象的影响下，包括那些与种族和性别有关的看法，迅速做出个人判断。

## 指导真正有困难的学习者

对感到困难的学习者需要仔细考虑他们表现不佳的原因。谨慎的临床监督者不应认为学习者没有能力履行职责而应进入诊断模式，确定导致学习者表现不佳的所有潜在原因。精神或身体健康问题、依赖性问题、家庭或工作中的个人压力，以及失去动力都是常见的情况。使用 ALECS 模式可以有效地确定问题，并让学习者接受指导，帮助他们解决问题。

在临床教育中，没有什么事情比与一个没有任何可补救因素、天生不适合他们所准备的医疗保健工作的学习者一起工作更具挑战性。教育者常常会回避这些困难的情况，而不适合的学习者在兼具无效的干预和"从失败到失败"的培训中发展。虽然将指导老师和"选拔者"的角色混为一谈可能会出现角色模糊的问题，但至关重要的是，临床指导老师在得到明确、有效的证据表明学习者不适合临床，并且不能成为临床工作者时，要根据这些证据与学习者进行一次或多次有难度的对话。最好的情况是，指导老师能够拿出证据，帮助失败的学习者明白他们目前正在尝试的道路是不合适的。然而，更常见的情况是，临床指导老师必须利用他们作为医疗专业人员在其他方面的培训，保持同理心，但坚决且坚定地劝说学习者选择不同的职业道路。

# 评估和研究的潜在方向

我们大多数人都很熟悉临床教育者和他们所培训的人之间可能形成的紧密的职业关系，尽管它们还没有被实证分析过。有效反馈是指导关系中的核心工具，这一点已经被详细描述了，但还需要更多的工作来证明在实际临床环境中指导的有效性。那些为临床医生提供教学技能专业培训的人，会很熟悉当被他们劝说花更多时间指导自己的学习者时，听众们脸上流露出来的怀疑的表情。在繁忙的临床服务的实际情况下，提供反馈的时间被视作远离病人照护的时间。提炼出指导关系中被认为对学习影响最大的核心要素（如对目标的承诺、积极倾听、用问题进行探究、带有具体建议的集中反馈），从而用于临床工作中，这需要重新规划监督者的职责，而不仅局限于观察。需要进行更多的研究，以确定如何在临床照护中最好地整合这些指导内容，从而在繁忙的工作场所中使临床学习和教学得到可持续的效率调整，并保证其有效性和适当性。

---

**实用技巧**

对于选择指导学习者的临床医生来说，有两个要素是成功的关键：所建立的信任关系、在这种关系中的互动方式。这里提出了两种提供反馈的实用方法，旨在通过主动倾听来增强信任，就像富有同理心的临床医生与病人互动那样。

第一种方法用于事情进展顺利时的日常应用。它让指导老师担任苏格拉底式的学习促进者，用问题来鼓励学生分析自己的表现，并确定自己可以保证的改进策略。这种 AERO 方法（表 10.1）借鉴了 Pendleton（Pendleton et al.，1984）和 Cambridge-Calgary（Silverman et al.，1996）等成熟的模式，提出了一种以学习者为中心、以结果为导向的方法，可以在工作场所有效开展。对学习者和教师来说，这种方法有点反直觉，它让教师担任一个主动倾听者的角色，而不是消息的传递者。它有意将临床教育者塑造成一个指导老师的角色，只有当学习者承担起工作责任时，他们才能帮助学习者达到目标。这并不是说临床医生－指导老师的角色是被动的；不断找到学习者改进的重点所要求的灵活性需要敏捷的思维和密切的关注。

关于 AERO 模型的使用，需要注意的是：谨慎的指导老师不会在每一次观察临床活动后都问学习者"那么，你觉得怎么样？"这种重复性的行为会招致气愤的白眼。真诚询问学习者的感受可以有多种形式，从而避免刻板和平淡。而且这个问题不需要每次都问。

同样，谨慎的指导老师也会对学习者所说的和指导老师所感知到的不一致之处保持警惕。一个声称自己对明显不合格的表现感到非常满意，而且看不出有什么需要改进的地方的学习者，他在"目标"设定方面会比有良好洞察力的学习者需要更多的时间。

不幸的是，洞察力并不是一个普遍具有的能力。正如在案例研究中所看到的，有时指导老师需要用确凿的证据来证明学习者的表现不尽如人意，然后才能转而采用 AERO 这种更适合学习者的方法。

第二种模式（表 10.2），即 ALECS 是针对这种情况的。它被设计成具有破坏性，并为建立牢固、可信任的关系扫清道路，一旦关系足够稳固，就可以引入适当的挑战和支持措施。

与所有的模式一样，明智的使用者应该调整这些建议，以适应他们的个人风格、学习者的风格、他们所处的情况。然而，作为通用体系，它们在进行有效和高效的指导对话时很可能是有用的。

墨尔本大学的 EXCITE（Excellence in Clinical Teaching，卓越临床教学）项目（EXCITE，2013）提供了一些简要的在线单元，其中有经验丰富的教育家 – 指导老师对临床教学和反馈的看法。

# 总结

许多临床教育者在阅读本章时都会得出这样的结论：采取指导式方法来培养医疗学习者并没有什么特别的革命性。毕竟，建立一种信任的、有弹性的关系，使双方都能为实现共同商定的目标而努力工作，这正是我们作为临床医生的本质所在。我们在医疗保健的道路上陪伴病人，在必要时支持他们，同时也挑战他们做出必要的改变，以获得健康。

我们不接受医疗保健方面的最低结果，我们不断鼓励病人尽可能地保持健康。但是，在治疗和教育关系中，设定目标和提供实现目标动力的责任最好由"学习者"来承担。作为指导老师，我们的作用是为这些人提供他们如何被观察的客观而坚定的视角和如何改善他们发展路线的可取建议。

本章试图将作为指导老师的临床教育者描述为一个值得信赖的同事，他致力于帮助学习者提高表现，通过退后一步，使用有效的反馈技巧，使学习者注意到需要改变的地方。然后，协助学习者实现自己的改进之路。并非所有的临床教育者都会发现自己很适合指导老师的角色，也并非所有的学习者都会对指导做出反应。然而，与医学教育中使用的其他策略不同，指导以个人发展中的专业需求为中心。这种不同部分来自于教育者 – 指导老师方法上的刻意转变：始终把他们的交流框定在学习者想做到更好时需要听什么，而不是指导老师想说什么。

这一章以澳大利亚奥运选手、医生、主管教练 Ric Charlesworth 博士的一段话作为开场白，他引用了德国人道主义者 Dietrich Bonhoeffer 的一句话："……指导学生的有趣之处在于，你必须使舒适之人感到困难，使困难之人感到舒适。"找到合适的挑战和支持的组合来推动改变，需要指导老师更多的倾听，而不是说话，大部分能够发现优缺点的工作由学习者来负责。这也意味着改进的策略由学习者确定，意味着它们更有可能被采纳。

指导老师不是一个被动的角色，但也不是专横的。有效的临床教育者 – 指导老师总是积极地为他们的学习者提供一个可信赖、受尊重、以目标为导向、学习者自己无法获得、关于他们表现的观点。也许，这就是临床指导老师区别于常规临床监督者的关键属性：学习者认识到他们的教育者 – 指导老师既不是酸溜溜、只说不做的批评家，也不是欢呼雀跃的啦啦队队长。他们是坚定、有能力的专业人员，关心学习者并帮助他们尽其所能做好自己的工作。

# 参考文献

Archer, J. C. (2010). State of the science in health professional education: Effective feedback. *Medical Education*, 44, 101–108.

Augustijnen, M., Schnitzer, G., & Van Esbroeck, R. (2011). A model of executive coaching: A qualitative study. *International Coaching Psychology Review*, 6(2), 150–164.

Bachkirova, T., & Kauffman, C. (2009). The blind men and the elephant: Using criteria of universality and uniqueness in evaluating our attempts to define coaching. *Coaching: An International Journal of Theory, Research & Practice*, 2(2), 95–105.

Barber, C. (2012). Use of bullying as a management tool in healthcare environments. *British Journal of Nursing*, 21(5), 299–302.

Benner, P. (1984). *From novice to expert:Excellence and power in clinical nursing practice*. London: Addison-Wesley.

Bok, H. G., Teunissen, P. W., Spruijt, A., et al. (2013). Clarifying students' feedback-seeking behaviour in clinical clerkships. *Medical Education*, 47(3), 282–291.

Boud, D., & Molloy, E. (2013). Rethinking models of feedback for learning: The challenge of design. *Assessment and Evaluation in Higher Education*, 38(6), 698–712. doi:10.1080/02602938.2012.691462.

Boyce, L., Jackson, R., & Neal, L. (2010). Building successful leadership coaching relationships: Examining impact of matching criteria in a leadership coaching program. *Journal of Management Development*, 29(10), 914–931.

Carless, D., Salter, D., Yang, M., et al. (2010). Developing sustainable feedback practices. *Studies in Higher Education*, 36(1), 1–13.

Cash, K. (1995). Benner and expertise in nursing: A critique. *International Journal of Nursing Studies*, 32(6), 527–534.

Clark, P., Jamieson, A., Launer, J., et al. (2006). Intending to be a supervisor, mentor or coach? Which, what for and why? *Education for Primary Care*, 17, 109–116.

Clutterbuck, D. (2008). What's happening in coaching and mentoring? And what is the difference between them? *Development and Learning in Organizations: An International Journal*, 22(4), 8–10.

Dagley, G. (2010). Exceptional executive coaches practices and attributes. *International Coaching Psychology Review*, 5(1), 63–80.

Daloz, L. A. (1999). *Mentor: Guiding the journey of adult learners*. San Francisco: Jossey-Bass.

Dreyfus, H. L., & Dreyfus, S. E. (1988). *Mind over machine*. New York, NY: Free Press.

English, I. (1993). Intuition as a function of the expert nurse: A critique of Benner's novice to expert model. *Journal of Advanced Nursing*, 18, 387–393.

Epstein, R. M., & Hundert, E. M. (2002). Defining and assessing professional competence. *Journal of the American Medical Association*, 287(2), 226–235.

Eva, K., & Regehr, G. (2008). 'I'll never play professional football' and other fallacies of self-assessment. *Journal for Continuing Education in the Health Professions*, 28, 14–19.

EXCITE (Excellence in Clinical Teaching). (2013). *University of Melbourne*. <https://edtech.le.unimelb.edu.au/login/excite/>.

Ferrar, P. (2004). Defying definition: Competences in coaching and mentoring. *International Journal of Evidence Based Coaching and Mentoring*, 2(2), 53–60.

Gawande, A. (2011). Personal best: Top athletes and singers have coaches. Should you? *The New Yorker*, 87(30).

Granstra, K. (2015). Nurse against nurse: Horizontal bullying in the nursing profession. *Journal of Healthcare Management*, 60(4), 249–257.

Grant, A. M., Passmore, J., Cavanagh, M., et al. (2010). The state of play in coaching. *International Review of Industrial and Organizational Psychology*, 25, 125–168.

Hargreaves, J., & Lane, D. (2001). Delya's story: From expert to novice, a critique of Benner's concept of context in the development of expert nursing practice. *International Journal of Nursing Studies*, 38, 389–394.

Hattie, J., & Timperley, H. (2007). The power of feedback. *Review of Educational Research*, 77, 81–112.

Hattie, J. A., Biggs, J., & Purdie, N. (1996). Effects of learning skills intervention on student learning: A meta-analysis. *Review of Research in Education*, 66, 99–136.

Hattie, J., & Timperley, H. (2007). The power of feedback. *Review of Educational Research*, 77, 81–112.

Homer (2014). *The odyssey* B. B. Powell, trans. New York: Oxford University Press.

International Coach Federation. (2017a). *How does ICF define coaching?* Retrieved from <www.coachfederation.org/about/landing.cfm?ItemNumber=844&navItemNumber=617> (Accessed 16 June 2017).

International Coach Federation (2017b). *Core competencies*. Retrieved from <www.coachfederation.org/credential/landing.cfm?ItemNumber=2206&navItemNumber=576> (Accessed 16 June 2017).

Johnson, C. E., Keating, J. L., Boud, D. J., et al. (2016). Identifying educator behaviours for high quality verbal feedback in health professions education: literature review and expert refinement. *BMC Medical Education*, 16, 96. doi:10.1186/s12909-016-0613-5.

Jowett, S., Yang, X., & Lorimer, R. (2012). The role of personality, empathy, and satisfaction with instruction within the context of the coach–athlete relationship. *International Journal of Coaching Science*, 6(2), 3–20.

Kilminster, S., Cottrell, D., Grant, J., et al. (2007). Effective educational and clinical supervision. AMEE Guide No. 27. *Medical Teacher*, 29, 2–19.

Kilminster, S. M., & Jolly, B. C. (2000). Effective supervision in clinical practice settings: A literature review. *Medical Education, 34*(10), 827–840.

Kluger, A. N., & DeNisi, A. (1996). The effects of feedback interventions on performance: A historical review, a meta-analysis, and a preliminary feedback intervention theory. *Psychological Bulletin, 119*(2), 254–284.

Kolb, D. A. (1984). *Experiential learning: Experience as the source of learning and development.* Englewood Cliffs, NJ: Prentice Hall.

Kruger, J., & Dunning, D. (1999). Unskilled and unaware of it: How difficulties in recognizing one's own incompetence lead to inflated self-assessments. *Journal of Personality and Social Psychology, 77*, 1121–1134.

LaDonna, K. A., Hatala, R., Lingard, L., et al. (2017). Staging a performance: Learners' perceptions about direct observation during residency. *Medical Education, 51*(5), 498–510. doi:10.1111/medu.13232.

Lamberth, B. (2015). Workplace bullying in healthcare: Part 1. *Radiology Management, 37*(1), 12–16.

Lewin, K. (1946). Action research and minority problems. *Journal of Social Issues, 2*, 34–46.

Ling, M., Young, C., Shepherd, H., et al. (2016). Workplace bullying in surgery. *World Journal of Surgery, 40*(11), 2560–2566.

Mann, K. V., van der Vleuten, C., Eva, K., et al. (2011). Tensions in informed self-assessment: How the desire for feedback and reticence to collect and use it can conflict. *Academic Medicine, 86*, 1120–1127.

Min, H., Morales, D. R., Orgill, D., et al. (2015). Systematic review of coaching to enhance surgeons' operative performance. *Surgery, 158*(5), 1168–1191.

Passmore, J., & Gibbes, C. (2007). The state of executive coaching research: What does the current literature tell us and what's next for coaching research? *International Coaching Psychology Review, 2*(2), 116–128.

Patterson, R. (1999). Fear and loathing in residency. *Canadian Medical Association Journal, 161*(4), 419.

Peña, A. (2010). The Dreyfus model of clinical problem-solving skills acquisition: A critical perspective. *Medical Education Online, 15*, doi:10.3402/meo.

v15i0.4846.

Pendleton, D., Scofield, T., Tate, P., et al. (1984). *The consultation: an approach to learning and teaching.* Oxford: Oxford University Press.

Perrella, A. (2017). Room for improvement: Palliating the ego in feedback-resistant medical students. *Medical Teacher, 39*(5), 555–557.

Rassbach, C. E., & Blankenburg, R. (2017). A novel pediatric residency coaching program: outcomes after one year. *Academic Medicine, July*, 11. doi:10.1097/ACM.0000000000001825.

Salter, T. (2014). Mentor and coach: Disciplinary, interdisciplinary and multidisciplinary approaches. *International Journal of Evidence Based Coaching and Mentoring, Special Issue 8*, 1–8.

Shannon, S. E. (2015). Ebola, team communication and shame: But shame on whom? *American Journal of Bioethics, 15*(4), 20–25.

Silverman, J. D., Kurtz, S. M., & Draper, J. (1996). The Calgary-Cambridge approach to communication skills teaching: Agenda-led, outcome-based analysis of the consultation. *Education in General Practice, 7*, 288–299.

Subramaniam, A., Silong, A. D., Uli, J., et al. (2015). Effects of coaching supervision, mentoring supervision and abusive supervision on talent development among trainee doctors in public hospitals: Moderating role of clinical learning environment. *BMC Medical Education, 15*, 129. doi:10.1186/s12909-015-0407-1.

Tingle, J. (2013). What NHS staff think of the NHS: 2012 survey results. *British Journal of Nursing, 22*(6), 348–349.

Venkatesh, B., Corke, C., Raper, R., et al. (2016). Prevalence of bullying, discrimination and sexual harassment among trainees and Fellows of the College of Intensive Care Medicine of Australia and New Zealand. *Critical Care and Resuscitation, 18*(4), 230–234.

Watling, C., Driessen, E., van der Vleuten, C. P. M., et al. (2014). Learning culture and feedback: An international study of medical athletes and musicians. *Medical Education, 48*(7), 713–723.

# 第11章

# 将专家实践转化为临床教学

Clare Delany and David Beckett

## 引言

2002 年，Grant Gillett 发现并描述了"临床之地"。Gillett 提出，当人们进入这片区域（医疗机构）时，他们便成为病人，需要适应临床的常规和习惯（例如，注意清洁；持续健康监测和检测；清晨来到床边的医生查房团队；轮转医生和决定病人何时可以出院的"主管医生"）。在本章中，我们扩展了 Gillett 关于进入临床之地的经历的隐喻，将其范围扩大到包括新手临床医生、实习医生和医学生，所有这些人都需要学习其习惯并通过评价，才能被医院的特定科室所接受。我们认为，当新手医学生首次进入临床实习，或当他们从一个实习科室过渡到另一个时，他们会经历与病人第一次进入"临床之地"时一致的困惑。

尽管医学生和实习医生在进入临床医生的角色时已有大量知识储备，但他们往往难以掌握临床工作的常规，也难以掌握作为一名临床工作者融入环境和做出贡献所需的专业知识。临床教育者是临床中的一个群体，他们负责指导医学生和实习医生。然而，正如本书章节所强调的，临床教育者也发现，讲解和转化临床医生所需的知识和技能或者说"专业技能"是一种挑战。对于学生来说，获得特定临床学科领域的专业知识被他们视为一项个人努力。学生在笔试、口试和操作技能表现上均会获得个人分数。然而，"专业知识"的概念越来越多地通过其在关系中的表现来理解。三种基本概念共同构建了专业知识。第一，即使是在个体从业者（如护士）中，专业知识也不仅止于认知知识的范畴，还包括情感知识（例如感受力），这两者都有助于护士的专业判断（Menary & Kirchhoff，2014）。第二，专业知识在护士工作中的体现显而易见；也就是说，它广泛分布于学生、教师以及学习和实践环境中（Williamson & Cox，2014），也分布于实践的显性和隐性认知模式中（Roepstorff，Niewöhner，& Beck，2010）。第三，对于身处病房或手术室等实习环境中的每个人来说，专业知识都是具象化的——来自技术性技能、感知、理解、先前的经验以及对人和工作环境的反应。这三种概念和人与人之间以及知识、情感和学习环境之间的关系，在常见的临床经验中可以找到例证，例如，在产前病房和产科病房，医生和新生儿父母谈话；在外科手术中，医疗团队围在手术台周围；在老年护理机构，慢性疾病需要不断由临床专家小组进行持续数年的病例个体化管理。

因此，在关系网中如何定位和转化专业知识对临床教育者在多学科团队和动态复杂的临床环境中指导学生学习和实践有着深远的影响。

在本章中，我们首先介绍了一项研究中已发表和未发表的数据摘录，该项目研究了大型公立儿科医院的工作经验——这可以被视为一种临床形式。这些数据说明了在多学科医疗环境下进行协商和做出贡献所需的认知性、程序性和关联性能力的类型。然后，我们将这些见解运用到"实际的"专业知识中，强调临床教育者的任务即解释与转化这些知识和专业技能，用 Lave 和 Wenger（1991）的话来说就是，以便新手能够接触并从实践的边缘走向更有意义的参与并成为临床共同体的成员之一。

本章的基本前提是，在卫生专业学科领域学习实用的专业知识和技能比仅仅获得操作性技能和特定学科的临床思维更复杂，但也更富有成效。正如前面的例子所表明的，学习临床实践的专业知识是一个复杂且富有关联的概念，要求学生不仅要独立思考和行动，自我调节和监督自己的实践对他人的影响，而且要超越这些基于个人认知的学习过程，与不同学科的同事建立联系与合作。简言之，理想状况下，一个人的自我能动性会变成主动的协作意识。Winch（2014）将这些实践的概念描述为一种职业能力，需要类似于项目管理的整体管理能力：

> 项目管理变得更像是一种统一的运作形式，即在一个复杂的项目中，有相对明确且公认的目标，涵盖了广泛的工作内容，同时在直接管理控制下有一定自由度。当具备后两项条件时，管理项目的能力就成为职业能力的核心组成部分。

重要的是，如果要求实习新手学习这些复杂且多层面的专业知识，以完成专业化的工作，那么教师也必须明确他们应该如何在这条道路上指导学生。这包括帮助他们将实现"职业能力"（或可以称之为专家的专业技能）的过程视为职业生涯的持续承诺。因此，我们认为，临床教师的关键教学任务是转化（Chen，2016），而不是技术性或机械性的讲解，也不是技能和技术知识的简单传递。相反，和 Chen（2016）一样，我们将转化视为基于实践的对话和探索的创造性开放空间。从密切和明确关注病房、手术和老年护理机构日常实践中出现的病例和情况开始，可以让新手从业者培养他们对自身能动性（技能、行为和关系）的认识和理解，也有助于他们在共享的工作场所中同所有合作者开展专业实践。这不是深奥的教学活动。讨论需要做什么、为什么要做、做什么更好以及下一次如何实现不同的结果，这些都是同事之间在各个工作场所进行的简单而有意义的对话。我们认为，这就是专业知识的构建方式。在本书中，这也是临床学习以及最终职业认同的建立方式。

基于这种教学基础的临床教学方法应该引导新手自己测试并发现他们在计划、协调、与他人合作以及管理等被称为持续专业学习的"项目"方面的能力（Boud & Falchikov，2006）。这些临床学习和教学方法的概念更为符合高等教育的理念，即教育者的作用是提供教育空间，使批判性思维的倾向能够蓬勃发展（Boud & Falchikov，2006）。

在本章中，我们将通过解决下列四个主要问题阐明促进学习以实现这些目标的基于实践的方法：

1. 学生需要复杂的专业知识但难以获得的情况的典型案例（案例研究 11.1）

2. 专业知识在临床工作中如何体现？（来自临床之地的经验数据）

3. 哪些教学理念支持这类专业知识的发展？（关于理论的部分）

4. 哪些基于临床的教学方法来于这种医疗专业知识教学法？（回归到案例研究 11.1）

### 案例研究 11.1　Carl 和两位导师

这是 Carl 在急诊科实习第一年的第一周。一位导师采取循序渐进的教学方法，他只允许 Carl 参与初诊病人，然后让 Carl 询问他下一步该做什么……Carl 感到沮丧和无用，担心一旦他不得不突然站出来掌控局面，他会不知道该做什么。他观察并听取其他医生的意见，试图找出一些关键因素。

第二周，Carl 有了一位新的导师。新导师给了 Carl 一份病人名单，并希望他能管理好全部病人。Carl 被这个任务压得喘不过气来，他觉得自己准备不足，担心自己可能会遗漏什么。

# 专业知识在临床工作中如何体现？

为了说明临床专业知识在日常临床实践中的体现，我们展现了一系列来自半结构式访谈的引文，这些访谈考察了医疗从业者在公立医院环境中的工作经验（Breckenridge et al.，2012）。我们在本章的开始就声明，医疗专业知识需要的不仅仅是不连贯的、有学科界限的知识。作为一种管理活动，医疗实践需要更广泛的能力，往往是由日常混乱而复杂的经历形成的，其中性格、等级和既定的工作模式共同发挥着作用。正如我们在本章引言中所阐述的，这是一项极具关联性的工作，表现为扩展性、广泛分布和具象化的特点。

下面给出例子，澳大利亚墨尔本一家大型三级儿科教学医院对类似的医疗实践的日常关联性工作进行了深入研究。该项目最初的目的是记录在儿科医疗环境中（包括康复和紧急临床场景）工作的康复专业人员日常工作的伦理维度。在儿科医疗环境中，针对儿科康复团队成员的担忧和经历的研究相对较少，尤其是关于专业人员个人如何在更大的医疗团队中协调其角色的研究（Clark et al.，2007；Irvine et al.，2002），以及跨专业团队作为一个整体如何在家庭背景下为孩子的最大获益和管理计划做出决策（Kenny & Adamson，1992）。该项研究特意将关注点放在儿科实践中在多学科团队工作的康复专业人员所遇到的日常伦理挑战，与儿科医疗领域大量生物伦理学文献相反，后者分析了医生在高风险决策中的经验和挑战，例如停止治疗（Burns et al.，2001；Durall et al.，2012）。该项目于 2009 年获得医院人类研究伦理委员会的伦理批准（Ref. no. 29082 D）。研究结果分别发表在四篇论文中（Delany & Conwell，2012；Delany & Galvin，2014；Delany et al.，2010；Delany et al.，2017）。

在以下引文中，请考虑临床实践者个人报告的交流对专业知识建构的重要性。我们认为，这些报告表明了

"专业知识"的扩展性、广泛分布和具象化程度——也就是说，超出了临床医生个人已有的专业知识——并且临床医生个人会因而得到发展进步。

在引文（1）中，一位教育游戏治疗师描述了她如何通过协商来分散正在接受医学磁共振成像检查的孩子的注意力。她的描述是，与房间里的其他临床医生密切合作，并准确监控需要她上场的时机，这是团队（所有人都有不同的技能）协作的一个很好的例子，团队为了实现帮助孩子这一共同目标而同步且和谐地工作：

（1）在医学成像检查时，我知道什么时候该介入，因为他们会看着我，向我点头表示"我们现在需要你"，或者我通过他们的行动知道他们根本不需要我，他们把情况处理得非常好，所以我只需要退后一步。这是关于"相互妥协"，即并不一定由你来完成游戏治疗师的工作内容。你希望能够将这些技能传授给其他同事，这样当你不在的时候，他们能够利用这些技能。我认为你需要充分尊重"相互妥协"的事实，如果事情进展顺利，那么你就不需要插手。（游戏治疗师）（Delany & Conwell，2012，p143）

在引文（2）中，社会工作者将她对照护社会层面的关注与医生对临床层面的关注进行了区分。这段评论还表明，她意识到权威和等级制度在同行关系中的影响，并对试图改变医生临床思维方式的做法表示了谨慎态度：

（2）最后是（医生的）评估，我想我们是否能影响他们，来尝试平衡社会和医疗方面的差异……所以是的，我们有社会工作者倾听他们（家庭）对事情的看法，但是，我没有信心推动（医生）去做一些他们并不完全愿意的事情……（社会工作者，肿瘤学）（Delany et al.，2017，pp507-508）

在下面的引文（3）和（4）中，两位不同的社会工作者在实事求是地承认引文（2）中存在知识和影响力的明显局限性的基础上，进一步认识到需要推动医生作出不同的解释（引文3）；以及需要提供更多的家庭背景资料，并加深护士对该家庭具体情况的理解（引文4）。

（3）我记得一位医生向母亲建议，"我认为你的宝宝需要插鼻胃管，因为他的体重没有增加"。但从我的经验来看，我知道你需要给出一个基本解释，我知道你无法预测鼻胃管要持续用多久，但事实上，从长远来看，这种情况比（医生）建议的更具侵入性和复杂性。这让我感到不安，因为我有这种医学知识，但那些父母们没有。所以我再次尝试与医生谈谈，以改变他们的一些想法，或者让他们明白这对家庭来说是一件大事，他们可能需要作出更多的解释。（全科医学）（Delany et al.，2017，p507）

（4）社会工作的作用有时是提供情境。我记得一位护士说："哦，这位妈妈，她从来没有喂过她的孩子。"我说，"嗯，她在生产的时候经历了很大的创伤……她没有信心，她真的担心孩子会窒息。所以她才没有喂他。她太害怕了……"一旦我给出了这个情境，护士似乎就能更多地理解这位母亲的处境。（Delany et al.，2017，p508）

在以下一系列同一研究的未发表引文中，物理治疗师描述了他们在跨专业团队中的工作经历。引文（5）中，治疗师对她的技能有时没有在团队中得到认可或有效利用感到沮丧。引文（6）中，治疗师强调了与同事发展关系（扩展性和广泛分布）的重要性，这是我们对"关联性专业知识"主要主张的典型例证，而引文（7）强调了团队中角色存在（具象化）的重要性。

（5）我们没有在床旁做出决定的自主权。决策很大程度上取决于照顾孩子的护士……病人首诊于其他地方，而我们某种程度上并不知道孩子尚未转诊到哪些科室。我们只是在这个孩子被转过来时才发现，如果我早些时候知道这个孩子的情况，我会帮上大忙。或者你会遇到相反的情况，人们会把实际上不需要理疗的病人转诊给你。（Int 8）

（6）我认为在你看来肯定有某些团队比其他团队更尊重你的感觉，这取决于你建立的那些关系，但其他时候……我发现医生的个性都非常强。（Int 6）

（7）（我们每周开一次会议），作为一个团队，我们能够决定计划是什么，我发现这对指导我的治疗以及我的努力程度非常有帮助，因为之前我只是不知道该怎样做。

在对物理治疗师开展的访谈中反复出现的一个主题是，在团队会议召开时，他们需要参与和在场，因为真正的决策和讨论发生在正式及非正式会议中。正式的会议记录系统可能无法显示实际发生的情况或正在考虑的问题［引文（8）和（9）］。在引文（10）中，治疗师还强调，要想有效地加入这些多学科团队并被接受，就必须对自己的学科角色和专业知识建立清晰的认识：

（8）当我开始这份工作时，我会有"哦，我没有得到任何转诊"之类的想法。他们告诉我这都是因为转诊系统的关系，所以之后我不得不进入系统浏览一下病人列表。他们会转诊一些病例给我，但我也会再浏览一下病人列表，看看能帮上什么忙。所以这也确保了我们不会错过任何与专业相关的事情。（Int 6）

（9）我认为这就是团队会议非常重要的原因，因为你可以知道谁是谁。你经常在病人的房间里跑进跑出，而医生很多时候根本不认识你……我觉得我们的工作协作形式是非常碎片化的。（Int 8）

（10）是的，你需要对自己和其他人的角色以及观点有清晰的认识，但由于沟通以及医生的问题，做到这一点可能很难。你可能通读医生的记录后却不知道病人的实际情况。最近我有一个这样的病人，在记录中你可以看出病情在变化，他们在尝试不同的治疗，但却没有任何明确的操作记录。而实际上，这几周里医生对她进行了姑息疗法，但这在任何地方都没有记录。所以你真的需要去参加会议并仔细听，如果你不去的话，你就不知道发生了什么。（Int 4）

这些引文显示了物理治疗师如何从描述和证明自己的专业知识，发展为认识到需要将自己的知识和实践与其他同事相结合，并在团队工作过程中策略性地改变自己的定位。一方面，数据显示，当治疗师能够与他人合作时，他们的实践内容变得更加丰富；另一方面，数据也表明，当治疗师没有被纳入团队工作过程和决策时，他们很难做出贡献。这些引文还强调，临床医生团队代表着一种复杂的系统，每个人的付出所产生的影响并不能线性组合（Lancaster，2012）。相反，在团队成员的关系和互动中才产生工作的目标和成果。

这并不是医疗和相关卫生专业人员所特有的。在成年人的工作场所，改进实践的动力不仅是个人主义的，而是越来越具有协作性。共享一个工作场所的 2 ～ 12 名从业者所组成的团队可以被视为一个专业场所。此外，在这样的场所可以很容易地增长专业知识。在有着强大的地方情感和社会纽带以及对共有成果有着共同承诺的地方，人们彼此之间的学习是非常有效的。这在引文（1）中尤为明显。项目管理是这类工作的一种常见形式

（正如 Winch 所指出的），银行业、学校教育、政府，甚至家庭都提供了熟悉且普遍存在的例子，说明小团体是如何形成和重组以完成好重要工作。

请注意，我们称之为"共同存在"的团队（Hager & Beckett，出版中；Lancaster，2012）并非由学科知识联系在一起（例如通常由医学和结盟医疗卫生专业学位提供的知识），而是由共同工作过程和目标以及团队内部的关系联系在一起的。

从教育学的角度来看，认识到与他人合作的机会是专业形成的切入点，我们认为，当学生在如何将个人专业知识与跨专业团队的联合工作相结合的方面得到一些指导时，他们才走上了从新手到专家的最佳道路。用 Winch 的话来说，有一种"职业能力"在合作显而易见时便会蓬勃发展。我们在本章一开始就说明，专业知识在三个方面是相互交织的，理解专业知识的这一方面应该是相关专业教育学的一个关键目的。在下一节中，我们将讨论教育者如何导向其实践来促进学习，以实现这一教育目标。

# 专业知识的教育学概念

基于工作场所合作关系所产生的专业知识概念，临床教育工作者面临两个关键问题：

1. 教育者在向学生介绍其组织和机构内的"共同存在"团队时，必要的转化工作是什么？

2. 教育者如何清晰地从在临床工作的"共同存在"团队（如临床医生团队）的互动中汲取经验？

Chen（2016）建议，教育者应该考虑超越向学生单方面传输具体的操作导向性技能的传统教学方式，而转为将教学作为一种促进学习的过程，以开辟一个识别学科界限和学科间交互的空间。这改变了教育者的角色，教育者从提出需要了解的知识转变为，通过阐明专业知识是跨专业合作的一种形式，来引导学习者更好地理解学习和实践的过程。简言之，我们提倡"将专家实践转化为临床学习"的教学法。这种教学法的基础是，学习和实践的本质以人们和"共同存在"团体之间的合作为基石，继而需要为转化工作提供指示、信息和空间。与这些教学目的相关的教育学理论包括：

- 情境化学习（Lave & Wenger，1991），指积极支持学习者进入系统相关知识与实践的中心以进行跨专业团队合作。
- 转化教学与学习（Chen，2016），指教育者针对同事个人、从业者团体或团队的兴趣、价值观、目的、情感和理解等工作场所关键特征，为学习者点出重点开辟空间。
- 批判性反思（Schön，1987），即鼓励学生反思并理解自己的贡献，以便他们建立对专业知识的整体认识（Winch，2014）。

从这种教学法理念中产生的教学概念意味着将专业知识理解为一种在共同工作的人之间构建的新兴现象（McGivern，2014，pp693-695）：期望临床实践能通过学科和跨学科关系进行情感性和建设性融合，并认为专业独立性和能动性部分归因于和依赖于团队的协作理解与行动。

这些概念使临床教育者产生了特定类型的实践和转化角色：

- 创造一个能让新手利用自己的经验和知识的空间与环境，这不仅是为了提高他们个人的专业能动性，而且是为了确定在工作场所中他们的观点和理解如何影响其他人以及受到其他人的影响；
- 将重点放在个人学习过程之外，在学科实践的合作项目中进行基于学科的学习。

# 专业知识的临床教育方法

在案例研究 11.1 中，Carl 与他导师的经历代表了两种帮助学生获得实践知识的常用方法。第一种方法侧重于所谓的"浅层"或"顺序指导"，即给学生布置渐进式的学习任务，以逐步将他们引入实践任务中。

浅层学习或顺序学习基于以下概念：

- 将认知作为学习的主要重点（这可能适合理论学习，但对实践作用不大）；
- 从新手到专家的轨迹是线性发展的［这可能适合行为和操作性技能的学习，但对发展更高阶的能力（如领会团队流程和决策的方式）作用不大］；
- 从业者单独作为专业能动性的来源（这可能适合一些临床决策，但对现在大多数工作场所的协作能动性作用不大）。

顺序学习是促进学习的一种非常常见的方法，尤其在学习特定的操作性技能时具有优势，它可以使教育者控制学生与病人的互动。缺点是它是一种碎片化的方法，它将对任务的认知与任务的执行分开——也就是将思维与行动分开。这是一个缺点，因为它削弱了学生的能动性——这意味着他们依赖于老师来设定任务。他们不需要计划、协调或与他人合作。

与之相反，第二种方法可以解释为"深层"学习方法，（在学习游泳的情境下）提供一种沉浸式的全身体验，"跳进去"极大增强了在水中和被水包围的感觉，其作用是迫使学习者解决如何保持漂浮的问题。从深层角度促进学习需要通过协作经验来激发学习，并且将责任转移给学生自身，让他们对自己的反应进行自我调节并调整处置方法（在这种情况下是为了生存）。相比之下，浅层方法是一种逐渐沉浸的体验，以循序渐进的方式逐步学会保持漂浮的基本技能。浅层学习在某种程度上更依赖于老师来设定技能训练的进度，而他们进行准备、计划和协调的能动性仅仅取决于个人表现。

为了使深层方法有效而不是令人感到恐惧或不安，需要事先做好计划和支持工作，理想情况下，应向新手提供有关体验目标和可用于支持的信息与准备。

Carl 不同的实习经历所代表的深层和浅层方法，以及他对导师的指导所做出的反应，都强调了在临床教育中更好地理解和融入协作与"共同存在"团队的必要性。

因此，我们主张采用一种更为有效的深层学习方法，即明确关注对临床实践协作及相关工作的转化。注重转化实践的教学方法将着重于在情境中解释工作的意义。其目的是阐明日常工作情境和专业任务，这些对于新手来说可能是模糊和难以理解的，通过开辟对话空间，不仅能够提供信息，而且能有意关注到新手的价值观、以前的经验和理解，并支持他们认识到其现有知识和理解，与专业实践所需的更细微、更复杂的理解之间所存在的差距或区别。

国际医学毕业生（international medical graduates，IMG）接受的指导是这种"意义转化"教学方法的一个例子。他们通常需要在非常不熟悉新国家医疗环境的情况下开始临床实践。为指导这些医生而制定的一种促进学习的教学计划（Harris & Delany, 2013）包括组建批判性反思小组，这些小组在每个月的午餐讨论会上聚到一起。尽管情境是非正式的午餐会，但是教育者有目的地设计了特定的讨论顺序。第一步是确定和承认 IMG 医生从他们以前的工作国家带来的专业知识。第二步是让医生们了解他们所在临床环境的特点，使他能够"看到"——

理解并关注工作场所运作的特定和突出特征（关系、情境、行事方式）。在 IMG 项目中，会邀请临床专家来强调在特定医院环境中如何做事情，以及谁负责执行其专业任务（例如药剂师、医疗记录部门人员、康复部门专职医疗人员）。第三步是为 IMG 医生提供时间，来讨论他们之前的理解和经验与他们现在看到的在特定医院环境中工作所需专业知识之间的差距。IMG 午餐会辅导具体可行的步骤是：

1. 首先要求医生 / 实习生 / 医学生描述他们对"新的"或"不熟悉的"临床实践或临床知识领域某一特定方面的经验和理解。

2. 讨论在特定医院中如何进行这方面的临床实践，或邀请临床医生 / 医院工作人员介绍运作流程或医院系统 / 团队的工作方式。

3. 邀请医生 / 实习生 / 医学生找出"新系统"的主要特点，以及这些特点与他们以往的工作 / 认知有何不同，然后讨论和解决他们需要做什么或他们可以向谁寻求帮助，来调整其临床实践。

以上步骤是设计学习和教学课程中转化工作的示例，以帮助学生"放大"自己对特定实践领域的理解和经验，然后通过了解该类型临床实践如何在团队内部运作以及当地工作场所的运作方式，进一步"缩小视野"以获得对情境、关系、沟通模式和工作系统的整体认识（Kanter，2011）。

---

**实用技巧**

上述步骤可用于临床实习中的各种学习活动，包括：

1. 关注学生知道和（或）不确定的事情；

2. 帮助学生适应特定临床情境中的环境、关系、期望和"行事方式"；

3. 提供机会，帮助学生确定他们需要做什么以弥补他们现有知识和理解的差距，以及提高他们在特定实习工作中与他人共事的能力。

---

# 总结

在本章之前，我们强调了三个基本概念和关系，它们共同构建了专业知识。首先，专业知识是一种超越认知知识而包含情感知识的扩展性"专业技能"；其次，专业知识既散布于学生、教师以及学习实践环境之间，也隐含在实践的认知模式中；最后，这种专业知识可以通过技术性技能、观点、理解、先前的经验以及对人和工作情况的反应等具体体现出来。这些关系和实践模式代表了"真实"临床课程的结构，为新的教育研究铺平了道路。这些研究不仅寻求使用理论来定义和解释临床学习是如何发生，如何受环境、特定工作场所的影响以及如何植根于实践共同体中的，而且还寻求描述和理解基于实践的决策、判断、关系和团队合作，以直接指导学习和教学方法以及课程内容。

本章强调了教育者需要考虑专业实践项目中所体现的学科认知、理解和推理（Winch，2014）。我们认为，转化工作是帮助学生融入临床工作场所并做出贡献的关键。Chen（2016）将这种转化工作描述为揭示有助于理解工作意义和实践的知识、沟通和关系。我们认为这种更广泛的转化概念有助于新手理解工作场所的"微观政治"（Bleakley，2006）。我们还认为，清晰而创造性的转化工作本质上是医学及相关卫生领域教育者的一份新工作内容。

我们知道，临床医生需要从他们的实践中学习，但是专业学习来自于他们日益增加的协作实践的转化，例如在手术台周围、在术中和术后、在汇报和专业发展会议中，甚至在例行团队会议中。这确实是专业水平的深度实践。我们认为，深度沉浸式专业教育方法与临床情境中的医疗专业学习（包括实习）高度相关且相互衔接。发展必要"职业能力"的机会是 Nguyen 和 Walker（2016）所说的"可持续学习"的关键，即学生认识到他们主要是需要彼此的参与，共同克服特定专业问题和障碍，并应对实践中的混乱状况以及包括"临床场景"在内大多数工作场所的复杂性和多样性。

## 参考文献

Barnett, R. (2015). A curriculum for critical being. In M. Davies & R. Barnett (Eds.), *The Palgrave handbook of critical thinking in higher education* (pp. 63–76). New York: Palgrave MacMillan.

Bleakley, A. (2006). A common body of care: The ethics and politics of teamwork in the operating theater are inseparable. *Journal of Medicine and Philosophy: A Forum for Bioethics and Philosophy of Medicine*, 31(3), 305–322. doi:10.1080/03605310600732826.

Boud, D., & Falchikov, N. (2006). Aligning assessment with long-term learning. *Assessment and Evaluation in Higher Education*, 31(4), 399–413.

Breckenridge, J., Jones, D., Elliott, I., et al. (2012). Choosing a methodological path: Reflections on the constructivist turn. *Grounded Theory Review*, 11(1), 64–71.

Burns, J. P., Mitchell, C., Griffith, J. L., et al. (2001). End-of-life care in the pediatric intensive care unit: Attitudes and practices of pediatric critical care physicians and nurses. *Critical Care Medicine*, 29(3), 658–664.

Chen, Y.-S. (2016). Translation, the knowledge economy, and crossing boundaries in contemporary education. *Educational Philosophy and Theory*, 48(12), 1284–1297.

Clark, P. G., Cott, C., & Drinka, T. J. (2007). Theory and practice in interprofessional ethics: A framework for understanding ethical issues in health care teams. *Journal of Interprofessional Care*, 21(6), 591–603. doi:10.1080/13561820701653227.

Delany, C., & Conwell, M. (2012). Ethics and teamwork for pediatric medical imaging procedures: Insights from educational play therapy. *Pediatric Radiology*, 42(2), 139–146.

Delany, C., & Galvin, J. (2014). Ethics and shared decision-making in paediatric occupational therapy practice. *Developmental Neurorehabilitation*, 17(5), 347–354.

Delany, C., Richards, A., Stewart, H., et al. (2017). Five challenges to ethical communication for interprofessional paediatric practice: A social work perspective. *Journal of Interprofessional Care*, 31(4), 1–7. Reprinted by permission of the publisher (Taylor & Francis Ltd, http://www.tandfonline.com).

Delany, C., Spriggs, M., Fry, C. L., et al. (2010). The unique nature of clinical ethics in allied health pediatrics: implications for ethics education. *Cambridge Quarterly of Healthcare Ethics*, 19(4), 471–480.

doi:10.1017/S0963180110000368.

Dreyfus, H. L., & Dreyfus, S. E. (2005). Peripheral vision: Expertise in real world contexts. *Organization Studies*, 26(5), 779–792.

Durall, A., Zurakowski, D., & Wolfe, J. (2012). Barriers to conducting advance care discussions for children with life-threatening conditions. *Pediatrics*, 129(4), e975e982.

Gillett, G. (2002). *Getting over informed consent*. Paper presented at the Informed Consent in Australia — the 10th Anniversary of Rogers v Whitaker, ACT Canberra.

Hager, P., & Beckett, D. (in press). *The emergence of social complexity*. Dordrecht: Springer.

Harris, A., & Delany, C. (2013). International medical graduates in transition. *The Clinical Teacher*, 10(5), 328–332. doi:10.1111/tct.12021.

Irvine, R., Kerridge, I., McPhee, J., et al. (2002). Interprofessionalism and ethics: Consensus or clash of cultures? *Journal of Interprofessional Care*, 16(3), 199–210.

Kanter, K. R. (2011). Zoom in, zoom out. *Harvard Business Review*, 89(3), 112–116.

Kenny, D., & Adamson, B. (1992). Medicine and the health professions: Issues of dominance, autonomy and authority. *Australian Health Review*, 15(3), 319–334.

Lancaster, J. (2012). The complex systems of practice. In P. Hager, A. Lee, & A. Reich (Eds.), *Practice, learning and change: Practice-theory perspectives on professional learning* (pp. 119–131). Dordrecht: Springer Netherlands.

Lave, J., & Wenger, E. (1991). *Situated learning: Legitimate peripheral participation*. Cambridge: Cambridge University Press.

McGivern, P. (2014). Emergent expertise? *Educational Philosophy and Theory*, 46(6), 692–708. doi:10.1080/00131857.2013.779217.

Menary, R., & Kirchhoff, M. (2014). Cognitive transformations and extended expertise. *Educational Philosophy and Theory*, 46(6), 610–623. doi:10.1080/00131857.2013.779209.

Nguyen, T. T., & Walker, M. (2016). Sustainable assessment for lifelong learning. *Assessment and Evaluation in Higher Education*, 41(1), 97–111.

Roepstorff, A., Niewöhner, J., & Beck, S. (2010). Enculturing brains through patterned practices. *Neural Networks*, 23(8), 1051–1059.

Schön, D. (1987). *Educating the Reflective Practitioner*. San Francisco: Jossey-Bass.

Williamson, K., & Cox, R. (2014). Distributed cognition in sports teams: Explaining successful and expert performance. *Educational Philosophy and Theory*, 46(6), 640–654. doi:10.1080/00131857.2013.779215.

Winch, C. (2014). Education and broad concepts of agency. *Educational Philosophy and Theory*, 46(6), 569–583. doi:10.1080/00131857.2013.779211.

# 第12章

# 临床实习中的同伴学习

Joanna Tai, Samantha Sevenhuysen and Phillip Dawson

## 引言

同伴学习以各种各样的形式存在了成百上千年，然而，直到最近它才成为一种教学方法。在临床环境中，有许多情况可以被视为同伴学习：学生们在学习中互相帮助，实习生们讨论某种情景下的最佳做法，乃至会诊外科医生相互询问对疑难病例的意见。这些情况很可能会自发地出现。在临床教育中，教育者可能也希望开发、策划或以其他方式为明确利用同伴学习的机会腾出空间。

本章旨在为那些希望在自己的教学中实现同伴学习的临床教育工作者提供实践支持。首先，我们概述了同伴学习的概念，以及它的益处和潜在的缺陷。然后，我们为临床教育工作者介绍一个案例研究：通过研究支持同伴学习的教育理论，以及实际的例子和工具，并解决这个案例。这三个要素共同为读者提供了一个坚实的基础，使他们能够根据自己的环境和背景来调整和发展同伴学习活动。本书还提供了一些未来教育研究的方向，以强调目前文献中的空白，最后我们还总结了专家对同伴学习及其施行的实用建议。

# 什么是同伴学习？

我们今天所谈论的同伴学习借鉴了 Keith Topping 的工作，他发表了关于高等教育和学校中同伴学习的潜力的开创性著作（Topping，1996，1998）。他对于同伴互助学习的定义如今已经耳熟能详，即一群来自相似社会背景的非专业教师，通过教学互相帮助和自我学习（Topping，1996，p322）。你会注意到，我们选择了措辞更简洁的"同伴学习"而不是"同伴互助学习"，其原因部分是出于实用主义，但我们相信它在语义上也更有价值。将"互助"包括在内，隐含着对同伴学习的效用的削弱，它表明同伴学习只能是（大多由专家教学的）实际学习的助手或帮手，而不是学习的宝贵来源甚或其本身。这并不是说我们不相信专业知识的价值，而是说同伴学习可以提供传统的"师傅与徒弟"或"专家与新手"的教学架构下无法提供的机会。

在同伴学习的广义概念下，有许多活动可以被囊括其中。它既可以发生在正式场合，作为课程的一部分，并为特定的学习目的而组织；也可以发生在非正式场合，通常是由学生发起的，虽然也是为了实现学习目的，但并不是正式或规定课程的一部分。表 12.1 提供了一些带有临床教育实例的术语。你会注意到同伴教学与老师辅导可能有一些非常相似的内容重叠。同伴反馈只可能在观察、角色扮演或练习某种技术、技能后发生。所述例子中的关键因素是，学习者通过某种方式与同伴进行互动，且除了同伴反馈，其他类型的活动都可以作为独立的活动发生。

**表 12.1　临床教育中同伴学习的类型和示例**

| 同伴学习术语 | 临床学习中的示例 |
| --- | --- |
| 同伴教学 | 学习者每周都有一节课，两人准备并发表 20 分钟的演讲，主题是与实习相关的指定话题 |
| 同伴辅导 | 两个学习者定期见面；每周互相解决难题 |
| 同伴讨论和反思 | 外科实习的学习者在 6 ～ 8 人的小组中定期会面，谈论他们在整个实习期间的医学伦理经历 |
| 与同伴角色扮演 | 学习者轮流扮演卫生专业人员和病人；他们对病史采集或情况说明的过程进行角色扮演 |
| 与同伴练习临床技能 | 学习者相互在对方身上练习包扎绷带和吊三角巾 |
| 同伴观察 | 两个学习者对应一个病人；一个学习者做病史记录，另一个观察 |
| 同伴示范 | 一个学习者观察操作中的同伴，而无需评价或提供反馈 |
| 同伴反馈 | 在角色扮演、临床技能练习或同伴观察后，一个学习者就观察到的表现向另一个学习者提供反馈 |
| 同伴评价 | 一个学习者就另一个学习者某些方面的表现打分，如临床技能、沟通技能和职业素养是常见的方面 |

当我们讨论同伴学习时，前人已经提出了标准化的报告格式。虽然有些人主要关注同伴评价（Gielen et al.，2011；van Gennip et al.，2009），但 Topping（2005）建议从总体上考虑同伴学习的 12 个组织因素：

1. 背景：在你身处的情景下，有哪些促进因素和障碍？

2. 目标：同伴学习活动的预期学习结果是什么？

3. 课程领域：这很可能与目标有关，但如果目标是关于超越性的技能（如沟通），你将以什么主题为基础进行内容的设计？

4. 参与者：谁将参与其中？他们来自什么学习背景？他们是否有类似或互补（例如，在跨专业的同伴学习情况下）的先备能力？他们的角色是固定的还是轮换的？你会将学习者配对，还是让他们自由组成小组？小组的规模又是多大？

5. 帮助方式或学习方法：他们将参加什么活动？是他们以前做过的 / 存在于文献中的东西，还是你将设计一个新的活动？这个活动如何符合他们的学习安排？

6. 联系：会面的地点（包括在线）、频率和持续时长分别是什么？

7. 材料：你是否需要任何特殊的活动设备，包括检查表、工作表和记录设备？

8. 培训：对于参与的学习者和督促这一过程的教育者，需要哪些培训？

9. 过程监控：你将如何确保学习者正在进行着高质量的学习？

10. 评价：对学习者的评价是基于同伴学习的过程，还是产出？同伴评价是一个合适的手段吗？

11. 评估：你将如何知道同伴学习是否有效？

12. 反馈：在活动期间或之后，将为参与者提供哪些反馈？这会使他们在未来的同伴学习活动中如何进步？

以上考虑因素为设计和实施正式的同伴学习活动提供了详细的指导，确保预估了所有的要素。另一方面，非正式的同伴学习更多的是自发进行的，但参与的学习者可能很少考虑这些因素，尤其是第 8 ～ 12 点。

# 为什么要进行同级别的同伴学习？

同伴学习小组的配置由同级别的同伴或准同伴组成。近似同伴是指那些不在同一学习阶段的学习者，他们之间有一年或一年以上的差距。这种情况下的学习活动通常是比较单向的互动，高年级的学习者更可能是教育者的替代，而不是互动中的相对平等者。我们选择关注同级别的同伴学习，是因为：

- 这可能是较难实施的同伴学习形式，因为学习者和教育者都认为这种活动不太值得（由于缺乏这种配置的"专业知识"）。

- 这可能是同伴学习最务实和最实用的形式，这与临床实习的规律密不可分，同一水平的学习者大概率在同一时间及时间段进行临床实习。

- 学习者和教育工作者都很可能熟悉专家 – 新手型的学习模式，而不太熟悉如何优化新手 – 新手型的学习结果，因此在同级别的同伴学习中，对实施策略和工具的需求更高。

但有些时候，近似同伴学习者确实对某个主题或技能先前有类似程度的接触。在这些情况下，尽管两人在其他方面处于不同年级的课程水平，但这仍将被视为一种同级别的同伴学习形式。

# 同级别的同伴学习的益处和缺点

临床教育中的同伴学习既有实践收获，也有教育效益。虽然实践收获常常推动同伴学习的实施，但教育效益才是推动其应用的根本逻辑，作为一种主动学习的形式，它比其他形式的学习更能吸引学生（Topping，2005）。

同伴学习的教育效益是多方面的（Burgess et al.，2014；Santee & Garavalia，2006；Secomb，2008；Tai，

Molloy et al.，2016；Yu et al.，2011）。同伴学习与成人学习理论是一致的，它需要一个积极的学习环境。在几乎所有情况下，受到评估时，学生在他们进行同伴学习的领域表现出相当的知识和技能收获。Tai、Molloy 等（2016）确定了学生更具体的获益，包括反思能力、增加自信（和减少焦虑）、参与学习的动力、解决问题的技能、评价判断、反馈技能、感觉自己身处支持性的环境中学习，以及对同伴的责任感。这些获益可能进一步帮助病人，这源于学生的沟通能力、操作性技能和教育技能愈发精湛，共情能力和建立融洽关系的能力增强。最后，临床教育工作者也因同伴学习的引入而受益，因为他们发现这种学习很愉快，能使他们更全面地发展教育技能，而且如果有同伴评估，还常常会为他们提供关于学生表现的额外信息。同伴辅导者可能会体验到额外的收获，比如获得比传统授课的辅导者更深层次的理解（Burgess et al.，2014；Yu et al.，2011），但在这些研究中，担任同伴辅导者的学习者是准同伴，而不是同级别的同伴。

对于一次负责多名学生的临床导师而言，同伴学习曾被推广为一种节省时间的措施。然而，一些研究表明，无论采用何种实习模式，时间投入都保持不变（Ladyshewsky，1995；Ladyshewsky et al.，1998；Sevenhuysen et al.，2014）。从逻辑上讲，使用同伴学习模式还可能增加在一个地点或机构中的学生人数，因为它可以为教育者同时监督多个学生提供架构。

让大多数教育者担忧的一点是，学习者会认为同伴学习无用，因为同伴不是专家，那么，从他们身上又能学到什么？如上所述，同伴学习已被证明是有效的，所以担忧的是参与教育工作的其他人可能对同伴学习，特别是同伴评估有负面看法。文献经常提到学习者担心他们没有资格提供反馈或评价同伴的工作（Tai，Haines et al.，2014；Tai，Molloy et al.，2016）。然而，做好同伴学习活动的选择、学习者任务的定位以及对教育者和学习者的适当培训都可能弥补这一点。只有通过练习这些技能，学生才能对自己或他人的工作形成更好的判断（Tai，Canny et al.，2016）。Tai、Canny 等（2016）建议，学习者对反馈源的能力做出可信度判断是一项重要的终身技能。例如，作为一种教育策略，同伴学习的部分优势在于，学生需要识别并告知他人自己知识和技能的界限，从而阐明自己有资格进行评价方面的工作。例如，医学课程二年级的观察同伴可能会表示，他们可以为同伴对病人进行体格检查时的沟通技巧提供反馈，但他们不愿意对神经系统检查的质量进行评价。

总的来说，同伴学习的额外收益往往超过任何潜在的缺陷，这些缺陷通常可以通过对同伴学习活动的周密设计来减少。案例研究 12.1 介绍了教育者和学生在同伴学习方面的经验。

### 案例 12.1　Ben 和 Corinne

**Ben**（临床教育者）

Ben 是一名刚刚升至高级职称的物理治疗师，在一家医院的康复病房工作，该医院设有急性、亚急性和精神健康病房。他曾作为一名低年资临床医生协助指导学生，并担任三名学生的主要导师。另一位兼职的高级物理治疗师 Michelle 在医院的急症病房工作。

Ben 和 Michelle 工作的医院与当地一所大学合作，为物理治疗科学生提供临床教育实习。该大学最近实施了一个同伴学习的学生分配模式，在每次实习中每两个学生都被安排给一个临床带教教师。教师可以根据临床环境和工作流程来安排实习；正式要求较少，包括基本出勤记录和实习评估表。学生们在之前的大学学习中已经习惯了结对和小组工作，但在临床实习中还没接触过类似大学的正式同伴学习活动。Ben 和 Michelle 前不久参加了关于同时指导两名学生的 1 小时简报会。

### 对 Ben 的访谈

"在下个月的核心临床实习中，Michelle 和我各被分配了两个三年级（四年制本科学位）的学生。我以前只一次指导过一个学生，所以我对同时指导两个学生有点焦虑。过去我和 Michelle 各带一个学生时，我们有时会要求他们一起工作，照顾一个病人。这样做效果很好，所以我知道我们可以使用其中的一些策略，但是独自完全负责两个学生的工作是相当不同的。我觉得这将是双倍的工作，每次都要完成两套文件，给出两倍的大量反馈。在简报会上，主讲人说我们应该鼓励学生之间的同伴学习，但这不会是'问道于盲'吗？"

### Corinne（学生）

Corinne 是一名物理治疗学三年级学生，正准备参加她的第二次临床实习，这次实习将由 Ben 指导。她在上一次实习中与另一名学生组队，她很喜欢向对方汇报的模式。Corinne 本来对她的第一次实习感到很焦虑，但向他人倾诉极大地帮助了她。她还发现，与同伴一起集思广益，提出治疗意见，并相互练习病人评估的步骤，无不使她收获颇丰。

在预科阶段，这所大学的物理治疗学学生参加了丰富多彩的学习活动。其中许多活动属于合作或同伴学习的类型，如基于案例的学习（面对一个病例，由学生小组分担任务，制定评估和治疗计划）、操作性技能实验室（学生们在这里互相练习操作性技能）和同伴互助学习课程（学生们非正式地会面，修正和讨论相关主题）。

### 对 Corinne 的访谈

在最近一次实习中，我与 Mary 一组，她与我非常相似。在第一次实习中，有人陪伴是一件很好的事。但我更期待在第二次实习中能够独立做一些事情，因为我现在对看管病人更有信心了。我希望我不必和我的同伴一起做所有事情，因为我很想向我的导师展示我的能力。毕竟，学习如何独立管理病人才是实习的意义所在。这次和我一起实习的学生 Maxine 在训练中有些吃力，所以我有点担心接下来的进度。我想确保教育者基于我的表现对我进行评判，并给我足够的个人反馈。我的意思是，我知道我们可以从同伴那里学到一些东西，但在实习日结束时，教育者才是专家，是评估你的人，也是你真正想听到反馈的人。

## 与同伴学习有关的教育理论

一些教育理论的观点可以对 Ben 和 Corinne 的体验进行解释。我们从社会心理学文献中筛选出了三条理论，用来解释同伴学习的学习、动机和关系三个方面，即社会建构主义，特别是其最近发展区（ZPD）的概念，它有助于理解人们如何通过与能力更强的同伴合作来学习的；自我决定理论，它解释了参与同伴学习的动机是出于满足人类基本需求的愿望；以及社会交换理论，它涵盖了同伴学习的互惠性。虽然也有一些社会文化理论有助于解释同伴学习小组的形成，如 Lave 和 Wenger（1991）的"实践共同体"和相关的"合法的边缘性实践"概念，但这些理论更适用于不同技能水平的实践者一起工作和学习的情况，而不是同级别的同伴一起学习，而后者恰好是本章的重点。

## 社会建构主义

社会建构主义的理论观点与 Vygotsky 的研究密切相关（Vygotsky，1978）。社会建构主义的前提是，知识不是绝对的，而是在学习者的头脑中通过社会互动建构的。以案例中的两个学生为例，他们都已经具备了一定的能力，有些事情 Corinne 能做而 Maxine 不能，反之亦然。社会建构主义认为，当 Corinne 和 Maxine 处于其最近发展区（ZPD）内时，学习变得高效。ZPD 指某一系列事情单靠学习者自己无法完成，但在更有能力的人帮助下可以完成（Vygotsky，1978）。从 ZPD 的角度来看，同伴学习（包括正式和非正式的）通过学习者参与超出其个人能力，但在集体能力范围内的活动而发挥作用。在同伴学习的背景下，教育者需要管理学生的活动，以确保他们在集体的 ZPD 中度过尽可能多的时间（Topping，2005）。ZPD 的概念还意味着，在同伴学习的背景下，不应该要求学习者进行超出他们集体能力的活动。Ben 可以通过帮助 Corinne 和 Maxine 识别自己的能力，并鼓励他们在集体能力大于个人能力的情况下进行合作，来实现 ZPD。

虽然 Maxine 通过在 ZPD 内学习，可能从 Corinne 那里学到很多东西，但这种关系听起来可能只是单向的，因为 Corinne 从 Maxine 那里学到的东西较少。如果 Ben 希望利用 ZPD，他可能要考虑花更多的时间来为 Corinne 提供帮助。这可能与他作为一个教育工作者的本能相悖；我们通常希望首先帮助能力较弱的学生。但是，在 Corinne 的支持下，Maxine 的 ZPD 范围相当可观；但由于 Maxine 的帮助十分有限，Corinne 的 ZPD 范围则很小。

## 自我决定理论

鉴于 Corinne 的 ZPD 相当小，那么她又能从同伴学习中获得什么呢？如果我们考虑一下自我决定理论（Deci & Ryan，1985）的观点，就会发现她其实收获颇多。这个观点建立在确定人类基本需求的实证研究之上：能力感、自主感以及关联感。当这些需求得到满足时，学习者会感到有更多的内在动机；相反，当这些需求没有得到满足时，教育者可能需要使用外在的动机（如成绩或表扬）作为主要动机，而这可能会损害学习者的内在动机（Deci & Ryan，1985）。

胜任感的培养既是人类的基本需要，也是学习的强大内在动力（Deci & Ryan，1985）。虽然 Corinne 担心与能力较弱的学生组队，但这可能会给她更多的机会来培养她的胜任感。同伴学习对于培养学习者的胜任感特别有用，因为它提供了更多的机会，让学习者在实践中学习。然而，为了让 Corinne 充分满足她对胜任感的需求，Ben 需要与她保持互动，评估她的工作并提供反馈。

Corinne 表示，她发现自己变得更有上进心，因为她认为自己在这个实习中会更加独立，这也得到了自我决定理论（Deci & Ryan，1985）的印证。与教师主导的方法相比，同伴主导的方法更具有自我导向性，这可能会支持 Corinne 和 Maxine 进一步发展他们的自主意识。Ben 可以通过给他们自主制定日程的机会，来帮助他们进一步发展自主意识；并引导他们的学习，以满足他们自我认同的需求。

人类对关联感的基本需求，即归属感和与他人的联系的感觉（Deci & Ryan，1985）在实习环境中可能特别强大；正如 Corinne 所指出的，有一个人和你在一起很重要。Ben 可以通过鼓励 Maxine 和 Corinne 多花时间一起相处来帮助他们发展同伴关系，即使这并不总是在工作中。

## 社会交换理论

然而，Corinne 有可能会权衡同伴学习的潜在好处和它所需要的所有努力，并判断这不值得。这种判断是社会交换理论的核心，该理论认为，人们基于对成本、收益以及这些成本和收益的可能性的分析来建立和维持关系（Emerson，1976）。将 Corinne 与能力较弱的人（如 Maxine）配对，可能会使 Corinne 无意识的成本效益分析发生倾斜，从而使她决定不对同伴学习进行努力投入。

Ben 可以做些什么来使 Corinne 的同伴学习更有意义呢？他可能希望澄清同伴学习对能力较强的学生带来什么好处。一个重要的好处是，通过示范如何做特定的操作，Corinne 会更好地学习这些操作。Ben 可能还希望直接解决 Corinne 对能力、关联和自主性的需求，并解释同伴学习如何能够满足这些需求。然而，同伴学习并不是万能的，它受制于社会交换理论中的收益递减概念，其功能类似于经济学中的同名概念：一个人获得某种特定的利益（例如一个人从帮助同伴中获得的美好感觉）越多，这种利益的额外回报就越少（Emerson，1976）。Ben 必须警惕，不要过于依赖任何特定的好处来说服 Corinne，而且如果 Corinne 过于依赖于教 Maxine，他应该注意她的同伴学习出现倦怠。

### 案例研究 12.1（续）　Ben 和 Corinne

#### Ben（临床教育者）

Ben 期待着学生实习阶段的结束。他不认为在这一阶段有更多的工作，但他发现他的教育者角色与以前的阶段不同，使得他不得不改变他平时的教学方式。作为临床教育培训的一部分，Ben 曾参加过关于同伴学习的研讨会，并了解到其他人是如何在实习中实施同伴学习的（Currens & Bithell，2003；Ladyshewsky et al.，1998；Lekkas et al.，2007；Sevenhuysen et al.，2014）。Ben 和 Michelle 利用他们在研讨会上学到的信息和进一步的阅读，共同制定了一个活动计划，他们认为这将使他们的四个学生同伴学习的价值最大化。他们把重点放在自我决定理论的使用上，认为第二次实习的学生希望在临床实习中发展他们的自主性。学生们的定期活动包括同伴观察和反馈（使用仿照实习评估表的模板），一起评估和（或）治疗病人，在一天结束时反思和讨论他们的主要收获和困难，为 Ben 和 Michelle 做总结。Ben 还确保有单独的时间分别和 Corinne、Maxine 一起工作，以履行他的评估责任。

#### 对 Ben 的访谈

"我从这次实习中得到的主要收获是，它没变成两倍的工作量，但也没有变得更少——它只是变得不同了。你真的需要'放下'你对一对一临床教育的传统看法，准备以不同的方式工作。我能够看到我设置实习和学习活动的方式，对于能否让学生共同积极工作至关重要。你不能只是把学生扔进去，然后说'一起治疗这个病人吧，并让我知道你们的想法'。"

在实习开始时，我想我需要更多地讨论我们在做什么、这样做的原因、对他们有什么好处。在上一次实习中，我就一直这样做，但以后我想在开始时花更多的时间。学生们还告诉我，如果他们能多看看我诊疗病人就好了，这样他们就能知道自己的目标了。这样，他们在相互观察和反馈时就有了可以比较的对象。因此，我将在下一次实习加入这样的内容：对临床教师的观察。我认为他们可以观察我，观察我如何进行临床诊疗，也可以观察我如何进行反馈讨论。当课程设置得很好时，学生们想出的东西其实真的很令人惊喜。这就成了习惯，学生们开始自己设置计划，而我可以离开。平衡他们的自主性和病人安全照护有时是困难的，我们使用了 SNAPPS（总结病史和发现；缩小鉴别；分析鉴别；就不确定因素询问指导者；计划管理；选择与病例有关的问题进行自主研究）（Wolpaw et al.，2009）等工具，所以让我可以快速理解他们的临床推理，从而对诊疗有信心。到最后，他们已经形成了一个良好的模式，并真正促进了对方的进步，所以这终究不是"问道于盲"。

#### Corinne（学生）

Corinne 刚刚参加实习时，并不知道会发生什么。她很高兴地发现，她的老师和医院的另一位老师已经为这次实习制定了一个框架，有一系列她和 Maxine 可以一起做的活动。这意味着 Maxine 也必须做出贡献，而不是像她过去在校园里与其他学生一起做小组作业时那样，需要包揽所有工作。这也意味着因为有一个清单可以参考，Corinne 不必再为与 Maxine 一起做什么而四处寻找灵感，即使他们不需要做上面规定的所有事情。Ben 似乎把相当多的病人工作交给了他们，当然，他们在进行治疗之前必须讨论所有的发现和决定。同样，有一个同伴一起参加实习，可以减轻她面对病人时的焦虑，有 Maxine 在，她就获得了精神上的支持。

**对 Corinne 的访谈**

"事实证明，Maxine 在听课时很吃力，因为她试图深入地理解问题并抓住要点，但此时班上其他人已经开始学习后续的知识点。通过这些细节，实际上有助于我更好地理解理论，同时我可以帮助 Maxine 掌握临床管理的实际情况。我以为我和一个与我相似的人一起实习会更好，虽然我和 Maxine 有不同的学习方法，实际上效果也很好。我确实通过与 Maxine 一起工作来学习，而 Ben 给了我积极的反馈，并告诉我这对我自己的表现有何帮助。他确保我们都能收到个人反馈和针对我们自己水平的学习活动。我们会一起工作，但我们也会分开工作，Ben 很好地平衡了这一点，并让我们参与讨论和分配时间表上的任务。Maxine 的反馈不像 Ben 那样深入，但它给了我另一个视角——可能只是一些"小事"，比如拉上病人床边的窗帘，或者在我进行主观评估时和我进行眼神交流，但因为 Ben 并不总是有空，这一切都会对我产生影响。有时，同伴的反馈和讨论解决了我的很多疑问和想法，这样我们就可以和 Ben 一起磨炼临床推理思维和更复杂的知识理解。"

# 实施同伴学习的策略

## 正式和非正式的同伴学习活动

我们谨慎地将正式和非正式的同伴学习活动作为策略，因为两者都可以由临床教师推动。正式的同伴学习活动不仅是结构化的，而且是由教育者推动的，并作为实习要求的一部分来实施，无论是在辅导、病人床边咨询的环境中，还是学习者独立完成的活动中。相对地，非正式活动是那些学生组织的正式活动或正式课程之外的活动。教育者仍然可以发挥作用，为学习者提供架构、活动和建议，比如该做什么、该见谁，以及这些情况下的学习结果可能是什么，从而普遍建立和促进一个期待合作的环境。

我们回到表 12.1，它现在被扩展了，包括表 12.2 中任务的具体例子和相关的证据。

表 12.2　临床实习中的同伴学习活动

| 同伴学习的种类 | 描述 | 文献引用 |
| --- | --- | --- |
| 同伴教学 | 学习者有定期的会议，在那里他们准备和提交一个与分配的主题和实习相关的报告。根据学生人数和主题的不同，学习者可能单独或按组分配主题 | 参加教学会议（5 分钟演讲，没有幻灯片）的学习者比那些只接受传统讲座的学习者在考试中表现得更好（Wirth et al.，2015） |
| 同伴辅导 | 学习者经常见面；可以是一对一，也可以是几个学生轮流扮演导师。与同伴教学相比，临床教育者可能不会促进和架构同伴辅导。学习者通常会选择聚焦一个特定的主题 | Zaidi 等（2012）实施了一个模型，在临床学习方法中表现出正向偏差的学生对由他们同伴组成的小组进行辅导。学生们报告说，这种额外的动力帮助他们实现了学习目标 |

续表

| 同伴学习的种类 | 描述 | 文献引用 |
|---|---|---|
| 同伴讨论和反思 | 在类似或相同实习阶段的学习者定期以 6 ～ 8 人为一组,讨论他们在整个实习期间的经验。主题可能包括病情的诊断和管理、伦理考虑或更广泛地为学生提供汇报和支持小组 | 学习者面对面见面(Chou et al.,2011;Liu et al.,2016)或线上见面(Duke et al.,2014;Ladyshewsky & Gardner,2008),这项任务可以通过布置一篇不一定会发表的文字材料作业来督促完成 |
| 与同伴角色扮演 | 这可以在结构化的技能课(或 OSCE 练习)中更正式地进行,由学生轮流扮演病人。另外,这也可以是一个非正式的活动,让学生在自己的时间里结伴进行练习和复习特定的领域,为接诊病人做准备 | 儿科的沟通技能一直是角色扮演的着重点之一,学习者在咨询课上扮演父母的角色(Bosse et al.,2010;Bosse et al.,2015) |
| 与同伴练习临床技术 | 学习者们互相练习绷带和吊带的使用 | 实践领域已经扩展到包括检眼镜检查(Milani et al.,2013)和注射(Chunharas et al.,2013) |
| 同伴协作 | 同伴一起进行病人评估或干预 | 诸如 SNAPPS(Wolpaw et al.,2009)这样的工具可以由学生一起完成,并作为总结提交给临床教育者 |
| 同伴合作 | 学生 A 负责记录病史,学生 B 负责体格检查。通过信息整合,两个学生共同制定一份诊疗计划 | 建立一种合作氛围和考虑奖励机制(Ladyshewsky,2006)对于这类任务是很重要的 |
| 同伴观察 | 两个学习者看管一个病人;一个人进行病史采集,另一个人进行观察 | 提供一个度量工具或纵向评估表(如果使用的话)可以帮助对观察过程中所做的笔记提供框架(Stegmann et al.,2012) |
| 同伴反馈 | 在角色扮演、临床技能练习或观察同伴照看病人后,一个学习者就观察到的表现向另一个学习者提供反馈 | 同伴在提供替代性观点和发现学习者可能有的担忧方面是非常有用的(Ladyshewsky,2013)。在一项研究中(Ladyshewsky,2002),当使用互惠的同伴辅导时,学生的表现更好<br>应该尽早引入易于学习的反馈模型(如 Pendleton et al.,2003),以使学习者能够进行最佳实践。 |
| 同伴评价 | 一个学习者就某些方面的表现给另一个学习者打分:临床技能、沟通技能和职业素养是常见的主题 | 如果学习者们之前合作过,同伴评价会更有成效(Chou et al.,2013) |

## 培育同伴学习的文化

除了个别的同伴学习成功经验(如一个成功的试点项目)以外,形成一种同伴学习的普遍文化或态度,可能会促进学生和教育工作者采用同伴学习方法(Tai et al.,2017)。在案例研究 12.1 中,Corinne 在参加临床实习之前就已经充分接触了同伴学习活动。因此,她已经经历了几种同伴学习类型,知道一些优点和缺陷,总体上还是愿意参与其中。相反,临床教师 Ben 和 Michelle 对同伴学习不太熟悉,所以对其如何运作有些迟疑。通过让学习者更习惯于向同伴学习,为将来的社会交换打下基础,那么困难将只停留在逻辑上如何规划好同伴学习，而实施者可以毫不犹豫地将其当作一种教育方式。

根据你作为临床教师的身份，你的角色可能会改变教育文化，也可能不会。作为个人，设定基准期望可以使实习中的同伴学习之前的经验，并为他们未来的学习做准备。学习者不太可能在毕业并取得医师资格后就停止学习；他们将在工作生涯中获得新的知识、技能和态度。因为工作不是一个人的追求，特别是在医疗行业，学习对象很可能是工作环境中的同事，所以从一开始练习同伴学习就是一个有用的策略，是学习如何成为一名专业医生的一部分。

## 评估与研究的方向

我们意识到临床教师的时间紧迫，因此教育干预的研究和评估可能并不会被他们优先考虑。然而，通过在这里提及一些可行的方向，我们希望它能引起人们的兴趣，并指出本章证据的局限性和界限。

适用一般评价原则。首先，明确的目标对于有价值的同伴学习干预是必要的：如果项目打算促进技能的学习，就意味着评估应该集中于这些技能学习的效果。同伴学习干预经常与学习目标一起实施，但评估的依据却是学生有多喜欢它们。其次，评估不应该是事后的，而是应该先计划好并从评估同伴学习设计开始，乃至使用同伴学习的理由。使用现实主义的方法，可能有助于厘清临床教育中的复杂性和差异性（Wong et al.，2012），也可能支持理论构建，以阐明有效的同伴学习的背景、机制和结果。

在临床教育研究中，常常缺乏通过精心设计的试验所收集的有力数据。现存许多挑战，包括安排临床实习时在建立和随机安排学习者队列方面的协调和伦理考虑，以及其他无数的要求。交叉设计和阶梯式楔形设计（Brown & Lilford，2006）已被用于临床教育研究（Sevenhuysen et al.，2014；Sevenhuysen et al.，2017），它们可能有助于解决伦理问题，确保学生均等地接触到可能有利于他们学习的干预措施。这两种设计都允许所有参与者接受干预。他们接受干预的顺序可以随机确定，这意味着这些设计可以满足"随机对照试验"的金标准。

临床教育中的同伴学习有许多潜在的研究方向。展示卓越的学习成果仍然是一个目标，而替代性教育方法的成本效益是一个新兴热点。我们要特别注意评价性判断的概念，即对自己和他人的工作质量做出明智决定的能力。这是成为独立医疗从业者的一个重要组成部分，知道自己和他人能力的极限，并知道何时需要额外的帮助。同伴学习被认为在评价性判断的发展中发挥了很大的作用，提供了与隐性或显性实践标准互动及练习做出判断的机会（Tai，Canny et al.，2016）。可以更细致地检验这一领域的进一步研究，即哪些形式的同伴学习在哪些条件下最有助于发展学习者的评价性判断。

---

**实用技巧**

经验丰富的临床教师 Melanie 的建议（个人交流）：

"在临床实习开始时设置场景真的很重要。通常，学生在参加临床实习时，会认为这与他们以前的学习经历非常不同，所以他们并不总是能够考虑到如何将他们所学的技能转化用于工作场景。有些学生认为临床实习就是'亲自动手'，向专家学习，所以他们可能认为向同伴学习的价值不大，甚至认为与同伴分享学习经验会妨碍他们自己执行任务或表现出独立性。因此，你需要先跟他们谈一谈同伴学习在实习中的作用，以及对他们有怎样的益处。我经常和他们谈起我是如何与自己的同事讨论病例，与低年资工作人员、助理和其他卫生专业人员合作的，所以这些合作技能不仅对学习非常重要，对成为一名优秀的从业人员也非常重要。学生应该参与并积极讨论，他们可以谈论以前参与过哪些同伴学习活动，哪些类型的学习方法对他们有用，他们的优势和劣势是什么，以及他们是否对同伴学习有任何保留意见。

我非常喜欢使用时间表来计划任务和活动，尤其是在实习开始时。这样，我就可以围绕同伴学习的方式和我期望的任务设定期望，而且我还可以清楚地说明，在同伴学习和个人活动之间会有一个平衡，任务的分配在学生之间是公平的。时间表不一定要排满，学生往往会填补空白，这样我们就能对当天的工作量需求做出反应。随着时间的推移，同伴学习活动会发生变化，一开始学生们可能会一起做很多事情，渐渐地他们会更加独立，但当遇到更复杂的事情，或做出了不寻常的诊断时，他们仍然会一起工作。通常，他们会彼此集思广益，甚至在一天结束时进行汇报。我时常发现，如果我在一开始就把它安排好，他们就会进入一个良好的学习节奏，并且自主继续进行同伴学习任务。

作为一名教师，我的一个收获是，学生们将彼此当作一种学习资源，这使我不必一直为他们提供学习资源。当他们自己不能解决问题，或遇到更复杂的事情时，他们可以再来向我寻求帮助。当他们一起去治疗病人时，我会更有信心，所以我的感受是，同伴学习可以促进独立，而没有阻碍独立。当学生们有正确的引导和预期时，我发现他们可以互相提供一些非常有建设性的反馈。他们通常会提供良好的基础反馈，而我可以直接提出与临床推理或其他更复杂问题有关的建议。在过去，我发现学生永远无法得到足够的反馈；无论你给他们再多，他们总是想要更多。但自从我使用同伴学习模式后，学生们互相反馈，他们似乎更满意了，这也减轻了我一直提供反馈的压力。"

## 总结

虽然同伴学习已经存在了很长时间，但直到最近我们才积累了评估同伴学习的影响和证明其优点的证据。同伴学习可以作为传统概念下临床实习的辅助和加强。尽管许多同伴学习的干预措施只是源于在临床实习中接纳更多学习者的需要，但促进和实施同伴学习的专业知识是必需的。培育鼓励同伴学习的态度和文化，为学习活动提供支持，并对适用于同伴学习的教育理论有正确的理解，都对成功实施很重要。

## 参考文献

Bosse, H. M., Nickel, M., Huwendiek, S., et al. (2010). Peer role-play and standardised patients in communication training: A comparative study on the student perspective on acceptability, realism, and perceived effect. *BMC Medical Education, 10*, 27. doi.org/10.1186/1472-6920-10-27.

Bosse, H. M., Nickel, M., Huwendiek, S., et al. (2015). Cost-effectiveness of peer role play and standardized patients in undergraduate communication training. *BMC Medical Education, 15*(1), 183. doi.org/10.1186/s12909-015-0468-1.

Brown, C. A., & Lilford, R. J. (2006). The stepped wedge trial design: A systematic review. *BMC Medical Research Methodology, 6*(1), 54. doi.org/10.1186/1471-2288-6-54.

Burgess, A., McGregor, D., & Mellis, C. (2014). Medical students as peer tutors: A systematic review. *BMC Medical Education, 14*(1), 115. doi.org/10.1186/1472-6920-14-115.

Chou, C. L., Johnston, C. B., Singh, B., et al. (2011). A 'safe space' for learning and reflection: One school's design for continuity with a peer group across clinical clerkships. *Academic Medicine, 86*(12), 1560–1565. doi.org/10.1097/ACM.0b013e31823595fd.

Chou, C. L., Masters, D. E., Chang, A., et al. (2013). Effects of longitudinal small-group learning on delivery and receipt of communication skills feedback. *Medical Education, 47*(11), 1073–1079. doi.org/10.1111/medu.12246.

Chunharas, A., Hetrakul, P., Boonyobol, R., et al. (2013). Medical students themselves as surrogate patients increased satisfaction, confidence, and performance in practicing injection skill. *Medical Teacher, 35*(4), 308–313. doi.org/10.3109/0142159X.2012.746453.

Currens, J. B., & Bithell, C. P. (2003). The 2:1 clinical placement model. *Physiotherapy, 89*(4), 204–218. doi.org/10.1016/S0031-9406(05)60152-6.

Deci, E., & Ryan, R. (1985). *Intrinsic motivation and*

*self-determination in human behavior*. New York: Plenum.

Duke, P., Grosseman, S., Novack, D. H., et al. (2014). Preserving third year medical students' empathy and enhancing self-reflection using small group 'virtual hangout' technology. *Medical Teacher*, (January), 1–6. doi.org/10.3109/0142159X.2014.956057.

Emerson, R. M. (1976). Social exchange theory. *Annual Review of Sociology*, 2, 335–362.

Gielen, S., Dochy, F., & Onghena, P. (2011). An inventory of peer assessment diversity. *Assessment & Evaluation in Higher Education*, 36(2), 137–155. doi.org/10.1080/02602930903221444.

Ladyshewsky, R. K. (1995). Enhancing service productivity in acute care inpatient settings using a collaborative clinical education model. *Physical Therapy*, 75(6), 503–510. http://www.ncbi.nlm.nih.gov/pubmed/7770496.

Ladyshewsky, R. K. (2002). A quasi-experimental study of the differences in performance and clinical reasoning using individual learning versus reciprocal peer coaching. *Physiotherapy Theory and Practice*, 18(1), 17–31. doi.org/10.1080/095939802753570666.

Ladyshewsky, R. K. (2006). Building cooperation in peer coaching relationships: Understanding the relationships between reward structure, learner preparedness, coaching skill and learner engagement. *Physiotherapy*, 92(1), 4–10. doi.org/10.1016/j.physio.2005.11.005.

Ladyshewsky, R. K. (2013). The role of peers in feedback processes. In D. Boud & E. K. Molloy (Eds.), *Feedback in higher and professional education: Understanding and doing it well* (pp. 174–189). Abingdon, Oxon: Routledge.

Ladyshewsky, R. K., Barrie, S. C., & Drake, V. M. (1998). A comparison of productivity and learning outcome in individual and cooperative physical therapy clinical education models. *Physical Therapy*, 78(12), 1288–1298, 1299–1301. http://www.ncbi.nlm.nih.gov/pubmed/9859948.

Ladyshewsky, R. K., & Gardner, P. (2008). Peer assisted learning and blogging: A strategy to promote reflective practice during clinical fieldwork. *Australasian Journal of Educational Technology*, 24(3), 241–257. doi.org/10.14742/ajet.1207.

Lave, J., & Wenger, E. (1991). *Situated practice: Legitimate peripheral participation*. Cambridge, UK: Cambridge University Press.

Lekkas, P., Larsen, T., Kumar, S., et al. (2007). No model of clinical education for physiotherapy students is superior to another: A systematic review. *The Australian Journal of Physiotherapy*, 53(1), 19–28. http://www.ncbi.nlm.nih.gov/pubmed/17326735.

Liu, G. Z., Jawitz, O. K., Zheng, D., et al. (2016). Reflective writing for medical students on the surgical clerkship: Oxymoron or antidote? *Journal of Surgical Education*, 73(2), 296–304. doi.org/10.1016/j.jsurg.2015.11.002.

Milani, B. Y., Majdi, M., Green, W., et al. (2013). The use of peer optic nerve photographs for teaching direct ophthalmoscopy. *Ophthalmology*, 120(4), 761–765. doi.org/10.1016/j.ophtha.2012.09.020.

Pendleton, D., Schofield, T., Tate, P., et al. (2003). Learning and teaching about the consultation. In T. Schofield, P. Tate, & P. Havelock (Eds.), *The new consultation: Developing doctor–patient communication* (Vol. 1968, pp. 64–84). Oxford: Oxford University Press.

Santee, J., & Garavalia, L. (2006). Peer tutoring programs in health professions schools. *American Journal of Pharmaceutical Education*, 70(3), Article 70.

Secomb, J. (2008). A systematic review of peer teaching and learning in clinical education. *Journal of Clinical Nursing*, 17(6), 703–716. doi.org/10.1111/j.1365-2702.2007.01954.x.

Sevenhuysen, S., Skinner, E. H., Farlie, M. K., et al. (2014). Educators and students prefer traditional clinical education to a peer-assisted learning model, despite similar student performance outcomes: A randomised trial. *Journal of Physiotherapy*, 60(4), 209–216. doi.org/10.1016/j.jphys.2014.09.004.

Sevenhuysen, S., Thorpe, J., Molloy, E., et al. (2017). Peer-assisted learning in education of allied health professional students in the clinical setting: A systematic review. *Journal of Allied Health*, 46(1), 26–35. http://www.ncbi.nlm.nih.gov/pubmed/28255594.

Stegmann, K., Pilz, F., Siebeck, M., et al. (2012). Vicarious learning during simulations: Is it more effective than hands-on training? *Medical Education*, 46(10), 1001–1008. doi.org/10.1111/j.1365-2923.2012.04344.x.

Tai, J., Canny, B. J., Haines, T. P., et al. (2016). The role of peer-assisted learning in building evaluative judgement: Opportunities in clinical medical education. *Advances in Health Sciences Education*, 21(3), 659. doi.org/10.1007/s10459-015-9659-0.

Tai, J., Canny, B. J., Haines, T. P., et al. (2017). Implementing peer learning in clinical education: A framework to address challenges in the 'real world'. *Teaching and Learning in Medicine*, 29(2), 162–172. doi.org/10.1080/10401334.2016.1247000.

Tai, J., Haines, T. P., Canny, B. J., et al. (2014). A study of medical students' peer learning on clinical placements: What they have taught themselves to do. *Journal of Peer Learning*, 7, 57–80.

Tai, J., Molloy, E., Haines, T., et al. (2016). Same-level peer-assisted learning in medical clinical placements: A narrative systematic review. *Medical Education*, 50(4), 469–484. doi.org/10.1111/medu.12898.

Topping, K. J. (1996). The effectiveness of peer tutoring in further and higher education: A typology and review of the literature. *Higher Education*, 32, 321–345. http://www.springerlink.com/index/n724l17269g79xkj.pdf.

Topping, K. J. (1998). Peer assessment between students in colleges and universities. *Review of Educational Research*, 68(3), 249–276. doi.org/10.3102/00346543068003249.

Topping, K. J. (2005). Trends in peer learning. *Educational Psychology*, 25(6), 631–645. doi.org/10.1080/01443410500345172.

van Gennip, N. A. E., Segers, M. S. R., & Tillema, H. H. (2009). Peer assessment for learning from a social perspective: The influence of interpersonal variables and structural features. *Educational Research Review, 4*(1), 41–54. doi.org/10.1016/j.edurev.2008.11.002.

Vygotsky, L. S. (1978). M. Cole, V. John-Steiner, S. Scribner, et al. (Eds.), *Mind in society*. Cambridge, MA: Harvard University Press.

Wirth, K., Malone, B., Turner, C., et al. (2015). A structured teaching curriculum for medical students improves their performance on the National Board of Medical Examiners shelf examination in surgery. *American Journal of Surgery, 209*(4), 765–770. doi.org/10.1016/j.amjsurg.2014.09.036.

Wolpaw, T., Papp, K., & Bordage, G. (2009). Using SNAPPS to facilitate the expression of clinical reasoning and uncertainties: A randomized comparison group trial. *Academic Medicine, 84*(4), 517–524.

Wong, G., Greenhalgh, T., Westhorp, G., et al. (2012). Realist methods in medical education research: What are they and what can they contribute? *Medical Education, 46*(1), 89–96. doi.org/10.1111/j.1365-2923.2011.04045.x.

Yu, T., Wilson, N., & Singh, P. (2011). Medical students-as-teachers: A systematic review of peer-assisted teaching during medical school. *Advances in Medical Education and Practice, 2*, 157–172. http://www.ncbi.nlm.nih.gov/pmc/articles/PMC3661256/.

Zaidi, Z., Jaffery, T., Shahid, A., et al. (2012). Change in action: Using positive deviance to improve student clinical performance. *Advances in Health Sciences Education, 17*(1), 95–105. doi.org/10.1007/s10459-011-9301-8.

# 第13章

# 专业实践中的模拟教育

Debra Nestel and Suzanne Gough

## 引言

尽管模拟教育（simulation-based education，SBE）有悠久的发展历史，但它已经成为当代医学教育领域中重要的教学方法。本章我们将向读者介绍模拟教育的定义、核心概念和理论基础，以及两种提高模拟教学效果的框架。考虑到本书是关于临床情景中的教与学，重点是建立模拟和临床环境的联系。模拟教学很容易与其旨在支持的医疗服务断开联系，它看起来非常专业化，以至于冒有排他性风险。在模拟和临床环境中，有很多关于教与学的教育联合。我们在关注模拟功能的同时强调了其中的一些内容。

我们提供了两种模拟教学框架的概述，这两种框架可以促进设计、实施和评价专业模拟实践。第一个是集成模拟和技术增强学习（integrated simulation and technology enhanced learning，ISTEL）框架，它强调短期课堂、课程或原位模拟教学的设计、实施和评价等组成部分的相互联系。第二个来自澳大利亚国家培训项目（国家健康教育和培训：模拟，National Health Education and Training：Simulation，NHET-Sim），它提供了一种系统的模拟教学方法，并关注单个模拟事件。我们在两个案例研究中应用了该框架。在案例研究 13.1 中，我们阐明了如何使用 ISTEL 框架来支持场景设计，以在基于计算机化人类病人（模拟人）的模拟中发展有效的团队合作。在案例研究 13.2 中，我们将探索如何利用国家健康教育和培训模拟（NHET-Sim）框架来支持医学生在基于模拟病人（simulated patient，SP）的场景中培养学生以病人为中心的沟通技能和临床判断能力的训练。这些案例研究表明，精心设计和执行的模拟训练能为学习者提供安全的学习环境，使他们探索常规、演变和复杂的临床环境，从而实现更安全的临床实践。

# 模拟教育的定义和当代情境

模拟通常被形容为一种"技巧——而非技术——用引导下的体验取代或放大真实体验，这种体验以完全互动的方式唤起或复现真实世界的实质内容"（Gaba，2004，pi2）。在医疗保健领域，这导致了一个数百万美元行业的发展，包括制造模拟器（如任务训练器、模拟人、虚拟现实和其他基于显示器的模拟器）、模拟环境（如复制专科临床环境）（Kneebone et al.，2010；Staropoli et al.，2017）、专门设计的视听记录和回放系统及其他数据管理工具。除此之外，还有各类认证工作，包括专业模拟教育者和技术人员（或操作专家）、基于模拟的程序和设施等（Nestel et al.，2017）。

模拟已经在医学教育领域广泛应用，包括实习、专科培训和继续教育。2009 年，英国首席医疗官 Liam Donaldson 爵士的报告指出，"各种形式的模拟将是构建更安全的医疗体系的重要组成部分"（Donaldson，2009）。在美国，Hayden 等（2014）报告了一项护理教育的主要研究结果，传统护理课程用 10%、25% 或 50% 的模拟活动替代临床实习——666 名实习护士在毕业 6 个月后的实践中没有发现统计学上的显著差异（Hayden et al.，2014）。在澳大利亚进行的一项类似但规模较小的专业物理治疗教育研究发现，物理治疗专业毕业生也有类似的结果（Watson et al.，2012；Blackstock et al.，2013）。

2010 年，一项以医学教育为背景的批判性研究回顾总结了 SBE 的 12 个最佳特征和做法：课程整合、结果测量、模拟仿真度、技能习得与保持、团队训练、反馈、刻意练习、掌握性学习、实践转换、高利害测试、导师培训、教育和专业背景（McGaghie et al.，2010）。尽管这些特征中有许多是当前医疗模拟教育实践和研究的一部分，但其中一部分仍存在高度争议（如仿真度），也有部分收集到了高水平的证据（如掌握性学习），而另一些仍在继续研究中（如反馈、导师培训）。我们将在本章中探讨其中一些观点。

任何教育实践都必须是符合伦理的，这在模拟教学中更为重要，因为 SBE 存在潜在危害，尽管有点讽刺的是它通常以支持安全性著称。SBE 对病人来说是安全的（因为他们没有直接参与），但对学习者来说不一定安全，因为在模拟环境中，任务、环境和结果都是人为设置的，学习任务可能超过学习者能力，复盘可能会将学习者置于风险中，有时可能会威胁到他们的职业认同。Emmerich 等（2018）探索了美德伦理学在 SBE 中的作用，Sanko Nestel 等（2018）提出了人本主义在 SBE 中的重要性，尤其是对于模拟参与者。

SBE 有很多临床情景下难以培养的特征，包括：
- 因为缺少真正的病人，教学中真正以学习者为中心；
- 引导学习者适应临床环境；
- 设计学习机会以获得临床实践的特定要素；
- 将临床活动分解为多个部分，以便在进入下一个部分之前先掌握本部分的能力；
- 个性化学习活动；

- 标准化学习机会；

- 放慢或加快临床活动速度，满足教学和学习的需求；

- 在临床实践之前，提供重复实践和反馈，提高学习者胜任力；

- 逐渐增加临床活动的复杂性；

- 为学习者提供在其能力的边际工作的机会；

- 确保学习者接触到少见的临床事件；

- 视频辅助复盘，因为缺少真正的病人；

- 通过模拟学习，提供相关学习活动，如反思性写作、案例讨论、研讨会和时序场景。

SBE 的特点通常是事先介绍（为学习活动进行的有意准备）和复盘（集中讨论做了什么、如何做、为什么做和接下来做什么）活动，尽管这些特征与基于工作场所的教学活动相关。

在临床环境下进行模拟教学是最近发展出来的一个热门领域，通常称之为原位模拟，尽管这一说法存在争议（Posner et al.，2017）。Kneebone 等（2004）描述了随着专业知识的发展，让学习者在模拟环境和真实临床环境间切换的好处（Kneebone et al.，2004）。由于在模拟和实际中切换的便利性，在临床环境中放置模拟设备有很多益处。

任何事件都是可模拟的，至少其中一部分可以，重点是确定模拟教学的内容和形式。

## 模拟教育的理论、原则和概念

在任何教育实践中，理论、原则和概念都很重要。现今的 SBE 理论包括行为主义、认知主义和建构主义等传统教育理论。Battista 和 Nestel（出版中）阐述了 SBE 文献中经常引用这些传统教育理论，包括掌握性学习、刻意练习、教学设计、认知负荷、框架、最近发展区、参与式学习和反思性实践等理论、原理和概念。他们也注意到在 SBE 中出现了关于复杂性理论的讨论。由于深入讨论这些内容超出了本章的范围，读者可以阅读本书的其他章节以及本章的参考文献。然而，我们会讨论掌握性学习、教学设计和刻意练习等相关概念以及那些社会物质性的复杂性理论。

掌握性学习采用了教学设计和刻意练习的概念。它的特点是以个人为中心，而不是基于时间的里程碑，关注基线和渐进测试，关注清晰描述学习目标，发展时序技能，注重重复练习和反馈（McGaghie，2015a）。教学设计借鉴了认知负荷理论，该理论认为学习者解决问题和学习过程中的各种认知加工活动均需消耗认知资源，并指出了特定类型的"负荷"。Reedy（2015）描述了认知负荷在 SBE 中的作用。刻意练习是一种提升专业知识的特殊方法，学习者有机会重复练习，并收到反馈（Ericsson，2015）。此外，学习者设定的目标会逐渐超越个人发展阶段。很容易看到模拟训练与该方法配合使用效果明显。它与临床检查和基于模拟模式（如任务训练器、模拟人和模拟病人）的操作性技能的发展有密切联系。

社会物质理论（如复杂性理论、文化历史活动理论和行动者网络理论）侧重学习者的集体动力，以及物质对他们的思想、态度、行为和与他人互动的影响（Ericsson，2015）。复杂性理论探索简单、复杂或组合的相互作用，线性或非线性技能 / 任务学习过程，以及快速变化或不可预测的临床实践方面，有助于发展 SBE 情景和复盘。在设计临床场景时，可能会以复杂性理论的关键原则为依据，包括应变（承认不同的思维方式、行动和应对变化的方式）、物质（设备和环境注意事项）、协调（在场景中展开的内容）、干扰（促进 / 放大干扰或常规实践）和实验（提供多样化的学习和反馈 / 复盘机会）（Fenwick & Dahlgren，2015）。

# 模拟框架

使用特定框架设计 SBE，能促进并强化学生学习（Fenwick & Dahlgren，2015），提高 SBE 研究质量。Cheng 等（2016）确定了 SBE 研究报告包含的必要条目：参与者的基线水平、模拟器类型、模拟环境、模拟事件 / 场景、教学设计、反馈或复盘方法。这些条目适用于任何 SBE 框架。文献已经报道了几种设计 SBE 的方法，例如护理教育（Alexander et al.，2015）、基于模拟人的跨专业教学（Dieckmann，2009）、教学设计和媒体选择（Chiniara et al.，2013）。

下面我们将讨论两种应用广泛的框架以及不同的学习者群体、学习重点、模拟模式和场景之间的相关性。

- 一项关于物理治疗中 SBE 的博士研究中，通过文献综述、方法学设计发展出 ISTEL 框架，该框架的具体发展过程在其他部分介绍（Gough et al.，2016）。
- 基于广泛的教育实践理论提出的 NHET-Sim 框架，用于澳大利亚的一个国家级教师发展计划，为任何基于模拟的学习活动的设计提供系统的方法（The NHET-Sim Monash Team，2012）。

## ISTEL 框架

ISTEL 框架提出了结构化的 SBE 的设计、实施和评估过程。它整合了 3 个相互联系的组成部分：准备、干预和评价 / 研究。具体分为 8 个要素：①学习者；②促进者；③教育理论与实践；④学习设计特征；⑤事先介绍与复盘；⑥关联的学习活动；⑦结果；⑧经济评价（图 13.1）。这些要素会受到不同因素的影响，包括人员配置、设备和组织（例如可及性 / 时间安排），以及财政限制。在设计 SBE 干预措施时，应考虑这些因素，以促进在组织中进行公平、可及、可持续的学习。我们以一个通过基于模拟人的场景促进有效团队合作和探索无意识偏差的案例来说明这一点（见案例分析 13.1），该案例是物理治疗专业学生临床实习中的心肺模块，该模拟设计、试验和交付的成本见表 13.1。

### 准备部分

准备部分包括三要素：学习者、促进者和教育理论与实践。记录使用或开发场景设计的模板是有意义的，这能保持设计和记录的一致性以及工作人员（促进者、技术人员和模拟病人）之间的标准化交付。

**学习者**　在这种背景下，学习者是 SBE 的参与者，SBE 的目的是发展与专业实践相关的知识、技能、态度和行为。学习者的总人数将影响与学习者在干预（模拟活动）中需要扮演的角色相关的设计。案例研究 13.1 将会说明，明确学习者的观察员角色和场景参与者促进更多的人积极参与干预试验，同时促进替代学习（O'Regan et al.，2016）。是否纳入相同和（或）不同专业群体的学习者受多种因素影响，如学习者总数、组织时间安排、使用模拟设施 / 临床区域或设备的机会以及是否有促进者。

**促进者**　包括确定促进者的角色和数量，以提供公平、可扩展和可持续的学习经验。促进者基本技能要求在其他地方有更全面详细的介绍（Department of Health，2011；INACSL，2016a）。促进者的数量可能由当地的

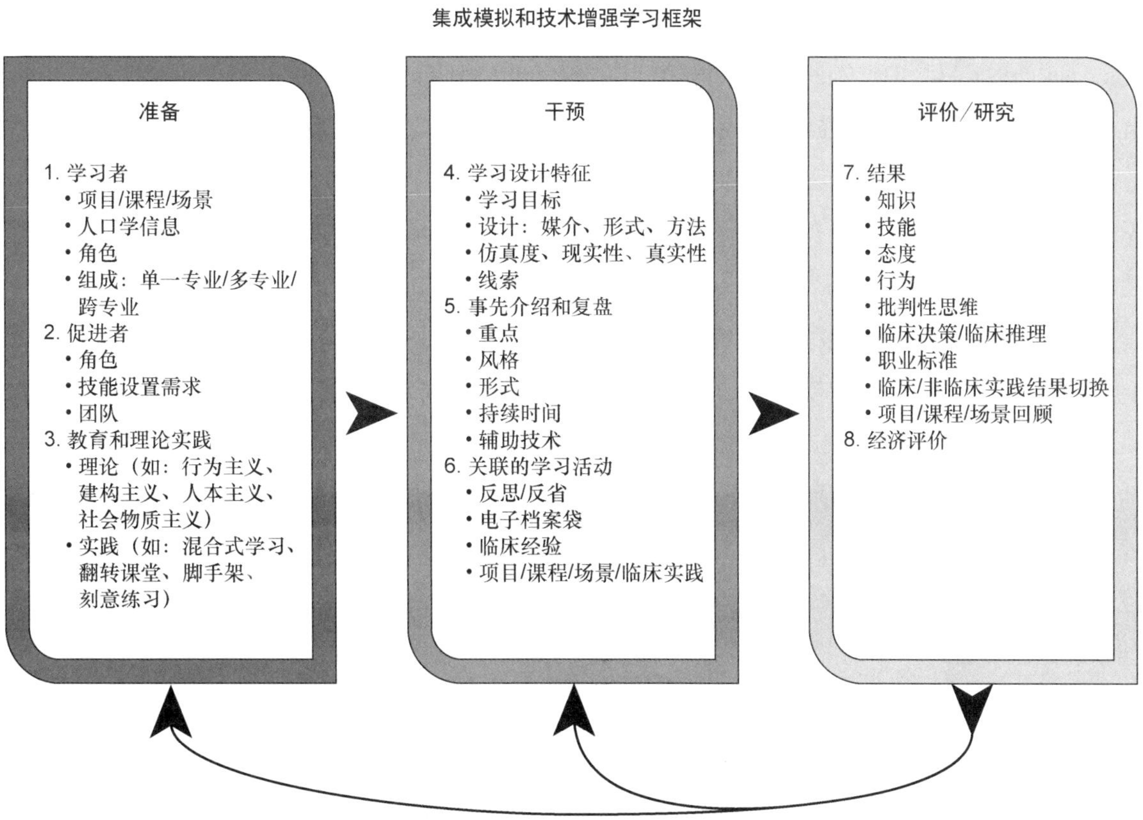

集成模拟和技术增强学习框架

**准备**

1. 学习者
 • 项目/课程/场景
 • 人口学信息
 • 角色
 • 组成：单一专业/多专业/跨专业
2. 促进者
 • 角色
 • 技能设置需求
 • 团队
3. 教育和理论实践
 • 理论（如：行为主义、建构主义、人本主义、社会物质主义）
 • 实践（如：混合式学习、翻转课堂、脚手架、刻意练习）

**干预**

4. 学习设计特征
 • 学习目标
 • 设计：媒介、形式、方法
 • 仿真度、现实性、真实性
 • 线索
5. 事先介绍和复盘
 • 重点
 • 风格
 • 形式
 • 持续时间
 • 辅助技术
6. 关联的学习活动
 • 反思/反省
 • 电子档案袋
 • 临床经验
 • 项目/课程/场景/临床实践

**评价/研究**

7. 结果
 • 知识
 • 技能
 • 态度
 • 行为
 • 批判性思维
 • 临床决策/临床推理
 • 职业标准
 • 临床/非临床实践结果切换
 • 项目/课程/场景回顾
8. 经济评价

**图 13.1** 集成模拟和技术增强学习框架（第 2 版）

来源：*Copyright Manchester Metropolitan University*，*2016. 作者为 Suzanne Gough*

需求和可及性决定。英国卫生部发表的一份文件（2011）建议确定一名策略牵头促进者，这个促进者应确保工作人员和学习者能够获得相关模拟和技术，以满足明确规定的课程/病人/服务的需求。

**教育理论和实践** 对合适的学习理论和教育实践的考虑将影响干预措施的设计（学习设计特点、事先介绍和复盘、关联的学习活动）、评价和研究。前文已概述了部分教育理论、概念和教育实践。为了确保所有学习者在参与场景之前都有所需的预备知识，教育实践［如翻转课堂方法（Roehl et al.，2013）］在某些情况下可能是可取的。然而，提供预习或预模拟练习并不总是可能的。为了达到或精通专业能力（McGaghie，2015a），需要提供额外的刻意练习（Ericsson，2015），这也将影响干预（模拟教学）的设计。

## 干预部分

干预部分包括：学习设计特征、事先介绍和复盘，以及关联的学习活动。

**学习设计特征** 需要考虑的因素包括：确定学习目标，通过有效模拟活动的教学设计（媒介、方式和方法）创造安全的学习环境，事先介绍和复盘的要求，以及发展关联的学习活动。在方案设计模板上，记录下所有学习活动。此外，可以使用角色概要模板为诸如促进者和（或）模拟病人（SPs）这些模拟活动的参与者提供清晰的信息。开发 SBE 资源的一个重要方面是制定学习目标（McGaghie，2015b；INACSL，2016）。学习目标应涉及学习的所有领域，与学习者的水平和经验相关，与整体课程或课程成果相对应，以循证实践为特征，并在现实的时间框架内可以实现（INACSL，2016b）。例如，采用行为主义学习理论，从目标开始发展学习活动，如认知（知识）、心理（技能）和情感（态度）领域期望获得改变，这些通常用 SMART 格式书写：具体（specific）、可测量（measurable）、可实现（achievable）、相关（relevant）和定时（timed）（Gould，2009）。认知方法侧重学习过程，而不是学习内容，更强调理解学习目标（Gould，2009），而人本主义学习理论认为学习既是以学习者为中心，也是由学习者驱动（Gould，2009）。

教学设计原则促进 SBE 的设计（Schaefer et al.，2011；Chiniara et al.，2013）。重要的是选择最适当的模拟模式，使学习者能够实现学习目标（Department of Health，2011；Chiniara et al.，2013）。卫生部（2011）建议，应定期审查模拟设计，以确保其应用继续满足学习者的需求并物有所值。教学设计媒介指的是提供教学的方式（如课本学习、讲座、在线学习或模拟），模式是影响学习体验的特征（如基于计算机模拟病人、程序性模拟或临床沉浸式模拟），方法是自我指导或促进者主导学习（Chiniara et al.，2013）。Chiniara 的"模拟矩阵区域"可用于帮助识别最适合 SBE 的学习活动（Chiniara et al.，2013）。影响模拟设计应考虑的其他因素可能包括专业设备及环境的可及性和可用性、时间安排和人员配备要求以及财务成本。

一旦确定了学习结果和最合适 / 最优的模拟设计，重点要考虑对仿真度、现实性和真实性的要求。目前在医疗保健领域还没有普遍采用的"仿真度"的概念。INACSL 标准将仿真度定义为可信程度或模拟体验接近现实的程度；随着仿真度的增加，现实性也会增加（INACSL，2016c）。仿真度还可以从物理（环境和设备因素）、心理（情感、信念和学习者自我意识）和概念（场景中元素的现实关系，如生命体征参数准确反映诊断）等维度来定义（INACSL，2016c；Lopreiato，2016）。虽然仿真度有时被用作现实性和真实性的同义词（INACSL，2016c），Bland 等（2014）仍然区分了仿真度和真实性及其对学习的影响。他们将模拟仿真度定义为尽可能接近物体真实的再现，而真实性则被认为是一种主观的解释或反应，与学习者、促进者和不同程度的技术仿真度之间构建的互动情境有关。因此，由于对真实性的解释可能是高度可变的，增加仿真度和现实性并不一定会增加真实性。

在临床情景中融入复杂的线索，引导学习者实现整体学习目标。为实现学习目标，教师要仔细考虑学习者的人口学背景，以确保最佳的认知负荷（Reedy，2015）。在其他地方也有提供与先行治疗相关的具体设计考虑（如时间、人际和隐蔽线索）（Burton et al.，1996；INACSL，2016c）。其他人也详细介绍了概念线索和现实线索的结合，以提高仿真度 / 真实性的概念维度，并帮助实现学习目标（Ahmed et al.，2012）。此外，促进者 / 模拟病人可以提供口头和（或）书面提示，使学习者能够区分行为条件，从而在场景中返回预期结果（例如，对干预的正常化生理反应）。

**事先介绍和复盘**　在设计和实施这两个阶段中，有共同的考虑因素，涉及重点、风格、形式、持续时间和辅助技术。在方案设计模板中要重点考虑概述事先介绍的具体格式，包括在模拟活动和复盘期间对促进者、技术人员（如有需要 / 可用）和学习者的角色的具体说明。这可以提前或在学习者参加模拟活动之前提供给他们。可以向模拟病人提供单独的报告（Nestel & Gough，2018），以免提前向学习者透露相关信息。

事先介绍 / 复盘的风格包括面对面或数字资源［例如，结合了模拟和复盘设施的导论视频，这对学习者在第一次接触设备和（或）环境之前特别有效］。为学习者提供事先介绍信息还包括阐述辅助技术的使用方法，包括：①提供对设备和模拟病人介绍的视频，事先介绍期间的场景设置；②同意录制视频或直播；③明确获取视频记录的时间，复盘时使用还是在关联的学习活动中获取。建议确定事先介绍的持续时间，特别是当这将被纳入安排好的教学课时中时。在模拟活动之前的事先介绍或复盘提供了一个用来建立情景和现实之间的异同的重要机会（Nestel & Gough，2018）。

　　情景设计模板应该清楚地概述复盘的重点、风格、格式、持续时间和使用何种辅助技术。关于复盘的内容，虽然目前还没有金标准，但已公布了优化复盘工作的关键因素（Sawyer et al.，2016；INACSL，2016d）。通常，复盘发生在学习活动时或之后（Sawyer et al.，2016；Nestel & Gough，2018），分为促进者引导或学生自我引导。目前，已有研究发表了多种复盘的结构，如具有良好判断力的复盘（Rudolph et al.，2006）、团队收获（Kolbe et al.,2013）、促进卓越和反思性学习（PEARLS）（Eppich & Cheng,2015）和"钻石"型复盘模式（Jaye et al.，2015）。Sawyer 等（2016）对不同的复盘方法进行了批判性的回顾研究。研究中尚未确定复盘的最佳时间、持续时间、格式和视频使用情况（Grant et al.，2010；Ahmed et al.，2012；Krogh et al.，2016；Nestel & Gough，2018）。已有研究发布了复盘和视频辅助报告的使用指南（Krogh et al.，2015；Nestel & Gough，2018；INACSL，2016d），但最佳使用效果的证据尚不清楚。Krogh 等（2015）发现经常低估了复盘者的价值，并提出了一个新的模型（实践发展三角）以洞察组织如何寻求培养专家型复盘者（Krogh et al.，2016）。

　　**关联的学习活动**　包括发展复盘后的活动，例如进一步反思，提供侧重于主要学习目标的额外研究任务，并根据复盘，将相关的行动计划正式化，或确定相关的学习机会（例如在复盘 / 课程 / 临床实习后的更复杂的情景）。提供模拟活动产生的数字资源（例如小视频片段 / 音频）有可能增强学习者的教育体验，并促进反复事后反思（Gough，2018）。这些可以由学习者整合到电子作品集或网络文件夹中，作为个人和专业发展的档案。这种联合学习活动可以是自愿的，也可以是强制性的，这由开发模拟活动的原因决定（例如，部分课程、学术模块、临床实习或实践中的非正式学习机会）。

## 评价 / 研究部分

最后包括两个元素，它们侧重于设计和评价模拟的学习活动的结果，并确定相应的经济成本。

　　**结果**　SBE 的评价和研究需要深思熟虑，以确保评价的意义和代表性，以此推动模拟准备和干预，并最终影响医疗实践。评价的内容可能集中在对知识、技能（表现 / 记忆）、态度、行为（如非技术性技能）、批判性思维、临床决策、临床推理、专业标准、临床 / 非临床实践结果转化、课程或场景回顾等的观察、测量和（或）探索。有必要评估模拟的准备工作和干预措施，以明确其有效性和（或）评价预期结果的实现情况和资金价值（Department of Health，2011；TRAC Development Group，2015；INACSL，2016b）。由于 SBE 在医疗保健中的教学设计和应用的多样性所带来的张力，目前还没有被普遍接受的评估方法（Inventures，2010；Maloney & Haines，2016；Lin et al.，2018）。此外，为评价建立关键时间节点十分重要，这在研究中是恰当的并将产生有意义的信息。这种评估 / 研究数据收集的实际时间可能由教学和评价活动的时间表、临床实习时间或研究中的最佳时间跨度（例如在一段时间内重复测量）决定。

　　**经济评估**　人们普遍认为，在医疗保健教育和实践中 SBE 的成本可能较高。然而，关于 SBE 成本和投资回报的报道很少（Black & Marcoux，2002）。Black 和 Marcoux（2002）报告了 19 名物理治疗专业学生完成一项 90 分钟、基于模拟病人的物理治疗方案的需交付的费用为 1760.60 美元，而 Shoemaker 等（2011）研究 64 名物理治疗和职业治疗学生参加一项包含三个基于模拟病人的复杂训练，时长约 4 小时，其费用为 500 美元。然而，人们通常会低估设计和实施这一干预措施的实际成本，因为作者承认这些费用没有纳入设计和实际实施的工作人员的时间成本。

英国卫生部表示，促进者主导应能够证明对 SBE、投资价值、获取公平性和条款评估的适当整合，以确保模拟干预措施满足学习者和组织的需求（Department of Health，2011）。有多种医疗保健领域经济评价方法，包括成本描述分析、成本最小化分析、成本效益分析、成本效用分析、成本效益分析和成本成果分析。其他地方提供了有关进行经济评价的指南（Kernick，2003；Maloney & Haines，2016；Lin et al.，2018；Nestel，Brazil et al.，2018）。

表 13.1　物理治疗案例研究中设计和交付总费用

| TRAC 组成 | 描述（16 个学习者的需求：4 组，3 小时课程） | 总花费（美元） |
|---|---|---|
| 支付成本 | 1 位促进者：情境设计、情境试点、包含复盘的 3 小时课程（6 小时）<br>1 位技术人员：情境准备及清理、包含讲授复盘课程及上传视频（5 小时） | 618 |
| 间接成本 | 专业教学空间的物业和设施费用 | 303 |
| 非支付成本 | 睡袋、急性病管理消耗品包、真实气味创造（酒精、吸烟、尿液、须后水）、慈善商店的衣服 | 75 |
| 总计 | | 996 |
| **16 名学习者持续交付花费：4 组，3 小时课程** | | |
| 支付成本 | 1 位促进者：包含讲授复盘课程（3 小时）<br>1 位技术人员：准备及清理、包含讲授复盘课程及上传视频（4 小时） | 371 |
| 间接成本 | 专业教学空间的物业和设施费用 | 168 |
| 非支付成本 | 急性病管理消耗品包、真实气味创造（酒精、吸烟、尿液、须后水）、洗衣服和睡袋 | 36 |
| 总计 | | 575 |
| TRAC 组成 | 描述（4 个学习者的需求：1 组，1 小时课程） | 总花费（美元） |
| 支付成本 | 1 位促进者：情境设计、情境试点、包含讲授 1 小时复盘课程（3 小时）<br>1 位技术人员：情境试点、准备及清理、包含讲授复盘课程及上传视频（3 小时） | 395 |
| 间接成本 | 专业教学空间的物业和设施费用 | 225 |
| 非支付成本 | 睡袋、急性病管理消耗品包、真实气味创造（酒精、吸烟、尿液、须后水）、慈善商店的衣服 | 75 |
| 总计 | | 695 |
| **4 名学习者持续交付花费：1 组，3 小时课程** | | |
| 支付成本 | 1 位促进者：包含讲授 1 小时复盘课程<br>1 位技术人员：情景试点、准备及清理、包括讲授复盘课程及上传视频（3 小时） | 150 |
| 间接成本 | 专业教学空间的物业和设施费用 | 56 |
| 非支付成本 | 急性病管理消耗品包、真实气味创造（酒精、吸烟、尿液、须后水）、洗衣服和睡袋 | 36 |
| 总计 | | 242 |

来源：版权归 Manchester Metropolitan University，2017. 作者为 Suzanne Gough.

在表 13.1 中，我们提供了案例研究 13.1 的成本描述，该研究采用了透明成本法（transparent approach to costing，TRAC）（TRAC Development Group，2015）。总成本是将 SBE 干预的设计、试点和交付中产生的员工支付成本、间接成本和非支付成本相加。由于利用 SBE 的资源是有限的，因此必须确定最佳的交付方法，以最大限度地实现学习目标（Maloney & Haines，2016）。经济评估也可用于确定如何最佳利用 SBE 资源，并为教育和临床实践中的稀缺资源分配决策提供信息（Maloney & Haines，2016；Lin et al.，2018；Nestel，Brazil et al.，2018）。此外，还可以通过经济评估来确定 SBE 的价值、可扩展性和可持续性。

## 国家健康教育和培训：模拟（NHET-Sim）框架

其他地方已描述过 NHET-Sim 框架（The NHET-Sim Monash Team，2012），在这里进行总结。这六个阶段代表了教育设计循环：准备、事先介绍、模拟活动、反馈和（或）复盘、反思和评价（图 13.2）。为说明该框架，我们以一个基于模拟病人的场景为示例，该场景旨在支持发展以病人为中心的沟通技能和临床判断，见本章后案例研究 13.2。

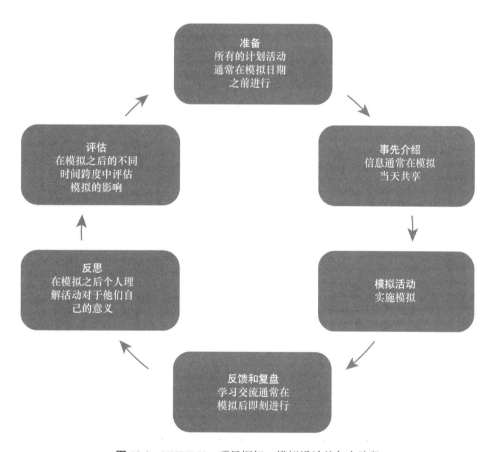

**图 13.2** NHET-Sim 项目框架：模拟设计的各个阶段

来源：版权归 2016，*Manchester Metropolitan University*，作者为 *Suzanne Gough*

**准备**阶段包括所有的计划活动，这些活动通常发生在模拟活动当天之前，包括：确定学习者的需求，明确学习目标，并根据课程（如果有）或其他临床活动定位或调整学习目标；咨询学习者、学科专家、病人或其他认为合适的人；开展学习活动；并确定最适合的模拟器、环境、医疗设备、道具等。后勤也需要纳入考虑，并且这将依赖于当地的模拟设施。对模拟活动进行演练以确保它们在时间节点内的可行性，并能够提供预期的学习机会是很重要的。

在模拟当天，首先要简要介绍学习者和其他参与模拟活动的人员。有时没有认识到**事先介绍**阶段的重要性，但它对实现最佳学习效果是必不可少的。尽管都非常简短，教师和学习者（以及任何参与模拟的人）可能需要有关学习目标的信息；学习者的特征；组织工作，如时间范围，开始、暂停和结束模拟活动的时间；模拟器编程；技术支持；与控制室（如果有）的沟通；视听能力；复盘和反馈过程；反思练习；评价表格等（Nestel & Gough，2018）。对于学习者来说，在模拟活动的界限范围内考虑自己的目标也是很重要的。学习者必须以模拟为导向，而模拟器和环境就会出现在模拟之中。可以赋予观察的学生积极的角色（O'Regan et al.，2016），在复盘 / 反馈期间共享学习成果。因为在模拟中，可以操纵学习环境，所以参与者可能会有压力，因为教师会观察和评判他们的行为。评判的方式以及后续如何分享是至关重要的。教师与学习者建立信任关系是很重要的。在模拟开始之前，询问一下是否还有其他问题是有帮助的。

**模拟活动**阶段有望按计划进行。例如，学习者在与任务训练师合作开发操作性技能的精神运动技能时，可能会同时（在过程中）收到来自同行和（或）专家的反馈，或者是由模拟器生成的反馈。在基于场景的模拟中，可能会有暂停和讨论选项，喊出"暂停"后需要讨论到目前为止发生了什么、下一步最好做什么，以及如何实现。虽然有时会发生意想不到的事件，但如果事先介绍成功并建立了信任，仍然可能会发生有意义的学习。观察员应能够执行其任务。如果正在进行视听记录，则应开始记录并作记号以备下一阶段使用。

在模拟之后，紧跟的是**反馈和（或）复盘**阶段。已发表的反馈 / 复盘方法有许多是基于理论的（Rudolph et al.，2006）、基于经验的（Arora et al.，2012；Ahmed et al.，2013）、基于经历的（Pendleton et al.，1998；Phrampus & O'Donnell，2013；Jaye et al.，2015）或以上所有的组合（Sawyer et al.，2016）。前面在 ISTEL 框架中分享了其中的一些。一些复盘 / 反馈方法是从真实临床环境中的教与学发展而来的，并已应用在 SBE 中，而另一些方法则是从 SBE 中产生的。复盘 / 反馈不存在最佳单一的方式。如上所述，在任务训练器模拟的最终环节通常是反馈，可能由同行和（或）专家提供，或由模拟器生成。在基于场景的模拟之后，促进者通常会探索学习者在模拟过程中的感受和经历，解决学习目标，探索计划外的问题，对学习进行总结，肯定积极的行为并建立新的学习目标。

虽然复盘 / 反馈的目标是促进**反思**，但在 NHET-Sim 框架中，反思与复盘 / 反馈一样重要，因此它是一个独立的阶段。正是在反思的过程中，相对于他们过去、现在和未来的实践，个体思考了模拟活动对他们自己的意义。这个阶段还包括设定目标，因此包含了向前推进、制定计划以保持或发展未来实践的观念。当然，这些阶段之间会有重叠，在事先介绍、模拟活动和复盘过程中都会存在反思。

**评价**主要是指模拟活动在多大程度上支持学习者达到目标。Nestel 和 Gough（2018）描述了这一阶段如何从所有利益相关者的参与中受益，尽管实际上它通常只涉及学习者、教师和模拟参与者。复杂的学习干预需要复杂的评价，利用多种来源，使用定性和定量方法，并在不同的时间框架对不同影响水平的数据进行综合测量（Nestel & Gough，2018）。

在描述了这些阶段之后，SBE 似乎显得异常复杂，需要考虑多种因素。然而，模拟也可以几乎自发地发生，并且仍然可以用这个框架来表示。例如，一个在急诊科临床实习的医学生需要缝合病人伤口。这名医学生之前在临床技能室学习过缝合，但她几乎没有临床经验。病人已准备就绪，伤口已被清洗，完成局部麻醉，并获得学生完成任务的同意。在上级医生监督下开始缝合伤口之前，该学生可以通过使用缝合垫练习该技术来快速重新回忆她的技能。准备工作包括确保获得适当的模拟器和工具包，学生在开始之前确定自己的优势和有待提升的部分，接受观察并及时给出反馈，在治疗病人之前对她的表现进行反馈。从准备到反思，整个过程只需要几分钟。缝合伤口后，学生和教师可以评价她准备过程中的模拟活动。

### 案例研究 13.1　使用 ISTEL 框架设计的增强有效团队合作和探索无意识偏见的场景

以下内容提供了在大学教育中复制医院病房环境的场景的设计、实施和评估考量事项的详细信息。在临床实践中，这种情况可以在临床病区进行。案例要求学习者两两参与 20 分钟的模拟情景。两名学习者扮演学生物理治疗师的角色，对最近入院的病情恶化的病人进行评估并提供初步的物理治疗管理。

#### 准备部分

##### 学习者

学习者是预注册的物理治疗专业大学四年级的学生。班级人数在 16～30 人之间。这个模拟活动是为 16 名物理治疗学生设计的，安排了 3 小时心肺模块课程。学校还提供四人一组授课的选择（例如在临床实习）。

##### 促进者

这一方案的实施需要两名具有促进技能经验、会操作计算机模拟病人（模拟器）和视频辅助汇报的促进者。操作模拟器的促进者 / 技术人员还负责直播和记录场景的视听设备。至少应有一名促进者具有促进和复盘的经验和技能，保障学习者在模拟活动和复盘之间的连续性过渡。

##### 理论和教育实践

社会建构主义和社会物质（复杂性）理论影响情景设计（Ericsson，2015；Fenwick & Dahlgren，2015）。该场景的目的是模拟管理在医院病房环境中严重恶化病人时物理治疗实践的复杂性。复杂的情景促使学习者使用他们的既有知识和临床技能，加上批判性思维和临床决策技能，以提供无意识偏见的最佳病人管理。因此，学习以社会实际为基础，通过情景和复盘过程中与他人的互动而构建知识。

该方案建立在之前的心肺物理治疗及急性疾病管理知识和技能的基础上，这些知识和技能已包含在整个预注册的物理治疗课程中。相关的前期学习资源通过虚拟学习环境（如 Moodle 平台）来提供，这其中包括讲座、学习任务和技能视频。翻转课堂为学习者提供了获取资源的途径，以发展必备知识和技能（McGaghie，2015b）。促进者在情景和复盘过程中提供脚手架，通过提供不同程度的支持来帮助学习者达到更高水平的理解和技能习得，这是他们在没有帮助的情况下可能无法实现的。通过作为旁观者给学习者提供特定任务去承担来促进替代性学习（O'Regan et al.，2016）。

#### 干预部分

##### 学习设计特点

该方案旨在从以下方面支持学习者（学生物理治疗师）：

- 展示对病情严重恶化的内科住院病人进行安全有效的评估和管理；
- 展示进行选择、计划、证明和评估不复杂的、可预测的心肺病理病人分级和治疗的临床推理和解决问题的技能；
- 批判性地讨论在病人管理过程中可能出现的无意识偏见。

该场景旨在增强而不是取代临床实践。

**设计、仿真度、现实性、真实性和线索**

教学媒介包括高仿真模拟（设备、环境和心理）、位于医院的模拟室的床旁计算机化的病人模拟器（模拟人）。沉浸式临床模拟（模式）用于复制两个住院病人（托尼·约翰逊先生或约翰·弗莱明先生）病情极具恶化的情况。教学方法包括在情景和复盘中的引导式学习。通过使用逼真的模拟设备（设备和环境）和场景设计来复制临床情况的复杂性，达到高度的仿真度。

模拟人软件包中预先编程了诊疗线索，提供对干预的真实生理反应。在方案设计模板和病人角色概要中概述了人际线索（口头提示）。模拟应提供口头、视觉的病人监视显示器和书面提示，这使学习者能够区分不同情况，并在模拟场景中展开时提示预期后果（例如，对适当的物理治疗干预作出反应，使生理状态正常）。房间气味和模拟人清洁程度的差异，以及模拟病人约翰逊先生身上的纹身，都是为了在场景中激发学习者潜在的无意识偏见。

**方案设计模板**

方案设计模板包含具体要求的详细信息，包括设备清单、环境设计图、操作要求、方案进展信息、模拟人编程信息和复盘要求。还制定了一个病人档案，其中包含在模拟场景中给学习者的特定信息 / 线索。

## 事先介绍和复盘

### 事先介绍

在 3 小时的课程中，所有 16 名学习者以四人一组的形式和促进者一起工作。每组学生在两个场景中参与任意一个（约翰逊先生或弗莱明先生）。分配小组成员角色：两名观察员（一人绘制场景的概念图，一人完成与临床和非临床技能有关的观察清单）和两名场景中的积极参与者（学生物理治疗师）。促进者在会议开始时向所有小组提供事先介绍信息（10 分钟）。每组模拟活动（场景）轮转大约 20 分钟，然后所有学习者在促进者引导下参加一个 1 小时的活动后小组复盘。

注：如果会议由四名学生一组进行（例如临床实习），时间可以修改如下：5 ～ 10 分钟事先介绍，20 分钟模拟活动和 20 分钟复盘。

### 事先介绍内容概要

- 托尼·约翰逊先生：福斯特护士担心约翰逊先生出现了肺部感染，建议他进行呼吸物理治疗评估。可用的病史非常有限。在过去的几天里，他感到疲倦，呼吸越来越急促，并咳深绿色痰。今天凌晨突然病情恶化，收入急诊科。入院时，他持有一罐打开了的酒，处于中度醉酒状态。他的随身物品包括一个睡袋和一个装衣服的小背包，这些衣服很脏，闻起来有尿、尼古丁和酒精的味道。

- 约翰·弗莱明先生：福斯特护士认为弗莱明先生有肺部感染，建议他进行呼吸物理治疗评估。可用的病史非常有限。病人无法主动提供病史，由其女儿在入院时提供信息。弗莱明先生今年 69 岁，患有慢性阻塞性肺疾病（COPD）。在过去的几天里，他感到疲倦，呼吸越来越急促，并咳深绿色痰。今晨早些时候，他的病情突然恶化，被从家里送到急诊科。

### 模拟活动

设置两个模拟室，模拟医院单人床病房的设备和环境。在房间的手推车上提供了急性病管理消耗品套装。每个房间的模拟人根据病人角色简介信息进行着装：

- 约翰逊躺在床上，穿着脏衣服，两只胳膊上都有纹身。床边放着一袋衣服和一个睡袋。约翰逊先生的所有衣服都有尼古丁、尿味和酒精味。

- 弗莱明先生穿着干净的衣服，房间里弥漫着男士须后水的气味。

虽然病人的角色概况有不同的个人信息，但呈现的生理体征和症状是相同的。

一名促进者在整个场景中提供支持 / 帮助和线索，另一名促进者 / 技术人员位于控制室，操作模拟人软件，通过模拟人向学习者提供口头回应，并操作视听设备。

每组的观察员完成观察和概念图。这既可以在模拟环境中通过观察窗口观察，也可以通过观看场景直播来进行。

### 复盘

在最后一组完成模拟训练后立即安排时长为 1 小时的促进者指导的复盘活动。促进者整合来自积极参与者和观察者的反馈（包括完整的观察清单信息和概念图）来探索如何达到学习目标。SHARP 汇报工具可以用于提供结构化的复盘（Ahmed et al., 2013）。概念图可用于说明在评估和管理两个病人（弗莱明先生和约翰逊先生）方面的异同。双方商定一项行动计划，该计划与为促进临床实践而在未来进行的改进有关（尤其此场景中突出将潜在无意识偏见的影响降至最低）。

### 关联的学习活动

提供具体的关联学习活动，以增强和巩固场景和整体模块的学习效果。包括：

- 书面活动，指导学习者制定问题清单和循证管理计划；
- 开展工作坊，巩固心肺物理治疗核心临床技能，为即将到来的临床实习做好准备；
- 用有关无意识偏见的学习资源来补充复盘讨论。

当生成模拟活动的视频记录时，允许通过虚拟学习环境向小组提供副本。这为进一步反思提供机会，学习者可以将其纳入他们的电子或网络档案袋中。

注：如果模拟活动是在临床场所进行的，也同样可以提供这些类似的支持活动。

### 评价 / 研究部分

#### 结果

在学期结束时，通过 40 分钟的口头临床推理和实践考试来评价整体学习结果。学习者需要演示与病人案例研究相关的物理治疗实践的三个方面，然后根据所提供的物理治疗管理进行口头临床推理讨论。模块评价设计允许学习者：

- 证明他们有能力将心肺系统的结构和功能与所选复杂心肺疾病的病理和临床特征联系起来；
- 计划、批判性地讨论和解释评估患有所选复杂心肺疾病病人的治疗和康复方法；
- 安全准确地展示针对所选病例的物理治疗评估和管理技术；
- 在专业行为规则的范围内实践，并使用适当的术语清晰、连贯地沟通。

### 经济评估

用 TRAC 方法计算出这一时长为 3 小时课程的设计、试验和讲授费用，详见表 13.1。

来源：版权归 Manchester Metropolitan University，2017. 作者为 Suzanne Gough

## 案例研究 13.2 基于模拟病人场景的案例，使用 NHET–Sim 框架促进以病人为中心的沟通技能和临床判断

病人因剧烈疼痛被送到急诊室。医学生要评估病人并作出鉴别诊断。病人患有肾结石。应为医学生提供以下支持：

- 与疼痛的病人有效沟通；
- 从病人处获取相关医疗信息；
- 实践临床决策。

## 准备

### 导师

- 确保培训内容符合当前阶段的课程（以病人为中心的交流和临床判断）。
- 开发场景，包括设计学生任务和模拟病人角色。
- 为学生准备基本材料，并发给学生。
- 确定或制定观察学生的指南。
- 预定房间和确保进行视频辅助复盘的设备正常使用。
- 确定反馈／复盘计划。
- 准备学生反思活动。
- 准备导师、学生和模拟病人的评估表。
- 确保预定模拟病人并进行角色塑造和反馈培训。
- 如果模拟病人是一个新角色，可以和模拟病人一起排练，考量对于学习者的复杂程度。

### 学生

- 完成基本书面任务。

  - 你对和模拟病人的交谈感觉如何？
  - 你认为在以病人为中心的交谈中应该注意哪些技巧？（列出 3 条。）
  - 你希望导师观察什么具体事项并给予反馈？简要概述。
  - 你希望模拟病人观察什么具体事项并给予反馈？简要概述。

- 回顾以病人为中心的交谈技巧。
- 回顾对病人疼痛体验的评估问题。

### 模拟病人

- 理解模拟病人的角色，参加角色塑造和反馈的培训以及排练。

  - 你叫里昂·沃尔什，是一个 54 岁的男人，已婚，有三个孩子，从事快递司机工作。今天你经历了最严重的疼痛。你本来身体健康，但 6 小时前，在左腰部出现剧痛，疼痛已经蔓延到腹股沟。有一段时间你疼得在地上打滚，似乎没有缓解。疼痛剧烈以至于你都喊出来了。花了半个小时才缓和下来。在疼痛缓解之后，你会感到筋疲力尽。疼痛时排玫瑰色尿。你没有血栓，但你既往有同样的经历。1 小时前你来医院的时候疼痛就缓解了。你很担心这是癌症。你总是担心会得癌症。你不知道还有什么能引起这种疼痛。你没有其他症状，过去小便没有问题。事实上，你身体一直很健康。你以前从来没有这么疼过。如果被问起，疼痛评分是 10 分（最高 10 分）！你希望在急诊科接受检查，也会完成测试。你可以放心地与医学生交谈，并期待医生的评估。

- 在形成性评价中回顾 SP 的职责。


## 事先介绍

### 教师／导师

- 导师将与 4 名学生一起工作，在 3 小时的课程中，每个学生将问诊不同的病人。
- 每轮约为 30 分钟：10 分钟事先介绍，10 分钟模拟活动，10 分钟复盘／反馈。
- 与模拟病人会面，确保他们明确自己的角色。
- 确保导师能够捕捉和回放视频和音频。
- 告知导师他们在向学生介绍情况时的角色。

**学生**

- 导师迎接学生。导师分享学习目标；回顾访谈学生的基本活动；询问以往的模拟经验，评估病人的疼痛和以病人为中心的沟通技巧；分享观察指南；提供时间；引导反思活动；并检查问题。
- 任务：利昂·沃尔什先生（54岁）来到急诊科，正在描述着严重的腹痛。请对他进行评估并做出鉴别诊断。

**模拟病人**

- 检查模拟病人知晓其在扮演和反馈中扮演的角色。
- 检查模拟病人知晓上述后勤规划。
- 导师与模拟病人分享学生的学习目标。
- 检查是否还有其他问题。

**模拟活动**

- 模拟病人坐在诊疗室。
- 观察者在适当位置就座。
- 开始视频记录。
- 注明时间。

**反馈和（或）复盘**

- 导师使用以下模板，但也灵活对学生和SP应答。
  - 询问学生：简单描述一下你在问诊中的感受。（应该鼓励学生简单地说出他们所经历的情绪，而不是这些情绪的理由或想法。这个问题的目的是提高学生对情感和行为之间联系的认识。）你能描述一下这个以病人为中心的访谈很有效的两个方面吗？疼痛评估呢？
  - 对SP：你能找出学生使用的两种有效的沟通技巧吗？
  - 对学生观察员：根据观察指南，你能找出同学使用的两种有效的沟通技巧吗？
  - 导师会对他们观察到的表现良好的技能提供具体的反馈。
  - 整个过程重复进行，这一次更关注可以改进的地方。
  - 其中一名学生总结所有讨论过的内容，并标记反思活动。
- 以录像协助进行复盘，以促进复盘。
  - 选择2～3个30～45秒的短片，说明学习目标的实现情况和发展领域；用于促进讨论。

**反思**

- 学生根据自己的经历完成书面反思。
  - 在模拟和复盘过程中，你学到了什么以病人为中心的沟通技巧和临床判断？
  - 这与你之前的经历有哪些相似和不同之处？
  - 你将如何保持你擅长的技能？
  - 你需要哪些知识来更好地处理这种情况？
  - 你需要什么技能来更好地处理这种情况？
  - 你将如何获得这些知识和技能？

**评价**

- 学生、教师和导师要完成一份评价表，评价学习目标达成度，以及在实现目标的过程中每个模拟阶段的作用。

---

### 实用技巧

我们为模拟练习提供以下实用技巧。然而，更深入地反思关于学与教的价值观也很重要。

- 获得最佳学习结果的关键是详细的计划 / 准备。
- 与学习者建立积极地信任，尤其是在事先介绍期间。
- 为学习者创造安全的学习环境，而不是假定安全。这主要发生在事先介绍期间，然后在模拟和反馈 / 复盘期间。
- 明确学习目标。
- 设计模拟活动时要牢记目标，避免干扰项，除非这是目标之一！
- SBE 的内容与其他类型的学习活动相匹配。
- 选择适合目的的模拟模式；也就是说，选择可以最好地支持学习者达到学习目标的模拟器。
- 选择优化学习的模拟场景（例如在临床环境中），平衡便利性和临床服务需求。
- 使用模拟框架以免遗漏。
- 对于基于场景的模拟，在第一次使用场景之前，至少要进行一次预演。
- 在模拟教学和临床实践中，为学习者提供重复学习（或关联的学习活动）的机会。
- 确保学习者的表现得到反馈。
- 鼓励学习者反思他们的经历，并计划如何在实践中使用所学知识。
- 在所有的 SBE 中建立评价策略，以建立一个质量改进的过程——该策略可以很简单。
- 审查模拟实践的标准，并咨询模拟教育专家。

---

# 总结

模拟教学是一种令人兴奋的教育方法，在医学教育中有着巨大的现实意义。模拟实践的许多方面都与临床背景下的学习和教学产生了共鸣。两种场景之间的一个关键区别是，模拟教学真正以学习者为中心。然而，在临床环境中，病人必须始终处于医疗过程的中心，因此，真正以学习者为中心是不可能的。在模拟教学中可以通过调整学习活动以满足学习者的需求，这在临床环境中更难实现。本章提供的框架为结合模拟及真实环境中的学习和教学提供了基础。模拟的特点，特别是复盘中的关键实践、模拟活动中的观察者角色、反馈 / 复盘和反思，都与支持临床环境中的学习有关。学习交流在 SBE 中对学习者产生深远的影响。它的许多原则在临床环境中可能同样有效。

## 参考文献

Ahmed, M., et al. (2012). Identifying best practice guidelines for debriefing in surgery: A tri-continental study. *The American Journal of Surgery*, 203, 523–529.

Ahmed, M., et al. (2013). Operation debrief: A SHARP improvement in performance feedback in the operating room. *Annals of Surgery*, 258(6), 958–963.

Alexander, M., et al. (2015). NCSBN simulation guidelines for prelicensure nursing programs. *Journal of Nursing Regulation*, 6(3), 39–42.

Arora, S., et al. (2012). Objective structured assessment of debriefing (OSAD): Bringing science to the art of debriefing in surgery. *Annals of Surgery*, 256(6), 982–988.

Battista, A., & Nestel, D. (in press). Simulation in medical education. In T. Swanwick (Ed.), *Understanding medical education*. Brisbane: Wiley.

Black, B., & Marcoux, B. (2002). Feasibility of using standardized patients in a physical therapist education program: A pilot study. *Journal of Physical Therapy*, *16*(2), 49–56.

Blackstock, F. C., et al. (2013). Simulation can contribute part of a cardiorespiratory physiotherapy clinical education. *Simulation in Healthcare*, *8*, 32–42.

Bland, A., Topping, A., & Torbell, J. (2014). Time to unravel the conceptual confusion of authenticity and fidelity and their contribution to learning within simulation-based nurse education. A discussion paper. *Nurse Education Today*, *34*(7), 1112–1118.

Burton, J. K., Moore, D. M., & Magliaro, S. G. (1996). Behaviorism and instructional technology. In D. H. Jonassen (Ed.), *Handbook of research for educational communications and technology*. New York: Macmillan.

Cheng, A., et al. (2016). Reporting guidelines for health care simulation research: Extensions to the CONSORT and STROBE statements. *Advances in Simulation*, *11*(1), 238–248.

Chiniara, G., et al. (2013). Simulation in healthcare: A taxonomy and a conceptual framework for instructional design and media selection. *Medical Teacher*, *35*(8), 1380–1395.

Department of Health UK (2011). *A framework for technology enhanced learning*. London: Department of Health.

Dieckmann, P. (Ed.), (2009). *Using simulations for education, training and research*. Lengerich, MI: PABST.

Donaldson, L. (2009). *150 years of the chief medical officer's annual report 2008*. London: Department of Health.

Emmerich, N., Gormley, G., & McCullough, M. (2018). Ethics of healthcare simulation. In D. Nestel, et al. (Eds.), *Healthcare simulation education: Evidence, theory and practice* (pp. 121–126). Chichester, West Sussex: John Wiley & Sons.

Eppich, W., & Cheng, A. (2015). Promoting excellence and reflective learning in simulation (PEARLS): Development and rationale for a blended approach to health care simulation debriefing. *Simulation in Healthcare*, *10*(2).

Ericsson, K. A. (2015). Acquisition and maintenance of medical expertise: A perspective from the expert-performance approach with deliberate practice. *Academic Medicine*, *90*(11), 1471–1486.

Fenwick, T., & Dahlgren, M. A. (2015). Towards socio-material approaches in simulation-based education: Lessons from complexity theory. *Medical Education*, *49*(4), 359–367.

Gaba, D. M. (2004). The future vision of simulation in health care. *Quality & Safety in Health Care*, *13*(Suppl. 1), i2–i10.

Gough, S. (2018). Optimizing learning in simulation-based education using video reflexivity. In D. Nestel, et al. (Eds.), *Healthcare simulation education: Evidence, theory and practice* (pp. 171–180). Chichester, West Sussex: John Wiley & Sons.

Gough, S., Yohannes, A. M., & Murray, J. (2016). Using video-reflexive ethnography and simulation-based education to explore patient management and error recognition by pre-registration physiotherapists. *Advances in Simulation*, *1*(1), 1–16.

Gould, J. (2009). *Learning theory ad classroom practice in lifelong learning sector*. Tavistock: Learning Matters.

Grant, J. S., et al. (2010). Using video-facilitated feedback to improve student performance following high-fidelity simulation. *Clinical Simulation in Nursing*, *6*(5), e177–e184.

Hayden, J., et al. (2014). The NCSBN national simulation study: A longitudinal, randomized, controlled study replacing clinical hours with simulation in prelicensure. *Nursing Education*, *5*(Suppl. 2), S1–S64.

INACSL. (2016a). Standards of Best Practice: SimulationSM facilitation. *Clinical Simulation in Nursing*, *12*, S16–S20.

INACSL. (2016b). Standards of Best Practice: SimulationSM outcomes and objectives. *Clinical Simulation in Nursing*, *12*, S13–S15.

INACSL. (2016c). Standards of Best Practice: SimulationSM simulation glossary. *Clinical Simulation in Nursing*, *12*, S39–S47.

INACSL. (2016d). Standards of Best Practice: SimulationSM debriefing. *Clinical Simulation in Nursing*, *12*, S21–S25.

Inventures (2010). *NHS simulation provision and use study summary report*. (Version 23). London: Department of Health.

Jaye, P., Thomas, L., & Reedy, G. (2015). 'The diamond': a structure for simulation debrief. *The Clinical Teacher*, *12*, 171–175.

Kernick, D. P. (2003). Introduction to health economics for the medical practitioner. *Postgraduate Medical Journal*, *79*(92), 147–150.

Kneebone, R., et al. (2010). Distributed simulation – accessible immersive training. *Medical Teacher*, *32*(1), 65–70.

Kneebone, R. L., et al. (2004). Simulation and clinical practice: Strengthening the relationship. *Medical Education*, *38*(10), 1095–1102.

Kolbe, M., et al. (2013). TeamGAINS: A tool for structured debriefings for simulation-based team trainings. *BMJ Quality & Safety*, *22*(7), 541.

Krogh, K., Bearman, M., & Nestel, D. (2015). Expert practice of video-assisted debriefing: An Australian qualitative study. *Clinical Simulation in Nursing*, *11*(3), 180–187.

Krogh, K., Bearman, M., & Nestel, D. (2016). 'Thinking on your feet'—a qualitative study of debriefing practice. *Advances in Simulation*, *1*(12), doi:10.1186/s41077-016-0011-4.

Lin, Y., Cheng, A., Hecker, K., et al. (2018). Implementing economic evaluation in simulation-based medical education: Challenges and opportunities. *Medical Education*, *52*(2), 150–160.

Lopreiato, J. O. (2016). *Healthcare simulation dictionary*. AHRQ Publication No. 16(17)-0043. Rockville, MD: Agency for Healthcare Research and

Quality.

Maloney, S., & Haines, T. (2016). Issues of cost-benefit and cost-effectiveness for simulation in health professions education. *Advances in Simulation*, 1(13).

McGaghie, W. C. (2015a). Mastery learning: It is time for medical education to join the 21st century. *Academic Medicine*, 90(11), 1438–1441.

McGaghie, W. C. (2015b). When I say … mastery learning. *Medical Education*, 49(6), 558–559.

McGaghie, W. C., et al. (2010). A critical review of simulation-based medical education research: 2003–2009. *Medical Education*, 44(1), 50–63.

Nestel, D., Brazil, V., & Hay, M. (2018). You can't put a value on that … Or can you? Economic evaluation in simulation-based medical education. *Medical Education*, 52(2), 139–147.

Nestel, D., & Gough, S. (2018). Designing simulation-based learning activities. In D. Nestel, et al. (Eds.), *Healthcare simulation education: Evidence, theory and practice* (pp. 135–142). Chichester, West Sussex: John Wiley & Sons.

Nestel, D., Roche, J., & Battista, A. (2017). Creating a quality improvement culture in standardized/simulated patient methodology: The role of professional societies. *Advances in Simulation*, 2(18).

Nestel, D., Sanko, J., & McNaughton, N. (2018). Simulated participant methodologies: maintaining humanism in practice. In D. Nestel, et al. (Eds.), *Healthcare simulation education: Evidence, theory and practice* (pp. 45–53). Chichester, West Sussex: John Wiley & Sons.

O'Regan, S., et al. (2016). Observer roles that optimise learning in healthcare simulation education: A systematic review. *Advances in Simulation*, 1(1), 4.

Pendleton, D., et al. (1998). *The consultation: An approach to learning and teaching*. New York: Oxford University Press.

Phrampus, P., & O'Donnell, J. M. (2013). Debriefing using a structured and supported approach. In A. Levine, et al. (Eds.), *The comprehensive textbook of healthcare simulation* (pp. 73–84). New York: Springer Science & Business Media.

Posner, G., Clark, M. D., & Grant, V. (2017). Simulation in the clinical setting: Towards a standard lexicon. *Advances in Simulation*, 2(15).

Reedy, G. (2015). Using cognitive load theory to inform simulation design and practice. *Clinical Simulation in Nursing*, 11, 350–360.

Roehl, A., Reddy, S. L., & Shannon, G. J. (2013). The flipped classroom: An opportunity to engage millennial students through active learning strategies. *Journal of Family and Consumer Sciences*, 105.

Rudolph, J. W., et al. (2006). There's no such thing as 'nonjudgmental' debriefing: A theory and method for debriefing with good judgment. *Simulation in Healthcare*, 1(1), 49–55.

Sawyer, T., et al. (2016). More than one way to debrief: A critical review of healthcare simulation debriefing methods. *Simulation in Healthcare*, 11(3), 209–216.

Schaefer, J. J., et al. (2011). Literature review: Instructional design and pedagogy science in healthcare simulation. *Simulation in Healthcare*, 6(Suppl.), 30–41.

Shoemaker, J. C., Beasley, M., Perkins, R., et al. (2011). A method for providing high-volume interprofessional simulation encounters in physical and occupational therapy education programs. *Journal of Allied Health*, 40(1), 15–21.

Staropoli, P. C., Gregori, N. Z., Junk, A. K., et al. (2017). Surgical simulation training reduces intraoperative cataract surgery complications among residents. *Simulation in Healthcare*, 13(1), 11–15.

The NHET-Sim Monash Team. (2012). *The National Health Education and Training: Simulation (NHET-Sim) Program*. www.monash.edu/medicine/nhet-sim. (Accessed 21 September 2017).

TRAC Development Group. (2015). *TRAC: a guide for senior managers and governing body members*. www.hefce.ac.uk/media/TRAC%20A%20guide%20for%20Senior%20Managers%20and%20Governing%20Body%20members.pdf.

Watson, K., et al. (2012). Can simulation replace part of clinical time? Two parallel randomised controlled trials. *Medical Education*, 46(7), 657–667.

# 第14章

# 为预注册临床学生提供跨专业学习的机会

Fiona Kent and Gillian Nisbet

## 引言

现代的医疗保健模式通常涉及专业的团队，而非单独工作的个体。要在临床团队内部和团队间提供安全、高效和综合的病人照护，专业间的合作相较于某一特定专业的实践更为重要（Frenk et al.，2010）。然而，医疗团队和系统是复杂的，学习者需要跨专业的实践技能来应对这种复杂性（Kuipers et al.，2014）。

传统的医学教育在特定的专业范围内进行。为了确保教育为在团队和复杂系统中工作做好准备，以及能更好地符合卫生系统及其服务人群的需求，人们倡导转变医学教育（Frenk et al.，2010）。澳大利亚的认证机构正在推进跨专业议程，将跨专业学习标准纳入课程要求（Australian Medical Council，2012；Australian Nursing and Midwifery Accreditation Council，2012；Physiotherapy Board of Australia & Physiotherapy Board of New Zealand，2015）。与此同时，病人越来越希望他们的医疗团队协作，并假定他们的健康职业者正在相互沟通，以便提供安全、高效和有效的护理。此外，病人态度的改变，包括对在网上获取医疗信息的兴趣日益增加等，要求医护人员能够培养综合多种观点和优先事项的技能（Cutilli，2010）。临床实习环境为预注册学生提供了许多可以锻炼合作技能的实践机会，并越来越多地通过促进教育干预，最大程度地增加跨专业学习机会。

工作场所的跨专业学习通过提供真实世界的真实性和复杂性吸引预注册学生。利用不同专业同地协作的工作场所进行跨专业学习也是一种合乎逻辑的策略。这种方法可以解决在临床前阶段难以将来自不同专业、不同学校的学生聚集在一起的问题。利用大量病人参与的跨专业机会可以促使学生在当前复杂的医疗模式中考虑病人的观点（Spencer et al.，2000）。重要的是，在教育计划中融入病人的声音，学生便能了解驱动合作实践的原因（Kent et al.，2017）。

本章将在职学结合的情境下讨论跨专业学习（Billett，2001）。尽管在文献中对此存在争议（Billett，2004），但我们发现，从正式和非正式学习的角度来定义工作场所的跨专业学习机会是很有用的。正式和非正式的方法在预注册学生的跨专业学习中均有作用。我们认为正式的跨专业学习方法包括为目标学生群体预先设计、设定好学习效果的结构化活动。正式的项目可能包括专门的跨专业培训病房、以学生为主导的诊所、模拟活动和跨专业学生研讨会。相反，非正式学习是指作为日常工作实践的一部分发生的非结构化的、经验性的和非制度化的学习（Marsick & Volpe，1999；Regehr & Mylopoulos，2008）。

针对正在医疗专业实习的学生，我们扩展了非正式学习的定义，将学生在实习期间与其他专业人员合作开展的日常工作实践也视为非正式学习。例如，物理治疗专业的学生可能需要与职业治疗专业的学生合作，以便使病人安全出院回家，并反思医疗团队内部沟通的重要性。医学生可以观察团队会议中的互动，并关注对病例有贡献的各个专业。言语病理学专业的学生可以通过听护士和病人之间的对话，观察如何通过提问来引出特定的信息。由于类似的互动构成了日常工作实践的一部分，学生们或许意识不到其中的学习（Eraut，2004）。

本章中介绍的非正式跨专业学习方法以 Eraut（2000）提出的非正式学习理论为模型，并为在工作场所进行非正式学习的健康职业者详细说明（Nisbet et al.，2013）。Eraut（2000）将非正式学习分为：

1. 内隐的、无意识的学习：学习活动发生的时候没有意识到它；

2. 反应性学习：学习是显性的，但它几乎是自发地发生在对某一事件的反应中——没有专门为它留出时间；

3. 研讨式学习：留出时间来获取新知识——有意识地将学习获益纳入工作活动中。

表 14.1 为上述每个类别提供了跨专业学习的场景示例。在这个模型中，非正式学习从内隐的、非计划的机会学习［类似于 Freeth 等描述的偶然跨专业学习（Freeth et al.，2005）］，到更有意识地明确关注工作场所的跨专业学习之间存在连续性。因而由内隐转向外显时，学习将变得更加有意识。然而，非正式的机会可能得不到充分利用，因此我们需要探索提高其教育价值的方法。

本章的目标：①概述预注册学生协作实践的学习成果；②描述预注册学生在工作场所的正式的跨专业教育模式，以及由现实主义方法确定有效项目的机制；③描述在工作场所促进非正式学习机会的策略，以及可能支持这种学习的理论。我们明确区分了以教师为中心的学习方法和我们更喜欢的方法——对跨专业学习的促进。

我们将通过一则案例研究来探讨临床医师在工作场所为寻求促进跨专业学习的方法所面临的挑战。在描述完该案例并介绍完背景和理论知识之后，我们将给出可用于一系列临床情境中的明确策略。

表 14.1　Eraut 分类的跨专业学习实例

| 内隐的、无意识的学习 | 反应性学习 | 研讨式学习 |
| --- | --- | --- |
| 在学习发生的时候没有意识到在学习 | 跨专业学习是显性的，但它几乎是自发地发生在对某一事件的反应中。存在一定程度的个人反思，但没有专门留出时间进行计划或复盘 | 特意留出时间来获取新的知识、技能和见解跨专业学习被有意地纳入工作活动中。反思是学习的关键 |

续表

| 内隐的、无意识的学习 | 反应性学习 | 研讨式学习 |
| --- | --- | --- |
| 实例 | | |
| 一名言语病理学的学生旁听病人和一名职业治疗师之间的电话对话 | 在医院病房里，团队成员就一次"差点儿出事"事件进行事后讨论 | 在日常工作中跟随另一位医生。这位临床医生还可以对任务进行解释，并鼓励学生参与活动 |
| 一名实习护士和一名理疗专业的学生在走廊讨论病人情况 | 个人对观察到的不恰当的医患沟通的反应 | 与另一专业的学生的联合会诊，包括事前计划和事后复盘 |
| 药学专业学生向医生指出处方中的药物相互作用。医生感谢了药师，并对病人的用药方案进行了必要的修改 | 参加讨论药物不良反应的小组会议。药师向小组解释可能的原因，指出替代药物，并提出能够减少将来发生同样不良反应的建议 | 在特定的病房或临床环境中评估药物"差点儿出事"的情况 |

**案例研究 14.1**

Jackie 是一家亚急性康复中心的物理治疗师。她喜欢临床教学，一年中的大部分时间都在指导物理治疗的学生。她在临床医学、护理、职业治疗和社会工作领域的同事也经常问她，他们的学生是否可以花些时间观察她在治疗室的工作，以增进他们对物理治疗师工作的理解。Jackie 也很想让其他人了解物理治疗的作用，所以答应了很多相关请求。

Jackie 在访谈中谈到："我倾向于让观察的学生坐在治疗室的一侧，这样他们就可以看到我们几个人工作。如果一个学生看起来特别感兴趣，问我在做什么或者为什么，我会和他们进行对话，但通常学生们只是待上 1 小时左右，然后回到他们自己老师那。我注意到当学生们两人一组时，他们倾向于在体育馆的整个时间段里互相聊天，但我不认为他们在讨论所观察到的东西。我可以更多地参与他们的学习，并向他们解释我正在做的事情，但我已经花了这么多时间教学，如果他们不感兴趣，我不确定这是否值得。最近我一直在思考，在不增加时间的情况下，我能做些什么来更好地利用这些观察时间。"

# 背景：概念、框架和理论

## 概念

有多种术语可用于描述在教育或实践中结合来自不同专业的学习者的活动。在本章中，我们使用了如前所述的以下概念（Freeth et al.，2005；Reeves et al.，2010）。

跨专业学习是指"在两个或多个专业的成员（或学生）之间的互动中产生的学习。这可以是跨专业教育的产物，也可以是在实习环境或教育环境中自发产生的"。（Freeth et al.，2005）

跨专业教育是指"两个或两个以上专业间共同学习、相互学习、相互了解，从而提高合作和护理质量的情况"。（Freeth et al.，2005）

"跨专业团队合作涉及不同的健康和（或）社会专业的工作，他们拥有相同的团队身份，并密切协调、相互依赖、紧密合作，解决问题和提供服务。"（Reeves et al.，2010）

在本章中，我们为学生提供在工作场所跨专业学习的机会，其中包括正式的跨专业教育活动。我们承认学生在不同情境下可能接触到的跨专业实践的差异性，并特意展示了一系列不同的方法。

## 框架

教育活动受益于清晰的学习成果（Biggs，2011），而跨专业胜任力框架的建立对像 Jackie 这样的教育者来说是一个有用的开端。在过去的十年中，人们描述和比较了多个影响广泛的跨专业胜任力框架（Canadian Interprofessional Health Collaborative，2010；Interprofessional Education Collaborative，2016；The Interprofessional Curriculum Renewal Consortium，2014）。一篇文献综述指出关键的跨专业学习成果包括沟通、角色和责任、团队合作精神、道德 / 态度、耐心和学习 / 反思（Thistlethwaite & Moran，2010）。此外，一篇关于多个框架的分析也给出了潜在的毕业生特质的列表（O'Keefe et al.，2017）。

虽然胜任力框架提供了总体指导，但情境因素会影响跨专业学习效果。例如，一个内容宽泛的胜任力框架可以启发学习者理解自己和他人的角色。Jackie 根据她的教学情境为学生设置的目标可以是能够描述出脑卒中康复理疗师的角色，并确定脑卒中病人何时可以从转诊到物理治疗中获益。在任何需要合作实践的地方，都有可能将跨专业学习整合到临床实习中。广泛的临床情境已经搭建起跨专业的工作场所学习活动体系，包括骨科病房（Jakobsen，2016）、儿科（Stewart et al.，2010）、残疾人照护（Anderson et al.，2010）、安全用药（Nagelkerk et al.，2014）、精神卫生（Kinnair，2012）、康复（Fougner & Horntvedt，2011）和老年护理（Kent et al.，2016b）多方面。文献中较少描述非正式学习情境，而这正是我们现行研究的重点。

跨专业学习的评价是课程设计中最不发达的领域。然而，很多学者认为评价和改善学习的关键是临床评价（Imanipour & Jalili，2016；Norcini et al.，2011；Schuwirth & van der Vleuten，2011）。未将跨专业学习活动"纳入"临床情境的评价和（或）不真实的评价任务会打消学生的积极性（Thistlethwaite，2015；Zhao et al.，2015）。一份关于跨专业学习结果评价的国际共识声明（Rogers et al.，2017）提供了一种适用于选择临床环境的有用的评价方法，例如同行评价、基于团队的项目、跨专业学习成果档案袋、反思日志和临床观察。我们建议，特定专业的临床评价工具也可以更好地用于评价跨专业胜任力。例如，其中许多工具已经包含了评价团队合作和以病人为中心的护理方法的内容。在对学生进行这方面评价时，可以采用跨专业的视角。

## 理论

理论可以帮助我们了解学习是如何发生的以及为什么会发生。正式的跨专业教育活动的基础是学习理论和心理学理论（Barr，2013；Clark，2006），特别是成人学习理论、体验式学习和反思性实践（Kent et al.，2017）。尽管这些理论通常是职学结合的重要基础，但我们认为，它们本身不足以解释临床环境中跨专业学习的复杂性。在一项关于研究生工作场所学习的调查中，Nisbet 等（2013）指出，学习理论有助于从个人的角度解释跨专业学习，同时也有助于解释新知识是如何通过与他人的互动产生的。下面将简要介绍这些理论，并将其应用于工作场所的跨专业学习。

社会认知理论（Bandura，1986）认识到学习者个体因素（例如对其他专业的了解、向他人学习的态度以及合作的动机）和环境因素（例如专业老师对于学生参加跨专业学习活动的支持）对学生行为的影响。角色榜样是社会认知理论如何应用于跨专业学习的很好的案例：学生观察其他卫生专业人员以及他们是否相互协作，从观察中得到启示，并做出类似行为。例如，学生听到她的老师不断批评其他专业的人的不恰当转诊后，当面临类似的情况时，可能会采取类似的行为。消极和积极的角色榜样都会对学习产生影响。

转化性学习的观念考验学习者能否批判性地重新审视他们之前持有的观念，并通过交流和反思转变他们的想法（Mezirow，2000）。观点上的重大转变可能需要一种全新的甚至是让人迷失方向的经历。在涉及多个专业、团队和系统的复杂的工作环境中，迷失方向的可能性很大。通过促进反思，学习者有机会能从专业的角度看待情况，转向认识到更全面的医疗保健团队的需要。这种向"跨专业"和更有凝聚力的实践的最终转变可能会更好地符合病人的需求，成为跨专业教育的理想目标（D'Amour & Oandasan，2005）。

建构主义（McInerney & McInerney，2002）认为学习是逐渐创造意义的过程。它认为对学生的指导并非重点，重点应是确定学习方法，鼓励学生通过吸取过去的经验来发展新的理解，并将其应用于未来的情况（Hager & Smith，2004）。社会建构主义（McInerney & McInerney，2002）在学习中融入社会元素，通过与他人的互动进行学习。利用建构主义促进跨专业学习的案例包括要求学生反思他们过去照护病人的经历，与小组中的其他人分享专业知识和（或）反思他们与另一个专业人士接触的经历。

上述理论有助于将个人的学习过程理论化，而社会文化学习理论有助于我们理解支撑跨专业学习的社会连通性。社会文化学习理论认为学习具有参与性、社会性和情境性（Hager，2008；Kaufman & Mann，2010；Morris & Blaney，2013）。学习发生在与他人、环境及其文化的互动中（Garavan & McCarthy，2008）。在复杂的临床工作环境中，临床教育者必须了解促进和阻碍跨专业学习机会的系统、流程和工具（Kent et al.，2016a）。

我们并不主张用一种特定的学习理论来理解工作场所的跨专业学习。相反，个人和集体学习理论的结合可能更有助于我们理解学习过程。上述理论可以辅助我们选择学习活动和方式。这些理论并非支持教师驱动的方法来促进学习，而是支持通过促进跨专业来提高学习效果，这与我们的关注点是一致的，并将在之后继续讨论。

## 正式的跨专业学习机会

目前为预注册学生已提供了多种正式的跨专业教育模式。瑞典已经运行了 20 多年跨专业培训病房，纵向研究表明其对学生的学习产生了积极、持续的效果（Hylin et al.，2007；Jakobsen，2016）。培训病房通常包括 2 周的骨科病房实习，涵盖了医疗、护理、理疗和职业治疗等专业的学生，尽管老年护理和急诊科培训病房模式也有描述（Jakobsen，2016）。培训病房模式旨在将不同专业的学生聚集在一起，在一段较长的时间内为病人提供临床护理。该模式的一个优点是通过参与真实病人照护学习，支持发展自身职业认同感。该模式的一个局限性是它无法提供大规模的跨专业培训机会，因而不能满足多个专业的大量学生群体的需要。

以学生为主导的诊所有利于将社区需要的服务和学生教育结合起来（包括特定专业和跨专业）（Schutte et al.，2015）。在临床医生的指导下，学生们可以自主在能力范围内参与临床咨询，为知情同意的病人提供以学生为主导的护理。学生和教育工作者对参与这些项目持有积极态度（Kent et al.，2014；Schutte et al.，2015）。在设计诊所运营时，需要考虑每个学生的实践范围以及所需要的督导。该模型的优点是针对预防性保健相关的积极的病人结局（Kent et al.，2016c；Schutte et al.，2015）、可以识别新的健康问题和调整用药（Lai et al.，2015）。由于学生为主导诊所很难通过学生咨询产生足够的收入来支付运营成本（Haines et al.，2014），因此其限制在于依赖学生志愿者（Kent & Keating，2015）和财务的可持续性。

基于工作场所开展病例学习及工作坊，可以使学生在临床实习期间集中在一起。跨专业病例的情境可以与工作场所的优先级相匹配。澳大利亚国家标准（澳大利亚卫生保健安全和质量委员会，Australian Commission on Safety and Quality in Health Care，2012）提出了适合跨专业学习的复杂临床领域，如"与消费者合作""用药安全""临床交接班"和"预防跌倒和摔伤"。涉及团队实践的临床失误也为学生病例学习的发展提供了吸引人的基础（Anderson et al.，2009）。我们发现对于预注册学生来说，基于跌倒事件的处理是跨专业工作坊的一个成功实例，它揭示了多种因素的作用以及对于多专业共同参与的需要。病例学习和工作坊的一个好处是便于协调：当工作安排重叠时，可以在几个小时内完成。

对于教育者来说，了解在工作场所实施正式的跨专业教育项目的基础机制是很有用的。现实主义方法试图通过对情境、机制和结果的分析，确定什么方法对哪种对象、在什么情况下以及为什么有效（Pawson et al.，2005）。在一篇关于实习环境正式的跨专业教育的现实主义研究综述中，有意义的跨专业学生间的讨论和反思是促进学生对他人角色和团队合作技能认识的机制（Kent et al.，2017）。除了讨论和反思之外，涉及学生团队与真实病人互动的跨专业教育举措促使学生提高了对病人健康观点的认识，并了解了合作者的作用和学习了团队合作技能。我们认为，无论选择何种教育形式，优先考虑有意义的跨专业讨论和反思应该是临床教育者的目标。

## 非正式的跨专业学习机会

非正式的跨专业学习有可能克服在正式跨专业学习项目中所面临的障碍。首先，不用将学生们安排在同一地点。相反，它利用了学生碰巧同时在一起实习的机会。或者，学生可以与其他专业的工作人员互动，增加他们对其他专业的了解。其次，非正式学习利用了现有的工作场所环境，例如，查房和小组会议确保真实和体验式的学生学习。再次，跨专业学习可以整合到现有的实习课程中，而不是被视为一种"额外课程"。最后，与正式的跨专业学习项目相比，非正式学习所需的教育资源较少，因为它利用了现有的环境和员工资源（Lait et al.，2011）。

然而，如果没有邀请或指导学生，他们可能辨认不出或无法利用非正式的跨专业学习机会。缺少临床教育者对学生去寻找跨专业学习机会的鼓励（Pollard，2009；Zhao et al.，2015）、降低教育者在促进跨专业学习方面的信心和技能（Pollard，2008）和缺乏跨专业实践中的角色榜样等（Murray-Davis et al.，2014；Pollard，2008），都会减少学生利用非正式跨专业学习的机会。学生缺乏对实习期间的跨专业学习机会的认识，以及缺少在实习期间积极寻求跨专业经验的信心（Pollard，2009），也会导致他们错过很多非正式跨专业学习机会。此外，缺少学习评价时，可能降低学生的参与度（Morison et al.，2003）。

根据上述问题，制定了一系列利益相关方知情的跨专业学习活动，供教育工作者和医学生在实习时使用。基于对现有资源的初步浏览（详见本章末的"在线资源"部分）和与潜在最终用户的访谈，该资源包介绍了一种实用且可持续的方法来促进跨专业学习，即将个人活动整合到学生通常的特定专业实习中去。这种方法使得跨专业学习活动与现有的实习学习成果相关联，并通过与同时实习的其他学生互动、对其他专业的工作人员的观察与互动，以及通过自我导向的活动来完成。这些资料可以在悉尼大学的公共网站健康教育与培训（Health Education and Training，HETI）模块获得（见"在线资源"），包括可促进观察其他专业人员工作、团队会议或联合病人会诊后及时进行反思的工作表。

非正式的跨专业学习方法利用了现有的实习环境结构、流程和互动。然而，与其让学生随机学习，不如利用上述资源，通过提供工作表的指导和反思提示来引导学生完成学习活动。鼓励学生通过与其他学生接触来创造学习机会，从而发展非正式社交网络，进而促进学生学习（Garavan & McCarthy，2008）。整个过程应鼓励反思和促进更深层次的学习。就像与正式的跨专业课程一样，教育工作者也应追求通过互动、讨论和反思的机制来促进学习。

# 促进跨专业学习

尽管文献中使用了一系列术语，但我们所说的跨专业促进包括实习环境中进行的任何或所有的下述工作：促进跨专业学习活动、指导其他专业的学生、向个别学生或其他专业的学生群体提供反馈及评估其他专业的学生是否能够提供安全、恰当和高质量的协作性病人照护。跨专业促进也可以在正式的跨专业实习（如学生主导的诊所）或非正式的跨专业学习机会中发挥监督作用。

我们特意使用了"促进者"这个术语，将重点从教育者作为学科专家来教授学生，转移到教育者作为学习过程的推动者，与学生一起工作（Oandasan & Reeves，2005）。然而，对于更喜欢以教师为中心而不是以学生为中心的方法的一些教育者来说，这种方法可能是一种范式转变。对于跨专业的推动者，该角色还关注跨专业实践的协作性质。这在 Freeman 等所阐述的促进者角色中很明显（Freeman et al.，2010）。虽然是基于校园的项目，但所描述的角色与临床环境相关。他们所描述的促进者的角色包括：①促进跨专业学习对团队合作和病人照护的益处；②在不为团队做决定的情况下，确定学习目标的方向和重点；③鼓励互动与协作；④培养良好的跨专业团队合作所需的知识和技能，如相互尊重和灵活协调；⑤提供鼓励和支持（Freeman et al.，2010）。确保实现这些角色任务的关键是提前做好规划（Nisbet et al.，2016），包括会议规划、对于任何可能出现的敏感或有争议的问题的提前考虑及确保能得到关键利益相关方的支持。

虽然医疗从业人员可以从其专业领域参与对学生的临床教育，但不能认为他们的专业知识可以转化为促进跨专业学习所需的技能和信心。有文献报告教育工作者受到这个新角色的挑战和感到准备不足（Bray，2008；Egan-Lee et al.，2011；Reeves & Freeth，2002）。主要包括临床教育工作者在缺乏其他专业知识的情况下，是否具备指导其他专业的能力（Marshall & Gordon，2010）、是否能够管理跨专业学生的群体动力（Anderson et al.，2011），以及是否能够识别和利用"可教学"的跨专业教育机会的能力（Egan-Lee et al.，2011）。学生很快就会意识到促进方法间的差异，例如所提供的支持水平的差异以及所有参与的专业者的能力（Yang & McAllister，2017）。这些可能会影响学生团队的运作和学生满意度（Reeves et al.，2002），并且根据我们的观察，可能会对学生的学习和对跨专业实践的看法产生负面影响。我们从与潜在的跨专业学习促进者的研讨会中获得的经验是，教育工作者在监督非专业学生和评价其他专业学生时，应额外关注病人安全。

## 提高跨专业学习的教育工作者的胜任力

现有的关于跨专业胜任力的出版物中概述了跨专业促进者所需的知识和技能（Freeman et al.，2010；Freeth et al.，2005；Howkins & Bray，2008）。尽管其中许多胜任力反映了一般的小组促进技能，例如反思和回应反馈、管理冲突和团队动态、积极倾听和灵活变通，而跨专业背景增加了额外的维度和细微差别。特别是 Howkins 和 Bray（Howkins & Bray，2008）承认专业和组织间可能存在潜在的权力维度和等级。Reeves 等（2012）也认为：

　　跨专业促进者的一个核心技能是为参与者指出明确的学习时机，这可以使专业之间的传统权力等级浮出水面，然后将参与者转移到共同的基础上——这通常是病人的综合照护计划。（p236）

　　教育者认识到自己的职业身份和个人偏见，以及这些对跨专业促进的影响也很重要（Howkins & Bray，2008）。我们还应增加对自己监督风格的认知，以及了解这种风格是否与跨专业实践相一致。例如，相较于促进者直接告诉学生答案，重视同伴学习、鼓励学生一起解决问题的监督风格更能鼓励合作学习及学生独立于促进者（Nicol & Forman，2014）。在这个过程中，学生学习信任和尊重跨专业同伴的知识和能力，并学会互相寻求信息。此外，允许学生解释他们的临床推理和回答来自其他专业的问题，可以加强学生的专业知识和能力（Chipchase et al.，2012）。学生需要明确理解相关概念，考虑接收者的知识水平，然后解释相关的、定位在适当水平的、没有专业术语且能传递预期要传递的信息。我们认为，这是一个迭代的过程，随着学生参与的增加而不断发展。从我们的经验来看，解释个人的想法和回答问题不仅可以帮助学生欣赏自己独特的专业技能，而且也证明了他们确实有助于对其他专业人士的理解。

　　跨专业促进者需要具备跨专业情境的教学经验（Nicol & Forman，2014；Reeves et al.，2007）和对跨专业价值的承诺（Freeth et al.，2005）。由于消极的角色示范不利于提升跨专业学习效果（Nisbet et al.，2008），跨专业促进者还需要建立跨专业行为的角色榜样，如尊重其他专业、解决专业间冲突以及具备在病人照护时与他人合作的能力（Freeth et al.，2005；Oandasan & Reeves，2005）。同样，跨专业促进者需要了解各种专业角色，以及他们如何为照护团队做出贡献（Chipchase et al.，2012）。然而，这并不意味着促进者需要深入了解其他专业。相反，跨专业促进者需要了解其他专业可以提供什么服务和技能、什么时候可能适合让其他专业参与，以及不同专业的专业知识如何结合起来以提供综合的病人照护。

### 案例研究 14.1（续）　解决方案

　　Jackie 和她的临床团队已经接受了关于如何使用多种促进学生积极参与跨专业活动的资源的指导。他们建立了一种让学生观察其他工作人员的团队方法。在各相关方都方便的情况下，通过 Jackie 的指导，物理治疗专业的学生可以去观摩其他专业人员的工作，也有其他专业的学生来观摩 Jackie 工作。在理想情况下，学生应该了解正在观摩的病人，并获得病人知情同意。整个过程包括以下几方面：

- 临床教育者为学生提供明确的学习结果，指导观摩过程的重点。
- 在观摩之前，向学生提供一份带有提示问题的工作表，例如："物理治疗师对病人做了何种操作？""这次观摩对你提供病人照护有什么帮助？"或"通过这次观摩，你发现了什么你之前没有意识到的问题？"
- 当多个专业的学生在观摩咨询时，应鼓励他们互动：虽然他们可能不会讨论直接观察到的内容，但通过这些更加非正式的互动产生的社交过程有助于打破专业界限。
- 在观摩活动结束时，应鼓励并邀请被观摩的专业人员提出问题。例如 Jackie 可以问："同学们理解在理疗中想达到什么目的吗？"或"你们觉得我为什么把重点放在了……"
- 鼓励学生在观摩活动结束时向病人提问。Jackie 可以问："关于这次治疗，你有什么想问病人的吗？"
- 最后，临床教育工作者通过对感兴趣的学习结果的体验，促进学生反思，从而完成对每个观摩环节的追踪。结合学习结果与最初的提示问题是很有用的。

**实用技巧**

根据现有的促进跨专业学习的文献和我们自己的经验，我们提供了一套的实用技巧，帮助教育工作者在实习环境中促进跨专业学习（表 14.2）。我们特意将重点放在促进单一职业学生群体学习的不同之处。我们借鉴 Carlson 等报道的他们在瑞典医院训练病房中关于促进跨专业学习的经验来提供实用技巧（Carlson et al.，2011）。我们借鉴了 Howkins 和 Bray 在他们以跨专业教学的准备为主题的书中的促进跨专业教育计划（Howkins & Bray，2008）。此外，还有一些协助跨专业促进者的资源，例如多伦多大学的促进跨专业学习资源（详见本章末的"在线资源"部分）、达尔豪斯大学关于加强学生学习经验的指导（Godden-Webster & Murphy，2014）和阿尔伯塔省健康服务厅为监督者、工作人员与学生提供的跨专业学习指导（见"在线资源"）。

表 14.2 促进跨专业学习的实用技巧

| 促进跨专业学习的组成部分 | 跨专业学习的不同之处 |
| --- | --- |
| 初始准备 | 了解学生们的专业背景和之前的跨专业学习经验（Howkins & Bray，2008） |
| 创造安全的学习环境 | 确立尊重和重视他人专业意见的基本原则（Lie et al.，2016） |
| | 鼓励所有专业的学生参与——意识到特定的专业可能在特定的时间发挥更大的作用，以及有些学生可能天生就比其他人安静 |
| | 欢迎不同意见——鼓励以尊重为基础的辩论。挑战表达的观点而不是表达观点的人或专业（Howkins & Bray，2008） |
| | 避免使用专业术语——如果使用，则需要进行必要的解释（Howkins & Bray，2008） |
| | 要支持所有的学生，而不仅是本专业学生（Carlson et al.，2011） |
| 专业等级壁垒 | 关注病人需求以指导决策（Carlson et al.，2011；Orchard et al.，2017） |
| | 让每个专业领域的知识和技能都可见（Carlson et al.，2011） |
| | 讨论专业角色和实践范围之间重叠的领域 |
| | 病案管理中保持领导者轮换（Lie et al.，2016） |
| | 探索其他专业群体的刻板印象（Egan-Lee et al.，2011） |
| 作为跨专业学习促进者的自我认知 | 保持职业中立——避免职业偏见（Freeman et al.，2010） |
| | 保持开放的心态——避免对个人、群体或特定专业做出假设（Howkins & Bray，2008） |
| | 认可并借鉴其他专业人士的经验（而不仅仅是自己的经验）（Howkins & Bray，2008；Orchard et al.，2017） |
| | 反思和评价自己的跨专业促进技能——例如，完成"跨专业促进量表"（Carlson et al.，2011；Sargeant et al.，2010） |

续表

| 促进跨专业学习的组成部分 | 跨专业学习的不同之处 |
| --- | --- |
| 互动和反思性学习 | 引入同伴学习——这可能对一些专业来说是陌生的，但对另一些专业来说却是常规工作（Carlson et al.，2011） |
| | 问一些开放性、探索性的问题（例如"Jones 女士最担心什么？我们怎样能最好地缓解她的担忧？"或"谁最适合领导团队？"） |
| | 提出诱导性的问题来激发讨论（例如"你指出护士和医生在会议上说话最多。确实如此吗？为什么 / 为什么不？"或"谁在领导这次团队会议？"） |
| | 你不必成为一个内容方面的专家——要利用小组内学生的专业知识 |
| | 共同促进角色榜样合作（并协助新手促进者）（Anderson et al.，2011；Egan-Lee et al.，2011；Lie et al.，2016） |
| | 应包括团队反思模块——既包括对跨专业会议内容的反思，也有对跨专业团队流程的反思（Lie et al.，2016） |

# 指导、评价与研究

发展经验性理论为了解在工作场所发生何种跨专业学习提供了理论基础，这方面研究需要进一步加强。对学生了解他人的角色和一些团队合作技能来说，跨专业讨论和反思机制非常重要；但是，还需要进一步探索学生从特定专业的视角转变为跨专业视角的过程（D'Amour & Oandasan，2005）。根据我们的经验，这种范式转变无法通过注册实习实现。

目前开展了针对正式的跨专业的实习环境模型的评价，针对非正式的则还没有。国家跨专业实践和教育中心（2013）开发和整合了针对学习者、团队或组织的多种评价工具。尽管广泛采用了自我评价工具，但这些工具评价学生学习能力的有效性仍存在争议（Colthart et al.，2008）。最常采用的评价工具是跨专业学习的准备程度量表，用来衡量学生对分享式学习的态度（Parsell & Bligh，1999）。然而，自我评价除了存在局限性之外，由于学生们对跨专业学习的需求和接受度增加，从而拉高了基线分数，它不太可能像 10 年前的研究那样具有相关性（McFadyen et al.，2010）。还有必要从对态度和胜任力的自我评价，转向对知识、技能和行为的更客观的评价，例如最近开发出来的 ITOFT 工具（The iTOFT Consortium，2015）就是为学生设计以收集他们团队表现反馈的工具。可用监测其随时间的变化来衡量学生学习的指标。

还需要进一步的研究来更好地理解非正式互动的学习效果。不幸的是，最近的研究表明，如果不加以促进，实际上，一些专业群体间（如医科学生和职业治疗或物理治疗学生）在临床实习时的互动很少（Rees et al.，出版中）。Pollard（2008）研究学生的跨专业学习经验，并提出了一些学生无法区分实习环境中观察到的跨专业行为是否恰当的顾虑。其他研究则阐述了学习深度的差异，语言病理学专业学生指出通过非正式的跨专业互动，提高了知识和技能（Zhao et al.，2015）。迄今为止，只有跟随式学习表明对非正式学习有积极影响（Fougner & Horntvedt，2011；Jain et al.，2012；Wright et al.，2012）。然而，在临床情境中对跨专业学习评价时，除了评价学生学习，还应评价学生的跨专业活动对提供服务和病人照护的影响。例如，在以学生主导的跨专业呼吸诊所中，能否让更多的病人得到及时治疗？与采用单一专业的照护方法相比，能否更加满足病人的个人需求？病人的满意度怎样？通过评价类似这些问题，以解释跨专业学习对实习环境产生的广泛影响。这种评价将促进急需的成本效益评估，以证明将劳动密集且相对昂贵的跨专业活动纳入健康专业项目中是合理的（Haines et al.，2014）。

虽然已经分散地实施和评价了多种跨专业学习模型，但在不同实习环境之间的差异反映出教育者在最有效和高效的方法上仍缺乏共识。此外，尽管需要满足认证要求，但在教育研究能够在预注册阶段的跨专业学习和协作劳动的发展之间建立明确的联系之前，在实习环境广泛采用这类活动的动机很低下。目前需要建立针对全课程和纵向的跨专业项目评价方法。

# 总结

为了满足病人和系统需求，大学和临床教育工作者正在努力进行教育改革。这一改革要求为学生提供跨专业学习机会，让学生在实习环境中能与非自己专业的医疗职业者互动。但是，改革有时是一个缓慢的过程，在建立最佳实践模式之前，正式和非正式的跨专业学习机会都会产生作用。教育工作者面临的挑战仍然是确保所有学生在毕业时对临床团队有一定认识，能认识到团队中的角色，有效地跨团队沟通，有效合作。一旦指明了多种机会的存在，临床医生和学生都有潜力在临床实习中开展跨专业互动。正式和非正式的学习机会依赖于临床医生促进这些机会的投入和技能。

# 在线资源

阿尔伯塔省健康服务厅。为监督者、工作人员与学生提供的跨专业学习指导：www.albertahealthservices.ca

健康教育和培训研究所（Health Education and Training Institute，HETI）。实习情境下的跨专业学习——文献综述：www.heti.nsw.gov.au/Resources-Library/Interprofessional-Learning-Resource-for-Placement-Settings/

悉尼大学。实习工作中的跨专业学习：health-ipl.sydney.edu.au/

多伦多大学。促进跨专业学习：www.ipe.utoronto.ca/tools-resources/tools-toolkits

# 参考文献

Anderson, E., Smith, R., & Thorpe, L. (2010). Learning from lives together: Medical and social work students' experiences of learning from people with disabilities in the community. *Health and Social Care in the Community*, 18(3), 229–240.

Anderson, E. S., Thorpe, L. N., & Hammick, M. (2011). Interprofessional staff development: Changing attitudes and winning hearts and minds. *Journal of Interprofessional Care*, 25(1), 11–17.

Anderson, E., Thorpe, L., Heney, D., et al. (2009). Medical students benefit from learning about patient safety in an interprofessional team. *Medical Education*, 43(6), 542–552.

Australian Commission on Safety and Quality in Health Care (2012). *National safety and quality health service standards*. Sydney: Commonwealth of Australia.

Australian Medical Council (2012). *Standards for assessment and accreditation of primary medical programs by the Australian Medical Council 2012*. Canberra: Australian Medical Council.

Australian Nursing and Midwifery Accreditation Council (ANMAC) (2012). *Registered nurse accreditation standards*. Canberra: ANMAC.

Bandura, A. (1986). *Social foundations of thought and action. A social cognitive theory*. Englewood Cliffs, NJ: Prentice-Hall.

Barr, H. (2013). Toward a theoretical framework for interprofessional education. *Journal of Interprofessional Care*, 27(1), 4–9.

Biggs, J. B. (2011). *Teaching for quality learning at university:*

*What the student does*. Maidenhead: McGraw-Hill Education.

Billett, S. (2001). Learning through work: Workplace affordances and individual engagement, *Journal of Workplace Learning, 13*(5–6), 209–214.

Billett, S. (2004). Workplace participatory practices: Conceptualising workplaces as learning environments. *Journal of Workplace Learning, 16*(6), 312–324.

Billett, S. R. (2014). Securing intersubjectivity through interprofessional workplace learning experiences. *Journal of Interprofessional Care, 28*(3), 206–211.

Bray, J. M. (2008). Interprofessional facilitation skills and knowledge: Evidence from Delphi research surveys. In E. Howkins & J. Bray (Eds.), *Preparing for interprofessional teaching* (pp. 27–39). Oxford: Radcliffe.

Canadian Interprofessional Health Collaborative (CIHC) (2010). *A national interprofessional competency framework.* Vancouver: CIHC.

Carlson, E., Pilhammar, E., & Wann-Hansson, C. (2011). The team builder: The role of nurses facilitating interprofessional student teams at a Swedish clinical training ward. *Nurse Education in Practice, 11*(5), 309–313.

Chipchase, L., Allen, S., Eley, D., et al. (2012). Interprofessional supervision in an intercultural context: A qualitative study. *Journal of Interprofessional Care, 26*(6), 465–471.

Clark, P. (2006). What would a theory of interprofessional education look like? Some suggestions for developing a theoretical framework for teamwork training. *Journal of Interprofessional Care, 20*(6), 577–589.

Colthart, I., Bagnall, G., Evans, A., et al. (2008). The effectiveness of self-assessment on the identification of learner needs, learner activity, and impact on clinical practice. BEME Guide No. 10. *Medical Teacher, 30*(2), 124–145.

Cutilli, C. C. (2010). Seeking health information: What sources do your patients use? *Orthopaedic Nursing, 29*(3), 214–219.

D'Amour, D., & Oandasan, I. (2005). Interprofessionality as the field of interprofessional practice and interprofessional education: An emerging concept. *Journal of Interprofessional Care, 19*(Suppl. 1), 8–20.

Egan-Lee, E., Baker, L., Tobin, S., et al. (2011). Neophyte facilitator experiences of interprofessional education: implications for faculty development. *Journal of Interprofessional Care, 25*(5), 333–338.

Eraut, M. (2000). Non-formal learning and tacit knowledge in professional work. *British Journal of Educational Psychology, 70*(1), 113–136.

Eraut, M. (2004). Informal learning in the workplace. *Studies in Continuing Education, 26*(2), 247–273.

Fougner, M., & Horntvedt, T. (2011). Students' reflections on shadowing interprofessional teamwork: A Norwegian case study. *Journal of Interprofessional Care, 25*(1), 33–38.

Freeman, S., Wright, A., & Lindqvist, S. (2010). Facilitator training for educators involved in interprofessional learning. *Journal of Interprofessional Care, 24*(4), 375–385.

Freeth, D., Hammick, M., Reeves, S., et al. (2005). *Effective interprofessional education, development, delivery and evaluation.* Oxford: Blackwell/CAIPE.

Frenk, J., Chen, L., Bhutta, Z. A., et al. (2010). Health professionals for a new century: Transforming education to strengthen health systems in an interdependent world. *The Lancet, 376*(9756), 1923–1958. doi:10.1016/S0140-6736(10)61854-5.

Garavan, T. N., & McCarthy, A. (2008). Collective learning processes and human resource development. *Advances in Developing Human Resources, 10*(4), 451–471.

Godden-Webster, A., & Murphy, G. (2014). *Interprofessional collaboration in practice: A guide for strengthening student learning experiences.* Halifax: Dalhousie University, Faculty of Health Professions.

Hager, P. (2008). Learning and metaphors. *Medical Teacher, 30*, 679–686.

Hager, P., & Smith, E. (2004). The inescapability of significant contextual learning in work performance. *London Review of Education, 2*(1), 33–46.

Haines, T., Kent, F., & Keating, J. (2014). Interprofessional student clinics: An economic evaluation of collaborative clinical placement education. *Journal of Interprofessional Care, 28*(4), 292–298.

Howkins, E., & Bray, J. (2008). *Preparing for interprofessional teaching: Theory and practice.* Oxford: Radcliffe Publishing.

Hylin, U., Nyholm, H., Mattiasson, A-C., et al. (2007). Interprofessional training in clinical practice on a training ward for healthcare students: A two-year follow-up. *Journal of Interprofessional Care, 21*(3), 277–288.

Imanipour, M., & Jalili, M. (2016). Development of a comprehensive clinical performance assessment system for nursing students: A programmatic approach. *Japan Journal of Nursing Science, 13*, 46–54.

Interprofessional Education Collaborative (IPEC) (2016). *Core competencies for interprofessional collaborative practice: 2016 update.* Washington DC: IPEC.

Jain, A., Luo, E., Yang, J., et al. (2012). Implementing a nurse-shadowing program for first-year medical students to improve interprofessional collaborations on health care teams. *Academic Medicine, 87*(9), 1292–1295.

Jakobsen, F. (2016). An overview of pedagogy and organisation in clinical interprofessional training units in Sweden and Denmark. *Journal of Interprofessional Care, 30*(2), 156–164.

Kaufman, D. M., & Mann, K. V. *Teaching and learning in medical education: How theory can inform practice.* In T. Swanwick (Ed.), *Understanding medical education: Evidence, theory and practice.* Chichester: Wiley-Blackwell.

Kent, F., Drysdale, P., Martin, N., et al. (2014). The mixed discipline aged care student clinic: An authentic interprofessional learning initiative. *Journal of Allied Health, 43*(1), 51–56.

Kent, F., Francis-Cracknell, A., McDonald, R., et al. (2016a). How do interprofessional student teams interact in a primary care clinic? A qualitative analysis using activity theory. *Advances in Health Sciences Education: Theory and Practice*, 21(4), 749–760. doi:10.1007/s10459-015-9663-4.

Kent, F., Hayes, J., Glass, S., et al. (2017). Pre-registration interprofessional clinical education in the workplace: A realist review. *Medical Education*, 51(9), 903–917.

Kent, F., & Keating, J. (2015). Interprofessional education in primary health care for entry level students — a systematic literature review. *Nurse Education Today*, 35(12), 1221–1231.

Kent, F., Lai, F., Beowich, B., et al. (2016b). Interprofessional student teams augmenting service provision in residential aged care. *Australasian Journal on Ageing*, 35(3), 204–209.

Kent, F., Martin, N., & Keating, J. (2016c). Interprofessional student led clinics – an innovative approach to the support of older people in the community. *Journal of Interprofessional Care*, 30(1), 123–128.

Kinnair, D. J., Anderson, E. S., & Thorpe, L. N. (2012). Development of interprofessional education in mental health practice: Adapting the Leicester Model. *Journal of Interprofessional Care*, 26(3), 189–197. doi:10.3109/13561820.2011.647994.

Kuipers, P., Ehrlich, C., & Brownie, S. (2014). Responding to health care complexity: Suggestions for integrated and interprofessional workplace learning. *Journal of Interprofessional Care*, 28(3), 246–248.

Lai, F., Kent, F., & Dodic, M. (2015). Student-led interprofessional clinics may improve health management in patients with chronic disease. *Medical Journal of Australia*, 203(10), 402.

Lait, J., Suter, E., Arthur, N., et al. (2011). Interprofessional mentoring: Enhancing students' clinical learning. *Nurse Education in Practice*, 11(3), 211–215. doi:10.1016/j.nepr.2010.10.005.

Lie, D. A., Forest, C. P., Kysh, L., et al. (2016). Interprofessional education and practice guide no. 5: interprofessional teaching for prequalification students in clinical settings. *Journal of Interprofessional Care*, 30(3), 324–330.

McFadyen, A. K., Webster, V. S., Maclaren, W. M., et al. (2010). Interprofessional attitudes and perceptions: Results from a longitudinal controlled trial of pre-registration health and social care students in Scotland. *Journal of Interprofessional Care*, 24(5), 549–564.

McInerney, D. M., & McInerney, V. (2002). *Educational psychology: Constructing learning* (3rd ed.). Sydney: Prentice Hall.

Marshall, M., & Gordon, F. (2010). Exploring the role of the interprofessional mentor. *Journal of Interprofessional Care*, 24(4), 362–374.

Marsick, V. J., & Volpe, M. (1999). The nature and need for informal learning. *Advances in Developing Human Resources*, 1(1), 1–9.

Mezirow, J. (2000). *Learning as transformation: Critical perspectives on a theory in progress*. San Francisco: Jossey-Bass.

Morison, S., Boohan, M., Jenkins, J., et al. (2003). Facilitating undergraduate interprofessional learning in healthcare: Comparing classroom and clinical learning for nursing and medical students. *Learning in Health and Social Care*, 2(2), 92–104.

Morris, C., & Blaney, D. (2013). Work-based learning. In T. Swanwick (Ed.), *Understanding medical education: Evidence, theory and practice*. Chichester: Wiley-Blackwell.

Murray-Davis, B., Marshall, M., & Gordon, F. (2014). Becoming an interprofessional practitioner: Factors promoting the application of pre-qualification learning to professional practice in maternity care. *Journal of Interprofessional Care*, 28(1), 8–14.

Nagelkerk, J., Peterson, T., Pawl, B. L., et al. (2014). Patient safety culture transformation in a children's hospital: An interprofessional approach. *Journal of Interprofessional Care*, 28(4), 358–364. doi:10.3109/13561820.885935.

National Center for Interprofessional Practice and Education (2013). *Measurement instruments Minnesota 2013*. Minneapolis, MN: National Center for Interprofessional Practice and Education. https://nexusipe.org/advancing/assessment-evaluation-start.

Nicol, P., & Forman, D. (2014). Attributes of effective interprofessional placement facilitation. *Journal of Research in Interprofessional Practice and Education*, 4(2).

Nisbet, G., Hendry, G. D., Rolls, G., et al. (2008). Interprofessional learning for pre-qualification health care students: An outcomes-based evaluation. *Journal of Interprofessional Care*, 22(1), 57–68.

Nisbet, G., Lincoln, M., & Dunn, S. (2013). Informal interprofessional learning: An untapped opportunity for learning and change within the workplace. *Journal of Interprofessional Care*, 27(6), 469–475.

Nisbet, G., O'Keefe, M., & Henderson, A. (2016). Twelve tips for structuring student placements to achieve interprofessional learning outcomes. *MedEdPublish*, 5(3), 1–10. doi.org:10.15694/mep.2016.000109.

Norcini, J., Anderson, B., Bollela, V., et al. (2011). Criteria for good assessment: Consensus statement and recommendations from the Ottawa 2010 Conference. *Medical Teacher*, 33(3), 206–214.

Oandasan, I., & Reeves, S. (2005). Key elements for interprofessional education. Part 1: The learner, the educator and the learning context. *Journal of Interprofessional Care*, 19(Suppl. 1), 21–38.

O'Keefe, M., Henderson, A., & Chick, R. (2017). Defining a set of common interprofessional learning competencies for health profession students. *Medical Teacher*, 39(5), 463–468.

Orchard, C., Pederson, L. L., Allen, D., et al. (2017). Can preparation of clinical teachers in IPC concepts and competencies impact their approach to teaching students in clinical practice? A promising approach. *International Journal of Practice-based Learning in Health and Social Care*, 5(1), 98–115.

Parsell, G., & Bligh, J. (1999). The development of a questionnaire to assess the readiness of health care students for interprofessional learning (RIPLS). *Medical*

*Education, 33*(2), 95–100.

Pawson, R., Greenhalgh, T., & Harvey, G. (2005). Realist review — a new method of systematic review designed for complex policy interventions. *Journal of Health Services Research and Policy, 10*(Suppl. 1), 21–34.

Physiotherapy Board of Australia, & Physiotherapy Board of New Zealand. (2015). *Physiotherapy practice thresholds in Australia and Aotearoa New Zealand.* Melbourne/Wellington:Physiotherapy Board of Australia/Physiotherapy Board of New Zealand.

Pollard, K. (2009). Student engagement in interprofessional working in practice placement settings. *Journal of Clinical Nursing, 18*(20), 2846–2856. doi:10.1111/j.1365-2702.2008.02608.x.

Pollard, K. C. (2008). Non-formal learning and interprofessional collaboration in health and social care: The influence of the quality of staff interaction on student learning about collaborative behaviour in practice placements. *Learning in Health and Social Care, 7*(1), 12–26.

Rees, C. E., Crampton, P., Brown, T., et al. (2018). Understanding students' and clinicians' experiences of informal interprofessional workplace learning: an Australian qualitative study. *BMJ Open,* (in press).

Reeves, S., & Freeth, D. (2002). The London training ward: An innovative interprofessional learning initiative. *Journal of Interprofessional Care, 16*(1), 41–52.

Reeves, S., Freeth, D., McCrorie, P., et al. (2002). 'It teaches you what to expect in future …': Interprofessional learning on a training ward for medical, nursing, occupational therapy and physiotherapy students. *Medical Education, 36*(4), 337–344.

Reeves, S., Goldman, J., & Oandasan, I. (2007). Key factors in planning and implementing interprofessional education in health care settings. *Journal of Allied Health, 36*(4), 231–235.

Reeves, S., Lewin, S., Espin, S., et al. (2010). *Interprofessional teamwork for health and social care.* Oxford: Wiley-Blackwell/CAIPE.

Reeves, S., Tassone, M., Parker, K., et al. (2012). Interprofessional education: An overview of key developments in the past three decades. *Work (Reading, Mass.), 41*(3), 233–245.

Regehr, G., & Mylopoulos, M. (2008). Maintaining competence in the field: Learning about practice, through practice, in practice. *Journal of Continuning Education in the Health Professsions, 28*(Suppl. 1), S19–S23.

Rogers, G. D., Thistlethwaite, J. E., Anderson, E. S., et al. (2017). International consensus statement on the assessment of interprofessional learning outcomes. *Medical Teacher, 39*(4), 347–359.

Sargeant, J., Hill, T., & Breau, L. (2010). Development and testing of a scale to assess interprofessional education (IPE) facilitation skills. *Journal of Continuing Education in the Health Professions, 30*(2), 126–131.

Schutte, T., Tichelaar, J., Dekker, R. S., et al. (2015). Learning in student-run clinics: A systematic review. *Medical Education, 49*(3), 249–263.

Schuwirth, L. W. T., & van der Vleuten, C. P. (2011). Programmatic assessment: From assessment of learning to assessment for learning. *Medical Teacher, 33*(6), 478–485. doi: 0.3109/0142159X.2011.565828.

Spencer, J., Blackmore, D., Heard, S., et al. (2000). Patient-oriented learning: A review of the role of the patient in the education of medical students. *Medical Education, 34*(10), 851–857.

Stewart, M., Purdy, J., Kennedy, N., et al. (2010). An interprofessional approach to improving paediatric medication safety. *BMC Medical Education, 10*(1), 19.

The Interprofessional Curriculum Renewal Consortium (2014). *Curriculum renewal for interprofessional education in health.* Canberra: Commonwealth of Australia, Office for Learning and Teaching.

The iTOFT Consortium (2015). *Work-based assessment of teamwork: An interprofessional approach.* Canberra: Australian Government, Office for Learning and Teaching.

Thistlethwaite, J., & Moran, M. (2010). Learning outcomes for interprofessional education (IPE): Literature review and synthesis. *Journal of Interprofessional Care, 24*(5), 503–513.

Thistlethwaite, J. E. (2015). Assessment of interprofessional teamwork – an international perspective. In D. Forman, M. Jones, & J. E. Thistlethwaite (Eds.), *Leadership and collaboration* (pp. 35–152). Basingstoke: Palgrave.

Wright, A., Hawkes, G., Baker, B., et al. (2012). Reflections and unprompted observations by healthcare students of an interprofessional shadowing visit. *Journal of Interprofessional Care, 26*(4), 305–311.

Yang, K., Nisbet, G., & McAllister, L. (2017). Students' experiences and perceptions of interprofessional supervision on placement. *International Journal of Practice-based Learning in Health and Social Care, 5*(2), 1–18.

Zhao, D., Nagarajan, S., & Nisbet, G. (2015). Informal learning opportunities matter: The interprofessional learning experiences of undergraduate speech pathology students. *International Journal of Practice-based Learning in Health and Social Care, 3*(2), 17–31.

# 第 15 章

# 医院中富含教学意义的活动

## ——交接班、查房、组会

Stephen Billett，Christy Noble and Linda Sweet

## 引言

本章讨论了富含教学意义的医疗保健活动及其特性，以及如何在临床环境中实现其教育价值。本文的目的除了明确和阐述这些活动的教学意义外，还希望能借由它们所涉及的学习任务和互动，以及参与其中的学生和医疗从业者，提出如何挖掘这些活动的潜力，使其得到优化和改进。本章首先讨论了这些学习经验的重要性，然后概述了有关在工作中学习的早期研究的教学意义。通过对交接班、查房和组会的观察来阐明这些活动的教学意义。之后提出了优化这些教学活动的策略以促进有效学习。主要内容包括如何利用这些活动来促进：①学生或初级医疗从业者的学习；②医疗从业者在工作生涯的持续发展；③有效的跨专业工作和学习。总之，我们确定、展示并说明了一系列用于提高这些体验有效性的原则和常规，以作为在临床环境中帮助促进有效学习的一种手段。

## 富含教学意义的医疗工作

医疗行业中的日常工作和互动为初步和持续学习照护病人所需的专业知识提供了一系列机会（Cooke et al.,

2010；Dornan，2012；Teunissen & Wilkinson，2010）。基于实践的经验对于医疗专业人员的初步发展和持续学习至关重要（Billett，2016；Eppich et al.，2016）。而且，一些工作和互动能够提供富含教学意义的学习体验。通过交接班、查房和组会的例子，我们展示了它们如何做到：①通过他人的见解和实践为从业者提供获取医学知识的途径；②允许比较和评价与这些从业者的所知、所做和所想；③提供获取那些不能通过其他方式获得的知识的途径。这些工作活动不仅有助于完善和强化个人所掌握的知识，还有可能以独一无二的方式来拓展和转化这些知识。这些活动需要从业者基于临床病例及其治疗，与他人进行阐释、讨论和评估，最终回归医疗实践。所有这些都发生在工作要求高、资源有限的复杂临床环境中。

有效的医疗照护依赖于医疗专业能力，例如对疾病状态和治疗的深入理解，以及有效的沟通技能和临床推理，还有对富含同情心和细心的医疗服务的重视（Cleland et al.，2014）。通过参与临床任务，从业者可以培养许多这类能力，包括策略性程序性知识（Collins et al.,1989；Ericsson & Lehmann,1996）、深层概念成果（Groen & Patel，1988）、批判性评价能力，以及个人特质的锻炼（例如价值观）。此外，从业者参与特定的工作活动，如交接班、查房和组会，因其固有的教学意义，可以扩展和增强医护人员在特定方面的知识、能力和价值观念。虽然所有工作场所的活动和互动都可以促进专业能力的培养，但有些活动的特性使之拥有丰富的教学体验，可以作为日常医疗工作活动的一部分。

像交接班、查房和组会（如死亡讨论）这些工作场所活动和互动的一个主要教学优势是，它们作为日常医疗实践的一部分，提供了可获得的真实学习体验。这种体验的可及性和真实性与有意设计的模拟和虚拟现实培训形成鲜明的对比。后者作为替代方案，需要严密的规划、资源和支持来复制真实的工作场所体验，且不易获得。

此外，在其他地方也不太可能发现和获取包含同样广度的富含教学意义的工作活动（O'Keefe et al.，2011）。即使是最复杂的模拟和虚拟现实也可能无法复制真实活动的特性。为了最大限度地发挥这些工作场所体验的教学潜力，应当有效实施这些活动并使从业者和学生努力参与其中。为了让从业者和教育工作者意识到这些好处，需要明确这些富含教学意义的活动（pedagogically-rich activities，PRAs）的关键特性，并制定优化专业学习成果的策略。

我们以护士交接班小插曲的形式介绍一个说明性的例子。然后，根据文献和最近的实证研究，对 PRAs 的概念进行了研究，确定了其关键特性，并提出了如何在医疗行业参与和优化这些活动。通过讨论历史上人们如何通过实践学习，提出了支持这一主张的理论；这种得到收获的过程是个人主导的学习过程，而不是通过被他人教育或直接指导（Billett，2014a；Byrne & Russon，1998；Donald，1991）。我们认为，虽然交接班、查房和组会这些工作场所的体验并非出于教育目的而有意建立，但它们为参与其中的人（如从业者和学生）提供了潜在的丰富学习体验。希望这也有助于开启关于什么是有价值和合理合法的学习体验的讨论，这将有利于医疗从业者为病人提供安全有效的医疗服务能力的初始和持续发展。

**案例研究 15.1　护士交接班的现场观察**

　　这是澳大利亚一座大都市东部的蒙克里夫医疗中心正常而忙碌的一天。普通病房护理人员的白班即将结束。即将到来的晚班护士单独或成对地进入员工室，啜着热饮料，其中一些人一边准备制服、笔记本、钥匙和其他物品，一边吃零食。有一些护士比较年长，但大多数似乎非常年轻。他们中还包括在同一病房工作的护士毕业生，但他们看起来与其他护士没有什么不同。当白班护士长走进房间时，他们都在聊天。大家相互寒暄，然后相互移交一张张关于目前住院病人的文件。

此时还进来了两个一年级的学生护士，她们和其他人非常不同，不是因为年龄差距，尽管她们看起来比其他护士年轻一点，而是因为她们穿着制服，制服上还有醒目的校徽。并没有人对她们进行引导或介绍，她们也没有提出这种要求，或者加入交接班的行列。她们看起来也不是特别投入其中。然后护士长离开了房间，白班的护士依次进来讨论他们的病人。讨论有一个固定的流程，包括以下细节：①病人；②他们的病情；③他们的治疗；④他们的进展；⑤他们的预后。

交接班的开始，大家会讨论病人的情况，包括年龄（性别通常很明显）、一些家庭因素（例如病人是否有亲属来访、询问病情、提出担忧；或者病人的家庭情况）。然后是病人的病情和提供的治疗。有时，晚班护士会提出一些关于治疗、治疗进展或其合理性的问题。在这一点上大家会进行讨论，讨论不仅限于提出问题的护士，或负责交班及回答问题的白班护士，还包括房间里的其他人。然后讨论转到病人的治疗进展情况以及未来的预后；例如，他们可能会在何时出院，或可能需要的任何其他治疗（例如进入病人房间的策略）。这些话题往往会产生一定程度的互动和讨论，通常由即将上岗的轮班护士发起，尤其是那些将照顾特定病人的护士。然而，包括护士毕业生在内的其他护士也会参与讨论，并提供建议、意见、担忧和评价。

白班护士在房间内依次例行公事地交班。偶尔，当下一个护士交接班时，会稍微停顿一下。在交班暂停期间，接班的护士经常会聊天，有时是关于病例的，但并不总是。在一次停顿中，两个护士学生中的一个靠向另一个人，说"我们走吧"，然后她们都在交接班过程中离开了房间。在交接班最后的案例讨论时，接班的护士之间进行了简短的交谈，其中一些是关于病人护理工作安排或优先事宜，然后护士离开交接班的房间进入病房开始护理工作。

## 案例研究中富含教学意义的元素

在这个小插曲中有一系列明显的教学元素。第一，交接班的焦点是确实有医疗问题的真实病人、他们在住院之前接受的特定水平和类型的服务，以及关于他们的情况可能需要咨询和寻求建议的个人。第二，有机会在交班过程中对病人的病情、治疗和进展进行阐述和讨论。第三，由于一些护士的角色与这些病人的护理有关，他们会直接、有的放矢地参与其中。这项活动为护士提供了利用、评估和拓展职业概念、工作流程和价值观的机会。

护士们有一个职业知识库，从中可以对这些复杂的相关因素做出判断。通过利用这些知识，在交接班的讨论中进行倾听或回复，他们能够应用和评估其护理认知、能力和价值判断。并非所有人都需要口头表达自己的理解、对工作流程的偏好或价值观以使其成为丰富的学习体验。他们可以在不进行语言表达的情况下进行评估。重要的是，那些表达自己观点的人为其他人提供了判断自己知识的基础（例如，他们理解或不知道什么、会做什么或会优先考虑什么）。因此，虽然流利发言有助于学习，但并非所有参与者都需要参与发言（Manias & Street，2000）。第四，参与质量很重要，因为每个医疗从业者都会根据他们之前的经验有特定的理解，并会以个人特有的方式分析正在讨论的案例（Meißner et al.，2007）。

通过这些方式，交接班体验可以提供：①在真实的环境中进行目标导向的活动；②了解和评估病人护理的场景；③讨论案例的机会，以及自身观点形成和被评估的机会。这些过程和结果对学习和病人本身的护理工作都有积极的作用。这些过程就是学习的过程，尽管不常被当作学习过程，因为这些过程不总能被教育者关注，教育者的焦点通常在于提供由教师主导的教学活动；而医疗从业者也常常忽略这些活动，因为他们的焦点在于病人的医疗工作本身。

然而，学习成果的丰厚程度取决于个体付出的努力程度，包括比较和对比现实中讨论的内容与他们所学习的内容、当前或拟定的治疗方案与他们认为应该采取的治疗方案，以及整体护理方案与他们作为护士所重视的关键之处（Ericsson，2006；Ericsson & Lehmann，1996；以及详见本书第 12 章）。当然，交接班的参与程度很难衡量。护理特定病人的护士对自己的护理工作负责，所以会更密切地关注他们的病人。如果其他人也参与部分工作的话，他们可能会参与讨论；例如，对特定类型治疗的偏好、对病人的了解或之前与类似医学相关问题的经验。在这种情境下，每位护士的学习质量可能取决于他们所知道的内容的质量，以及他们如何参与这项工作。

对于这些护士来说，参与交班有着切实的理由，因为他们很快就会负责护理这些病人，或许还会在轮班时帮助同事护理其他病人。因此，这项日常工作的潜在教学意义不仅在于它提供的场景和互动机会，以及教师和临床从业者的在场指导，还在于护士的参与和沟通——即其提供的教学内容以及个人参与学习的双重意义（Billett，2001a）。

两名在交接班中途离开的学生护士体现了学习者参与度的核心地位。由于这些学生有学习护理知识的主观意愿，人们会默认他们会努力地参与这一活动。人们可能会认为，他们会饶有兴趣地关注每一个病例，倾听陈述，并试图在更有经验的护士讨论时，对病人的健康和治疗建立因果关联。然而，这次好像并不是这样。这些学生没有被指定要照顾的病人，也没有参与下一个班次。他们似乎也不能理解或领会交接班是一个重要的学习机会。这个环节是他们必须参加的，但他们似乎没有意识到参与的价值。在这种情况下，它成为一种以尽可能少的努力来履行的义务，而不是他们可以从中学到很多护理知识的机会。

如果要求学生对其中一个案例进行评论，或亲自评估或重述其中一个案例，他们可能会更多地参与讨论，这更有利于学习。在这个例子中，学生不仅缺乏努力参与，而且没有受到目标明确的指导。因此，他们缺乏参与并通过这些体验学习的意愿不仅仅是由于他们的知识架构尚未成熟，也是缺乏情境支持的结果，例如有目的地使用五点交接班准则来有效参与和学习病人的案例。这个问题将在本章后面讨论。

## 与富含教学意义的活动相关的背景理论

本节介绍了为富含教学意义的活动提供的背景理论和实证证据，并基于这些论点提出了富含教学意义的活动的关键特性。首先，本章的四个关键理论观点包括：

1. 学习通常发生在没有教学的情况下，即不教而学；
2. 学习结果受参与程度的影响；
3. 有效地参与实践有助于学习、实践的重塑及转化；
4. 学习受到工作场所吸引力的影响——即所谓吸引教育的情境支持。

第一，学习不依赖于教学。有一种观点认为学习和教学是不可分割的概念。这并不奇怪，因为我们都生活在义务教育和教育无处不在的社会。然而，情况恰恰相反。事实上，参与日常活动（如工作）和学习（即参与人类认知的过程以及由此产生的变化）之间并不是割裂的关系（Billett et al.，2017；Rogoff & Lave，1984；

Scribner，1984）。当我们参与日常思考和行动时，我们利用我们所知道的、能够做的和所重视的东西，并在这样做的过程中引起自身的改变（即学习）。也就是说，在我们认知、行为和价值体系逐渐扩展的时候，传承便出现了（Anderson，1982）。

参与医疗工作也不例外。事实上，利用我们的知识、评估其效用和监测病人治疗进展的过程，会引起对医疗服务及相关流程的理解的细化和转变。这就是医疗服务中解决复杂问题所需的大多数高阶知识的形成轨迹（Groen & Patel，1988）。无论是磨练特定能力，还是发展策略性程序性能力（即我们如何有效地实现目标）（Anderson，1993），还是通过因果关系提出命题（这涉及深层次理解）（Goldman，2003），或发现与职业相关的倾向（即价值观）的细微差别（Tobias，1994）——上述所有均通过实践产生（Billett，2001b）。

第二，虽然有经验丰富的从业者担任教学和直接指导的角色，但归根结底，个人的学习过程取决于他们在工作场所工作和与他人互动时如何参与和调动他们的知识、能力和价值观。这就是在人类历史上我们所了解的职业。对于绝大多数人来说，在现代教育社会之前，无法获得有目的的教育经历和教学（Billett，2014b）。只有极少数人能享有这种受教育的特权（Roodhouse，2007）。即便如此，在大众教育时代，我们能够认定为教学的过程几乎不存在。课堂教学，如我们所知，作为教育机构在当代教育社会中组织教学活动的方式，始于现代国家和大众教育的出现，是一种相对较新的现象（Jordan，1989）。虽然教育和教学有助于学习，但纵观人类历史和回顾个人生活经历，大多数学习都是通过个人主导的学习过程而不是教学产生的（Billett，2014b）。

此外，即使许多学习是个人主导的，这并不意味着职业所需的知识是个人发现的产物。职业知识是历史、文化和情境的产物。职业知识的不断发展是通过研究中心、医院和大学等社会机构产生的，但也有特定情况下的表现形式。在一个社区成为有效医疗服务实践的准则在另一个社区可能非常不适用。此外，困扰某个社区的健康问题在另一个社区可能完全不存在。关键是，医疗行业所需的知识必须在不同的个人和社会都具有可及性和可参与性（Billett，2006）。这个过程要求个人一方面获取这些由社会衍生的知识，另一方面又能参与其中；也就是说，以可应用的方式去同时做到解释和构建它。因此，学习这些知识取决于：①个人可获得或被提供的互动和活动的类型；②个人选择如何把握这些机会。也就是说，学习是由"经验"的提供和"体验"它们的过程形成的。

第三，当个人从事工作活动时，另一种变化会出现：职业实践的积极重塑。随着医疗从业者在特定的时间和地点从事工作活动，并响应特定病人的需求，他们正在积极参与重塑职业实践的过程。随着我们的医疗知识的增长，医疗从业者往往会在实践中创新并应用这些进展。无论是减少抗生素处方，面对越来越多的年轻抑郁症病人，还是应对越来越多的谵妄和痴呆的老年病人，都是医疗从业者在面对这些职业要求时，在医疗环境中重塑他们的职业实践。

因此，作为从业者，比如案例研究 15.1 中的护士，他们在从事自己的工作，同时也在学习和重塑医疗实践。这里特别关注的是，特定的经历为他们的学习和对实践的有效重塑提供了基础。后者很重要，因为如果以不适当或危险的方式重复某种实践，可能会对病人造成有害后果，正如最近在英国（Francis，2013）和澳大利亚（Garling，2008）的医院系统中所经历的那样。

第四，工作场所为多样的学习体验提供了千载难逢的机会——但并非一成不变，有些体验甚至可能会导致不利的后果。重要的是要确定临床活动和互动的质量，保证这些活动和互动有丰富的教育或教学意义。众所周知，临床工作场所的日常活动和互动实现了从业者知识提升（Cooke et al.，2010）。重复已经学习和实践过的活动有助于磨砺和完善他们的表现，并了解它们的适用范围（Billett，2001a）。新的工作场所活动和互动可以帮助从业者形成新的理解、实践和价值观。日常工作中，常规活动和新的活动都有助于医疗从业者的学习和发展（Dornan，2012）。

然而，一些活动和互动方式在促进学习和促进特定类型的学习方面具有特殊的潜力。也就是说，它们具有特殊的性质，可以提供无可替代的学习机会。如果能提供讨论、比较、对比和评估已经发生或正在发生的事情的机会，这样的工作场所活动就尤其有价值。这类经验可扩展为后续观察、监督进展和评估所取得成就的机会。因此，这些过程可以把临床理解、流程和价值观与学习相关联。下面，我们将根据富含教学意义的活动所提供的内容进行详细阐述。

# 富含教学意义的活动的特性

本节讨论了富含教学意义的活动的关键特性，并根据其拓展具有适用性的知识（例如原则性理解、策略性程序性知识和微妙的特质变化）的潜力并对它们特殊的教育价值进行描述和阐释（Goldman，2003；Vosniadou et al.，2002）。然后我们将进一步说明这些特性本身，以及它们如何通过医疗环境中的日常活动和互动优化学习。这就涉及医疗从业者和学生如何最有效地参与到这些体验中去。优化这些学习体验的潜力的前提是双方面的，一方面，从业者在这些活动和互动的质量方面能够提供什么，另一方面，医疗从业者和学生如何接受和参与提供给他们的内容（Billett，2006）。根据本章前面介绍的理论和文献，建议富含教学意义的活动的关键特征有五个方面（框 15.1）。

---

**框 15.1　富含教学意义的活动的关键特性**

1. 让学习者参与真实的、有目标的工作活动。
2. 有复杂的基于实践的场景。
3. 提供由专家讲授职业知识的机会。
4. 包含回顾和评估的陈述和讨论。
5. 以真实的工作经历为背景。

---

我们从富含教学意义的活动的第一个特性开始谈起。真实体验迫使个人进入目标导向的活动，要求他们根据自己的知识、能力和价值观对医疗服务工作做出应答（Anderson，1993）。正是这种情境推动了关乎职业实践的有目的学习（Scribner，1984）。通过真实、目标导向的体验，个人需要挖掘自身的潜能，对不同的选择和优先级做出判断，并根据具体病人的护理方案和结局目标进行评价（Mayer，1992；Scribner，1992）。通过这种方式，学生能够融会并扩展他们自己的知识、能力和价值观，而不是他人的知识、能力和价值观。

第二，富含教学意义的活动通常是内容丰富、复杂且基于实践的场景。它们由具有姓名、家庭、特定健康状况和多样性的病人个案构成。这些内容丰富的场景由一系列既独立又统一的案例构成，且能够为它们编排索引（即我们如何在记忆中组织和排序这些知识）（Anderson，1982；Ericsson & Simon，1980），回溯这些知识（Royer et al.，2005；Sweller，1990），并提供 Barsalou（2009）所指的模拟（即分析和组织知识、能力和价值观的多模态方式）。与其说人类的认知建立在单一的感官过程之上，不如说多模态和感官过程塑造了人类的思维和行为。因此，这些丰富的情景提供了人类认知、感觉甚至神经处理过程参与经验形成的手段，并生成认知的结构、形式和顺序，这通常被称为疾病脚本或缩略语。

第三，知识的语言化使得知识可以被言说，使得概念和命题得以被理解，使得因果关系和相关关系得以形成和发展（Goldman，2003）。尤其是经验更丰富的从业者的言语表达让新手或经验较少的工作人员能够以不可替代的方式获得这些从业者的命题性知识基础和对操作流程的考虑（Vosniadou et al.，2002）。言语表达允许所有参与者考虑和评价这些从业者提出的建议（Goldman，2003）。即使某个人对别人所说的话既不表示同意也不表示不同意，他们仍然可以将自己的知识、能力和价值观与他人所说的内容进行对比。这使我们无需亲身体验就能够评估这些操作流程和程序性反应。

第四，对真实的、源自实践的案例的讨论过程是一种陈述性知识，它可以简化为缩略语的形式来作为协助回溯和评估个人知识的基础。这些叙事具有重要的助记价值，因为它们不仅有助于回忆，而且还提供了所参与环境的细节。这种缩略语在医疗行业被广泛用于帮助回忆和记忆复杂病例（Rice，2010；Sinclair，1997）。

第五，富含教学意义的活动提供了一系列活动和互动，这些活动和互动非常真实，且不可取代（Barsalou，2008）。这种体验是教育试图去创造的，希望学习者能够轻松获得。然而，它们作为特定类型的工作场所活动的一部分具有天然的可及性。正是基于这些，这些活动才可能有丰富的教学意义。

综合以上五点，无论是总体还是部分，这些特性都可以使得工作活动具备丰富的教学意义。

## 学习者参与的基础

工作场所的 PRA 的实现取决于学习者的参与程度和提供给他们的情境。参与的质量可能由以下因素决定：①以学生的知识、能力和价值观的充足准备为前提，做好十足的参与准备；②他们选择参与的程度（Billett & Sweet，2015）（框 15.2）。

---

**框 15.2　影响学习者参与度的因素**

1. 学员准备程度
   - 知识
   - 能力
   - 价值观
2. 学习者选择参与的程度

---

例如，案例研究 15.1 中的两名实习护士可能没有准备好对病人的预后做出预测。也就是说，他们的知识水平可能不足以有效地参与这一过程。然而，他们或许能够了解病人的病情以及他们正在经历的治疗。也就是说，他们可能已经能够将他们在大学环境中（即在讲座、辅导或实践技能课程中）学到的知识与交接班过程中讨论的内容联系起来。当他们被安排进行实习时，假设他们已经准备好参与这类活动。在案例研究中，毕业后护士积极参与讨论病人的治疗及其结局，包括如何应对和预判。这表明，他们既往经验的范畴和程度为他们提供了参与此类讨论的准备。

第二个因素是，学习者参与这些活动的主观努力程度（Bhaskar，1998）或他们的掌控能力（Wertsch，1991）。也就是说，作为学习者，个人如何运用他们的参与度，以及他们为了参与投入知识、能力和价值观所做的努力（Valsiner，1998），都影响他们的学习。在案例研究中，为病人护理服务最可能使护士的个人能力得到培养。对于经验不足的护士来说，专注更加重要；然而，对于经验丰富的护士来说，她们同时能够关注某个特定病人和对病房所有病人进行总体考量。当然，护士长的出发点与普通护士不同。

当利用富含教学意义的活动时，重要的是要考虑它们的可供性，以及个人如何参与这些活动，并通过它们学习。这包括经验丰富的从业者在必须改变工作习惯时可能面临的挑战。例如，以前开过不够严谨的抗生素处方的医务人员需要改变他们的抗生素处方习惯，以关注过度治疗和随后的抗生素耐药问题。这一变化要求从业者确定替代疗法以解决病人的症状，有时需与病人进行复杂的沟通以缓解他们的忧虑。在医疗变革和远程医疗的时代，沟通质量和参与的切入点可能受到一定的限制，更需要明确这些体验的重要价值。因此，有必要承认并强调它们的教学价值。

# 将教育付诸实践

富含教学意义的活动根植于实践中。在参与这样的活动时，关键的教学问题是机会的可及性、参与度以及可能获得的指导。也就是说，首先要能提供这些活动作为学习体验的获得方式，然后找到鼓励参与的方法。这种参与应当是稳步发展的。新的从业者、新员工或学生最初可能不会在讨论中承担主导角色，而是先观察，然后达到对陈述的理解，再进行比较、对比和批判性评价，最后尝试预测下一步可能发生的事情，以这种渐进的方式来参与讨论。积极评估正在发生的事情，预测下一步可能发生的事情，或考虑可能的结果，这一过程是从这些体验中改善学习结果的良好基础。例如，一年级医学生可能从参加查房开始，了解结构、过程和意图；而最后一年的学生可能会汇报病例，陈述他们的想法，或为病人进行检查。事实上，这一过程在教育中也被称为交互式教与学（Palinscar & Brown，1984），这是一个关键的教学过程，教师可通过这个过程明确地陈述自己的思维过程。这为学生理解他们需要学习的过程提供了一个模型，并且通过观察和倾听老师所模拟的内容，学生逐渐开始以"有声思维"或"思维可见"的方式参与类似的思维过程（Ritchhart et al.，2011）。

可考虑在富含教学意义的活动中采纳这种策略。首先，那些被定位为学习者的人（例如学生、初级工作人员、新的从业者）会力图跟上高级临床医生或从业者就病例所谈论的内容，并开始确定讨论病人病史和相关健康信息的模式。其次，可以鼓励学习者以与其理解和信心水平相称的方式参与。例如，他们可以介绍一个病例或组织该病人的交接班。最后，与交接班案例研究中的毕业后护士一样，他们可能会逐渐地被邀请讨论病人的健康、疾病状况及其治疗。自始至终，他们可能会被提醒自己作为"驾驶员"的重要性。也就是说，需要将自己定位为决策者，考虑如何进行沟通、需要什么样的信息，以及如何在判断病人健康状况和预后时将这些信息整合在一起。这可以通过精心的引导和切中要害的提问来实现。

表 15.1 中，在左栏中列出了富含教学意义的活动的五个特征，中间列为强化学习的策略，然后在右栏中提供了关于如何构建这些活动以实现有效学习的实例。表中的大部分内容展示了富含教学意义的活动对个人的可及性，以及如何鼓励他们参与这些活动以提高学习成果。此外，在表 15.1 中，列举了关于交接班、查房和组会这些富含教学意义的活动如何促进学习的考虑：①不同的学习者能力（即从新手到专家）；②不同类型的学习目标（例如，增加有效的跨专业工作和学习）（有关学生参与跨专业学习的更多详细信息，请参见第 14 章）。这些考虑很重要，因为首先，学习者的准备程度会影响参与度，其次，在参与和提供富含教学意义的活动时，不

同的学习目标可能需要不同的策略。例如，如果目标是在查房时加强跨专业的工作和学习，那么可以通过邀请所有相关专业团队叙述他们的临床思维并评价其他人的观点来确保他们悉数参与。

表 15.1　策略和举例

| 关键特性 | 强化学习的策略 | 实例 |
|---|---|---|
| 1. 让学习者参与真实的目标导向的工作活动 | 在进行目标导向活动之前做好预习准备工作（例如背景阅读或与临床教育者进行讨论）<br>为新手学习者在从事目标导向活动时确定其角色<br>考虑促进学习者参与所需的指导标准 | **新手**：在交接班前，邀请学员阅读病人的病情（例如跛行），以强化他们的概念性知识。学员被分配角色（Walton & Steinert，2010）（例如，在交接班时汇报一些案例或负责查房相关任务）<br>**职业中期**：邀请从业者阅读一篇质疑当前医疗实践的文章（例如查房时），并与上级医师合作，确定和实施这些新观点<br>**资深阶段**：自我评价，并邀请其他人评价他们在工作活动中的表现<br>**跨专业学习重点**：制定会议结构、指南和模板，以支持专业团体的参与，并限制等级制度的影响 |
| 2. 有复杂的基于实践的场景 | 使用真实的案例，比如交接班、死亡讨论、查房<br>提醒学习者考虑医疗原则，而不是他们自己的观点<br>通过对发生的事件提供解释的方式来观察和评估以增进理解<br>构建渐进式学习的机会，以促进对实践复杂性的理解 | **新手**：邀请学习者来主导病例汇报，然后在这些会议上讨论。对会议、交接班或查房进行结构清晰的提炼或概述，以增进对这些过程的理解。邀请学习者追踪病人的诊疗经过（例如从入院到出院），以了解不同活动（例如交接班、查房）的目的和意图<br>**专家**：修改并制定结构和流程，以促进学习者参与；邀请同行评判 |
| 3. 提供由资深从业者讲授职业知识的机会 | 专家们运用"有声思考"（Pinnock et al.，2015）或"思维可见"（Delany & Golding，2014）的方式阐明临床思维<br>考虑等级制度的影响，并确保所涉及的所有专业都具备话语权 | **新手**：在查房期间，让受训者汇报一个病例，让高级临床医师通过"有声思考"的方式提供额外的见解。鼓励学习者在与资深的从业者合作时深入理解决策和临床思维。通过使用SNAPPS等工具来促进以学习者为中心的病例汇报，培养学习者的发言能力（Wolpaw et al.，2003）<br>**专家**：深入思考，邀请同事和低年级学生对他们的"有声思考"和医疗实践进行批评和争论，或让专家进行自我评价，并成为低年级学生的角色示范<br>**跨专业学习重点**：鼓励所有专业人员在查房、交接班和组会期间参与讨论 |
| 4. 包含回忆和评价的叙事和讨论 | 参加会议，理解描述和讨论，预测治疗、进展和预后。创造回忆和评价的机会（Warmington & McColl，2017）。在交接班、查房和组会期间分享专业人员和病人双方的叙述（Gray，2009） | **新手**：通过理解会议的对话、讨论和结论，建立疾病脚本以及在查房或会议之后的汇报工作，加强临床思维（Warmington & McColl，2017）<br>**专家**：考虑他们分享的故事类型，以及这些可能将如何影响学习者的理解。邀请同事挑战他们的思维 |
| 5. 在真实的工作体验中进行学习 | 系统地检查工作场景，以发现那些不可取代的学习机会。支持/提高临床团队对富含教学意义的活动的认识。敦促参与者评价他们的临床决策过程，以及他们如何决定继续进行 | **新手**：努力参加并逐步参与交接班、查房和组会。参与相关病人实际护理工作的案例讨论，巩固学习成果。提问并澄清困惑或未能理解的部分<br>**专家**：最大限度地利用病例汇报进行学习。找出满足所有团队成员的学习需求的例子 |

# 评价和研究的潜在方向

本章讨论的富含教学意义的活动越来越多地被视为学习机会（Benassi et al.，2017；Nisbet et al.，2015）；然而，优化从中学习的策略需要进一步研究。虽然一直以关注支持新手的发展和学习为主，但也值得进一步研究这些活动如何有助于资深从业者。

就评价而言，参与这些活动的学习成果并不总是直接的、影响确切的或易于识别的，并且可能很难进行有效的评价。这种情况在一定程度上可能是由于获取学习过程本身就很具有挑战性。然而，我们知道，最易衡量的人类表现是那些相对不重要的表现。获取促进表现的能力，例如通过专业知识所拥有的能力，需要对表达方式、正当性及对变异性和复杂性的容忍度都非常敏感的评价过程。事实上，富含教学意义的活动是一种可以通过对主导讨论的人所采取的行动、言论和流程来评价其表现的情境。需要进一步研究以确保对这些体验的益处（或害处）做出有影响的贡献。

# 增强学习的技巧

### 案例研究 15.2　回到护理交接班

在观察到护生提前离开交接班后，高级护士之一 Jo 考虑了一些可能导致学生提前离开的因素，并向她的团队提出了以下建议以提高学生的参与度。第一，她建议护士在交接班前 5 分钟与学生会面，描述将要发生的事情，并让他们为病人和可能讨论的情况做好准备。第二，学生在交接班过程中被赋予特定的角色，例如记录他们没有听说过的任何事情（例如跛行），这样他们就可以在以后查阅。第三，Jo 建议学生在交接班后被分配角色和任务来跟进交班的内容，例如与某个讨论过病情的病人进行访谈，或跟进出院计划（例如职业治疗师家访）。

### 案例研究 15.3　通过富含教学意义的活动最大化工作场所学习

Sarah 已经做了 15 年的健康专家。尽管工作繁忙，因为她需要平衡门诊和病房的工作量，但她仍然被公认为优秀的临床教育家。整个团队，包括不同专业的同事和学生都注意到，在查房、交接班或组会上与 Sarah 一起工作时，他们始终能从她的指导和她为培养他们提供的学习机会中学习。

如果你向 Sarah 询问关于增强学习能力的建议：

作为一个参加工作并进行临床带教 15 年的临床医师，尽管您的日程安排非常繁忙，但与您一起工作的人对您支持他们学习的能力印象深刻。您使用了什么方法来确保大家在交接班、查房或组会等活动时能够进行学习？

Sarah 回答：

支持我的关键思想是把每一次体验都看作学习的机会，我会思索潜在的学习机会以及我如何能最好地鼓励大家参与。接下来，我会考虑谁将参与，以及他们的学习质量（即如何充分准备）——也就是说，他们的知识、能力和价值观是什么？——以及考虑他们可能需要什么层次的指导。

为了进一步解释，让我们依次考虑每个活动。

**实用技巧**

**交接班**：我理解对于初级临床医师来说，参与交接班（复杂的基于实践的场景）可能会让人感到应接不暇；然而，考虑到这对保证病人医疗安全的重要性，支持他们参与其中至关重要。因为我们的低年级学生经常没有太多的交接班训练，所以我开始考虑如何通过实践来加强低年级学生的学习。首先，为了支持汇报和讨论，我们的交接班采取 I-PASS（或 ISBAR）等病人报告系统。缩写 I-PASS 指的是：

- 疾病（**I**llness）严重程度（例如，病人是否稳定、"待观察"或不稳定）。
- 病人（**P**atient）总结，包括总结陈述、导致入院的事件，以及病人住院过程和计划的概述。
- 行动（**A**ction）清单，包括待办事项清单、时间表和责任人。
- 情境（**S**ituation）意识和偶然性，也就是说，了解正在发生的事情并预判可能发生的事情。
- 倾听者进行综合（**S**ynthesis），通过请倾听者总结所听到的内容、提出问题并重申关键行动和"待办事项"来实现（Starmer et al.，2012）。

这个概念以及确保一致的交接班方式，使得低年资学生能够理解交接班时进行的讨论，并能够对其进行评价。这意味着交接班的目的是明确的，我们正在与团队成员分享我们的工作方式。这种方法还通过将待办事项分配给团队成员，强调低年资学生的作用。最后，对于新的和低年资的团队成员，高年资成员将通过使用 I-PASS 模式主导交接班的讨论，进行角色示范，并叙述他们的知识，由此使得低年资成员参与得越来越多。为了培养资深从业者，我们邀请同行观察和评判交接班的结构和方式的有效性。对于毕业生，我可能会要求他们在交接班时使用 I-PASS 汇报一个病例；然而，一年级学生可能在参加几次交接班之后，才能对交接班的结构、过程和分享知识的重要性有所理解。

**查房**：我们一直在努力以有效地加强查房中不同专业的参与。我们认为有效的跨专业协作对病人安全至关重要。为了应对这一挑战，我们改变了我们的做法，并使用了被称为结构化跨学科查房（structured interdisciplinary rounds，SIDR）的模式（O'Leary et al.，2010；O'Leary et al.，2011）。一个关键考虑是希望所有专业都有机会参与跨学科查房（参与目标导向活动）。为了确保这一点，我们努力为所有从业者确定合适的时间。同样，我们使用结构化的沟通工具（详见 O'Leary et al.，2010），并确保参与者对查房的目的有相同的理解。此外，关于团队成员的角色分配已经达成一致（例如，药剂师介绍用药史；医学生每人介绍一名病人；职业治疗师介绍出院计划），这种方法确保了决策共享，并且每个人都参与其中。查房由护理人员和医务人员共同主导，试图弥补等级制度的缺陷，并邀请所有专业人员叙述其临床思维。同时，我们还意识到让病人参与查房的重要性，因此正在审视我们的查房结构，并考虑更多地倾听病人的声音。

**组会**：我们的组会之一——死亡讨论——是我们认为对各种年资的各类从业者都非常关键的学习机会。我们的目标是建立一个所有人都不会被指责的友善的会议环境。但这一直是个挑战，因为医院的等级制度是一个长期的传统。在改革的过程开始时，我们进行了一些简单的改变，如重新安排座位，如采用圆形座位的安排以促进讨论，鼓励更高年资的从业者坐在外圈，鼓励低年资学生坐在内圈。我们已经看到越来越多的初级从业者积极参与。我们邀请所有专业团队参加会议，会议主席也已准备就绪以确保跨专业参与和协同合作地进行案例讨论（Benassi et al.，2017）。同样，我们使用标准化的会议模式，包括使用结构化的方法进行根本原因分析，并确保会议结束时有明确的工作清单以进行改进。

# 总结

本章旨在确定并促进富含教学意义的特定医疗活动的教学潜力。除了确定和详细阐述这些活动的特定教学特性外，我们还提出了如何通过它们的可供性和从业者的参与来优化它们的潜力。首先讨论了这些学习体验的重要性，然后通过早期对包括临床情境在内的工作场所学习的研究概述了它们的一些教学特性。通过参考交接班、查房和组会中发生的情况来说明这些特性。在详细阐述了这些活动的特性之后，我们提出了优化这些活动以促进有效学习的方法。这些考虑因素包括如何利用这些活动来促进：①新手、学生或职场新人（例如低年资医生或医学生、护士、助产士）的学习；②医疗从业者在工作生涯中的持续发展；③有效的跨专业工作和学习。总之，我们明确、展示并说明了一系列用于提高临床体验有效性的原则和实践准则，成为在临床环境中促进有效学习的手段。

# 参考文献

Anderson, J. R. (1982). Acquisition of cognitive skill. *Psychological Review*, 89(4), 369–406.

Anderson, J. R. (1993). Problem solving and learning. *American Psychologist*, 48(1), 3544.

Barsalou, L. W. (2008). Grounded cognition. *Annual Review of Psychology*, 59, 617–645.

Barsalou, L. W. (2009). Simulation, situated conceptualisation, and prediction. *Philosophical Transcactions of the Royal Society of London. Series B, Biological Sciences*, 364, 1281–1289.

Benassi, P., MacGillivray, L., Silver, I., et al. (2017). The role of morbidity and mortality rounds in medical education: A scoping review. *Medical Education*, 51(5), 469–479. doi:10.1111/medu.13234.

Bhaskar, R. (1998). *The possibility of naturalism*. London: Routledge.

Billett, S. (2001a). *Learning in the workplace: Strategies for effective practice*. Crow's Nest, NSW: Allen and Unwin.

Billett, S. (2001b). Learning through work: Workplace affordances and individual engagement. *The Journal of Workplace Learning*, 13(5/6), 209–214.

Billett, S. (2006). Relational interdependence between social and individual agency in work and working life. *Mind, Culture, and Activity*, 13(1), 53–69. doi:10.1207/s15327884mca1301_5.

Billett, S. (2014a). *Mimetic learning at work: Learning in the circumstances of practice*. Dordrecht, The Netherlands: Springer.

Billett, S. (2014b). Mimesis: Learning through everyday activities and interactions at work. *Human Resource Development Review*, 13(4), 462–482.

Billett, S. (2016). Learning through healthcare work: Premises, contributions and practices. *Medical Education*, 50(1), 124–131.

Billett, S., Harteis, C., & Gruber, H. (2017). Developing occupational expertise through everyday work activities and interactions. In K. A. Ericsson, R. R. Hoffman, & A. Kozbelt (Eds.), *Cambridge handbook of expertise and expert performance* (2nd ed.). New York: Cambridge University Press.

Billett, S., & Sweet, L. (2015). Understanding and appraising healthcare students' learning through workplace experiences: Participatory practices at work. In J. Cleland & S. Durning (Eds.), *Researching medical education*. Oxford: Wiley.

Byrne, R. W., & Russon, A. (1998). Learning by imitation: A hierarchical approach. *The Behavioral and Brain Science*, 21(5), 667–721.

Cleland, J., Leaman, J., & Billett, S. (2014). Developing medical capacities and dispositions through practice-based experiences. In C. Harteis, A. Rausch, & J. Seifried (Eds.), *Discourses on professional learning: On the boundary between learning and working* (pp. 211–219). Dordrecht: Springer.

Collins, A., Brown, J. S., & Newman, S. E. (1989). Cognitive apprenticeship: Teaching the crafts of reading, writing and mathematics. In L. B. Resnick (Ed.), *Knowing, learning and instruction: Essays in honour of Robert Glaser* (pp. 453–494). Hillsdale, NJ: Erlbaum & Associates.

Cooke, M., Irby, D., & O'Brien, B. C. (2010). *Educating physicians: A call for reform of medical school and residency*. San Francisco: Jossey-Bass.

Delany, C., & Golding, C. (2014). Teaching clinical reasoning by making thinking visible: An action research project with allied health clinical educators. *BMC Medical Education*, 14(1), 20. doi:10.1186/1472-6920-14-20.

Donald, M. (1991). *Origins of the modern mind: Three stages in the evolution of culture and cognition*. Cambridge, MA: Harvard University Press.

Dornan, T. (2012). Workplace learning. *Perspectives on Medical Education*, 1(1), 15–23.

Eppich, W., Rethans, J. J., Tueunissen, P. W., et al. (2016). Learning to work together through talk: Continuing professional development in medicine. In S. Billett, D. Dymock, & S. Choy (Eds.), *Supporting learning across working life: Models, processes and practices* (pp. 47–73). Dordrecht: Springer.

Ericsson, K. A. (2006). The influence of experience and deliberate practice on the development of superior expert performance. In K. A. Ericsson, N. Charness, P. J. Feltowich, et al. (Eds.), *The Cambridge handbook of expertise and expert performance* (pp. 685–705). Cambridge: Cambridge University Press.

Ericsson, K. A., & Lehmann, A. C. (1996). Expert and exceptional performance: Evidence of maximal adaptation to task constraints. *Annual Review of Psychology*, 47, 273–305.

Ericsson, K. A., & Simon, H. A. (1980). Verbal reports as data. *Psychological Review*, 87(3), 215–251.

Francis, R. (2013). *Report of the Mid Staffordshire NHS Foundation Trust Public Inquiry*. London: The Stationery Office.

Garling, P. (2008). *Final Report of the Special Commission of Inquiry Acute Care Services in NSW Public Hospitals*. Sydney: Special Commission of Inquiry: Acute Care Services in New South Wales Public Hospitals, State of New South Wales.

Goldman, S. R. (2003). Learning in complex domains: When and why do multiple representations help? *Learning and Instruction*, 13, 239–244.

Gray, J. B. (2009). The power of storytelling: Using narrative in the healthcare context. *Journal of Communication in Healthcare*, 2(3), 258–273. doi:10.1179/cih.2009.2.3.258.

Groen, G. J., & Patel, P. (1988). The relationship between comprehension and reasoning in medical expertise. In M. T. H. Chi, R. Glaser, & R. Farr (Eds.), *The nature of expertise* (pp. 287–310). New York: Erlbaum.

Jordan, B. (1989). Cosmopolitical obstetrics: Some insights from the training of traditional midwives. *Social Science and Medicine*, 28(9), 925–944.

Manias, E., & Street, A. (2000). The handover: Uncovering the hidden practices of nurses. *Intensive and Critical Care Nursing*, 16(6), 373–383.

Mayer, R. E. (1992). *Thinking, problem solving, cognition* (2nd ed.). *A series of books in psychology*. New York, NY: W H Freeman/Times Books/ Henry Holt & Co.

Meißner, A., Hasselhorn, H. M., Estryn-Behar, M., et al. (2007). Nurses' perception of shift handovers in Europe — results from the European Nurses' Early Exit Study. *Journal of Advanced Nursing*, 57(5), 535–542.

Nisbet, G., Dunn, S., & Lincoln, M. (2015). Interprofessional team meetings: Opportunities for informal interprofessional learning. *Journal of Interprofessional Care*, 29(5), 426–432. doi:doi:10.3109/13561820.2015.1016602.

O'Keefe, M., McAllister, S., & Stupans, I. (2011). Health service organisation, clinical team composition and student learning. In S. Billett & A. Henderson (Eds.), *Developing learning professionals: Integrating experiences in university and practice settings* (pp. 187–200). Dordreht, Netherlands: Springer.

O'Leary, K. J., Buck, R., Fligiel, H. M., et al. (2011). Structured interdisciplinary rounds in a medical teaching unit: Improving patient safety. *Archives of Internal Medicine*, 171(7), 678–684.

O'Leary, K. J., Wayne, D. B., Haviley, C., et al. (2010). Improving teamwork: Impact of structured interdisciplinary rounds on a medical teaching unit. *Journal of General Internal Medicine*, 25(8), 826–832. doi:10.1007/s11606-010-1345-6.

Palinscar, A. S., & Brown, A. L. (1984). Reciprocal teaching of comprehension-fostering and comprehension-monitoring activities. *Cognition and Instruction*, 1(2), 117–175.

Pinnock, R., Young, L., Spence, F., et al. (2015). Can think aloud be used to teach and assess clinical reasoning in graduate medical education? *Journal of Graduate Medical Education*, 7(3), 334–337. doi:10.4300/jgme-d-14-00601.1.

Rice, T. (2010). Learning to listen: Auscultation and the transmission of auditory knowledge. *Journal of the Royal Anthropological Institute (NS)*, 16, S41–S61.

Ritchhart, R., Church, M., & Morrison, K. (2011). *Making thinking visible: How to promote engagement, understanding, and independence for all learners*. Chichester: John Wiley & Sons.

Rogoff, B., & Lave, J. (Eds.), (1984). *Everyday cognition: Its development in social context*. Cambridge, MA: Harvard University Press.

Roodhouse, S. (2007). Special issue introduction. *Education + Training*, 49(3), 161–169.

Royer, J. M., Mestre, J. P., & Dufresne, R. J. (2005). Introduction: Framing the transfer problem. In J. P. Mestre (Ed.), *Transfer of learning from a modern multi-disciplinary perspective* (pp. vii–xiv). Washington: Information Age Publishing.

Scribner, S. (1984). Studying working intelligence. In B. Rogoff & J. Lave (Eds.), *Everyday cognition: Its development in social context* (pp. 9–40). Cambridge, MA: Harvard University Press.

Scribner, S. (1992). Mind in action: A functional approach to thinking. *Quarterly Newsletter of the Laboratory of Comparative Human Cognition*, 14(4), 103–110 (Reprint of 1983 lecture).

Sinclair, S. (1997). *Making doctors: An institutional apprenticeship*. Oxford: Berg.

Starmer, A. J., Spector, N. D., Srivastava, R., et al. (2012). I-pass, a mnemonic to standardize verbal handoffs. *Pediatrics*, 129(2), 201–204.

Sweller, J. (1990). Cognitive processes and instructional procedures. *Australian Journal of Education*, 34(2), 125–130.

Teunissen, P. W., & Wilkinson, T. J. (2010). Learning and teaching in workplaces. In T. Dornan, K. Mann, A. Scherpbier, et al. (Eds.), *Medical education: Theory and practice* (pp. 199–203). Edinburgh: Churchill Livingstone.

Tobias, S. (1994). Interest, prior knowledge, and learning. *Review of Educational Research*, 64(1), 37–54.

Valsiner, J. (1998). *The guided mind: A sociogenetic approach to personality*. Cambridge, MA: Harvard University Press.

Vosniadou, S., Ioannides, C., Dimitrakopoulou, A., et al. (2002). Designing learning environments to promote conceptual change in science. *Learning and Instruction*, 11(4–5), 381–419.

Walton, J. M., & Steinert, Y. (2010). Patterns of interaction during rounds: Implications for work-based learning. *Medical Education*, 44(6), 550–558. doi:10.1111/j.1365-2923.2010.03626.x.

Warmington, S., & McColl, G. (2017). Medical student stories of participation in patient care-related activities: The construction of relational identity. *Advances in Health Sciences Education*, 22(1), 147–163. doi:10.1007/s10459-016-9689-2.

Wertsch, J. W. (1991). A sociocultural approach to socially shared cognition. In L. B. Resnick, J. M. Levine, & S. D. Teasley (Eds.), *Perspectives on socially shared cognition* (pp. 85–100). Washington, DC: American Psychological Association.

Wolpaw, T. M. M. D., Wolpaw, D. R. M. D., & Papp, K. K. P. (2003). SNAPPS: A learner-centered model for outpatient education. *Academic Medicine*, 78(9), 893–898.

# 第**16**章

# 社区环境下的学习

Jennifer Johnston，Nigel Hart and Gerard Gormley

## 引言

无论是寻求关于慢性咳嗽的建议，或是清理和包扎额头的伤口，还是寻求避孕建议，我们中许多人都接受过社区医疗服务。在本章中，我们使用这个词来指代在我们生活和工作的地方，通过多专业团队的合作努力提供的初级医疗服务。初级医疗服务符合临床的广义性，是一种纵向的、深入理解病人作为其自身生活背景下的一个整体而进行的覆盖终生的医疗服务。

考虑到这些教育的可供性，初级医疗服务的情境为学生提供了独特的学习机会。初级医疗服务的护士、医生和其他健康职业者扎根于当地社区，以一种与以医院为基础提供医疗服务的生活和文化截然不同的临床模式工作。初级医疗服务的临床医生重视连续性，同时接纳复杂性和不确定性，很少将他们的重点局限于健康和疾病的纯生物医学模式。

在本章中，我们将学习和教学置于初级和二级医疗服务的两种模式中，并以实用的方式介绍从社会学习理论中汲取的初级医疗服务教育学的原则。通过关注环境的重要性和人与人之间的关系，这些原则可以用来帮助临床医生在整个的教育统一体中与学习者分享他们的专业。然后，我们会通过解析来自全科医学（家庭医学）

221

教育的两个非常不同的案例研究来说明其中一些原则：其中一个案例是关于我们自己的英国机构的本科教学；另一个则着眼于新技术如何将人们联系在一起，模糊范式间的差异以创建新的实践共同体，同时仍保持以病人为中心。接下来，我们将考虑目前初级医疗服务所处的全球政治背景，并考虑教育作为一种手段解决边缘化的问题以及为社会带来积极的变革作用。最后，我们为那些在初级医疗服务环境下工作的、想要开始教学或深化他们的教学实践的人们提供一些实用的建议。

## 初级医疗服务模式

如果你第一次进入一家初级医疗服务机构，最引人注目的一个方面可能是员工的多样性。与医院一样，社区中的医疗服务依赖于不同专业群体之间的功能上的关系。一般的多学科团队可包括医生、护士、接待员和管理人员，可能还有药剂师、职业治疗师和社会工作者。在每个专业组中，还会有细分的亚专业以反映不同的专业兴趣和专业方向。

把所有这些专业人员作为一个整体范式——初级医疗服务——去考虑，有助于我们理解将这些不同的团队联系在一起的纽带（Bhatia & Rifkin，2013）。在科学中，范式定义了可以提出的问题种类和可以找到的答案，从而决定了参与的规则（Kuhn，1962）。范式只是一种特殊的观察世界的方式。初级医疗服务模式提供了一种特殊的视角和方法来了解医疗医疗服务，正是这种独特的可供性使得在这种环境下学习非常有价值。并不是每个在初级医疗服务机构轮转的医生最后都会在那里工作。然而，所有的医疗从业者都必须了解一旦病人离开二级医疗服务恢复正常生活后会发生什么。疾病有时对人生是毁灭性的（Bury，1982），住院病人和门诊病人在二级医疗服务中可能会强调这一点。而初级医疗服务离人们的住所、工作单位和家庭更近，在其纵向角度给病人以熟悉感。

初级医疗服务教育与其他医疗服务领域的学习在概念上有本质的不同。初级医疗服务具有其独特的由社会、文化和历史定义的本体论和认识论。那些无法观察到的，或看似未经证实的事物，在实践中也是可以接受的一部分（Ghosh，2004；French，2002）。例如，抑郁、纤维肌痛和疼痛，与感染、癌症或高血压一样是"真实存在"的。"坚实的"科学证据，例如来自随机对照试验的证据当然占据了重要地位，但它也是由病人和临床医生的相辅相成的专业知识所主导的（Wilson，2000；Greenhalgh et al.，2014；Fulford，2008）。我们应当认识到，理解这种工作方式是一种换位思考，而并不低级，对于处理医院和社区医疗情况的传统差异大有帮助（Norredam & Album，2007）。初级医疗服务的基本准则及其在更广泛的医疗服务世界中的地位，是教育者向新学习者介绍他们的世界的最重要的任务之一。

更实际地说，学习者也可能会发现初级医疗服务的临床接触在范围和功能上与二级医疗服务有显著不同。初级医疗服务向所有需要帮助的人开放，无论是危及生命的重病或只是嵌甲。由于坐落于社区，初级医疗服务更接近病人的真实生活环境；它的核心是理解人们所正在经历的健康和疾病状态。纵向的临床关系提供了在出生、死亡和重大生活事件中与社区内家庭共渡难关的机会（Sturmberg，2000；White et al.，2016）。这方面经常被认为是社区医学最令人满意的方面之一，也使临床医生处于一个被给予高度信任的位置（RCGP，2017a）。纵向的初级医疗服务跟随着病人生命的旅程，帮助他们度过生命中最具挑战性的时期。对于那些习惯于与病人保持匿名或短暂关系的学习者来说，即使是对这种工作方式的短暂一瞥，也可能是深刻的。

另一个重要的方面是，学习者开始理解所看到病情的广度和深度（Kringos et al.，2010）。复杂性和不确定性是实践的基石（Evans & Trotter，2009；Gerrity et al.，1992；World Association of Family Doctors，2015）。由于初级医疗服务往往是病人的第一站，初级医疗服务的临床医生必须具备识别和管理未诊断明确的疾病的能力（Henry，2006）。在我们自己的教学方法中，我们经常使用"马和斑马"的类比来解释这个概念：在给定的情况下，哪一种疾病更有可能出现？例如，15 岁的咳嗽病人患上呼吸道感染的可能性比患非小细胞肺癌的可能性更大。然而，一名来自发展中国家的住在拥挤的住房里的 15 岁移民，却更可能被查出患有肺结核。情境就是一切，但这项工作的广度意味着每个临床医生偶尔都会遇到一匹伪装成马的斑马（Evans & Rafi，2016）。风险管理包括精细的临床直觉的发展以及基于证据的决策树（Gabbay & le May，2004）。这些都是需要一生磨练的复杂技能。对于本科生或那些"过客"，教育者的工作是帮助他们熟悉这种实践形式的细微差别（Bird，2011；Howe，2001）。对于选择初级医疗服务作为终生工作的学生来说，教育者的工作是帮助他们在这条丰富多彩且收获满满也可能充满挑战的道路上迈出第一步。

# 初级医疗服务教育学

从二级医疗服务环境，特别是从如心脏病学或麻醉学等技术丰富的环境转向初级医疗服务，对学习者来说是一个重大的范式转变。初级医疗服务教育利用了上述情境来关注关系和环境的重要性。从社会学习理论中得出的几个重要概念可以帮助阐明初级医疗服务模式的教育可能性。

## 对话

根据我们的经验，初级医疗服务的临床医生倾向于说很多话！事实上，对于像我们这样的全科医生来说，咨询是我们临床实践的一个重要部分，也是我们共同的特征（Stott & Davis，1979）。简单的关系医疗服务的治疗价值常常被忽略（Balint，1957）。在初级医疗服务中学习如何向病人提供咨询服务，涉及学习和了解人的多样性，这也是从业者了解自己以及自身在医疗服务世界中所处位置的一个核心方式。病人和初级医疗服务的环境都在临床接触的共同建构中发挥作用（May et al.，1996）。事实上，初级医疗服务可以被视为一种认识论行为（Johnston，2015）。简单来说，它定义了我们如何了解和理解医学世界。

显然，这种复杂巧妙的咨询形式在很大程度上依赖于沟通。这主要包括口头（和书面）语言的形式，但同时它也包括其他微妙的交流形式，如肢体语言、穿着、举止和公开或"隐藏"的暗示（Friedman，1979）。这些都是有其文化内涵的，就像医疗实践的其他方面一样（Horne et al.，2004）。例如，不同文化背景的医生和病人在非语言交流方面的细微差异是孳生误解的土壤。过去曾遭受虐待的病人可能难以直接表达他们的担忧或需求。因而与寻求庇护者的咨询往往涉及复杂的身体和情感表达，必须由第三方的解释者来调节（Robb & Greenhalgh，2006）。在所有这些情况下都必须特别小心，避免无效咨询，影响提供或接受的信息的质量，从而妨碍诊断、检查或治疗（Neighbour，1987）。在医疗服务内部，也必须注意管理多学科团队和初级 – 二级医疗服务对接时不同成员之间的沟通细节。优秀的沟通包括书面媒介，如转诊信、处方和团队流程。

对话是咨询的命脉，也是跨学科合作的命脉。参与对话是我们从周围世界中获得意义的方式，所以这也是教育理论中一个非常重要的概念。详细阐明对话的理念并与之联系最紧密的理论家是 Bakhtin。他从文学文本中汲取了很多思想，并看到了无处不在的对话：我们与他人之间、与我们周围的世界、与我们过去的自己，甚至与我们未来可能成为的人之间的对话。每一次对话都有助于我们理解世界并从中找到意义（Bakhtin，1981）。

因为所有这些对话都包含了可能同时在交谈的许多不同"声音"，也难怪有些声音会和谐一些，而有些声音会有点不和谐。Bakhtin 将这种现象称为复调合唱或多声部并存（Bakhtin，1981）。复调音乐，或多声部音乐，是初级医疗服务中学习和教学的第二个重要概念，因为它引导我们从其他人和群体的角度思考问题。它有助于帮助学习者理解病人的背景和经历的多样性——我们将在本章末尾再次提到，并鼓励对病人疾病经历产生共情理解。

对话是初级医疗服务的一个重要方面，例如前面提到的初级医疗服务机构的就诊。临床医生可以培养对话式的咨询风格，仅仅通过他们与病人的接触，就能够因此提供相当大的治疗价值（Balint，1957）。面对那些"难以接受的"临床结局，通过简单的沟通和建立关系的方法，认识到我们能够做到什么，这对学习者来说是一个启示。这对那些将在二级医疗服务机构工作的人是很有价值的，因为他们在其他专业可能不会遇到对咨询技能的如此重视。与此同时，对于那些以从事初级医疗服务工作为目标的人来说，参与这样的对话使得他们在所选择的领域内逐步开始发展职业认同。他们通过这样做，来融入和成为其所属的一个临床实践共同体的一部分（Endsley et al.，2005）。

## 关系性学习

有一种特殊类型的对话在初级医疗服务教育中特别有用，那就是临床教育者和学习者之间发展起来的关系。正如临床医生可能会在临床接诊中产生治疗效果一样，他们也可以对学习者产生积极的影响（Boendermaker et al.，2000）。稍后我们将在案例研究 16.1 中详细探讨这一点。在门诊环境中进行的初级医疗服务教学与在医院中进行的教学存在天然的区别。人们常常在初级医疗服务机构或在他们自己的家里就诊，因此初级医疗服务教学中没有传统的床旁教学与特设的临床教育者。初级医疗服务制度往往提供了有价值的一对一或小组教学（Gordon，2003）以及一定程度的纵向参与的机会，导师和学习者往往能够形成一种有意义的长期关系。

这种关系可以成为学习的强大驱动力，因为学习者和导师之间建立了一个安全的共享空间。在社会理论的专业语言中，我们称这个安全的共享空间为最近发展区（zone of proximal development，ZPD 或 zoped）（Vygotsky，1978）。这一观点是 Vygotsky 在 20 世纪早期提出的，对教育学和心理学产生了巨大的影响。最近发展区代表了学习者通过与导师或教育者的支持性关系，相对于他们独自学习来说，能够达到的更深远的境地。换句话说，关系学习扩展了学习的视野。从这个角度来看，教育是一种非常社会性的、根植在文化环境中的尝试。它远不只是个人的事业。在实践中，通过欢迎学习者加入科室的工作中，采用支持性的和真诚的但不批判的教学风格，可以促进与学习者建立最近发展区（Anderson et al.，2017）。基于明确证据的积极反馈，以及临床教师对讨论和提问的开放态度，对建立学习者信心大有帮助（Cantillon & Easton，2015）。角色榜样，如观察有经验的临床医生接诊辅以适当的复盘，是强有力的教学工具，同样可以在初级医疗服务教学中使用（Cruess et al.，2008）。

这种类型的关系性学习进一步的可供性在于最近发展区并不总是必须在临床导师和学习者之间构建。人们还可以从与病人的关系中学习（对临床医生来说，这是一个终生的对话），从其他多学科团队成员以及更广泛的社区中学习。学习的内容不只是知识，还包括临床和问诊技能，以及知识在任何给定环境中发挥作用所需的过程（Billett，2001）。例如，一个全科培训生或社区的护理学习者会很快地吸收当地的环境知识。

我们的总部位于北爱尔兰的贝尔法斯特。在这个城市，被称为"北爱尔兰问题"的内战仍然是全科临床实践的一部分（Ferry et al.，2008）。内战留下了一些遗留问题，包括贫困、身体和精神疾病，并为在此工作的临床医生所理解和克服。例如，处于这种环境下的学习者都需要学习应对家访，这可能涉及城市的"边缘"区域。在这些地区，社会剥夺和周期性的政治动荡使人们对过去的冲突挥之不去。临床医生必须懂得如何行事，如何使用正确的语言，甚至只是在那些曾经作为公民反抗行为而被拆除标牌的街道上穿行。因此，这种环境知识构成了工作场所学习的关键部分，没有它们就不可能胜任工作。作为长期在这种背景下工作的临床医生，这对我们来说没什么好惊讶的，但对于来自更受保护的背景的或其他国家的学习者来说，可能就有很多惊讶之处了。实际上作为一名临床教育者的特权之一，就是能够用学习者的新眼光环顾四周，从而发觉自己日常实践中的一些新东西。在这个意义上的最近发展区可以在两个方向上起作用：导师－学习者的关系为对话和发展都提供了意义深远的机会。

### 案例研究 16.1　北爱尔兰本科生全科教育：病人、专业人员和流程

Fionnuala 是英国一所医学院的 22 岁医学生。她即将开始她的全科实习。在此之前，她的大部分学习都是在二级医疗服务环境中完成的。这通常包括作为一小部分学习者的一员，坐在门诊被动地观察资深医生在特定专业领域与病人互动，或者在医务人员评估病情后，在病房里与病人进行交谈。她对全科医学的认识很大程度上是由她自己有限的初级医疗服务的个人经验和医疗服务从业者对全科医学的看法所形成的。并非所有对全科医学的评价都是正面的。她将第一次与临床教育工作者体验一对一的学习关系。

## 全科医学的临床实习

北爱尔兰是英国的一个地区，人口约 180 万（NISRA，2012）。在英国国家医疗服务体系（National Health Service，NHS）的支持下，1100 多名全科医生在这里提供基于社区的（初级）医疗服务（Health and Social Care，2017）。当地的本科医学教育目前由贝尔法斯特女王大学（Queen's University Belfast，QUB）提供，采取 5 年一体化课程的模式，招收本科和研究生。与英国许多其他医学院一样，该大学的大部分临床教学目前是在医院环境中进行的。然而，在 5 年的培训期间，基于社区的教育越来越多。

在 QUB 的第四学年中，医学生将第一次在全科医学学科中进行正式的临床实习。这一模块的宗旨是为学习者奠定如何在社区环境中提供医疗医疗服务的基础。该模块将向学习者介绍专业人员、流程以及最为重要的、构成这个临床学习环境的病人。在富有经验和热情的全科导师的指导下，他们有机会感受这个独特学习环境的丰富性和多样性。在北爱尔兰的 343 家全科诊所中，只有 140 多家提供临床实习机会。这些机构提供的教学实践从单人到集体、从农村到城市中心，服务于所有社会阶层的病人和人群。

在第一周，学习者通过由临床医生和临床学者提供的讲座和完成小组作业，对全科医疗的概念和现实情况进行适应和熟悉。学习者面对的并不是一系列以疾病为导向的学习，而是涵盖广泛的以初级医疗服务为导向的主题，例如：慢性病；男性、女性和儿童的健康；常见病；初级医疗服务急症；开处方；问诊技巧；健康促进和临床伦理。一周的入门学习采用了一种强调参与的建构主义学习方法，从而使学习者在早期参与初级医疗服

务中的"对话"。这正如我们之前所述，对话是在这种环境下学习和临床实践的特征。理论要素为学习者能沉浸在充满活力的全科医学学习环境中做好准备。

## 培养和支持安全学习

我们鼓励在实践中接待学习者的全科医生辅导老师建立支持性的学习关系。这些关系大多是同一时间与一个或两个学习者建立的。从多名学生同时实习的繁忙医院中来到初级医疗服务教育环境，来自学习者的反馈指出，他们对在实习期间自己将成为实习团队的重要组成部分而感到兴奋。工作人员通常在他们到达之前就已经知道他们的名字了。

在与导师进行初步的学习需求评估后，学习者开始进行有计划的学习活动。一个结构化的包括工作场所评价的日志有助于指导学习者的学习，并确保他们达到最低标准和获得最低限度的经验。虽然学习者有一个指定的全科医生实习导师，但他们不是分配给一个单独的全科医生，而是被分配临床工作。这为学习者提供了更广泛的体验，使他们感到自己是临床工作不可或缺的一部分，并允许他们能够接触到不同的临床方向和接诊风格。

## 成为团队的一分子

虽然大部分时间学习者是在全科医生的监督下接诊和处理病人，但他们通常也会花时间与社区护理团队和其他医疗服务专业人员，如执业药剂师、社区助产士或健康随访员，以及执业经理和接待团队接触学习（图 16.1）。

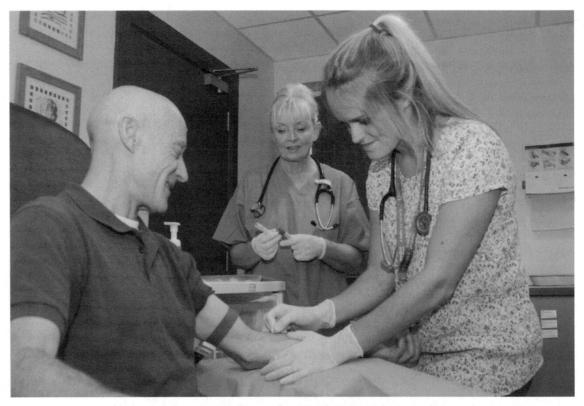

**图 16.1**　一名医学学习者从一名执业护士那里获取经验，阐明了学习者和导师之间的学习关系
——一个安全、共享的空间（即最近发展区）可以成为学习本身和学习者发展的强大驱动力

这使学习者能够增强对初级医疗服务的环环相扣及其固有的多学科和合作性质的理解。这样的经历不仅仅是一个被动的观察过程。相反，学习者可以通过对话和互动，探索医疗团队的各种角色，评价和欣赏每个人对病人护理的贡献。这种对每个团队成员角色的更深入的理解为他们提供了关于初级医疗服务团队的实际经验。这种对话促进了相关学习，并为学习者和教育者的发展创造了安全的空间（即最近发展区）（Vygotsky，1978）。

## 提升咨询技能

发展学习者的咨询技能是他们在全科实习期间的一个重要学习目标。问诊在全科医学至关重要，是该专业的核心工具。在预备讲座和角色扮演中学习了咨询技巧的理论方面后，学习者将理论转化为与实际病人的实践。在有经验的临床老师的指导下，这是一个非常宝贵的能够超越模拟教学，并使问诊技能进步的机会。

在我们的情境中，学习者观察全科医生与病人进行日常咨询。这些门诊时间充斥着对话，步步揭示互动的复杂性。然后观察进入一个更积极的阶段，在这个阶段，全科医生积极地让学习者参与问诊。这可能包括在直接监督下询问病史或进行检查，或提出可能的治疗计划。最终，学习进入间接监督阶段，学生与他们的全科老师"交换座位"，由学生来主导问诊的进行（图 16.2）。

在这个阶段，学习者可以在征得病人同意的情况下，先与病人面谈，然后汇报他们的发现。随着学习者的进步，医生们可安排一个小型的接诊时段，使少数真正的预约病人由学生先接诊。在这种情况下，全科医生将紧接着进行正式的接诊（van der Zwet，2011）。这种循序渐进的教学方法旨在通过为他们提供一种对实际病人的赋权感和责任感来提高学生的信心，但同时应当提供帮助和有安全感的环境。对话是这种学习者进步的重要中介。

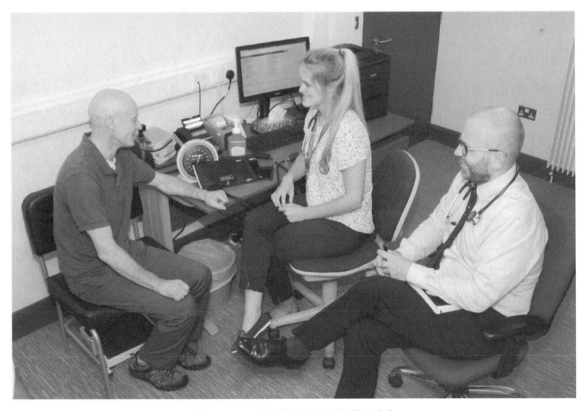

**图 16.2**　一名医学学习者主导病人就诊

最后，我们项目的所有学员都有机会进行视频接诊。这个视频是用来帮助学习者探索何为优秀接诊的要义，并指导他们在未来提高接诊技能。这种视频方式是研究生医学教育的普遍做法，也是皇家全科医学院执照考试的一个主要特点。因此，在本科教育中视频教学的使用与在英国研究生全科医生培训和在其他地方使用的目标和方法一致。

## 人群和病人

全科医学从不缺少的就是与病人和他们的家人互动的机会。这样的角色呈现给学习者的相对自主和责任具有非常大的教育意义，也是一种重要的优势。学习者有机会陪同全科医生进行家访，在病人家中全科医生为虚弱的老年病人或不能前往诊所就诊的其他人咨询，这为学习者提供了深入学习的机会。拜访病人的家增加了对病人更多的背景和环境方面的了解。例如，患有多种合并症的老年病人可能难以完成日常生活（例如洗澡、穿衣、购物和进食）。这种深入观察可以将病人及其疾病置于环境中，并帮助学习者与他们的全科医生导师一起制定以病人为中心的个人治疗计划。

## 关于反馈

实习的核心目的是提供一个学习环境，帮助学习者成长为未来的医生。反馈是这一过程的基础。对全科导师的培训可帮助他们更好地为学生提供反馈。好的反馈过程应当弱化学习者和全科导师之间的权力梯度，并建立一种具有建设性的双向反馈的学习关系。可采用与毕业后培训中相一致的基于工作场所的形成性评价工具（如 mini-CEXs 和基于案例的讨论）（RCGP，2017b），不过非正式的反馈也同样有价值，并且贯穿于整个实习中。反馈经常发生在喝咖啡的时候，对双方来说都是非常有教育价值的沟通。此外，学习者也会收到来自其他工作人员和就诊病人的反馈。

## 盘点和前反馈

在该模块的最后一天，在大学里由全科导师推动小组反馈，促进学习者分享他们的学习经验。他们聚在一起建立支持全科医学的共享对话。此外，这项活动还将学习者眼中关于北爱尔兰全科医学的简况传递给我们。最后一天是为了巩固实习期间的学习，并强调一些我们希望学习者能带回到二级医疗服务的有关初级医疗服务的关键信息。在他们进入下一个基于医院的模块之前，我们希望帮助学习者明白如何在他们未来的职业生涯中与全科医生很好地进行互动。

没有两个学习者会有相同的经验，因此，分享一系列的经验，以建立全科医学多样性的概念框架是非常重要的。病人因人而异，他们的情况不同，医生不同，社区不同；简而言之，临床差异是真实的临床实践结构的重要组成部分。这些见解旨在让学习者在未来接受医学的多样性。

### 案例研究 16.2　建立新的实践共同体

James 是一个 28 岁的正接受全科医师培训的医生。在医院不同科室工作了 4 年之后，James 开始了他第一个初级医疗服务的社区实习。他迄今为止的经验主要是二级医疗服务机构的病房工作。他刚刚开始学习如何在初级医疗服务环境中处理工作的复杂性和不确定性。尽管 James 有一位经验丰富的全科医生做指导，但他仍担心在短期的培训计划中如何获得足够的经验来管理初级医疗服务环境中常见的一系列疾病。他报名参加了关于初级医疗服务中常见皮肤病的 ECHO 项目。这一项目将 James 与远在他处的其他全科医师实习生联系在一起，帮助他拓展临床知识并建立作为全科医生的身份认同。

# 新技术和全科医师培训

在英国，当代以初级医疗服务为基础的全科医学是多样化且具有挑战性的，包括对大量尚未明确诊断疾病的诊断和管理，以及在社区环境中对慢病的管理。全科医学研究生需要接受确定的、涉猎广泛的培训课程，涵盖多种临床专业能力的培养（RCGP，2017c）。

这项职业培训方案在相对较短的 3 年时间内完成。大多数全科医学的学习发生在工作场所的临床实践中。通常，该培训包括开始在医院环境中的学习（18 个月），以及之后的全科医学学习（18 个月）。全科医生培训的一个关键要素是要求受训人员积极认真思考自己的经历（Kolb，1984），并在他们导师的监督下，将学习融入他们接诊病人的日常工作中。对于全科临床实践，学员通常按"一师一生"的方式来安排导师。在一段特定的时间，每一项全科医学培训通常只有一名学员参加。与本科教学一样，全科实习生在地理上来源广泛，这使得在一个地区对一群学生进行正式的教学具有一定挑战性。由于工作量很大，在工作场所以外进行正式教学的机会相对有限。建立实践共同体的新技术和新方法有可能模糊这一界限。

## ECHO 模式

ECHO 项目（扩展社区医疗服务成果，Extension for Community Healthcare Outcomes，2017）是有助于发展社区医疗服务教育的新技术。该模式（最初在新墨西哥州开发）旨在支持和培训农村和不发达地区的初级医疗服务提供者，使他们能够更好地管理有复杂医疗需求的病人，并提高专业医疗服务（通常等同于二级医疗服务）的可及性。ECHO 模式通过为来自不同背景的医疗服务专业人员创造机会，使其与其他学生形成共同体并与专科导师建立密切的联系。因此，这对初级医疗服务非常重要，因为它可以在初级医疗服务和二级医疗服务之间架起桥梁，从而使新的实践共同体得以发展。

利用网络摄像头和视频会议技术，ECHO 项目使医疗服务专业人员能够从"辐条"连接到一个中心"枢纽"，进行基于案例的讨论。这克服了地理分散的问题。ECHO 课程以一个与该特定课程的临床领域相关的 15 分钟讲座开始。在此之后，与会者将介绍并讨论他们所遇到的实际临床病例的病史、临床表现、查体、辅助检查和治疗。

越来越多的证据表明，使用这种创新的学习方法具有巨大的潜力。一项针对 ECHO 项目的系统综述总结了 17 个不同疾病组的 39 项研究，均表明其对病人和医疗从业者有积极影响（Zhou et al.，2016）。例如，参与 ECHO 项目改变了初级医疗从业者的行为方式，增加了初级医疗从业者的知识和信心，并改善了痴呆、糖尿病和丙型肝炎病人的预后（Project ECHO NI，2016）。

## 探索新技术对基于共同体学习的作用

采用诸如 ECHO 项目等新方法可以大大促进初级医疗服务教育。ECHO 组织起一个学生团队，他们在学习时各自处于自己的工作地点，使用新技术实现社会化的学习（Socolovsky et al.，2013）。Socolovsky 等的研究表明 ECHO 项目在基于社区的学习中取得的成功可以用情境化学习、实践共同体理论（Lave & Wenger，1991）和社会认知理论（Bandura，2001）来解释。ECHO 项目的参与者身处于社区医疗环境，希望获得知识、见解和技能，在远程技术的帮助下，作为一个共同体聚集在一起学习。许多医学教育者已经熟悉的 Lave 和 Wenger 的工作解释了实践共同体（community of practice，CoP）是指一群从事共同活动和分享相同兴趣的人。CoP 通常有一个领域、一个社区和一项实践，以及开发共享资源的参与人员。CoP 是促进创新、发展社会资本和促进共同体内部知识传播的渠道。实践共同体成员可通过发现、分享和传播知识来促进实践。这也是利用 ECHO 模式连接初级和二级医疗服务的一个主要优势（图 16.3）。

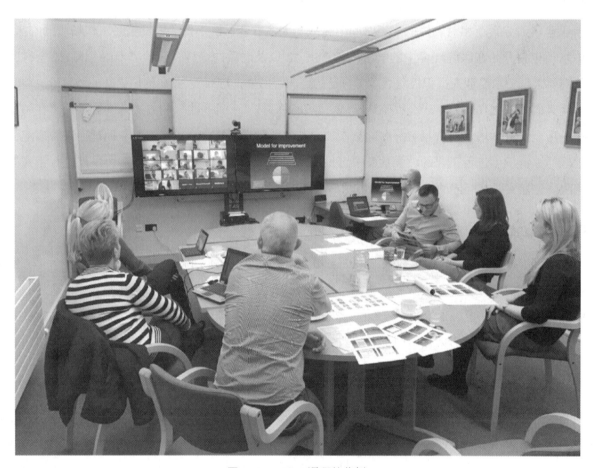

**图 16.3**　ECHO 课程的范例

## 利用 ECHO 解决课程覆盖问题的一个范例

一个英国全科医生培训课程领域的例子，也是在初级医疗服务教育中使用 ECHO 项目的一个启发，是"皮肤病病人的照护"。这是皇家全科医学院（Royal College of General Practitioners，MRCGP）国家执业资格考试所要求的核心胜任力之一（RCGP，2017c）。这也是新的全科医生需要提升的关键领域，因为在任意 12 个月中约有 24% 的人会因皮肤问题咨询他们的全科医生（RCGP Birmingham Research Unit，2006），且约有 14% 的全科医生咨询与皮肤问题有关（Kerr et al.，2007）。因此，建立和保持这一领域的胜任力对任何全科培训生来说都是至关重要的。然而，皮肤科的本科培训往往是多样而有限的，只有少数人会通过医院环境中的临床实践获得更深入的皮肤病治疗经验。这可能会导致毕业后学员在信心和胜任力上的缺口（Davies & Burge，2009；Chiange et al.，2008）。确保有足够的机会提高培训生在这一重要临床领域的知识水平和胜任力，有可能对未来的全科医生群体的职业生涯和他们所服务的社区产生长远的影响。

我们注意到，对全科培训生进行的 ECHO 项目试点取得了非常令人鼓舞的成果（Project ECHO NI，2016）。在这个案例研究的背景下，我们可以对提供体验式学习的机会（Kolb，1984）和建立社交互动的"情境式"学习共同体进行思考，从而从这两个角度促进学习（Lave & Wenger，1991；Bandura，2001）。不同寻常且令人鼓舞的是，这是一个跨越跨学科边界且基于病人利益将初级和二级医疗服务模式联系起来的学习共同体。

## 对案例研究的反思：共同体教育在行动

对比这两个案例可以看出，学习者在不同的培训阶段有不同的需求。根据学习者的发展阶段和职业意向，在实践共同体中学习时的教育目标会有所不同。案例研究 16.1 是关于一位全科医学本科生的。在针对未分专业的培训阶段，教学重点是初级医疗服务原则和实践的基础背景介绍。在案例研究 16.2 中，学习者是一名毕业后医学教育学员，在医院轮转一段时间后进入初级医疗服务医学进一步培训。在决定选择全科医学作为职业发展方向后，他坚定地致力于初级医疗服务和成为临床通才。他的学习需求与那些在医院工作的专科同龄人不同。

然而，这两个群体在教育方面也有许多共同之处。通过真实临床接诊的关系性学习是初级医疗服务教育的中心。在初级医疗服务环境中，学习者往往是被高度关注的，他们也渴望参与。根据我们的经验，社区教学的乐趣之一是学习者或受训者努力达到可能超出他们以前的水平。他们会接受分层培养，首先是直接监督，然后是远程监督，最后是在隔壁房间接诊，导师结尾时出现以指导完善。

与以往一样，反馈对于帮助学习者和受训者取得进步是至关重要的。然而，在实践中，反馈不可避免地出现于非正式场合；它可能来自导师、病人或团队成员，经常通过在交谈过程中微妙的语气或表情巧妙地传达。复盘往往是必要的，可以在一个安全的空间内对接诊过程进行剖析。与团队合作——比如查房——相比，初级医疗服务具有自主性，因此，复盘是一种有用的安全保障，是一种传达反馈、管理不良情绪和巩固技能的手段。无论是形成性评价还是终结性评价，都应该始终保持对初级医疗服务教育的导向作用。病人满意度问卷和多源反馈可以成为所有阶段的学习者的重要反馈来源（RCGP，2017d）。

## 医疗服务模式的连接

关系性学习是初级医疗服务教育的标志，但它也可以扩展到人际关系之外。学习者与整个文化和范式建立了一种教育关系，从而拓宽他们对医学、病人和他们自己在医疗体系中的角色的理解。

在初级和二级医疗服务的双重经验可以消除不同类型医疗服务之间的误解，以造福病人。接受初级医疗服务培训还有第二个好处，那就是解决长期以来关于工作性质的猜想。历史上，全科医学领域一直被认为比医院工作的地位更低（Giles，2007；Petchey et al.，1997）。这种不平等是基于对临床通才的轻视，以及认为全科医学缺乏技术"难度"。即使是现在，医院的专科也会被视为更科学且更有挑战性，更适合一个有才华的年轻医生去选择（Lambert et al.，2012）。然而，尽管许多初级医疗服务医生会在医院环境中接受培训，但二级医疗服务医生却并不总是如此。在初级医疗服务环境中的学习经验有助于防止形成对初级医疗服务工作的消极刻板印象，并有助于吸引年轻的临床医生从事初级医疗服务工作（Alberti et al.，2017）。

在初级医疗服务机构中花费时间进行学习，在临床安全方面对病人也有直接的好处。初级和二级医疗服务的交互是众所周知的医疗服务的一个关键环节，通常是由病人从社区到医院再到社区所完成的。交接上遇到的常见问题包括出院通知、协调药物和转诊途径。同时具有相交接两方的工作经验是改善病人安全的重要途径（Werrett et al.，2001）。跨临床模式教育的一个实例是纵向整合式见习（longitudinal integrated clerkships，LICs）的实施（Walters et al.，2012）。学习者不是参与严格按专业划分的培训，而是跟随病人的医疗旅程，在两种医疗服务之间穿行。包括 LICs 在内的课程不仅可促进团队合作和两种范式的和谐，而且也是高度以病人为中心的。在初级医疗服务中学到的技能可以很容易地迁移到二级医疗服务，反之亦然，这意味着两者之间的联系更容易建立。LICs 可以克服我们上面讨论的许多问题，是未来健康职业教育的一个潜在途径。

# 全球政治背景

一般来说，当地环境会影响医疗实践。在世界各地，初级卫生医疗服务的提供及其教育存在巨大差异。当然，在北美，商业化一直是人们关注的焦点（Oberlander，2012）；在撰写本书时，社会化医保计划"奥巴马医改"（Obamacare）刚刚又一次险些被废除（Pear & Caplan，2017）。与此同时，在发展中国家，初级医疗服务可能存在完全不同的问题，在一些重大问题，例如传染病和婴儿死亡率上面临着严峻的挑战。在这里，与非政府组织甚至军队联合发展和提供的初级医疗服务可能具有内在的基本特征。健康不平等现象是非常明显的（WHO，1978）。疫苗接种、妇幼保健和病人教育是必不可少的，但并不容易。2016 年西非暴发的埃博拉疫情就是一个典型的例子（WHO Ebola Response Team，2016）。内乱导致发展中国家缺乏可靠的初级医疗服务资金和服务，并使其持续面临更多的疾病流行的风险。

我们是英国国家医疗服务体系（NHS）内的全科医生，我们的观念植根于这一背景。在这里，临床全科医生的角色是 NHS——在 1948 年基于社会主义原则建立的公共医疗服务系统——不可分割的组成部分。NHS 的家庭医生长期以来一直以提供以病人为中心的从摇篮到坟墓的终生医疗服务而自豪（Simon et al.，2014），但这一模式目前面临相当大的压力。NHS 的意识形态立场来源于社会化医疗体系理念，它在现代新自由主义的政治背景下显得很不适应（Brookes & Harvey，2016；Pownall，2013）。与此同时，其他国家的初级医疗服务是在更广泛的医疗服务背景下进行的。

简而言之，在初级医疗服务系统中的政治化是不可避免的。"逆向照护法则"说明最需要良好医疗服务的人是最不可能获得它的，而在巨大市场力量的作用下这种关系只会进一步恶化（Hart，1971）。最终，初级医疗服务教育有一种与生俱来的责任，即向学习者介绍病人支持和改变的政治性。病人支持这一概念在初级医疗服务中根深蒂固，事实上，它长期以来一直是世界家庭医生组织（World Organization of Family Doctors，WONCA）定义的家庭医生的作用之一（Leuwenhorst Group，1974）。初级医疗服务的病人中心性、广度和与病人的密切联系为边缘化、污名化和社会公正问题打开了一扇窗，这些问题有时会让从业人员感到不舒服，甚至可能会让第一次接触这方面医疗服务的学习者感到更不舒服。与医疗服务教育中所有具有挑战性的工作一样，以角色榜样的形式向学习者提供复盘、反馈和支持至关重要。它可以帮助不同阶段和背景的学习者认识到，病人支持可以产生非常实际的积极结果。在格拉斯哥大学和 RCGP 的支持下，苏格兰有一个成功的团体在改善该地区的健康不平等情况方面取得了重大进展，并为在困难环境下工作的全科医生提供了重要的同行支持（Deep End GP Group，2009）。

对于初级医疗服务医生来说，病人支持占据很特殊的地位。从这个角度来看，初级医疗服务的政治和地理差异应成为教育工作者的关键考虑因素。作为与病人建立纵向关系的临床全科医生，我们最重要的角色之一是消除现代医疗服务的问题和复杂性。这通常包括熟悉初级 – 二级医疗服务的交互、多个机构和充分利用由政治因素决定的可用资源。理解并参与全科的这一核心角色，可以体现出深刻的社会学习。

# 研究与学术

对初级医疗服务教育的研究和学术可以采取以初级医疗服务认识论为基础的多种形式（Hutchison & Becker，2004）。医学教育研究通常使用从社会学到心理学的各种框架，初级医疗服务为学术提供了一个关键的背景。关于初级医疗服务的研究与临床和医疗服务研究也有重叠；教育学家可以提供很多东西，将这类工作扩展到传统实证主义的边界之外。一般来说，"如何"或"为什么"的问题会使研究者倾向于采取定性方法，但也有一些有趣的问题可以用统计学来解决。初级医疗服务研究项目的建议可包括：

- 关于接诊的研究；
- 关于处方的研究；
- 关于身份认同发展的研究；
- 关于临床医生如何在初级医疗服务团队中工作的研究；
- 关于临床医生如何驾驭医疗服务结构的研究；
- 关于病人如何驾驭医疗服务结构的研究。

对于临床教育者来说，教学往往是他们参与的主要焦点，而非研究。关于这一群体的教育学术往往可以深化教学实践，鼓励自我反思和创新。对学术领域的建议可能包括：

- 反思性实践；
- 教育者可以从学习者的参与中学到什么；
- 在特定的环境下的有效方法；
- 评估新的教学方式；
- 创新性教学方法；
- 同病人一起完成教学。

---

**实用技巧**

值得反思的事实是，对许多医学教育专业人员来说，教学已经成为了他们日常工作的一部分。对于那些参加年度评估的人来说，正式表达想要更多地参与教育的愿望可以为他们打开教学的大门。即使只是简单的阅读、思考和自我职业发展，也是教育者的重要基础。

通常，首先要做的事情是决定投入多少时间，教学对象是本科生、毕业后教育学员还是两者都有，以及你想在哪里进行教学——在大学环境中还是在你自己的临床工作场所中？如果是后者，则需要一些准备工作来创造适当的支持基础，例如物理空间和设备、时间表和监督。

教育者与当地的初级医疗服务学术机构或毕业后培训组织联系，通常可以获得其他教育工作者的支持和持续的职业发展所需的资源。以临床教育工作者为对象的医学教育课程现在已经广泛可及。

与医疗服务专业的任何领域一样，角色榜样和导师在帮助你发现和培养初级医疗服务教育者的身份认同中是很重要的。支持网络也会帮助你与一个现有的实践共同体建立联系，或者开始建立一个新的实践共同体（Bartle & Thistlethwaite，2014）。

# 总结

我们希望阅读这一章能帮助你开启初级医疗服务教育的大门，并在你自己的教育环境中给予你一些启发。我们在社区教育中采用了初级医疗服务的观点。当然，在未来，医疗服务的界限可能会被重新划定，更多的二级医疗服务机构将位于社区，边界将会变得模糊。很明显，我们是站在一个特殊的有利位置来编纂此书：作为全科医生和教育家，我们的立场是明确而充满激情的。这一章充满了我们自己和我们的学习者的经验。我们最终是为病人的获益而教学，我们从未后悔选择与新一代分享我们的激情和经验。我们希望你在初级医疗服务教育方面也能有类似的革命性的经历。

# 参考文献

Alberti, H., Randles, H. L., Harding, A., et al. (2017). Exposure of undergraduates to authentic GP teaching and subsequent entry to GP training: a quantitative study of UK medical schools. *British Journal of General Practice*, 67(657), e248–e252.

Anderson, C., Lee, K., Wakeling, J., et al. (2017). An enhanced induction programme for general practice specialty training: a qualitative study of trainee perceptions and experience. *Education for Primary Care*, 28(2), 102–110.

Bakhtin, M. M. (1981). *The dialogic imagination: four essays*. Austin, TX: University of Texas Press.

Balint, M. (1957). *The doctor, his patient and the illness*. London: Churchill Livingstone.

Bandura, A. (2001). Social cognitive theory of mass communication. *Media Psychology*, 3(3), 265–299.

Bartle, E., & Thistlethwaite, J. (2014). Becoming a medical educator: motivation, socialisation and navigation. *BMC Medical Education*, 14, 110.

Bhatia, M., & Rifkin, S. B. (2013). Primary health care, now and forever? A case study of a paradigm change. *International Journal of Health Services: Planning, Administration, Evaluation*, 43(3), 459–471.

Billett, S. (2001). Learning through work: workplace affordances and individual engagement. *Journal of Workplace Learning*, 13(5), 209.

Bird, D. (2011). General practice and the Foundation Programme. *British Journal of General Practice*, 61(591), 633.

Boendermaker, P. M., Schuling, J., Meyboom-de Jong, B., et al. (2000). What are the characteristics of the competent general practitioner trainer? *Family Practice*, 17(6), 547–553.

Brookes, G., & Harvey, K. (2016). Opening up the NHS to market: using multimodal critical discourse analysis to examine the ongoing commercialisation of health care. *Journal of Language and Politics*, 15(3), 288–302.

Bury, M. (1982). Chronic illness as biographical disruption. *Sociology of Health and Illness*, 4(2), 167–182.

Cantillon, P., & Easton, G. (2015). A new series on current thinking in education for the busy primary care educator. *Education for Primary Care*, 26, 1.

Chiange, Y., et al. (2008). Undergraduate dermatology education: a survey of UK medical students. *British Journal of Dermatology*, 159(Suppl. 1).

Cruess, S. R., Cruess, R. L., & Steinert, Y. (2008). Role modelling—making the most of a powerful teaching strategy. *British Medical Journal*, 336(7646), 718–721.

Davies, E., & Burge, S. (2009). Audit of dermatological content of UK undergraduate curricula. *British Journal of Dermatology*, 160, 999–1005.

Deep End GP Group. (2009). *General practitioners at the Deep End*. www.gla.ac.uk/media/media_430491_en.pdf. (Accessed 28 July 2017).

Endsley, S., Kirkegaard, M., & Linares, A. (2005). Working together: communities of practice in family medicine. *Family Practice Management*, 12(1), 28–32.

Evans, L., & Trotter, D. R. M. (2009). Epistemology and uncertainty in primary care: an exploratory study. *Family Medicine*, 41(5), 319–325.

Evans, W. R. H., & Rafi, I. (2016). Rare diseases in general practice: recognising the zebras among the horses. *British Journal of General Practice*, 66(652), 550–551.

Ferry, F., Bolton, D., Bunting, B., et al. (2008). *Trauma, health and conflict in Northern Ireland: a study of the epidemiology of trauma related disorders and investigation of the impact of trauma on the individual.* Psychology Research Institute: University of Ulster.

French, P. (2002). What is the evidence on evidence-based nursing? An epistemological concern. *Journal of Advanced Nursing*, 37(3), 250–257.

Friedman, H. S. (1979). Nonverbal communication between patients and medical practitioners. *Journal of Social Issues*, 35, 82–99.

Fulford, K. W. M. (2008). Values-based practice: a new partner to evidence-based practice and a first for psychiatry? *Mens Sana Monographs*, 6(1), 10–21.

Gabbay, J., & le May, A. (2004). Evidence based guidelines or collectively constructed 'mindlines?' Ethnographic study of knowledge management in primary care. *British Medical Journal*, 329, 1013.

Gerrity, M. S., Earp, J. A. L., DeVellis, R. F., et al. (1992). Uncertainty and professional work: perceptions of physicians in clinical practice. *American Journal of Sociology*, 97(4), 1022–1051.

Ghosh, A. K. (2004). On the challenges of using evidence-based information: the role of clinical uncertainty. *Journal of Laboratory and Clinical Medicine*, 144, 60–64.

Giles, S. (2007). Just family. *Canadian Family Physician*, 53(7), 1212.

Gordon, J. (2003). One to one teaching and feedback. *British Medical Journal*, 326(7388), 543–545.

Greenhalgh, T., Howick, J., & Maskrey, N. (2014). Evidence based medicine: a movement in crisis? *British Medical Journal*, 348, g3725.

Hart, J. T. (1971). The inverse care law. *The Lancet*, 297(7696), 405–412.

Health and Social Care, Business Services Organisation. (2017). *Northern Ireland GP/practice lists for professionals.* www.hscbusiness.hscni.net/services/1816.htm. (Accessed 30 July 2017).

Henry, M. S. (2006). Uncertainty, responsibility, and the evolution of the physician/patient relationship. *Journal of Medical Ethics*, 32, 321–323.

Horne, R., Graupner, L., Frost, S., et al. (2004). Medicine in a multi-cultural society: the effect of cultural background on beliefs about medications. *Social Science & Medicine*, 59(6), 1307–1313.

Howe, A. (2001). Patient-centred medicine through learner-centred teaching: a learner perspective on the key impacts of community-based learning in undergraduate medical education. *Medical Education*, 35, 666–672.

Hutchinson, A., & Becker, L. A. (2004). How the philosophies, styles, and methods of family medicine affect the research agenda. *Annals of Family Medicine*, 2(Suppl. 2), s41–s44.

Johnston, J. L. (2015). *The road to general practice: constructing identity in GP training. PhD thesis.* Belfast: Queen's University.

Kerr, O. C., Benton, E. C., Walker, J. J., et al. (2007). Dermatological workload: primary versus secondary care. *British Journal of Dermatology*, 157(Suppl. 1).

Kolb, D. (1984). *Experiential learning.* Englewood Cliffs, NJ: Prentice-Hall.

Kringos, D. S., Wienke, D. W. B., Hutchinson, A., et al. (2010). The breadth of primary care: a systematic literature review of its core dimensions. *BMC Health Services Research*, 10, 65.

Kuhn, T. S. (1962). *The structure of scientific revolutions.* Chicago: University of Chicago Press.

Lambert, T., Goldacre, R., Smith, F., et al. (2012). Reasons why doctors choose or reject careers in general practice: national surveys. *British Journal of General Practice*, 62(605), e851–e858.

Lave, J., & Wenger, E. (1991). *Situated learning: legitimate peripheral participation.* Cambridge: Cambridge University Press.

Leuwenhorst Group (1974). *The general practitioner in Europe: a standard by the working party appointed by the European Conference on the teaching in general practice.* Leeuwenhorst: The New Leuwenhorst Group.

May, C., Dowrick, C., & Richardson, M. (1996). The confidential patient: the social construction of therapeutic relationships in general medical practice. *The Sociological Review*, 44, 187–203.

Neighbour, R. (1987). *The inner consultation.* Lancaster: MTP Press.

Norredam, M., & Album, D. (2007). Prestige and its significance for medical specialties and diseases. *Scandinavian Journal of Public Health*, 35, 655–661.

Northern Ireland Statistics and Research Agency (NISRA). (2012). *Census 2011: key statistics for Northern Ireland.* www.nisra.gov.uk/sites/nisra.gov.uk/files/publications/2011-census-results-key-statistics-northern-ireland-report-11-december-2012.pdf. (Accessed 28 July 2017).

Oberlander, J. (2012). The future of Obamacare. *New England Journal of Medicine*, 367, 2165–2167.

Pear, R., & Caplan, T. (2017). *Senate rejects slimmed-down Obamacare repeal as McCain votes No. New York Times.* www.nytimes.com/2017/07/27/us/politics/obamacare-partial-repeal-senate-republicans-revolt.html. (Accessed 28 July 2017).

Petchey, R., Williams, J., & Baker, M. (1997). 'Ending up a GP': a qualitative study of junior doctors' perceptions of general practice as a career. *Family Practice*, 14(3), 194–198.

Pownall, H. (2013). Neoliberalism, austerity and the Health and Social Care Act 2012: the coalition government's programme for the NHS and its implications for the public sector workforce. *Industrial Law Journal*, 42(4), 422–433.

Project ECHO. (2017). *Project ECHO: a revolution in medical education and care delivery*. University of New Mexico. echo.unm.edu/. (Accessed 28 July 2017).

Project ECHO NI (2016). *Evaluation of Project ECHO (Extension for Community Healthcare Outcomes) Northern Ireland programme 2015–16. HSC NI.* echonorthernireland.co.uk/wordpress/wp-content/uploads/2016/05/ECHO-NI-Evaluation-Report-2015-2016.pdf. (Accessed 28 July 2017).

Robb, N., & Greenhalgh, T. (2006). 'You have to cover up the words of the doctor': the mediation of trust in interpreted consultations in primary care. *Journal of Health Organisation and Management, 20*(5), 434–455.

Royal College of General Practitioners. (2017a). *Continuity of care. RCGP.* www.rcgp.org.uk/policy/rcgp-policy-areas/continuity-of-care.aspx. (Accessed 28 July 2017).

Royal College of General Practitioners. (2017b). *MRCGP workplace based assessment (WPBA). RCGP.* www.rcgp.org.uk/training-exams/mrcgp-workplace-based-assessment-wpba.aspx. (Accessed 28 July 2017).

Royal College of General Practitioners. (2017c). *Welcome to the online curriculum. RCGP.* www.rcgp.org.uk/training-exams/gp-curriculum-overview/online-curriculum.aspx. (Accessed 28 July 2017).

Royal College of General Practitioners. (2017d). *The multi-source feedback (MSF).* www.rcgp.org.uk/training-exams/training/mrcgp-workplace-based-assessment-wpba/msf-for-workplace-based-assessment.aspx. (Accessed 28 July 2017).

Royal College of General Practitioners Birmingham Research Unit. (2006). *Weekly returns service annual report 2006.* www.rcgp.org.uk/clinical-and-research/our-programmes/research-and-surveillance-centre.aspx. (Accessed 28 July 2017).

Simon, C., Everitt, H., van Dorp, F., et al. (2014). *Oxford handbook of general practice*. Oxford, UK: Oxford University Press.

Socolovsky, C., Masi, C., Hamlish, T., et al. (2013). Evaluating the role of key learning theories in ECHO: a telehealth educational program for primary care providers. *Progress in Community Health Partnerships: Research, Education, and Action, 7*(4), 361–368.

Stott, N. C. H., & Davis, R. H. (1979). The exceptional potential in each primary care consultation. *Journal of the Royal College of General Practitioners, 29*(201), 201–205.

Sturmberg, J. P. (2000). Continuity of care: towards a definition based on experiences of practising GPs. *Family Practice, 17*(1), 16–20.

van der Zwet, J., Zwietering, P. J., Teunissen, P. W., et al. (2011). Workplace learning from a socio-cultural perspective: creating developmental space during the general practice clerkship. *Advances in Health Sciences Education, 16*(3), 359–373.

Vygotsky, L. S. (1978). *Mind in society: the development of higher psychological processes*. Cambridge, MA: Harvard University Press.

Walters, L., Greenhill, J., Richards, J., et al. (2012). Outcomes of longitudinal integrated clinical placements for learners, clinicians and society. *Medical Education, 46*, 1028–1041.

Werrett, J. A., Helm, R. H., & Carnwell, R. J. (2001). The primary and secondary care interface: the educational needs of nursing staff for the provision of seamless care. *Advanced Nursing, 34*(5), 629–638.

White, E. S., Pereira Gray, D., Langley, P., et al. (2016). Fifty years of longitudinal continuity in general practice: a retrospective observational study. *Family Practice, 33*(2), 148–153.

Wilson, H. J. (2000). The myth of objectivity: is medicine moving towards a social constructivist medical paradigm? *Family Practice, 17*(2), 203–209.

World Association of Family Doctors. (2015). *The world book of family medicine.* WONCA Europe. www.woncaeurope.org/sites/default/files/009%20%E2%80%93%20Complexity%20and%20Primary%20Care.pdf. (Accessed 28 July 2017).

World Health Organization. (1978). *Declaration of Alma-Ata.* www.who.int/publications/almaata_declaration_en.pdf. (Accessed 28 July 2017).

World Health Organization Ebola Response Team. (2016). After Ebola in West Africa — unpredictable risks, preventable epidemics. *New England Journal of Medicine, 375*, 587–596.

Zhou, C., Crawford, A., Serhal, E., et al. (2016). The impact of project ECHO on participant and patient outcomes: a systematic review. *Academic Medicine, 91*, 1439–1461.

# 第17章

# 识别和处理不良表现

Margaret Bearman，Damian Castanelli and Charlotte Denniston

## 引言

不良表现对临床教育来说是一个重大挑战。不良表现不仅是普通的错误或差错，更是能够长期困扰着那些在很长一段时间内没有达到预期胜任力水平的学习者。这些学习者将面临临床实习失败的风险。

许多已发表的文献都忽略了学生失败前的阶段，而是关注失败当时及之后的过程。有关"补救"的文献（Cleland et al.，2013）思考了解决知识技能和态度之间差距的方法，但这通常是发生在学习者真正失败、脱离了当时的临床教育环境之后。同样，大量的研究探讨了失败的时刻，特别是那些临床教育者已经发现学习者的胜任力尚不符合要求，但却无法给他们判定不及格的时刻。然而，不及格和补救的决定通常在实习结束时或结束之后才出现，这时的学习者再想从特定的临床实习环境中获得学习机会已经太晚了。

本章通过不同视角，为在临床实习中如何处理不良表现提供策略。重点是帮助学习者和临床导师充分利用教学过程。本章关心的问题是：如何帮助不良表现的学习者发展他们的能力？

# 不良表现对临床教育者的挑战

无论什么专业，当学习者面临临床实习失败风险的时候，都将对临床教育者的工作量和压力水平产生巨大的影响（Health Workforce Australia，2010）。这可能是因为临床教育者认为学生不及格这一事件是极具挑战性的，会对他们自己带来很大的负面情绪影响。在许多情况下，临床教育者都认为他们自身存在不足（Salm et al.，2016）。例如，一位护理教育者描述了自己知道一名学生考试不及格后的情绪："我觉得自己好像杀了人。我扼杀了某人的事业"（Hrobsky & Kersbergen，2002，p552）。有定性研究指出，临床教育者在帮助不良表现的学生时可能会经历复杂的情绪（Luhanga et al.，2008；Salm et al.，2016）。在个别情况下，指导教育者可能还会担心法律问题或欺凌指控。这些情绪反映了临床教学环境的紧张。

临床教学要求指导教育者承担多个职责相互冲突的角色，如教学、评估和病人照护（Bearman et al.，2012）。当学生出现不良表现时，这些角色之间的紧张关系就会加剧。通常，教育者在为尚未达到预期胜任力水平的学生分配有意义的任务的同时，也要尽力提供适当的病人照护。类似地，教育者可能很难在评估学生能力低于预期的同时，为学生提供指导。不良表现还增加了许多官僚化的要求，例如与学术机构联系、遵守专业胜任力标准以及确保工作场所安全。所有这些都必须在时间和其他资源非常有限、繁忙的工作环境中进行。此外，由于经常处于这种挑战性强的指导情况，指导教育者教学技能的专业发展受到了限制（Bearman et al.，2017）。

在一项针对物理治疗专业指导教育者的研究中，Bearman 等（2012）指出，指导教育者对待那些不良表现的学生的策略有限，并创造了"三更多"一词来描述他们的一般做法，即指导教育者对不良表现的学生给予更多相同的反馈、更多相同的活动和更多的监督。值得注意的是，在大多数情况下，他们没有做任何不同的事情。这在不同的专业背景下很常见：Cleland 等（2013）对健康职业教育中的补救措施进行了系统回顾，结果表明，补救措施同样"大同小异"，通常侧重于"让"学习者超过及格线。他们批评补救措施"旨在将表现提高到能够通过补考的标准，而不是支持有效的终身学习能力的发展"（Cleland et al.，2013，p247）。这些结果也表明，临床教育者缺乏培养学习者的教学策略；他们关心的是学习者如何通过考试，而不是教育学习者如何在未来取得成功。本章旨在弥合这一差距。

本章以教育教学理论为基础，提供了处理不良表现的实用策略。从临床教育者的角度，我们首先讨论临床教育者如何识别不良表现的情况。其次，我们探讨了两个特定的理论，它们提供了探究学习者对不良表现认识的方法。在本章中，我们认为接受学习者的观点对于支持学习者能力的发展至关重要，这不仅是为了通过实习，也是为了规划他们自己未来的学业。最后，我们从理论和实践两方面总结出应对不良表现的策略，这些策略的重点在于培养学习者和支持指导教育者。

为了探讨这些想法，我们对两个案例进行了分析研究。第一个案例背景是毕业后专科培训，第二个是本科职业治疗专业。从临床教学的角度来看，从一开始就设定实习的环境对于如何识别和管理不良表现这一情况具有重要意义。因此，我们会在不良表现出现之前就开始我们的案例研究。

### 案例研究 17.1　麻醉培训——认识 Kate 和 Antoine

Kate 是一家三级医院的麻醉培训主管。她负责培训医院的初级麻醉学习者。这些学习者面临着巨大的挑战，因为之前的培训是在郊区和乡村医院进行的，这是他们第一次在三级医院实习。尽管一些手术是熟悉的，但病人有更多的合并症并且身体更加虚弱。学习者将首次接触一些亚专科的麻醉，例如神经外科、食管和心脏外科。许多病人的手术和操作使得提供麻醉照护变得复杂且具有挑战性。

学习者到达后不久，Kate 就组织与他们单独会面，以确定他们的学习重点，并帮助他们适应新的工作环境。

Antoine 是一名医学院毕业 6 年的麻醉专科住院医师。他最近开始了第三年的麻醉训练。Antoine 经常在医院之间轮转，因此习惯于建立新的工作关系。不过这家医院比他之前实习所在的医院要大很多，带教教育者和同事也多了很多。与许多医疗保健领域中的情况一样，个体麻醉师在照顾病人时有自己的规则和偏好，Antoine 必须认识到这一点才能够争取适当程度的独立来促进自己的学习。

Antoine 通过完成学习计划为与 Kate 的初次会面做准备。他根据课程要求和对实习所提供的学习机会的理解，详细介绍了自己希望实现的学习目标。在 Kate 的帮助下，他对此进行了修改。Kate 还强调，随着他完成了基础培训，成为一名高级实习生，他现在的预期水平该如何提高。

### 案例研究 17.2　职业治疗——认识 Ethan 和 Sarah

初级职业治疗师 Ethan 是两名三年级职业治疗学生的主要导师。Ethan 管理学生的经验有限，但在一个繁忙的部门，学生的工作量已经转移到一些初级职业治疗人员身上。Sarah 和 Chloe 在 Ethan 的部门工作了 3 个月，与他一起在全科工作了 6 周，然后又与他的同事一起在儿科工作了 6 周。Ethan 很想让 Sarah 和 Chloe 觉得这次实习很有价值，所以他努力制定了一个时间表，并为他们提供了一份详细的培训介绍材料。Ethan 还规划了每周的监督会议。虽然他知道这些会议很重要，但 Ethan 仍在努力平衡他花在 Sarah 和 Chloe 身上的时间，以及他自己的病人和他为科室完成的"质控项目"。

第一周结束时，Ethan 努力反思 Sarah 和 Chloe 的表现。Ethan 可以看出，尽管有一些方面需要改进，但 Chloe 展示了预期的胜任力水平，事实上，Chloe 在第一次监督会议上已独立确定了一些学习目标。Ethan 意识到，他没有花像他和 Chloe 在一起那么多的时间来观察 Sarah，他发现很难想到对 Sarah 的表现有什么具体的反馈。Sarah 报告说"一切进展顺利"，她"没有疑虑"。Ethan 认为 Sarah"非常自信"，于是他决意努力在第二周对 Sarah 进行更多的观察，这样他们两人都可以充分利用带教时间。

# 识别不良表现

虽然临床教育者通常同时识别不良表现和帮助学习者克服不良表现，但这是两项不同的任务。虽然识别不良表现的基础是师生互动，但这主要还是临床教育者的工作。识别不良表现与应对不良表现的策略是不同的，后者需要更多地以学习者为中心，工作的主体也是面向临床教育者所指导的学习者。

关于识别不良表现，Steinert（2013）认为有三个方面的表现值得质疑：知识、技能和态度。她还指出，"教育者通常认为问题出在学习者身上"（Steinert，2013，p1037）。首先，Steinert 认为应当确定究竟是谁的"问题"引起了关注：问题属于学习者、教育者还是培训系统？在处理模棱两可且具有潜在挑战性的情况时，思考这类问题可能是有益的。例如，在案例研究 17.2 中，Ethan 没有花足够的时间观察 Sarah。这是一个"教育者问题"。另一个"教育者问题"可能源于临床教育者与他们所认同的人合作得更容易，例如具有相同的文化背景、阶层、性别等。意识到这些潜在的无意识偏好是很重要的。在临床教育中，"系统问题"通常与缺乏实践机会有关。另一个常见的系统问题是在面对具有挑战性或有害性的实践环境时，所有学习者都在尽力逃避。值得注意的是，作为第一个问题，虽然询问"是谁的问题"是很有价值的，但回答起来并不总是那么容易。部分原因是当学习者持续出现不良表现时，系统问题和教育者问题也会变得更严重。

那么，临床教育者如何才能知道不良表现是否比正常的错误或进步中面临的挑战更严重呢？ Paice 和 Orton（2004）建议寻找表明学习者有困难的"标志"。这些"标志"是潜在严重问题的信号，包括：

- 临床不良表现，包括记笔记不足、难以识别与特定临床情况相关的紧急情况等；
- 不明原因的缺勤，这甚至可能与更多的问题有关，包括欺凌或抑郁；
- 顽固强硬，包括自以为是和无法承担行动责任；
- 情绪爆发，这可能与压力密切相关；
- 未能获得他人的信任，这也可能与系统问题有关，例如对受训者的欺凌。

Steinert（2013）及 Paice 和 Orton（2004）都建议确定担心的情境，而不是把学生当作"问题"来关注。这是一种有价值的方法，因为正如 Hodges 和 Lingard（2012）所指出的，胜任力不是一个固定的概念，也不是一个固定的数量。一个人并非天生缺乏能力或拥有能力。事实上，随着我们从新手走向专家，我们都从不能胜任的人成长为足以胜任的人。作为未来的专业人士，他们将在整个职业生涯中对自己未来的行为和学习负责。学习者应该明白拥有胜任力（或缺乏胜任力）不是一种稳定的人格特质，个人是可以学会发展胜任力的。因此，还需要强调的是，恰当的做法应该是关注情境，而不是学习者。进一步值得注意的是，不良表现的标签是如何表达和应用的。我们建议将"不良表现的学生""困难学生""表现差的学生"和"问题学生"等词语改为"那些暂时表现不出色的学生或学习者"。这承认了有问题存在的情况，但没有造成一种永久性或个性的指向。

识别不良表现是这一综合性问题中比较容易的部分。对于大多数临床教育者来说，帮助学习者提高他们的表现是一个棘手的问题，特别是更多实践或更多知识不能解决问题的时候。Steinert（2013）指出，临床教育者发现态度问题往往特别难以管理。而这恰恰是教育理论可以提供帮助的地方。

### 案例学习 17.1（续）　麻醉培训——识别不良表现

在实习将近 4 周后，麻醉护士长在走廊中将 Kate 拉到一边。他告诉她，他的团队成员们很担心 Antoine。护士们认为 Antoine 犹豫不决，缺乏信心，下班后准备病例的速度很慢，而且在准备病例之前或期间没有明确告诉护士们他想要什么。当 Antoine 正在处理一个病例时，护士中的一些人为了"以防万一"已经开始提前通知另一个正在通宵执行其他职责的住院医师。

Kate 感谢了她的同事，并告诉他自己将留意这一情况。她知道，并不是每一个向她提出的问题都会变得很重要。有时，学习者可能无法与一两个人愉快相处，或者度过了"糟糕的一天"，因为任何人的表现都会波动。

那天下午晚些时候，Kate 见到了 1 周前与 Antoine 一起工作的同事 Paul。她问 Paul 觉得与 Antoine 一起工作感觉怎么样。Paul 说，Antoine 并不像他预期的新学习者那样"敏锐"。他似乎对自己没有信心，也没有对这些病例做好准备。

Kate 检查了名单，发现 Antoine 今天正和 Kim 一起工作。由于现在接近一天的结束，她打电话给 Kim，询问 Antoine 的表现如何。Kim 说她认为 Antoine 度过了糟糕的一天。尽管这些病例是他以前见过的病例，但这些病人都有严重的合并症，并且充满挑战。当病人的情况需要干预时，Antoine 反应迟缓，他对自己需要多次介入病人干预感到惊讶。尽管 Kim 很早就让 Antoine 从早上的各项安排中脱离出来，他仍然花了很长时间也没有准备好下午的各项安排。

Kate 决定更系统地调查 Antoine 的表现。她不想错过不良表现的早期迹象，因为她知道补救需要时间，而且如果问题持续下去，处理起来会更加困难。Kate 在科室里遇到 Antoine，问他觉得新工作如何。Antoine 安慰她，说他正在适应新的环境。Kate 说这很好，并要求他下周赶上进度以便更详细地讨论问题。

**案例 17.2（续） 职业治疗——识别不良表现**

周一下午，Ethan 考察了 Sarah 处理 86 岁的 Pierce 女士的情况。Pierce 女士在家跌倒后于周末入院。这次是 Pierce 女士的初步评估，也是她抵达后第一次与专业医疗队的人接触。她跌倒的原因仍在调查中，全科小组的记录上写着"诊断：可疑房颤，请心内科会诊"。看了笔记后，Sarah 进入 Pierce 女士的病房，发现她正在做心电图（ECG）、氧疗和脉搏血氧仪监测。Sarah 介绍了自己，并开始向 Pierce 女士询问详细的病史。Ethan 对 Sarah 的表现感到惊喜，并在他自己回应理疗师的传呼时，很安心地让 Sarah 完成剩下的评估。

几分钟过去了。在打电话时，Ethan 看到 Sarah 和 Pierce 女士没有带助行器或辅助工具朝走廊走去。Sarah 大步走在 Pierce 女士面前半米处，领着她去洗手间评估她的自理情况。Ethan 注意到 Pierce 女士放慢了速度，伸手去扶墙，所幸他们在走廊里的轮椅上找到了一个座位。Sarah 花了一点时间才意识到发生了什么，并询问出了什么问题。Pierce 女士说她"感到有点头晕，想回到病床上"。Ethan 走过去用便携式脉搏血氧计检查 Pierce 女士的生命体征。她的血氧饱和度是 89%；然而，探测器正在努力寻找踪迹。当 Ethan 把 Pierce 女士推回到床上时，她仍然头晕，她的心电图和氧气被重新连接。Ethan 立即提醒护士为 Pierce 女士提供基本护理的工作，并将 Sarah 带到一旁。一天快结束了，Ethan 建议 Sarah 记录 Pierce 女士的情况，然后他们早上见面聊聊发生的事情。

# 关于工作不良表现的理论

我们建议，从"实践共同体"和"自我决定理论"这两种截然不同但又相辅相成的理论的角度，来探讨不良表现的问题。这两种理论都不是关于不良表现的明确说明，但是我们选择了这些理论来鼓励教育者从不同的角度去深入思考他们遇到的系列情况。目的是改变临床教育者定义和处理不良表现的方式。这些理论来自非常不同的传统。一个关注学习者所处的更广泛的社会环境；另一个则关注个体内发生的过程。

# 作为社会参与的学习：实践共同体

将学习定义为一种社会行为可能有助于解释为什么不良表现会带来如此多的挑战。最著名的社会学习理论之一是"实践共同体"（Lave & Wenger，1991）。这源于 Lave 和 Wenger 对学徒制的研究，以及学徒如何从实践的"边缘"转变为活动中心的"老前辈"。Wenger（1998）认为，实践共同体有三大要素：

- 相互投入
- 合作的事业
- 共享智库

## 相互投入

工作者之间会相互影响，这些社会影响是实践共同体本身的核心。共同体是通过参与形成的。通过这种方式，新手医护人员不仅通过观察，还通过互动和协作学习，并得到社交互动的支持。这或许可以解释为什么临床管理者会发现对所从事内容不感兴趣的学习者如此具有挑战性：如果他们拒绝参与，他们就无法学习。

## 合作的事业

工作者的活动目标必须一致。就临床教育而言，这是部门、单位或实践的一般工作。规划通过"协商"不断涌现，协商会催生出不断演变的业务活动，而不是静态的规则。这种演变是由共同体成员不断"协商"产生的，必然需要"相互问责"。这突出表明，对于新手来说，尽可能明确那些不成文的规矩是多么有用。

## 共享智库

实践共同体有一套通用工具，包括临床环境的语言和日常实践：查房、进行观察、记录病史。新手通常缺乏共享智库，临床环境中的部分学习是通过参与科室的工作来实现这些通用工具的使用。这三个方面——相互投入、合作的事业和共享智库——是相互关联的，从本质上讲，它们每部分都不可或缺。简而言之，在实践共同体中学习只能通过亲身实践来实现。

## 实践共同体理论的其他启示

实践共同体理论建议新手在共同体中创造一条融入轨迹。他们从没有经验和不熟练的边缘人士转变为"参与者的身份"。Wenger（1998）将新手的"外围性"与"边缘性"区分开来，后者没有将个人更深入地带入共同体的融入轨迹。

"边缘性"是一种不参与活动的身份。以这种方式考虑，表现问题可以使个人处于共同体边缘；这比周围更远，因为没有办法实现"充分"参与。从临床教育的角度来看，这种边缘性比考试成绩不佳的学生的失败更具影响力。即使在考试失败的情况下，学习者仍然可以参与学业，例如参加讲座、学习小组。临床不良表现意味着学习者经常不被允许执行某些任务，并被排除在实践共同体之外。这可能是一种直接的社会排斥形式，引起强烈的消极情绪，并进一步阻碍学习。此外，调查不良表现的行为本身就可以放大边缘感。

虽然实践共同体没有立即提出与学习者合作的策略，但它提出了一些关键的观点：参与是学习的必要条件；应尽可能明确"隐性规则"；社会互动支持学习者融入共同体。此外，缺乏参与还会导致学习者感觉自己被排斥在学习环境之外。我们在本章稍后部分将从这些理论中汲取经验。

# 对实践共同体理论的评论

对"实践共同体"理论的一个主要批评是，它没有充分强调学习者给共同体带来的贡献（Fuller et al.，2005）。其他理论家，如 Stephen Billett，确实强调了学习者的作用。Billett（2014，p5）指出，"……人类是积极意义的制造者和知识的建构者……尽管这是以他们以前的经历和学习为前提的"。然后，他提出，在工作场所学习中，学习者将过去的经验融入当前环境的努力程度是"以他们的兴趣、欲望和精力为前提的"。简而言之，工作场所的教育具有"个人和社会贡献"的"二元性"。面对这种复杂性，临床教育者应该如何做？如果社会文化理论（如实践共同体理论）有助于临床管理者了解不良表现带来的情绪挑战的原因，那么其他方法可能有助于引导个人进行改进。

在表现不佳的情况下，个人支持的最大挑战之一是学习者不承认他们有缺陷。这就是"洞察力问题"。临床教育工作者经常发现这很难处理，我们会花一点时间来解决这个问题，然后再概述我们的下一个理论方法如何提供帮助。

## 对洞察力问题的反思

临床教育者经常将"洞察力问题"描述为所有问题中最大的问题（Steinert，2013）。然而，"洞察力问题"有时会被误判。可能不是学习者的洞察力有问题。临床教育者作为评价者和教育者的双重角色意味着学习者通常不愿暴露他们的弱点。换句话说，他们可能知道自己有问题，但不想在评价他们的人面前承认这一点。同时，如果学习者没有准备好说明他们的缺点，临床教育者也很难提供改进的解决方案。正如一位物理治疗临床导师指出的那样："一些学生只是装出虚张声势的样子，继续遮遮掩掩——'我不会告诉你任何关于我的事情，因为这可能暴露出我的一些弱点'。他们其实并不是成功的人"（Bearman et al.，2011）。另一个复杂的层面是，有时学习者确实缺乏洞察力。从病人安全的角度来看，无论学习者如何看待自己的情况，临床教育者都必须根据所要求的标准来评价学习者，包括职业素养等难以衡量的方面。解决这一困境的方法之一是解决"洞察力问题"。从教育发展的角度来看，我们建议关注学习者的动机。

## 自我决定理论

自我决定理论（self-determination theory，SDT）（Ryan & Deci，2000）关注学习者的"兴趣、欲望和精力"。它借鉴了传统的认知理论，描述了内在动机的必要条件。学习动机来自学习者自身而非外部兴趣。Ryan 和 Deci（2000，p70）写道："也许没有任何一种现象能像内在动机那样反映人的积极潜力，这是寻求新奇和挑战、扩展和锻炼自己的能力、探索和学习的内在倾向"。SDT 有助于重新构建"洞察力问题"。我们认为关注如何提高学习者促进学习的能力比关注"洞察力"的缺乏更有价值，因为后者可能存在也可能不存在。

Ryan 和 Deci（2000）提出了三种动机状态。第一个是无动机；即一个人缺乏任何动力。这在临床学习环境中很少见。第二种是动机受到控制，此时学习者受到包括以他人意见为基础的自尊等外部条件的驱动。第三种是自主调节动机。此时个人控制自己的动机状态，原因要么是个人从本质上享受任务，要么是因为被期望的行为符合他们自己的"个人目标和身份"（Gagné & Deci，2005）。支持自主调节的动机是能力感、相关性和自主性。Gagné 和 Deci（2005）认为自主性特别重要。任何学习环境都可以为学习者提供或多或少的机会来实现自主调节动机这种状态。在某些情况下，临床环境可能会产生显著的负面影响，而在其他情况下，则会产生深远的启发。

当能力感消失时，不良表现会自动挑战自主调节动机的条件。因此，保持相关性和自主性是至关重要的，这样学习者才能在一定程度上控制他们的学习和选择。通常，临床导师做出的选择——"三更多"——恰恰是相反的方向。在 2015 年对未通过期末考试的医学生进行的一项研究中，一位参与者指出："我确实（去找了我的个人导师）……但感觉总是存在信任问题……在多大程度上这更像是一种监管而不是真正的帮助？"（Patel et al.，2015，p49）。再次被告知做得不好或再次被提供相同的活动（已经失败过的活动）或承担更多监督的负担，这与建立自主性相矛盾，也会进一步降低任何能力感。

SDT 有助于为临床导师框定核心挑战：哪些教育策略可以促进自主性和相关性，同时充分弥补不良表现并确保病人安全？本章的其余部分将研究这个问题。鉴于该领域的研究有限，因此这些策略来自不同的工作机构，部分内容是针对不良表现的，部分内容则较为笼统。

### 案例学习 17.1（续）　麻醉培训——应对不良表现的初步方法

在准备会议时，Kate 还是不太放心，于是和一些与 Antoine 共事过的顾问医师进行了交谈。他们告诉她，Antoine 很难将复杂病人和手术的要求结合起来，他似乎准备不足，不愿开始复杂的病例，缺乏警惕，并且在需要他时不愿介入。当他们见面时，Kate 很想听听 Antoine 的想法。Antoine 说他发现这个实习很有挑战性，而且他工作的时间更长，也做了额外的阅读。他说，在决定什么是正确的事情时，需要考虑很多因素，但他认为自己做得还不错。

Kate 转达了顾问医师们的担忧。Antoine 指出，他们没有直接对自己说任何话，而且他希望顾问医师们在认为合适的时候进行干预，所以他不认为有什么问题。Kate 举了几个具体的例子，并解释了每个顾问医师分别为什么认为他的表现可能是一个例外。综合考虑下，他们的报告是一致的，并表明确实存在问题。

当 Kate 问他和麻醉护士一起工作的感觉时，他说他没有多想。他们通常似乎很乐意做他指示的事情。Kate 告诉他，护士们在和他一起工作时很担心，他们正在让另一位专科住院医师在他处理病例时待命。Antoine 听到这个消息感到很惊讶，并担心他的同事会怎么想。

接下来，Kate 检查了 Antoine 的健康状况和家庭生活。他没有报告任何问题，而且，鉴于她没有任何方法自行验证，她决定接受他的一面之词。

Kate 告诉 Antoine，向她报告的种种情况表明 Antoine 的表现低于预期，他们需要就补救计划达成一致。Antoine 不愿承认这是必需的，但同意配合。

Antoine 的值班表发生了变化，他将与一小群精选的顾问医师一起工作。Kate 信任这些顾问医师的判断力，她可以依靠这些顾问医师就 Antoine 的表现向他提供具体和真实的反馈。她要求顾问医师们对他们认为对于 Antoine 来说具有适当挑战性的病例进行基于工作的评价，这样 Antoine 将收到有用的反馈，而 Kate 也将拥有关于他的表现和所进行的反馈讨论的记录。

Kate 与 Antoine 讨论了在每个病例之前向他的麻醉护士阐明他的计划，并让他们了解他的想法的必要性。Kate 说，她将要求护士就他在这方面的表现向她提供反馈。她组织 Antoine 参加当地的模拟中心，以帮助练习决策中和团队合作的优先级判断。他们一致同意在 2～4 周内开会审查进展情况。

### 案例 17.2（续）　职业治疗——应对不良表现的初步方法

Ethan 为反馈会议准备了一些笔记，并于第二天早上在病房的会议室与 Sarah 会面。尽管他做好了准备，但是与 Sarah 的谈话并没有完全按计划进行。Sarah 和 Ethan 一致认为 Sarah 的病史记录是她的优势。她与 Peirce 女士相处融洽，并成功确定了一些关键的专业表现问题，确定了相关的首要职业治疗目标，并开始准备出院计划。当 Sarah 被要求指出她做得不足之处时，她回答说"嗯，不多。她（Peirce 女士）从来没有去洗手间，所以我不知道她回家是否安全"。当 Ethan 提示任何其他安全问题时，以及在评估期间可能影响 Peirce 女士表现的因素时，Sarah 回答说"嗯，她家里的淋浴间或厕所没有栏杆，所以我们需要评估一下"。

从 Ethan 的角度来看，Sarah 处理 Pierce 女士的表现中存在问题——她忽略了重大的安全问题。当 Ethan 告诉 Sarah"你在没有与护理人员或医务人员核实的情况下让 Pierce 女士行动的方式是不安全的"时，她似乎被冒犯了。此外，即使获得批准，"她也应该保持心电图和氧气连接"。更不用说 Sarah 不安全的手动操作，因为"你离 Pierce 女士不够近，尤其是当她有跌倒的风险的时候"。Ethan 读完他准备好的笔记后，

Sarah 什么也没说，Ethan 要求 Sarah 在他督查其检查 Pierce 女士那天之前赶上进度，Sarah 不以为然。他们的反馈会议很快就结束了，因为其他医护人员开始进入房间参加周二早上的多学科团队会议。Sarah 整个会议期间都在看着地板。

# 应对不良表现的实用策略

两种实用策略有助于应对不良表现。首先，有一些通用方法对所有形式的临床学习都很有价值，但对于不良表现的情况尤其必要。我们需要首先概述这些方法，因为它们构成了应对不良表现的特定策略的基础。其次，有专门为不良表现的学习者设计的策略。下面简述了不同类型的策略以及它们在一般情况和具体的不良表现情况下的使用方式。下一节将更详细地阐述这些策略。

**实用技巧**

应对不良表现的一般策略和具体策略。

| 教学方法 | 不同表现的一般策略 | 应对不良表现的具体策略 |
| --- | --- | --- |
| 学习计划 | 在定期的时间点重新审视在实习开始时制定的学习计划 | 更频繁地回顾学习计划，重新审视以前商定的标准 |
| 工作场所课程 | 将任务识别和排序作为工作场所课程的一部分。角色扮演任务，表达知识、技能和态度 | 重新考虑任务，使其处于正确的水平／规模以挑战学习重点明确的示范 |
| 关系建设 | 建立"教育同盟" | 教育者的反思性实践，例如"暂停和思考" |
| 反馈及评价 | 详见第 20 章 | 对较小的、可实现的任务进行反馈和目标设定 |
| 教育管理 | 学习者审查并认可的高级文件 | 所有文件由学习者审核并认可<br>寻求机构支持 |

# 不同表现的一般策略

## 学习计划

实习开始时的首选工具是共同制定学习计划。这里的重点是共同建设。正是通过这一前期投入，制定了实习的基本规则，开始了学习者的参与，并建立了教育者与学习者的关系。在案例研究 17.1（麻醉培训）中，Kate 拥有认证机构提供的工具，以帮助她制定学习计划。Ethan 没有经验，也没有人支持，从一开始就没有发展能力的专业知识。学习计划允许学习者和教育者共同制定实习目标。它们允许学习者声明自己所关注的领域，让教育者标识学习者感到困难的过渡环节。最重要的是，它们允许明确和商定的标准声明。这为以后关于表现的对话提供了一个有用的基准。例如，在 Ethan 与 Sarah 的对话中，明确标准是非常有用的。

## 工作场所课程

教育者将任务分配给学习者，这构成了工作场所课程。在按计划安排的实习经历中，一般的概念是导师会通过临床工作指导学习者。这使学习者能够完成越来越困难的任务，并获得更大的独立性。从自我决定理论的角度来看，学习者对相关性、能力感和自主性的需求都得到了满足。从实践共同体的角度来看，学习者在沿着融入共同体的轨迹前进。

像许多临床教育者一样，与其说是明确，不如说 Kate 和 Ethan 默认了这一课程。他们可能永远不会有意识地考虑临床教育者可以使用的一些教育工具。Billett（2001）很好地描述了这些工具，包括：

- 预期标准的角色榜样；

- 任务排序，从容易完成的任务到更具挑战性的任务；

- 考虑常规任务（大部分是学生的任务）和非常规任务（对毕业后学员更重要）；

- 在工作环境之外学习的机会，例如通过阅读获取知识或通过模拟培养技能；

- 控制所负责任务的级别，使学习者始终在自己的挑战范围内工作；

- 明确表述"这里做事情的方式"——这样学习者就可以理解一些默认的规矩；

- 明确特定情境和其他情境之间的联系——帮助学习者将他们的学习迁移到其他情境。

在 Ethan 和 Kate 的情境下，这些工具并没有全部被使用。而对 Sarah 来说，通过角色榜样和阐述"这里做事情的方式"，她将从更多的实践中受益。Antoine 显然得到了工作场所以外的机会，但 Kate 本可以与他一起审查这些机会，以确保它们是正确的。Antoine 还可以从他之前的轮转到现在的轮转之间明确的积极联系中获益。在这些例子中，这些活动和对话发挥了多种作用。首先，它们帮助 Sarah 和 Antoine 完成手头的任务。其次，它们为他们提供了实践共同体的共享智库。最后，它们促进了 Ethan 和 Kate 对相关性（通过建立关系）、能力感（通过参与默认的实践）和自主性（将他们视为潜在同事来投入）的感觉。

## 关系建设：教育同盟

可以看出，教育者－学习者关系对工作场所课程设计非常重要。大多数学习者都处于弱势地位，更不用说那些可能表现不良的人，因为他们处于实践共同体的边缘，并且由于他们还是新手，所以能力感较低。将临床监督过程视为"教育同盟"可能会有所帮助。借鉴治疗师和病人之间"治疗同盟"的心理治疗概念，这里的概念如下：学习者对于临床导师和学习者之间关系的感知是反馈价值的核心。正如 Telio、Ajjawi 和 Regehr（2015，p612）所说：

> ……从首次会面的第一刻起，学习者可能会积极探索和测试导师对学习过程的承诺。几乎立刻，学习者就会问自己以下问题：这位导师是否关心我这个人？我在这个人的脑海里吗？在这种情况下，这位导师是否关心我的目标？他／她是否试图（并且能够）理解我的出发点和目标？这位导师是否把我的最大利益放在心上？这种关系是关于让我成为最好的临床医生，还是有其他的计划？

这一教育同盟框架表明，从实习开始，临床导师就必须表现出让学习者进步的承诺，这一点很重要。这样学习者就可以理解，临床教育者的努力是为了让学习者受益。Ethan 和 Kate 都已经做好了与学习者建立教育同盟的准备；他们显然花了时间和精力来观察和应对学习者。然而，他们的承诺并不一定明确，他们的一些行动主动破坏了这一点。特别是，Kate 让 Antoine 知道护士们将对他的表现进行汇报，这更接近于监视，而不是教育观察。

教育同盟就像所有相关事物一样，不是一个简单的方法。它们建立在人际关系的基础上，如前所述，人类往往更容易与背景相似的人建立联系。正如"洞察力"一节所指出的，学习者不容易受到那些会对自己的进步做出决定的人的伤害。然而，我们建议学习者确实应该明白，在那些显然以学习者的最大利益为核心的临床教育者面前，他们更容易受到伤害。

## 反馈和评价任务

教育同盟是反馈关系的一种模式，还有很多其他的模式。在本书的其他章节中详细介绍了与临床教育中形成性和终结性评价相关的反馈的重要性。我们建议读者参考第 20 章深入讨论这一重要的临床教学实践基础。

## 教育管理：文件记录

记录学习者的进步很重要。这包括对学习计划、正式会议和观察到的表现的记录。如果形成了惯例，那么将有助于向学习者发出信号，这是建立他们的轨迹的一部分，而不是可能破坏他们积极性的监视。

# 处理不良表现的具体策略

不良表现的学习者也需要得到特别关注。以下是我们建议的一些具体策略，可以帮助处理这些困难的情况。我们鼓励教育者反思这些策略如何在具体的情况下发挥作用。

## 学习计划：重新审视标准和工作场所课程

当处理不良表现时，重新审视学习计划非常有帮助。明确活动的目的很重要。通过尽可能明确地制定学习计划，学习者可以在实践共同体中开始认识到所要达到的标准。也就是说，学习计划应该有明确的进展标志，将预期标准作为一系列短期目标。然后，该学习计划将学习者确立为共同体的一部分，并让他们清楚地了解进步所需的内容。这为他们的成长轨迹以及他们计划参与的具体表现建立了一条路径。与之相反，学习者在没有任何解释或讨论的情况下会越来越被排除在任务之外。共享学习计划加强了外围性（新手的自然状态），而不是边缘性。

自我决定理论为如何安排任务以满足学习计划提供了指导。首先，考虑学习者的能力感，某些任务是可以完成的，这一点至关重要。这可能意味着让学习者有时间练习他们已经胜任的技能（可能在实习环境之外），或者展示具有非常低挑战水平的技能。下一个要考虑的因素是相关感，从教育同盟的角度来看可能会有所帮助。这意味着临床导师的立场不是关于人，而是关于情境。如果不良表现的问题出现在不诚信或学习者的性格受到质疑等其他情境，这将变得更具挑战性，但即使在这种情况下，关注未来的预期行为也是最有用的。参考文件记录中收集的证据是很有帮助的。如果可能的话，提前、谨慎地向学习者提供数据是很有用的，这样他们就可以开始理解那些单独面对时令自己感到痛苦的信息。给学习者提出建议的机会，并真诚地考虑这些建议，这会促进他们的自主性。当临床教育者和学习者一起制定补救计划时，将其作为共同解决问题的一种练习是很有用的。如果可能，该计划应该提供一些独立的实践；这可能意味着在不损害病人安全利益的情况下，让学习者在没有监督的情况下更轻松地完成任务。

在案例研究 17.2（职业治疗）中，Ethan 对 Sarah 的管理无意中剥夺了她的大部分自主权。虽然在 Ethan 确定她可以安全地这样做之前，她不应该独立管理病人，这是合适的，但她可以得到支持，走上一条她可以自己安全工作的道路。虽然 Sarah 被明确告知她所做的事情是不对的，但她可能很难理解她应该做的事情。这是一个重点明确的展示预期标准的机会。有时，对于经验丰富的临床医生来说，事情是不言而喻的，但却让新手感到困惑。

## 针对不良表现的关系管理："暂停并思考"

如前所述，不良表现会带来沉重的情绪。这意味着临床导师必须像处理自己的情绪一样去照顾学习者的情绪，因为他们必须保持学习者的动力。我们给出了一个非常简单实用的策略：当临床导师感受到不良表现的压力时，在每个关键时刻"暂停并思考"。我们建议他们在进行反馈对话、制定学习计划或考虑下一步做什么之前问自己以下这些问题：

- 你的现状和环境如何影响你的想法及感受？（例如，是否存在临床、行政或人员配备问题？你还有哪些其他压力？）
- 学习者对你有什么影响？（例如，是"三更多"策略吗？它对你的能力感、相关性和自主性有什么影响？）
- 你对学习者有什么影响？（例如，你对他们的能力感、相关性和自主性有什么影响？）

盘点所有这些东西；可能某些反馈交流必须立即进行，而其他的可以暂时搁置。学习者可能需要空间来掌握自己的情况。或者，现在可能是在安静的地方进行快速讨论的最佳时机。

## 具体的反馈策略

由于不良表现，反馈非常具有挑战性。大多数反馈模型旨在考虑缺陷，因为所有学习者都会犯错误，关于表现和标准之间差距的反馈交流通常与课程相同。然而，所有模型都倾向于象征主义。例如，临床教育者可能象征性地使用以学习者为中心的措辞，但信息很明确：学习者做错了什么，而临床教育者正在告诉他们应该做些什么来解决它。这是一种常见的消息类型。问题在于，它不仅降低了学习者的能力感（应对不良表现的必要部分），同时也损害了学习者的相关性和自主性。

专注于建立相关性和自主性可能会给学习者带来内在动力（可能还有"洞察力"）来努力改进。无论采用哪种反馈模型，都要考虑反馈交流如何保持学习者的相关性和自主性。前者相对容易。如前所述，关注情境和行为而不是个性会有所帮助。肢体语言和语气也很重要，因为它们对于建立相关性至关重要。自主性则更具挑战性。这就是为什么反馈模型经常寻求学习者对解决方案的投入：学习者如何"把握"情况和前进的道路？以目标为导向的反馈可能会有所帮助。在这种反馈模型中，无论是在任务之前还是之后，临床导师都会要求学习者为反馈交流指定一个首选焦点。这有助于给学习者一种控制感。

重要的是要讨论能够使人进步的其他途径，它们可以且应当作为真实的选项被提供。退出或失败有时是必要的，对学习者的发展轨迹可能很重要。不良表现可能只是暂时的，并且是由外部因素造成的；在这种情况下，离开临床环境一段时间可以帮助他们恢复。Kate 试图确定是否有外部因素可能困扰着 Antoine，但无法证实他的回答。我们理解这些对话对双方来说都是困难的；教育同盟可能有助于创造一个令学习者 / 受训者愿意分享此类信息的环境。

## 教育管理：文件记录和转交

一旦发现不良表现，记录就更为关键。不良表现很少是一个人的问题，通常会涉及更广泛的系统。应确保文件能够与更广泛的系统进行交换。更广泛的系统可能包括认证机构、大学或雇主。学习者需要了解这一点，但也可以告知他们这是一种常见情况，况且这也是为了他们自己的利益。还要确保向学习者提供更广泛的帮助。特别是心理健康支持、残疾支持和指导，这些都是可能未充分利用的巨大资源。作为临床教育者，可能很难记住学习者不止是一个实践共同体的成员，其他共同体也可能会提供适当的帮助。

**案例 17.1（续） 麻醉培训——应对不良表现的不同方法**

尽管 Kate 和 Antoine 一致同意采取措施，Antione 仍在挣扎。他似乎没有接受反馈，在没有直接监督的情况下工作时对自己不自信，并且在与麻醉护士打交道时保持沉默。他不愿意和 Kate 或其他带教的教育者一起参加会议，此外还有很多天的旷工。

Kate 担心该科室为帮助 Antoine 所付出的所有额外努力都不起作用，所以她向 Richard 寻求建议，Richard 是负责监管 Kate 的一位更有经验的导师。Richard 问 Kate "Antoine 认为他需要做些什么来改进？"，Kate 意识到她并没有真正问过他——他们主要是告诉 Antoine 他失败的地方以及他们认为他需要做什么。Richard 指出，最终不得不学习的那个人是 Antoine，他们的反馈需要支持他的自信心和自主性。Kate 决定重新开始，首先问 Antoine 他认为他自己应该做什么。

说服 Antoine 需要做一些工作，但 Kate 会见了 Antoine，问他是否认为补救计划正在奏效。Antoine 不这么认为。他觉得自己就像在显微镜下，无论他做什么都是错的，尽管他自己感觉对所做的事情有了更多的了解，并且也不再不知所措了，但似乎没有人注意到。他说，即使他知道该怎么做，他也不再有信心。Kate 意识到，每个试图提供帮助并告诉 Antoine 他错在哪里的人都没有达到他们所希望的效果。当 Kate 问他认为自己应该做什么时，他说他想"让时光倒流"，回到他以前的角色，在那里他很舒服、有能力并且有像在家的感觉。

Kate 安排 Antoine 回到他以前的工作场所进行下一个实习工作，那里的工作人员对他很了解。与那里的导师一起，Kate 帮助 Antoine 规划他可以做些什么，通过将任务设置在适当的水平来重新帮助 Antoine 获得自信和胜任力，从而在支持性环境中挑战他的学习。他们还制定了练习的具体计划，以便更好地为他返回时将面临的更复杂的工作做好准备。与此同时，Kate 计划与她的同事一起尝试一种新的反馈模型，这样如果 Antoine 在返回时确实需要更多帮助，他们就可以做得更好。

**案例 17.2（续） 职业治疗——应对不良表现的不同方法**

在早茶时间，Ethan 花时间思考与 Sarah 的反馈会议。他知道事情进展得不太顺利，但不确定还能采取什么其他方法。Sarah 很不安全，告诉 Sarah 她的缺陷似乎并没有起到 Ethan 想要的效果。她似乎没有意识到自己有需要改进的地方，也没有兴趣改进。除了指导她一步步地完成下一次与 Pierce 女士的谈话，或讲述评估工具上的病人安全条目，Ethan 不确定如何激励她改变自己的做法。

Ethan 开始从另一个角度考虑情况。他意识到他本可以以不同的方式与 Sarah 交流。什么能够激励 Sarah？回想起在一起共度的时光，Ethan 承认他尚未探索 Sarah 的个人目标或她希望在这次实习中实现的目标。她的学习目标是什么？或许 Ethan 可以用昨天与 Peirce 女士的例子来探索 Sarah 希望达到的目标，并介绍一些策略来实现预期的表现水平。Ethan 还考虑了 Chloe 和 Sarah 以更具协作性的学习方式一起工作的价值。他可以轻松地安排一些时间让 Chloe 和 Sarah 一起工作。他们可以互相介绍病例，并讨论他们学到的关键知识。Ethan 可以提示他们强调每个案例关键的病人安全问题，以帮助 Sarah 了解检查病人安全标志的重要性和必要性，并注意到可能发生的潜在风险。

# 失败及其结果

成功地与不良表现的学习者相处并不只是让学习者通过考试而已。在我们的案例研究中，Ethan 和 Kate 重新制定了他们的计划，以考虑 Sarah 和 Antoine 的观点，这些改变的方法很可能为他们提供满足必要标准所需的机会。但是，没有任何保证。失败不时发生；学习者有时由于多种原因不符合要求。学习者可能永远不会承认任何不足；在某些棘手的情况下，学习者和临床教育者的观点永远不会一致——这毕竟只是两个例子。然而，让学习者通过考试并不是临床教育者的责任。他们的责任是创造一个让学习者有机会成功的课程和环境。"因未能做到而导致的失败"有许多负面影响，最明显的是对病人的照护，还有学习者自己。一个从不觉得自己有能力的从业者可能永远不会在他们的职业中有胜任感。

# 潜在的评价和研究方向

不良表现是一个非常开放的领域，有待进一步研究。有许多潜在的途径可以为学术研究和临床教育提供有用的信息。最值得注意的是，拥有定性和定量数据来支持针对不良表现的特定策略将非常有帮助。这一领域的大部分工作都来自理论和专家临床教育实践。了解不同方法对学习者和临床教育者的各种影响会很有用。一个特别有趣的研究领域是团队概念，而非个人能力。

# 总结

对于临床教育者和学习者来说，不良表现是一个具有挑战性的领域。达不到教学标准是令人不快的。这种情绪消极的情况可能会因教育培训不足而加剧。本章提供了一些理论见解和实践建议。值得记住的信息可以简单地概括为：如果你发现自己重复地说或做同样的事情，那么可能是时候换一种方式思考了。学习者需要自主性才能进步，而临床教育的艺术正体现在如何用安全和建设性的方式给予学习者自主性。

# 致谢

作者要感谢 Alyce Folan（Monash Health）对职业治疗案例研究的贡献。

# 参考文献

Bearman, M., Ajjawi, R., Molloy, E. K., et al. (2011). 'They can't see it': Characterising the poorly performing student in the clinical environment. Paper presented at the Association of Medical Education Europe, 29–31 August 2011, Vienna.

Bearman, M., Molloy, E., Ajjawi, R., et al. (2012). 'Is there a Plan B?': Clinical educators supporting underperforming students in practice settings. *Teaching in Higher Education*, 18(5), 531–544. doi:10.1080/13562517.2012.752732.

Bearman, M., Tai, J., Kent, F., et al. (2017). What should we teach the teachers? Identifying the learning priorities of clinical supervisors. *Advances in Health Sciences Education*, doi:10.1007/s10459-017-9772-3.

Billett, S. (2001). *Learning in the workplace: Strategies for effective practice*. Sydney: Allen & Unwin.

Billett, S. (2014). Integrating learning experiences across tertiary education and practice settings: A socio-personal account. *Educational Research Review*, 12, 1–13. doi: http://doi.org/10.1016/j.edurev.2014.01.002.

Cleland, J., Leggett, H., Sandars, J., et al. (2013). The remediation challenge: Theoretical and methodological insights from a systematic review. *Medical Education*, 47(3), 242–251. doi:10.1111/medu.12052.

Fuller, A., Hodkinson, H., Hodkinson, P., et al. (2005). Learning as peripheral participation in communities of practice: A reassessment of key concepts in workplace learning. *British Educational Research Journal*, 31(1), 49–68.

Gagné, M., & Deci, E. L. (2005). Self-determination theory and work motivation. *Journal of Organizational Behavior*, 26(4), 331–362. doi:10.1002/job.322.

Health Workforce Australia. (2010). *Clinical Supervisor Support Program Discussion Paper*. [Host website disestablished, but available via online search.]

Hodges, B. D., & Lingard, L. (2012). Introduction. In B. D. Hodges & L. Lingard (Eds.), *The question of competence: Reconsidering medical education in the twenty-first century* (pp. 1–13). Ithaca NY: Cornell University Press.

Hrobsky, P. E., & Kersbergen, A. L. (2002). Preceptor's perceptions of clinical performance failure. *Journal of Nursing Education*, 41(12), 550–553.

Lave, J., & Wenger, E. (1991). *Situated learning: Legitimate peripheral participation*. Cambridge: Cambridge University Press.

Luhanga, F., Yonge, O., & Myrick, F. (2008). Precepting an unsafe student: The role of the faculty. *Nurse Education Today*, 28(2), 227–231.

Paice, E., & Orton, V. (2004). Early signs of the trainee in difficulty. *Hospital Medicine*, 65(4), 238–240.

Patel, R., Tarrant, C., Bonas, S., et al. (2015). The struggling student: A thematic analysis from the self-regulated learning perspective. *Medical Education*, 49(4), 417–426. doi:10.1111/medu.12651.

Ryan, R. M., & Deci, E. L. (2000). Self-determination theory and the facilitation of intrinsic motivation, social development, and well-being. *American Psychologist*, 55(1), 68–78. doi:10.1037/0003-066X.55.1.68.

Salm, T. L., Johner, R., & Luhanga, F. (2016). Determining student competency in field placements: An emerging theoretical model. *Canadian Journal for the Scholarship of Teaching and Learning*, 7(1), 5. http://dx.doi.org/10.5206/cjsotl-rcacea.2016.1.5.

Steinert, Y. (2013). The 'problem' learner: Whose problem is it? AMEE Guide No. 76. *Medical Teacher*, 35(4), e1035–e1045. doi:10.3109/0142159X.2013.774082.

Telio, S., Ajjawi, R., & Regehr, G. (2015). The 'educational alliance' as a framework for reconceptualizing feedback in medical education. *Academic Medicine*, 90(5), 609–614.

Wenger, E. (1998). *Communities of practice: Learning, meaning, and identity*. UK: Cambridge University Press.

# 第 3 篇

# 对工作场所中学习的评价

# 第18章

# 基于工作场所的评价

James Crossley

# 引言

## 评价是学习的一部分

评价是学习的重要组成部分。评价可以显示是否已经进行学习，并指导学习的性质和内容。学习者在做出学习选择时会密切关注即将进行的评价；他们也能从评价经历和评价结果中进一步学习。因此，可以设计多种评价方式来帮助学习：如规划学习（为了学习的评价）、促进学习（在评价中学习）或检验学习（对学习的评价）。

评价的形式众多，包括：书面认知测试、特定情境下的技能评价以及基于实际工作的评价。那么，用什么来定义评价呢？评价之所以特别，是因为其旨在根据明确的标准来评价学习表现。这是评价真实表现的近似方法，也是将评价与其他评估方式（如考核评定）区分开的核心标准。有些学习很容易评价，有些则很难，但评价始终追求具有系统性、公平性和合理性。

## 明确所要评价的内容

对于任何评价过程，第一步都是明确所要评价的内容。即使是物理测量也需要在开始之前确定需要测量的特性（体积、熔点、密度等）。

定义需要评价的学习类型比定义物理属性要困难得多。至少需要确定我们是否关注学习者的认知、技能或价值观驱动下的实际行为。学习是在多个层次上进行的。从肤浅的记忆到深刻的理解和创造均属于认知的范畴。从可预测情境下的基本能力，到潜意识下的熟练掌握和日常灵活应用均属于技能的范畴。米勒金字塔（图 18.1）将学习分为四个层次，以认知支撑技能，以技能支撑行动。这个简单但有效的模型有助于将评价应用于视认知学习和行为学习同样重要的医学教育中。

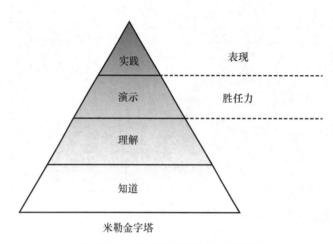

米勒金字塔

**图 18.1** 学习的认知和行为水平模型

来源：改编自 *Miller*，*G. E.*（1990）. *The assessment of clinical skills/competence/performance. Academic Medicine*，*65*（*9Suppl*），*S63-S67.*

然而，这种定义学习的方式是依据特定情况而变化的。举一个典型的例子：我能很好地阅读（潜意识下的熟练掌握），但我完全不会拉大提琴（甚至不知道音符）。在某些情况下，例如选拔，我们更关心学习者的特质是什么，而不是他们学到了什么。我们可以使用诸如智商、精神运动技能、情境意识、同理心、责任心等特质来描述学习者（图 18.2）。

然而评价特质是很难的。本章的后半部分将用来探讨这个问题。

## 明确评价的目的

第二步是明确评价的目的（为什么要评价）。这是因为不同的评价方法适用于不同的目的。回到物理世界的类比上来，我不会随身携带一个沉重的原子钟来确保准时参加会议，也不会用便宜的手表来测量光速。不同的测量方法具有不同的特点，因此适用于不同的目的。不同的评价方式也是如此：

- 有些评价方式比其他方式更准确，每次都会产生相同的结果。这种特性称为可靠性。
- 有些评价方式比其他方式更真实地反映了预期学习情况（例如正 / 误判断选择题问卷很好地反映了记忆情况，但不能很好地反映理解情况）。这种特性称为有效性。

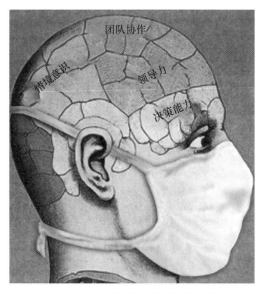

**图 18.2**　基于解剖结构的非认知能力的图示

来源：经 *Springer Nature* 许可转载。*Yule，S.，Flin，R.，Maran，N.，Rowley，D.，Youngson，G.，& Paterson-Brown，S.（2008）. Surgeons' nontechnical skills in the operating room：Reliability testing of the NOTSS behavior rating system. World Journal of Surgery，32（4），548-555*

- 有些评价方式有助于支持学习（例如询问学习情况后观察表现），但另一些方式则不然。这种特性称为教育影响。
- 有些评价方式实施起来很容易，但另一些方式在成本、可行性或可接受性方面难以实施（谁会自愿作为新手外科医生的评价案例呢？）。

此处的关键是，评价目的决定了各种特性的相对重要性。例如，授予执照的评价需要可靠，这样才能确保学习者、机构和公众当中没有不称职的人进入临床实践。另一方面，对逐渐发展的操作技能（例如缝合）的定期评价，可能主要旨在通过能够提供有用反馈、经验丰富的专业医生的观察来支持学习。在这种情况下，专业医生个人判断不同及可靠性有限的问题可能就不那么重要了。

## 评价的指导原则

上述两条评价原则为所有评价者提供了一条简单的规则：选择或设计一种评价流程，既能够评价你所关注的学习内容，且其特性也与你的评价目的相一致。

这听起来可能非常简单，但现有评价的许多问题都是由于未能遵守这一规则。本章的目的是说明如何将这条指导原则应用于实践的具体案例中。通过为教育者提供衡量最高学习水平的良好策略，可以提高学习者未来开展医疗照护的质量和安全性。对于较低水平的认知学习和认知能力，仍然有评价的必要性。在学习早期，特定场景的知识测试和相对脚本化的行为评价对于教学活动规划、支持学习和评价进步情况都很有价值。但重要的是：一旦学习者超越了脚本式的表现并开始参与工作，我们的评价则另当别论，没有多少知识测试、能力评价或特质评价能够取代对实际工作实践的评价或"基于工作场所的评价"（WBA）。

**案例研究 18.1　圣玛丽国际医院**

圣玛丽国际医院董事会已向该医院的多专业教育团队寻求帮助。医院没有足够的医生来评估和治疗急诊科的病人，人力资源部也找不到有效的方法吸引他们离开首都的圣约瑟夫医院来这里工作。该大学想要将经验丰富的护士、物理治疗师和药剂师培训为"高级执业者"，以从事医生的工作。课程包括解剖学、生物化学、生理学、病理学、病史采集、体格检查、开检查和开处方等模块。每个模块均通过全面的知识测试和适当的技能考核进行评价。

邻近地区的圣保罗医院已经开始雇用这个项目的毕业生，作为医疗团队的一员与急诊科医生一起工作。然而，这其中存在一个问题。病人和其他工作人员认为这些执业者没有准备好接受他们被要求做的工作。一些执业者自己也这么认为。他们中的一些人在最初的 6 个月内就离职了。

圣玛丽医院董事会也想雇用高级执业者。但董事会担心，如果病人对这些执业者缺乏信心，他们对自己的角色也感到没有准备好，那么这些执业者可能不会留下来。他们希望多专业评估团队制定一项评价方案，以帮助执业者成长和适应角色，并让其他工作人员和公众确信他们可以安全地评估病人情况。

你是团队中的评价负责人。你已经阅读了文献，并与其他医院的同事讨论了这个问题。你已经得出结论，应该使用基于工作场所的评价（WBA）来评价临床实践中的执业者。通过这种方式，所评价的内容能够代表真实的临床实践（有效性），并且该过程可以提供反馈的机会（教育影响）。你已看到医生在评价毕业后教育学员时使用的评价表，包括多源反馈表（MSF）、小型临床评估演练表（mini-CEX）、基于案例讨论评价表（CBD）和操作技能直接观察评价表（DOPS）。

然而，这其中有一个难题。你在圣彼得医院的同事尝试过这种方法，并表示临床教育者和接受评价的执业者都不喜欢使用 WBA。

- 病例的复杂性和工作场所的压力存在很大差异。接受 mini-CEX 的执业者抱怨道，将他们在困难病例或压力下的表现与他们在时间充裕的简单病例中的表现进行比较是不公平的。

- 执业者还认为，不同临床教育者有不同的标准和不同的处事方式。因此，将一位教育者的判断与另一位的判断直接进行比较是不甚公平的。或许这种评价更多反映了教育者的主观判断，而非他们的表现本身。

- 有时评价量表似乎没有抓住要点。例如，一名执业者或许可以符合评价表中的所有标准，但教育者却不会希望他来治疗自己的家人。有时情况则正好相反，一次好的表现或许并不能满足评价表的所有标准。

- 此外，教育者因为不想破坏工作关系，所以几乎总是勾选"优秀"的选项。对他们来说，执业者认为这种评价具有威胁性，因此教育者会避免使用困难的病例来进行评价。这无助于执业者的发展。

你读过的文献没有为这些问题提供很多答案，只是建议每种评价需要 20 次左右的独立观察才能保证其可靠性。你进退两难。大学里的特定场景评价似乎不能预测执业者对工作场所的准备情况，而 WBA（这应该是正确的方法）在实践中没有起作用。你将如何运用指导原则来帮助解决这个问题呢？

首先，让我们看一些有助于你做出决定的理论。然后，我们将把回顾过的原则应用到上述评价挑战中。

# 评价理论

案例研究说明了正规教育与工作场所之间存在的一些常见评价难题。本案例提出的难题可以合理归纳为三个主要问题，本章将依次予以解决：

- 正式的学业评价与工作场所表现之间的关系；

- 工作场所表现的变异性问题；
- 基于判断评价的主观性和真实性问题。

## 正式学业评价与工作场所表现之间的关系

---

问题 1：为什么大学的评价不起作用？——学习类型不适配

- 只有合适的评价体系才能定义与之适配的学习类型。
- 掌握所学知识并不能保证在实践中能应用它。
- 操作性学习不同于陈述性学习。
- 置信职业行为（entrustable professional activities，EPAs）为工作场所提供了一个有应用前景的综合框架。

---

大学确定了高级执业者胜任医生工作所需要的所有知识。这些模块包括认知学习（如生理学）和行为学习（如体格检查）。借助能够有效说明预期学习目标并给出可靠结果的方式，每个模块的学习成果都经过了仔细评估。然而，在大学成绩优异的执业者并不一定做好了进入临床实践的准备。这不仅仅是高级执业者的问题。直到最近，许多大学都以完全相同的方式来评估医疗保健学习者的实践准备情况，得出的结果亦非常相似。我们如何运用指导原则来理解和解决这个问题呢？

### 学习框架

指导原则中提到，规划任何评价过程的第一步是明确你所评价的学习类型——那么我们如何做到这一点呢？这里的重点不是选择学习的类型，而是如何解决定义"学习"的问题。我们选择的学习类型取决于我们所应用的学习框架。学习是一个复杂的领域；不同的框架以不同的方式来构思该领域，从而将其划分为不同的部分。Pangaro 和 ten Cate（2013，e1197）确定了三种类型的框架："分析框架将能力解构为单独的部分，分别进行评价。综合框架试图从整体上看待能力，并将评价重点放在实际行为的表现上。发展框架侧重于能力发展过程中的阶段或里程碑。"（或许值得补充的是，发展框架通常是综合性的，因此实际是在分析框架和综合框架之间做出最初的选择。）

在评估和治疗急诊科未分流病人的情境中（见案例研究 18.1），分析框架将试图列出作为实践基础的所有学习内容，如框 18.1 所述。

相比之下，综合框架将实践表现视为一个整体。它承认实践表现的复杂性，但并不试图将其简化为各个组成部分。Epstein 和 Hundert（2002，p226）将胜任力定义为："在日常医疗实践中熟练、审慎地运用沟通技巧、学术知识、技术手段、临床思维、情感表达、价值取向和个人体会，以求所服务的个人和群体受益"。

大学使用了分析框架来定义作为工作场所临床实践基础的学习内容。该框架决定了课程的整体结构，包括评价策略。他们是否选择了错误的框架类型呢？

### 知识与表现的关系

米勒金字塔是学习框架的一个例子。因此，它包含了关于学习性质的一些假设：

- 它整合了学习的分析与综合观点；
- 它整合认知学习和行为学习为一体；

- 它表明综合性会随着学习进展而增加（缩小的金字塔）；
- 它表明每个新级别都建立在更低级别的基础上，并促进了低级别的学习（建筑中的金字塔）。

Miller（1990，pS63）对最后一条假设的描述如下：

> ……虽然可以合理假设行动或表现说明了金字塔模型中基本要素的实现，但不能假设通过评价这些基本要素（即知识和能力）能够充分和明确地预测更复杂目标的实现情况。

---

**框 18.1　评估和治疗病人所需学习的分析性描述**

**任务导向的核心学习内容**

- 众多临床表现的理论知识或处置经验，以及与之相关的可能诊断、检查和治疗方案
- 对健康和疾病状态下生理及病理生理基础的充分了解，以便在必要时根据基本原理进行推断
- 收集临床资料（病史采集和体格检查）以及与病人、护理人员和团队其他成员沟通的技能
- 在真实、独特的临床情境下整合运用这些要点的能力，使用归纳或演绎推理来确定和协商诊断及治疗计划

**任务中同时运用的通用学习内容**

- 确定时间管理决策的优先级
- 决定如何与其他团队成员沟通合作（例如，适时寻求帮助）
- 推断病人的个人信仰和喜好，以个性化形式进行沟通和规划诊治方案
- 权衡风险 – 收益比，预测最坏情况发生的可能性，并考虑可能的安全保障措施

**任务相关的反思性自我监督（执业者应询问自己的问题）**

- 我没有把握的程度如何？这安全吗？
- 我对这个人 / 这项任务的感受如何？这会影响我的表现吗？
- 我是否具备承担此任务所需的条件？是否具备成长为这个新的职业身份所需的条件？
- 我从中学到了什么？我足够优秀吗？我怎样才能提高？

---

如果 Miller 是对的，那么他已经发现了大学式评价的问题。实践表现建立在知识和能力的基础上，但它不仅仅是所有知识和能力的相加。Miller 确实是对的；研究证据说明了什么呢？

为了探究能力与表现之间的关系，Rethans 等（1991）安排了 4 名隐蔽的标准化病人在正常手术时间内拜访 36 名全科医生。标准化病人们描述了四个临床问题，并评价了他们所见医生的表现。医生们随后被带到一个评价中心，在那里他们看到了同样的问题，并以完全相同的方式进行了临床评价。医生在评价中心所展示的能力与他们的日常实践完全不相关。显然，实际的临床实践不仅仅取决于能力，大多数后续研究显示了相似或极低的相关性。认知测试在预测实际临床表现方面同样效果不佳（Ram et al.，1999）。

Bruning 等（1999）强调了认知心理学家对学习所作的区分。他们将学习者所知道（并能够表达或展示）的知识描述为陈述性知识，并将所学内容用于实践描述为操作性知识。正如上述研究一样，认知心理学的许多实验研究表明，全面而完备的陈述性学习并不一定会导向操作性学习。

总之，即使受控评价测试了任务所需的所有正式学习内容，其检验的知识和能力并不能预测实际的临床实践表现。下一个问题显然是：为什么不能呢？

### 陈述性学习 vs 操作性学习

20 世纪 60 年代的职业胜任力运动对与工作场所实践有关的正式学术评价进行了明确的批评。McClelland

（1973，p7）在他影响深远的论文中写道："……测试者必须离开办公室，他们在那里无休止地玩着文字和纸笔游戏……如果你想测试谁将成为一名好警察，那就去看看警察是怎么做的"。McClelland 的论点是，Bloom（1971）的学习分类，即知识、技能和态度的叠加并不能构成职业胜任力。他接着给出了理由。在工作场所，学习者必须将这些分类整合为一个整体，而不仅仅是各个部分的简单相加。此外，整合的过程是通过学习者更基本的特质和价值观来组织协调的。"胜任力"是以职业为导向的学习单元，定义为在现实世界中承担实际任务的能力。而且，在现实世界中，每项任务都是独一无二的。

Donald Schön（1987）强调了病例独特性在专业实践中的重要性。虽然正式教学往往假定对问题的解决方案有正确和错误之分，但是真正的临床实践中则充满了特定情境的影响因素，学习者必须通过选择合适的方式、节奏、优先级、确定性和安全保障措施等来应对和处理。Schön（1987，p6）将其称为："……具有不确定性、独特性和价值冲突的模糊实践区。技术理性的准则在这些模糊实践区内并不适用"。

总之，大学选择的分析框架根本不是医生看待学习的正确方式。分析框架定义了陈述性学习的成果——即能力各构成部分的学习成果。但临床实践所需的操作性学习都是关于综合与应用的——构建病例独特性的整体处置能力，而不仅仅是各部分知识、技能的加和。

### 适用于工作场所评价的综合框架

前面几部分向我们展示了大学式评价不起作用的原因。为了评价工作场所表现，我们需要一个综合框架，并且需要亲临工作场所。那么，可以利用哪些综合框架来聚焦评价呢？

30 年前，答案是胜任力导向框架。"胜任力"被理解为在现实世界中完成实际任务的能力。不幸的是，"胜任力"这个术语的价值已经被削弱了，因为其在教育学文献中至少有四种含义：

- 作为一个学习单元的胜任力：
    - 完成现实世界任务的能力（参见胜任力运动）
    - 个人特质
- 作为一种学习水平的胜任力（能力）：
    - 在受控实践中的表现令人满意
    - 令人满意的"最低安全水平"

在这种混乱的背景下，ten Cate（2006）提出了一个新术语来重新把握胜任力运动的本质。他认为，工作场所学习的最佳综合衡量标准是"置信力"。由此，他总结出一个以工作为导向的综合学习单元：置信职业行为，它被定义为"要求合格医学专业人员对培训所获得的特定知识、技能和态度进行整合的一个基本专业实践单元"（第 20 章）。

例如，诊断性 EPA 可以是："安全有效地评估出现胸痛的病人，这样临床教育者即上级医生就不需要重新评估病人。"这代表围绕一项有目的、有代表性的专业活动，将多种类型的学习整合到一个特定的水平或标准。第 20 章对 EPA 展开了详细描述，并就如何应用 EPA 在工作场所进行评价提供了实践指导。

总结本节学习内容：

- 大学式的评价不能预测工作场所表现，因为它们建立在错误的学习框架之上。适用于学业课程设计和实施的分析框架并不是适合工作导向性评价的正确框架。

- 证据表明，即使对知识和能力进行了详尽的定义和测试，也无法预测工作场所的实际表现。用认知心理学的语言来说，陈述性学习并不能预测操作性学习。

- 职业胜任力运动是造成这种脱节的原因之一。在工作场所，医生的主要任务是综合并应用他们所学的知识来构建针对病例的整体处置能力，而不仅仅是各部分知识、技能的加和。

- 米勒金字塔概述了相同的理念。其表明，必须进行一些新的学习，才能将知识和能力转变为实际工作场所的表现，这其中便涉及知识和能力的综合。

- 因此，工作导向性评价最适合使用将实践表现作为整体来考虑的综合框架。

## 工作场所表现的变异性问题

问题2：应对工作场所的变异性——广泛抽样并关注行动中的反思
- 许多情境、个人和病例相关因素都会影响实际表现。
- 然而，特定情境评价方法并不能预测工作场所表现。
- 因此，对挑战进行广泛抽样，以评价学习者如何应对计划外因素。
- 关注行动中的反思，以评价实践中有意义的差异。

在案例研究18.1中，圣彼得医院的医生抱怨道，将压力状态下复杂病例的评价与从容状态下简单病例的评价进行比较是不公平的。他们的担忧很容易理解；所有评价都追求系统性、公平性和合理性，但病例间的差异似乎有违公平。这不仅仅是案例研究个例的问题，这其实是许多临床教育者和学习者对WBA的抱怨之一。那么，我们如何运用指导原则来理解和解决这个问题呢？

### 工作场所表现的影响因素

剑桥模型（Rethans et al.，2002）显示了表现评价与能力评价的不同之处，因为表现受到一系列个人和情境因素的影响（图18.3）。

然而，在某种程度上，这低估了WBA的变异性挑战。正如我们在上一节关于职业胜任力运动的内容中所

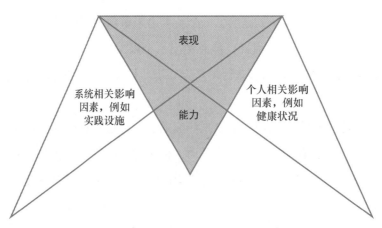

**图18.3** 阐明表现与能力关系的剑桥模型

来源：*Rethans，J.，Norcini，J. J.，et al.（2002），The relationship between competence and performance：implications for assessing practice performance. Medical Education，36，901-909. doi：10.1046/j.1365-2923.2002.01316.x*

了解到的，在现实世界中，学习者通过将知识、技能、特质和价值观应用到一个独特情境中，从而以独特的方式对这些要素进行有机结合。从任何传统的角度来看，这就像一场评价噩梦！

因此，有关评价的文献中充满了控制工作场所评价之间差异的尝试，试图获得更可靠的评价结果。我们将简要回顾这些尝试，然后解释为什么利用差异比控制差异更好。

### 受控评价的方式与表现

由于工作场所表现受到多种因素的影响，一些教育者希望回到米勒金字塔的底端。这种观点是这样的：如果实践表现建立在较低的学习水平上，那么较低的学习水平应当可以预测实践表现，并且更容易进行评价。

记忆力可以用高水平的有效性和可靠性来评价；学习者要么能够记住答案，要么不记得。认知水平越高，测试难度就越大，但一系列形式的测试旨在要求学习者应用一般学习内容来解决特定问题。在行为层面，可以使用"标准化"任务来评价受控实践表现。例如，客观结构化临床考试（objective structured clinical examination，OSCE）就采用了这种方法。

然而，我们已经从 Rethans 等（1991）和 Ram 等（1999）的工作中看到，在知识测试或受控实践表现测试中成绩优异的学习者，在实际工作场所并不比那些成绩欠佳的学习者有更出色的表现。因此，即使是最可靠的受控评价，对工作场所来说也并不适用。

第二种选择是将评价重点从依赖于内容的学习转移到与内容无关的特质上。特质在引言部分已有涉及。该观点是这样的：工作场所表现因任务而异，但特质是相对稳定的。也许特质比既往表现更能预测未来的实践表现。举例来说：一位是经验丰富的外科医生兼音乐会钢琴演奏家，但他上一位病人去世了，另一位是连自行车都不会骑的初级外科实习医生，但他上一位病人活下来了，这两人中你更想让谁做你的神经外科手术呢？你更相信他们相对稳定的特质，还是他们最近的表现？

在医学教育中，评价特质的第一次正式尝试是针对临床推理的。Arthur Elstein 等认为，临床推理作为一种特质发挥作用，使一些有天赋的临床医生无论在何种情况下都能够比其他人更有效、更安全地解决临床问题。然而，他们发现事实并非如此。Arthur Elstein 等（1990，p14）在其开创性著作《解决医学问题：临床推理分析》（*Medical problem-solving*：*an analysis of clinical reasoning*）中写道：

> 为医学调查项目组建的研究团队认为，通过识别临床决策和知识运用（而非诊疗内容），有助于将专家与不太专业的医生区分开来……病例特异性的存在显然挑战了这两种假设。在一个病例中采用完全成功策略的临床医生常常会在下一个病例中遇到困难。

基于特质的大多数评价均显示出高度变异性的表现。这表明，要么稳定的特质并不存在，要么特质的表达方式多变，以至于在实践中无法进行评价。Van der Vluten 等（2010，p705）写道：

> 特质法是心理测量学理论的逻辑延伸，它起源于人格研究。然而，教育领域的实证研究与人格特质法的基本原则相矛盾，表明不同内容／任务／项目之间的预期稳定性充其量也是很低的。

在对实验心理学文献的回顾中，Regehr 和 Norman（1996）指出，学习机制不是在各个模块内部发挥作用，而是通过内容将新的学习与现有的学习联系起来。换句话说，学习者并不学习"医学问题解决"或"沟通技巧"；相反，他们学习了大量的医学知识并进行了大量的沟通交流，从而建立起特殊联系，以帮助他们进行信息检索和总结归纳。因此，他们在任何特定情况下的表现都是由内容而非特质决定的。

总而言之，人们试图通过评价基础学习内容或相对稳定的特质来规避工作场所表现变异性，但两者都失败了。如果我们不能规避变异性，那么我们就必须利用它的优势。这就是下面几节的主题。

### 对学习者如何应对计划外因素进行抽样

所有评价数据都显示，有些学习者在几乎每项挑战中都表现得比较好（能力），有些学习者在特定类型的挑战中表现一直更好（天赋），此外，还存在许多问题与问题间的表现差异（病例特异性）。这意味着学习者在单个问题上的表现很难预测他们在全部问题中的表现，但学习者在一系列问题样本中的表现能够提供更准确的预测结果（图18.4）。Crossley等（2002）描述了如何计算实际评价数据的方差，以模拟合理代表整体表现水平所需要的样本量。

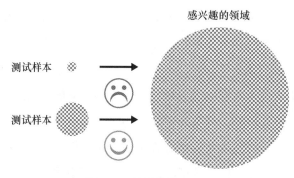

**图18.4** 抽样价值的图示

来源：经 *Cees van der Vluten* 许可后改编

上述所有对于受控评价和工作场所评价均适用，这也是 WBA 采用抽样的原因之一。然而，还有另一个原因。正如 Rethans 等（1991）所显示的，即使以完全相同的方式呈现完全相同的病例，受控评价也无法预测实际的工作场所表现。如果不是病例的"硬性"变量，比如临床问题，还有什么会影响学习者的工作场所表现呢？答案是，学习者对计划外的个人和情境因素作出了不同反应，如时间压力、关系相容性、复杂性、不确定性、认知锚定等。Rethans 等（2002）认为这些因素是造成能力 – 表现差距的原因，并在剑桥模型中对其进行了总结。

"受控"法将这些因素视为评价误差的来源，但还可以用另一种方式来看待它们。Croskerry 等（2013）总结了有关医疗差错的文献，并得出结论，这些正是在现实临床实践中威胁医疗安全的认知情感因素。根据这种观点，我们不应该对如何将这些因素控制在评价之外感兴趣，而应更加关注学习者对其作出的反应。事实上，学习者如何处理这些现实因素应当是我们评价的重点。

这是广泛抽样的第二个原因。它让我们能够观察学习者如何应对更多严重影响实际工作场所表现且在特定场景评价中缺失的计划外因素。然而，为了看到学习者对这些因素作出的反应，我们必须做的不仅仅是广泛抽样。我们还必须重新确定评价过程的关注点，以考查学习者在行动中的反思。

### 通过行动中的反思，关注实践中有意义的差异

与正式教育一样，受控评价通常假设问题的解决方案有对错之分。然而，在工作场所，这种假设太过简单化了。有时会存在多种可接受的处方或诊疗计划，并且通常有许多合理的途径来实现它们，这取决于病例间的细微差别。根据 Donald Schön（1983）的说法，这些是定义专业临床实践的情境特异性因素。

这些因素会共同在病例中引起有意义的表现差异。这意味着我们不仅应该考查学习者病例评估的结论，还应该关注学习者是如何应对和处理病例的。从评价的角度来看，这种再次关注有三个潜在好处：

- 有效性——如果我们关心学习者如何将其学习应用于现实世界的独特情境中，那么我们应该将评价重点放在他们的决策过程上，而不仅仅是其决策结果。

- 可靠性——相比于只关注"这次做对了"的学习者，能够明智地解释自己在做什么以及为什么这样做的学习者更有可能在未来有出色的表现。

- 教育影响——学习者将在思考他们如何以及为什么做出如此选择的过程中得到发展。

学习者自我监督是一个复杂的领域。Schön 区分了对行动的反思（行动之余）和行动中的反思（行动期间）。行动中的反思需要持续的自我监督。这就是执业者如何在相对无意识的"在行动中的认识"（启发式实践或系统 1 推理）和更有意识的选项评估状态之间游移。Eva 和 Regehr（2005）认为这就是执业医生处理计划外变量的方式，这也是我们关注的重点。那么，我们如何评价行动中的反思呢？

首先，我们不能依赖于许多专注于行动 – 反思的方法。这两种类型的反思是不同的。Eva 和 Regehr（2011）研究了参加常识测试的大学生。他们发现，虽然基于对行动的反思的自我评价对测试表现的预测能力较差，但行动中反思（推迟回答、回答中的拖延或推迟和答案确定程度）的评价准确预测了测试表现。因此，档案袋、反思模板和自我评价模板并不是答案。

其次，我们必须明白，行动中的反思不是一种稳定的特质。对评价行动中反思的估量表现出了情境特异性，这使得 Eva 和 Regehr（2005，pS52）总结道："……我们必须从元认知和自我效能的文献中得出结论，自我评价不是一种稳定的技能，而是一种根据内容、情境和视角而变化的技能"。

为了利用行动中的反思进行评价，我们必须从学习者那里了解他们是如何以及为什么这样做的。这是所引文献的中心思想。Rudolph 等（2006）将临床教育者描述为"认知侦探"。例如，在他们的方法中，教育者对学习者的表现进行客观观察（"我注意到……"），然后提出一个真正好奇的问题，试图引出学习者的推理（"你能告诉我为什么吗？"）。复盘技巧是在 WBA 中引发行动中的反思的方法。

不幸的是，现有 WBA 大多缺乏所需的观察 – 讨论两步走的过程。即使观察之后有讨论环节，例如在 mini-CEX 中，讨论阶段通常也是以评价性反馈而非分析性复盘为主。相反，那些促进分析的方法例如 CBD 则缺乏对实践表现的观察。因此，讨论阶段往往更侧重于相对确定的东西，而不是"模糊实践区"。

但情况正在改善。英国皇家急诊医学院（www.rcem.ac.UK）的新版 CBD 对评价者有如下指导："利用病例讨论来探究实习医生对病人的评估及管理背后的想法；如果实习医生遇到了任何困难，尝试去理解其原因。"然后，评价者利用这些信息来判断学习者是否"没有提供安全评估""提供了安全评估"或"充分理解诊疗原则并能够准确评估任何类似病例"。这是利用学习者在行动中的反思来推知其在所讨论病例以外的判断能力。这种方法为 WBA 未来的发展方向提供了有用的指引。

总结本节学习内容：

- 工作场所表现受情境因素、个人因素和病例独特性的影响。
- 为了可靠性而试图控制这种差异的传统方法无法解决问题；受控（能力）评价无法预测真实的工作场所表现；而稳定的特质要么不存在，要么无法评价。
- 然而，学习者对情境因素、个人因素和病例独特性的反应方式是医疗安全的核心，而受控评价中往往缺乏对其的评价。
- 因此，与其控制这些变量，不如广泛抽样并将评价重点放在学习者行动中的反思上。
- 现有 WBA 手段很少能做到这一点，因为它们是从结果导向性的受控评价范式中演变而来的，但也将会出现更好的例子。

## 基于判断的评价的主观性和真实性问题

> 问题 3：应对评价者的主观性——优化和解读专家判断
> - 判断在表现评价方面是无可替代的。
> - 对评价者的判断进行广泛抽样，以了解有意义的不同方法。
> - 利用临床医生的启发式教学来优化判断。
> - 解读临床医生的启发式教学以激活学习。
> - 考虑非顺序判断。

在案例研究 18.1 中，圣彼得医院的医生抱怨由不同教育者进行评价有失公平。不同教育者有不同的标准——有些容易取悦（鸽派），有些则难以取悦（鹰派）。更糟糕的是，每个人的做事方式都有所不同，这样一来，对某个临床问题的处理方法可能同时受到一位教育者的称赞和另一位教育者的批评。学习者害怕被评价为"勉强合格"或"差"，并有可能因此隐藏自己的弱点（害怕失败）。

就教育者而言，他们对基于判断的评价过程没有太大信心。为了维系他们与学习者的关系，教育者会有强烈倾向将学习者评价为"好"或"优秀"（不会评为不及格）。有时评价量表似乎会遗漏关键元素，因此真实的表现并不能满足量表中所有的标准，反之亦然。这两个问题让教育者觉得评价似乎是徒劳的，所以他们往往不把评估当回事。

他们的担忧很容易理解；所有评价都追求系统性、公平性和合理性，但依靠评价者的主观判断似乎有违公平。这不仅仅是案例研究个例的问题；这其实是许多临床教育者和学习者对 WBA 的另一个抱怨。此外，数据证实，当涉及判断时，评价者之间确实存在差异（Wilkinson et al., 2008）。在正式教育环境的工作场所以外，脚本一致性测试（script concordance tests，SCTs）证实，即使是在简短的书面病例面前，经验丰富的临床医生对同一问题也常常采取不同的处理方法。书面病例或 OSCE 考站的真实情况尚且如此，更不必说实际的临床实践了。主观性对工作场所评价结果的影响十分显著。

我们如何运用指导原则来理解和解决这个问题呢？

### 判断的必要性

在评价工作场所的操作性学习时，很难预先确定学习者将做出的复杂的能力整合与应用决策。因此，也很难预先确定特定行为合适与否。这使得评价者不得不去判断他们所看到的表现是否恰当。这些判断是主观的，并且因评价者而异。

解决这个问题的方法之一是尝试限制评价者的判断。有两种基本方案：一种是借助评价量表的客观性来限制他们，另一种是对他们进行培训。在限制评价者判断方面，研究证据有何发现呢？

在工作场所之外，传统的 OSCE 形式确定了需要客观评价的合适行为的检查清单（例如，"学习者自我介绍""充分暴露病人腹部"）。这是 OSCE 命名的原因之一；一些研究者称之为"客观化"。

为了研究客观化，Glenn Regehr 等（1998）评价了 OSCE 考试中的三种平行评价形式：①客观检查清单；②检查清单和总体主观判断；③仅主观判断。结果显示，第三种形式是最可靠的，这与直觉完全相反。这意味着，相比于学习者是否执行了某些可观察到的动作（客观报告），评价者更认同他们是否看到了良好的表现（主观"直觉"）。事实证明，这一惊人的结果适用于所有基于判断的评价。经过上一节的学习后，应该不会对最可能的解释感到意外。在复杂的任务中，整体大于各部分之和。正是"标准"行为在特定情境下的个体化处理将表现优劣区分开来。

与其他许多人一样，Ringsted 等（2003）呼吁对评价者进行更多培训，认为这将提高基于判断的评价的可靠性。然而，Holmboe 等（2004）和 Cook 等（2008）对评价者培训的实证研究表明，即使使用了有理论依据的培训干预措施，其对评价者可靠性的影响也是微乎其微的。

总之，旨在通过限制或控制评价者主观性来解决该问题的措施已被证实具有一种矛盾的效果，即削弱而非提高评价的一致性和公平性。以下各节提供了解决问题的另一种方法，即利用而非削弱主观评价者的专业意见。

### 判断是了解有意义的不同方法的窗口

评价者的差异就如同病例的差异一样，抽样可以提高"平均"代表性。一名评价者对学习者是否表现良好的看法可能与另一名评价者不同，但 10 名评价者的看法与其他 10 名评价者不同的可能性要小得多。仅出于这个原因，抽样就提高了代表性。但是，与病例的差异一样，广泛抽样还有另一个原因。

从理论角度来看，Gingerich 等（2014）描述了三种看待评价者差异的方式：可培训的（错误应用评价标准）、易犯错的（从根本上欠缺判断能力）或有意义的不同（基于经验的正规专家）。Schuwirth 和 van der Vleuten（2006，p298）鼓励我们认真考虑其中的第三点：

> 我们把观察者之间的差异视为错误，因为我们的出发点是假设宇宙是同质的，而事实上，更合乎逻辑的结论应该是宇宙具有多样性……我们倾向于增加考官的培训，以确保所有考官都有相同的判断和表现。我们甚至会从考官队伍中将表现异常者剔除出去。因此，我们使用一种追求同质性的趋同策略来评估应试者是否已经准备好在一个完全未经训练的、多样化的且有些混乱的环境中工作。

如果评价者存在有意义的差异，那么更多判断就能提供更多有意义的、不同视角的样本。这些可以帮助学习者理解临床实践差异背后的原因，以及专业差异背后不同的价值观、标准和评价方式。

然而，要从专业差异中学习，我们必须做的不仅仅是广泛抽样。我们还必须重新设计评价过程，以向学习者展示评价者的所思所想。

### 用临床医生的语言进行判断

所有传统的 WBA 评价量表都包含某种顺序回答量表，使临床教育者能够记录他们的判断。（可能是单个总结性量表，或涵盖多方面学习和表现的多个量表。）顺序量表是指任何给定的等级都比更低等级多（或好），而比更高等级少（或差）。对这些量表进行操作以观察其是否影响判断的相关性研究由来已久。然而，从本质上，对量表等级的数量、量表设计（视觉模拟或序数类别）或数字存在与否的操作都未被证明会产生任何有意义的差异。

然而，这些量表必须有一个评价维度的立足点，才能赋予其意义。一般来说，立足点可以是表现的良好程度（"差""良好"和"优秀"的差异）或基于教育的期望（"低于""达到"或"高于"特定学习阶段的期望）。通过这些评价维度，典型的 WBA 评价发现，需要 12 ~ 25 次评价才能对学习者进行可靠的排名，具体取决于被评价的学习内容、工作环境和评价者的类型等。

Marriott 等（2010）评估了一个特意选择不同立足点的量表。新量表以学习者对独立实践的准备程度为评价立足点。评价者被要求在"即使在监督下也无法实践"到"无监督时有能力实践"的量表上记录他们的判断。其核心理念与 ten Cate（2006）提出的置信力的概念非常相似。评估数据表明，该量表打破了 WBA 可靠性的一般规律。利用该量表，只需对每个学习者进行两次观察，就能得到可靠的排名。这些高度可靠的数据并不是通过控制病例差异、客观化或广泛培训评价者而实现的。其策略是将判断形式与临床医生的启发式教学相统一，而不是向临床医生提供教育者的启发式教学。临床医生每天都会在工作场所对学习者作出置信判断。

这种现象似乎不仅仅存在于外科技能或操作技术的评价中。在英国内科实习医生中，Crossley 等（2011）使用类似的设计，研究发现通过三次 mini-CEX 和三次 CBD 足以获得可靠的排名，相比之下，使用传统量表所需的观察次数是前者的 2 倍以上。多项研究进一步表明，评价可靠性也有类似的显著提高。

引人注意的是，WBA 似乎并没有受到评价者主观性的影响。评价者对学习者做出了非常一致的专业判断。评价量表的设计一直掩盖了这种良好的判断力。正确的解决方案是改进量表，以便利用和优化判断。

### 解读判断以激活学习

可靠性是一方面，但如果能解读出临床教育者之间共享的内在认知框架并使之明确化，以便学习者也能直观地看到自己的进步，那么这样难道不是更好吗？这是 Pangaro 和 ten Cate（2013）所描述的第三种框架的一个示例，即发展框架。Crossley（2014，p685）将其形容为向学习者提供路线图："必须以对合格（执业者）来说是真实的、对学习者来说是有意义的方式，描述成为（执业者）的一条或多条发展路径。"

医学教育中已经有一些例子。Pangaro（1999）开发的汇报者 – 解读者 – 管理者 – 教育者（reporter-interpreter-manager-educator，RIME）框架走在了时代前列，美国毕业后医学教育认证委员会（www.acgme.org）也描述了医生的评价里程碑。然而，这些路线图或里程碑的价值取决于其细致程度。RIME 框架和 ACGME 里程碑分别代表了粗略和精细的两大极端。学习者可能还需要中等细致的框架来指导下一步的自我发展。

在不断融合的发展过程中，其他教育者从一般教育文献中借用了"语言图像"的概念。英国皇家全科医生学院（www.rcgp.org）使用"一系列描述医生在实践中表现出的积极行为的语言图像"来描述学习进展。这些生动描述通常将学习刻画为一种发展过程。例如，不断发展的沟通和咨询技巧被描述为：

- 等级 1：与病人建立关系，这种关系是有效的，但关注点是疾病而不是病人

- 等级 2：了解并回应病人的时间安排、健康信念和个人喜好。探听相关心理和社会信息，以将病人的问题置于个体化处境中考虑
- 等级 3：结合病人视角及其个体化处境来商讨诊疗和管理计划

还有一些人建议完全放弃"量表式"的判断。例如，Govaerts 和 van der Vluten（2013，p1164）主张完全采用叙事性评价的结果，反映了定性研究的传统：

> 定性研究所特有的严谨性基本原则已经确立，它们可以而且应该被用来确定解释性评价方法的有效性。如果使用得当，这些策略能够获得发展有效性论证所需的可信证据……从而提供关于专业能力的深入而有意义的信息。

他们邀请临床教育者对实践表现进行丰富而不受约束的描述，其中包括对评价者自己的标准和价值观的明确阐述。这无疑是解读评价者的判断及其根据的最极端示例。

在路线图 / 语言图像和单纯叙事之间，Regehr 等（2012）研究了通过访谈经验丰富的临床教育者而构建的"标准化叙事"。他们证明，即使评价者在如何解释学习者的评价分数上存在分歧，他们也可以利用整体性叙事进行可靠的评价。这就提出了一种可能性，即叙事量表可以用来部分捕捉自由叙事的丰富性，但同时部分保留顺序"评分"的实用性。

### 非顺序判断的地位

到目前为止，我们已经考虑了如何来改进 WBA 中的顺序评价量表。但是，线性顺序量表是代表我们需要评价的所有内容的正确方式吗？看起来它适用于大多数学习，因为学习者通常按照合理的、可预测的顺序达到连续的学习阶段。但有些对学习表现有重大影响的事情并不是以这种方式发展的，因此不适合使用线性顺序量表来评价它们。

尽管特质很难评价，但临床医生和教育者仍然认为，一些相对稳定的特质对表现有重要影响。其中影响最广泛的应该是职业素养。绝大多数执业资格受到质疑的医生并没有学习上的问题，而是他们的职业价值观和由此产生的行为出现了问题。为了了解职业素养是否是一种稳定的特质，Papadakis 等（2005）检查了受到美国各州纪律委员会讨论的医生在其学生时代的记录。学生记录显示"严重不负责任""自我提升能力严重下降""人际关系受损"或"焦虑 / 不安全感 / 紧张"与数年后纪律委员会采取行动的相关性至少增加了 3 倍。

如果职业素养很重要，并且其随着时间推移保持相对稳定，那么我们应该如何评价它呢？一些职业素养量表借鉴了有关人格的文献，从而假设理想的平衡点位于两个极端之间。Gauger 等（2005，p479）指出："很明显，住院医生在某些专业行为上可能'走得太远'。因此，尽管 7 分连续顺序量表构成了整体框架，但 7 分并不一定代表最理想的状态。"例如，量表对"责任"的评分范围从 1（"完全缺乏责任感；积极逃避责任"）到 7（"过度沉迷于工作表现，以至于生活其他方面受到损害"）。

其他与工作场所表现有关的特质可能具有分类性质（有或者没有），而不是顺序性质。典型例子是社交沟通问题（孤独症谱系障碍）和人格障碍。大多数临床教育者都会见证这些问题对医学学习者、病人及其同事所产生的严重影响。患有人格障碍的医护人员对病人造成严重伤害的例子时有发生。最有名的或许是英国医生 Harold Shipman。我们是否应该评价这些特质呢？如果是，又该如何评价？David Powis（2015，p252）从医疗行业选拔中找到证据，表明"精英中的精英"类的求职者更有可能表现出社交沟通障碍和强迫性人格特质。他

建议我们在选拔评估中，应该从"选进"转向"选出"：

> 也许是时候彻底改变重点了。与其努力在一群资质优秀的申请者中区分出最顶尖的一批人，不如将选拔工作的重点放在识别那些非学术性个人素质可能不适合的人上，以确保他们不被录用。

最后，对于一部分学习者和执业者来说，他们的学习进展和稳定特质都不适合作为评价的参考框架。那些一直勤恳工作，但表现却在不断变差的学习者可以被认定为"挣扎的学习者"或"挣扎的专业医生"。他们需要一次诊断性评价。表现变差可能是环境因素（如团队关系异常）、社会因素（如人际关系障碍或药物滥用）或认知因素（如年长执业者的智力退化或认知锚定增强）作用的结果。因此，英国医学总会（www.gmc-UK.org）对处境困难医生的评价指南中指出："记住，表现不佳是一种'症状而非诊断'，探索其根本原因至关重要。"

关键是，并不是所有影响工作场所表现的因素都符合发展性学习模式。Bond 和 Fox（2001）指出，基础评价过程的一个关键步骤是所使用的量表应该反映需要评价的特征。在 WBA 的背景下，我们必须在其设计中考虑非顺序判断。下面是我们建议的重要评价特征的四种分类，可供参考：

- 独特能力——相对稳定的"有益"特质，如智商
- 功能障碍——相对稳定的"限制性"特质，如社交沟通障碍
- 发展——进阶的学习领域
- 退化——倒退的学习领域

绝大多数评价都应聚焦于发展性学习上，并与顺序判断量表保持一致。然而，对每件事情都使用顺序判断量表是错误的。如果你需要评价相对稳定的特质，或调查学习者或执业者表现变差的情况，就要准备使用与该特质相匹配的不同评价形式。

总结本节学习内容：

- 基于判断的评价受到宽松度（鹰派 vs 鸽派）、判断偏好和无法量化的残差的影响。
- 通过客观化或培训来限制评价者的判断以提高可靠性的传统方法，往往会产生可靠性更差的矛盾效果。
- 然而，评价者之间的差异通常是有意义的，其可以为学习者提供一个窗口，以了解专业判断背后的推理，以及专业差异背后的标准和价值观。
- 因此，与其控制判断，不如对判断进行广泛抽样，并在可能的情况下，解读临床教育者得出判断所使用的启发式教学框架。这种解读涵盖了从粗略的发展评价到开放性叙事判断的诸多范畴。
- 虽然顺序发展量表是开展许多学习评价的最佳方式，但 WBA 有时需要关注那些不适用于此结构的特质。为了评价相对稳定的特质，或者对处境困难的学习者或执业者进行诊断性评价，我们将需要不同的方法。

# 理论联系实践

## 案例研究 18.1（续）　解决方案

作为医院多学科教育小组的评价负责人，你的任务是制定一个评价方案，以帮助执业者成长和进入角色，并让其他医生和公众相信执业者可以安全地评价病人。在阅读本章之前，你进退两难。大学式评价似乎是可靠和公平的方式，其中包含了高级执业医师培训项目（即临床实践所需）的所有学习内容，但即使是成绩最优异的毕业生似乎也没有对临床实践做好准备，他们自己也这样认为。另外，看起来代表真正实践的

WBA 似乎充满了不可靠因素，并且不被学习者和临床教育者所青睐。

既然你已经阅读了这一章，你认为自己知道该怎么做了。

你明白，大学式评价适用于评价受控情境下的知识和能力（陈述性学习），并且这些是实践的必备前提。然而，真正的日常实践很少依赖于学习者是否知道某事；其核心是学习者如何整合与应用他们的学习来解决独特的问题（操作性学习）。证据显示，陈述性学习的评价结果并不能预测操作性学习的表现。因此，大学式评价并没有错，它们只是没有做出正确的评价。受控评价和 WBA 是互补的，但 WBA 是帮助你解决医院目前的问题所必需的手段。

如果你要规划一个 WBA 方案，指导原则告诉你，第一步是要明确你将评价的东西。你现在知道，你选择的框架决定了你定义的学习类型。因为你想评价的东西位于米勒金字塔的顶端——即学习者作为执业者时实际可以做什么——你知道你需要一个综合框架。你可以不把学习分解为知识、技能和态度。并且你已经看过足够多基于胜任力的学习课程的例子，明白没有两个人对"胜任力"的理解是一样的。作为代替，你决定用 EPAs 来定义学习，并通过阅读第 20 章来了解更多。你发现急诊科的临床教育者可以很容易地列出实习医生需要能够在没有上级医生监督时独立处理的 8 个基本临床问题。

你决定以这 8 个问题为基础，从 mini-CEX 和 CBD 入手来设计评价。你从圣彼得医院那里得知，执业医师存在对公平性的担忧，因为有些病例比其他病例更难，有些班次比其他班次压力更大。你现在知道你该如何处理这个问题。你不会尝试去控制这些变量，使每个人都有相同的不紧急且难度适中的病例；相反，你要向临床教育者和执业医师解释，你希望把评价的重点放在执业医师如何应对和处理实际工作流程中不可预知的变化上。因此，你希望他们在不同情况下进行尽可能多的评价。你要求教育者在填空框中记录下这是一个容易的、一般的还是困难的病例，以及是一个轻松的、一般的还是繁忙的班次，以确保执业医师得到全面的评价。

看看现有的 mini-CEX 表和 CBD 表，你觉得评价的重点完全放在了学习者是否做出正确的事情上。这确实很重要，但你相信，讨论学习者为什么做这些事情同样重要。指导原则提醒你要围绕预期目的来设计评价量表，你希望达到在评价中学习的效果，所以你重新设计了量表，其中包含对双方讨论"行动中的反思"的指导以及一个记录讨论过程的模板。你可以看出，临床教育者在准备执业医师的评价工作时需要一些培训，你还记下，需要让模拟讨论环节的负责人对教育者进行复盘技巧的培训。

你还从圣彼得医院了解到，评价者在使用这些评估表时会遇到困难。有时，量表似乎会"错过重点"，因为一次好的表现可能不会满足量表中的所有标准；反之亦然。评价者也强烈倾向于选择这两份评价量表中"良好"和"优秀"的选项，以避免与执业医师产生沟通障碍。这将削弱反馈的价值以及评价过程发现问题的能力。因为不同的临床教育者会对此采取不同的立场，所以你设计的策略是让每位教育者分别对学习者进行评价。

你也重新设计了评价量表。你意识到，把评价者限制在客观观察上是不可行的。你已经明白，如果选择一个对他们来说有意义的量表，那么有经验的评价者可以做出出色的判断。你也喜欢发展性量表的理念，它可以帮助执业医师看清其目前所处的学习阶段以及下一步需要实现的学习目标。你考虑使用 RIME 量表，但你认为需要补充更多细节。你与临床教育者召开会议，讨论确定了一套"路线图"量表，具体描述了现有 mini-CEX 涵盖的评价内容（疾病问诊、体格检查、沟通交流、临床判断、职业素养和组织能力）所对应的发展性学习标准和预期监督水平。例如，疾病问诊的标准是：

1. 问诊新手：学习者还不知道或不能问全一份完整病史的各个部分。（教育者需要提示或提醒学习者病史的几个方面，并且需要自己补充问病人一些问题。）

2. 掌握全部问题：学习者知道并能问全一份完整病史的各个部分。（教育者确信所有该问的问题都已经问到，但需要帮助学习者总结和解释他们所听到的内容，并需要自己向病人说明一些问题。）

3. 可靠的病史采集：学习者能够说明、核实、厘清和追踪病情发展的主线，保证病史中包含医生对病人进行临床评价所需的全部信息。（教育者不需要回去重新采集病史，但已有信心根据学习者所提供的信息对后续处理提出建议——检查、调查与管理——后期再复查病人情况。）

4. 诊断路径：学习者有目的地收集和组织信息，寻找鉴别诊断的支持与不支持证据，并从规划诊疗管理的角度，判断疾病对病人的影响和病人的态度。（教育者确信可以开始下一阶段的诊疗管理，除非被要求，否则不需要复查病人情况。）

你认识到，一些执业医师表现出来的问题并没有在这些判断量表上得到体现，也可能不会出现在复盘记录中。从其他学习者的经验来看，你知道心理韧性、人际关系、责任担当和洞察力可能是造成困难的关键方面。这些特质似乎不符合发展性模式，所以你只需添加填空框，要求评价者关注和记录这些方面出现的任何问题，并说明这不会影响学习者的进步，但会推动更多的诊断性评价过程来研究这些问题。

你意识到你已经在基本原则的基础上开发出了一套评价系统，而且令你感到满意的是，你成功地将指导原则应用于你所处的特定情境中。

# 评价和研究的潜在方向

## 对特质的评价

由于病例具有特异性，目前，大多数教育者对是否存在稳定的特质表示怀疑。尽管如此，人格特质及其他独特的优势和局限性通常被用来描述个人差异。一些研究者仍然致力于对特质的评价，要么通过仔细修订分类法（寻找"真正的"心理分类法），要么通过开发更好的评价方法，要么像 Wimmers 和 Fung（2008）那样对现有数据进行更仔细的分析。这个关于学习本质的基本问题仍然是心理测量研究的一个重要领域。

## 将行动中的反思作为评价的核心

本章认为，行动中的反思是学习者和执业者的一项重要活动。同时，Eva 和 Regeher（2011）提出反映行动中的反思的指标可以预测实践表现。此外，Ginsburg 等（2015）和其他一些研究者提出应关注评价者如何"领会言外之意"，Hyde 等（2014）也发现，评价者尤其关注将"流畅性"作为表现指标，将"忽视错误"作为顾虑指标。综上所述，这些都表明，有经验的评价者很可能会聚焦于推断的行动中的反思，而非观察到的表现来作出判断。这值得进一步研究。

## 识别功能障碍的信号并采取行动

早在 Papadakis 等（2005）证明学习者或执业医师的早期能力障碍会持续存在之前，学习者和执业者的能力障碍在医疗保健中的重要性就已经很明确了。即便如此，只有少数研究者关注到对这些学习者的识别、诊断和纠偏，而且大部分研究相对缺少理论支持。考虑到学习者和执业者的能力障碍在医疗保健中的深远影响，这一领域值得更多关注。

### 能力与表现

"作为一个儿科毕业后培训项目的负责人，我无法相信最优秀的实习医生——那些我会选择来照顾孩子的人——那么频繁地在考试和 OSCE 中挣扎。与此同时，那些对临床工作没有什么深刻认识和体会的实习医生却一次性就通过了评价。我开始意识到，在现实世界中，应试表现好并不代表实习医生能够成为真正的临床医生。这就是为什么我们开始开发基于工作场所的'真实世界'评价。"

### 客观化的局限性

"在我从事评价工作的早期，我患上了一种慢性致残性疾病。我的风湿科医生特别好。他以平等的态度与我协商诊疗管理计划。然后，有一天，当我感到特别挫败的时候，他只说'这就是我们要做的'——完全没有商量的余地。但我却感到无比安心，因为在那一刻，我需要别人来成为我的主心骨。我想到，他前后的行为完全不同，但他对我的照护之心却是百分之百一致的。然而，在我设计的结构化评价中，他却没有通过。这时我才明白整体大于部分之和的意义。"

### 判断量表与临床医生的启发式教学的一致性

"8 年前，我们对实习麻醉医生进行了 mini-CEX 评价。我们对分数进行了评估，发现需要 60 次以上的观察才能保证可靠性。培训者都很抵触，他们私下告诉我，他们很难给熟悉的实习医生打出低于'好'的分数，而实习医生则抱怨评价者对他们不坦诚。2 年前，我们改变了量表，以记录实习医生在自主性上的进步。现在他们表示，这样的评价方式感觉很真实，并能引发有意义的讨论。更重要的是，现在只需要 7 次观察就能得到和以前 60 次一样的可靠性。现在回想起来，我们之前让有经验的临床医生当评价者，然后要求他们使用一个必然会掩盖其判断的量表，这真是太愚蠢了。"

### 考虑非顺序判断

"我管理着一个护士教育项目。导师们告诉我，他们对一名实习护士的能力存在担忧，但其评价结果都是'良好'，这让我持续感到沮丧。然后其中一位导师指出，他们是完全诚实的。那位学生在评价问题（基本护理技能、记录等）上的表现确实令人满意。这些并不是我的同事们所担忧的。他们顾虑的是个人心理韧性、'领会言外之意'和处理人际关系的能力。我们开始直接向导师们询问其'担忧'的问题以及学生的学习进展和胜任力，现在我可以告诉你，临床导师们在提出其担忧上绝对没有困难；我们所要做的就是询问！"

# 总结

每种评价的基本原则始终是：选择或设计一种能够评价你所关注的学习内容，并且其特性与你的评价目的相一致的评价流程。

工作场所是目前唯一有可能对所有临床学习终点进行评价的环境：在现实世界中影响真正的人的真实工作——米勒金字塔的顶端。

工作场所评价不是特定场景评价的廉价和混乱的版本。它是一种具有完全不同情境支持的评价活动，重要的是利用这些情境支持，使基于工作场所的评价充分发挥作用。

- 因为每个病例都是独特的，所以要进行广泛抽样。
- 关注行动中的反思，而不仅仅是"硬性"结果。

- 利用（并尝试解读）临床医生评价者所共有的启发式教学。
- 对临床医生评价者进行广泛抽样，因为他们的差异与他们的共性一样有意义。
- 鼓励评价者强调不包含于其发展性判断的其他观察结果。

# 延伸阅读

引言：评价特点

Crossley，J.，Humphris，G.，& Jolly，B.（2002）．Assessing health professionals. Medical Education，36（9），800-804.

Streiner，D.，& Norman，G.（1995）．Health measurement scales：A practical guide to their development and use（2nd ed.）．New York：Oxford University Press.

明确关注点：EPAs

ten Cate，O.（2013）．Nuts and bolts of entrustable professional activities. Journal of Graduate Medical Education，5（1），157-158.

评价行动中的反思：复盘方法

Sawyer，T.，Eppich，W.，Brett-Fleegler，M.，et al.（2016）．More than one way to debrief：A critical review of healthcare simulation debriefing methods. Simulation in Healthcare，11，209-217.

工作场所评价中的判断

Crossley，J.，& Jolly，B.（2012）．Making sense of work-based assessment：Ask the right questions，in the right way，about the right things，of the right people. Medical Education，46（1），28-37.

# 参考文献

Bloom, B. (1971). *Taxonomy of educational objectives: The classification of educational goals — Handbook 1: Cognitive domain*. New York: David Mackay.

Bond, T. G., & Fox, C. M. (2001). *Applying the Rasch model: Fundamental measurement in the human sciences*. Mahwah, NJ: Lawrence Erlbaum Associates.

Bruning, R. H., Schraw, G. J., & Ronning, R. R. (1999). *Cognitive psychology and instruction*. Upper Saddle River, NJ: Prentice-Hall.

Cook, D., Dupras, D., Beckman, T., et al. (2008). Effect of rater training on reliability and accuracy of mini-CEX scores: A randomized, controlled trial. *Journal of General Internal Medicine*, 24(1), 74–79.

Croskerry, P., Singhal, G., & Mamede, S. (2013). Cognitive debiasing 1: Origins of bias and theory of debiasing. *BMJ Quality and Safety*, 22, ii58–ii64.

Crossley, J., Davies, H., Humphris, G., et al. (2002). Generalisability: A key to unlock professional assessment. *Medical Education*, 36(10), 972–978.

Crossley, J., Johnson, G., Booth, J., et al. (2011). Good questions, good answers: Construct alignment improves the performance of workplace-based assessment scales. *Medical Education*, 45(6), 560–569.

Crossley, J. G. M. (2014). Addressing learner disorientation: Give them a roadmap. *Medical Teacher*, 36(8), 685–691.

Elstein, A., Shulman, L., & Sprafka, S. (1990). Medical problem-solving — A 10-year retrospective. *Evaluation and the Health Professions*, 13(1), 5–36.

Epstein, R. M., & Hundert, E. M. (2002). Defining and assessing professional competence. *Journal of the American Medical Association*, 287(2), 226–235.

Eva, K. W., & Regehr, G. (2005). Self-assessment in the health professions: A reformulation and research agenda. *Academic Medicine*, 80(10 Suppl.), S46–S54.

Eva, K. W., & Regehr, G. (2011). Exploring the divergence between self-assessment and self-monitoring. *Advances in Health Sciences Education: Theory and Practice*, 16(3), 311–329.

Gauger, P., Gruppen, L., Minter, R., et al. (2005). Initial use of a novel instrument to measure professionalism in surgical residents. *American Journal of Surgery*, 189, 479–487.

Gingerich, A., Kogan, J., Yeates, P., et al. (2014). Seeing the 'black box' differently: Assessor cognition from three research perspectives. *Medical Education*, 48(11), 1055–1068.

Ginsburg, S., Regehr, G., Lingard, L., et al. (2015). Reading between the lines: Faculty interpretations of narrative evaluation comments. *Medical Education*, 49(3), 296–306.

Govaerts, M., & van der Vleuten, C. P. (2013). Validity in work-based assessment: Expanding our horizons. *Medical Education*, 47(12), 1164–1174.

Holmboe, E., Hawkins, R., & Huot, S. (2004). Effects of training in direct observation of medical residents' clinical competence: A randomised trial. *Annals of Internal Medicine*, 140(11), 874–881.

Hyde, C., Lefroy, J., Gay, S., et al. (2014). A clarification study of internal scales clinicians use to assess undergraduate medical students. An oral presentation to ProReg Solutions conference, 27–29 April, Ottawa, Canada. Ottawa 2014 Conference Abstracts, 45.

McClelland, D. C. (1973). Testing for competence rather than for 'intelligence'. *The American Psychologist*, 28(1), 1–14.

Marriott, J., Purdie, H., Crossley, J., et al. (2010). Evaluation of procedure-based assessment (PBA) for assessing trainees' procedural skills in the operating theatre. *British Journal of Surgery*, 98(3), 450–457.

Miller, G. E. (1990). The assessment of clinical skills/competence/performance. *Academic Medicine*, 65(9 Suppl.), S63–S67.

Pangaro, L. (1999). A new vocabulary and other innovations for improving descriptive in-training evaluations. *Academic Medicine*, 74(11), 1203–1207.

Pangaro, L., & ten Cate, O. (2013). Frameworks for learner assessment in medicine: AMEE Guide No. 78. *Medical Teacher*, 35(6), e1197–e1210.

Papadakis, M. A., Teherani, A., Banach, M. A., et al. (2005). Disciplinary action by medical boards and prior behavior in medical school. *New England Journal of Medicine*, 353(25), 2673–2682.

Powis, D. (2015). Selecting medical students: An unresolved challenge. *Medical Teacher*, 37(3), 252–260.

Ram, P., van der Vleuten, C., Rethans, J. J., et al. (1999). Assessment in general practice: The predictive value of written-knowledge tests and a multiple-station examination for actual medical performance in daily practice. *Medical Education*, 33(3), 197–203.

Regehr, G., Ginsburg, S., Herold, J., et al. (2012). Using 'standardised narratives' to explore new ways to represent faculty opinions of resident performance. *Academic Medicine*, 87, 419–427.

Regehr, G., MacRae, H., Reznick, R. K., et al. (1998). Comparing the psychometric properties of checklists and global rating scales for assessing performance on an OSCE-format examination. *Academic Medicine*, 73(9), 993–997.

Regehr, G., & Norman, G. (1996). Issues in cognitive psychology: Implications for professional education. *Academic Medicine*, 71(9), 988–1001.

Rethans, J., Norcini, J., Baron-Maldonado, M., et al. (2002). The relationship between competence and performance: Implications for assessing practice performance. *Medical Education*, 36(10), 901–909.

Rethans, J., Sturmans, F., Drop, R., et al. (1991). Does competence of general practitioners predict their performance? Comparison between examination setting and actual practice. *British Medical Journal*, 303(6814), 1377–1380.

Ringsted, C., Ostergaard, D., Ravn, L., et al. (2003). A feasibility study comparing checklists and global rating forms to assess resident performance in clinical skills. *Medical Teacher*, 25(6), 654–658.

Rudolph, J. W., Simon, R., Dufresne, R. L., et al. (2006). There's no such thing as 'nonjudgmental' debriefing: A theory and method for debriefing with good judgment. *Simulation in Healthcare*, 1(1), 49–55.

Schön, D. (1983). *The reflective practitioner: How professionals think in action*. New York: Basic Books.

Schön, D. (1987). *Educating the reflective practitioner*. San Francisco: Jossey-Bass.

Schuwirth, L. W., & van der Vleuten, C. P. (2006). A plea for new psychometric models in educational assessment. *Medical Education*, 40(4), 296–300.

ten Cate, O. (2006). Trust, competence, and the supervisor's role in postgraduate training. *British Medical Journal*, 333(7571), 748–751.

van der Vleuten, C. P., Schuwirth, L. W., Scheele, F., et al. (2010). The assessment of professional competence: Building blocks for theory development. *Best Practice and Research. Clinical Obstetrics and Gynaecology*, 24(6), 703–719.

Wilkinson, J., Crossley, J., Wragg, A., et al. (2008). Implementing workplace assessment across the medical specialities in the United Kingdon. *Medical Education*, 42(4), 364–373.

Wimmers, P. F., & Fung, C. C. (2008). The impact of case specificity and generalisable skills on clinical performance: A correlated traits-correlated methods approach. *Medical Education*, 42(6), 580–588.

Yule, S., Flin, R., Maran, N., et al. (2008). Surgeons' nontechnical skills in the operating room: Reliability testing of the NOTSS behavior rating system. *World Journal of Surgery*, 32(4), 548–556.

# 第19章

# 确保评价促进临床实践能力发展：行动中的可持续性评价

Rola Ajjawi and David Boud

## 引言

基于工作场所的评价（workplace-based assessments，WBAs）在医学教育中很常见。WBAs 最初的目的是通过构建有效的基于观察的反馈来为学习和发展提供信息（Barrett et al.，2017，p138），而现在 WBAs 在学习认证中发挥着重要作用。在医学教育中，有几个推动 WBAs 变化的因素，包括对问责制要求的增加、日益多样化和老龄化人口的需求变化、对卫生保健质量的关注以及对改善对医学生监督和评价的呼吁（Holmboe et al.，2010）。

在本章中，我们将探讨 WBAs 对学习者、评价设计和实施者形成的挑战。研究表明，WBAs 在推动有意学习方面往往是无效的（Barrett et al.，2017）。因此，我们认为 WBAs 需要被重新定义才能更有成效。这不仅是达到特定的胜任力，更是促进学习者对自己工作的判断能力。也就是说，除了有助于形成性和终结性评价外，WBAs 必须通过促进学习者当前工作之外的能力来实现可持续性评价的特点（Boud & Soler，2016）。在对 WBAs 进行重新定位后，我们将讨论如何在基于临床的评价任务中实现可持续性评价。在这样做的过程中，我们研究了对主要相关方的影响。我们用"临床教育者"这个词来涵盖临床监督者和指导者（在卫生专业中使用的方式不同），以强调需要平衡的临床和教育角色。我们还用"学员"一词来涵盖从本科生到毕业后教育的学生和学习者。

# 确立问题

　　尽管学员和教育者都承认 WBAs 的潜在价值，但两项系统综述得出的结论是，WBAs 并没有给实践带来明显的变化（Miller & Archer，2010；Overeem et al.，2007）。因此，尽管参与这些关键教育干预的利益相关者认识到 WBAs 对学习有价值，但它们的潜力并没有被实现。工作场所评价所面临的两个问题可能促成了这种效果。首先，由于在压力性的环境中实施，WBAs 具有一定的局限性，这一压力源于评价是相对于其开发和测试环境进行的。其次，如果它们被改进得更实用，它们的心理测量价值可能会因此削弱。例如，过多地关注评价方法的可靠性（所有组成部分都是标准化的，包括可能提出的问题）可能会损害其真实性和有效性。虽然许多与前者有关的问题在第 18 章和第 20 章中都有论述，但关注这些问题仍然很有意义，因为它们也会影响那些意图对学习产生长期影响的评价。

## 临床环境中基于工作评价的挑战

　　临床实习在本科生和毕业后培训中很普遍，工作场所评价也普遍应用于其中。但是，在这些环境中，有效的学习和评价存在着相当大的挑战。这些挑战可以根据它们是否与学员、临床教育者、临床环境或工具本身有关而进行分类。首先，学员可能是新手，不具备必要的技能或抓住线索的能力使他们能够调节自己的学习；这同样可能发生在处于陌生环境中的有经验的学员身上。学员还报告说，他们感觉自己是繁忙的监督者的负担，因为他们首先是照顾病人的临床医生，这可能会抑制他们从监督者那里进行学习的积极性（Urquhart et al.，2014）。他们也可能对揭露自己的"弱点"或揭示不确定因素感到矛盾，因为他们的教育者同时也是他们的评价者，这种评价可能影响对他们的聘用。许多人认为评价和反馈是单向针对他们进行的，而不是与他们一起双向完成的（Boud & Molloy，2013）。此外，学员描述自己在被评价时感到非常焦虑，特别是在对他们的期望不明确的情况下（LaDonna et al.，2017）。

　　其次，临床教育者可以促进学员与病人接触并让学员参与特定的临床活动，这使他们成为工作场所学习机会的守门人。他们可能会努力平衡在临床服务、教育和评价中的冲突角色（Sholl et al.，2017）。试图平衡病人照护与教育的结果通常是侧重于病人照护，而教育则被跳过或缩短（Fokkema et al.，2013）。最终评价的要求通常是由大学或毕业后培养计划强加给临床教育者的，在这种情况下评价往往被视为一种必须遵从的行为，而不是主动获得的机会。临床教育者通常时间有限，不一定理解（或同意）评价的目的、过程及其实施对象，包括表格、量表和检查表（Massie & Ali，2016）。他们可能没有经过必要的培训或具有足够的教学能力来提高学习者的学习过程。他们反馈说，在支持和促进学员发展与提供终结性判断之间存在着矛盾，Watling（2016）称这种现象是一种"脆弱的平衡行为"。在最终评价背景下的反馈，即使是"低利害的"，也会被扭曲，从而降低学员的接受度，但最终，评价是医学教育的主流文化（Harrison et al.，2016）。临床教育者也可能没有参与课程的开发，对实习与课程其他内容的相互关系知之甚少，因此对学员应该从实习中获得什么的理解有限。尽管有监管机构制定了胜任力框架，但这些标准在评价者的判断中通常被独特地解释和应用（Govaerts et al.，2013）。

再次，工作场所的一个优势是进行偶然性的、非正式的学习，这是不可能被计划或编排的。然而，当文化背景重视心理测量可靠性而以牺牲真实性和环境敏感性为代价时，这也可以被视为在学习经历不能被标准化时进行评价的一个缺点。学员被安排在多个评价者和团队的轮转中，导致学习经历分散，评估者没有时间对学员实习的安全性和质量做出客观判断。在目前的医学教育体系中，学员接触病人的经历和与教育者相处的时间都缺乏连续性，这使得纵向评价和反馈都非常困难（Holmboe et al.，2011）。这种割裂造成了这样一种局面：每项评价任务都被视为一个孤立的最终事件，无法达到对学员后续学业和专业身份认同形成的持续关注。除学员自身以外，没有关于学员到目前为止一直在做什么或学到什么的共有记忆。此外，当教育者没有被安排再次与学员一起工作时，这种割裂导致无法形成关于确定学员受到的影响和观察制定的行动计划进展的闭环反馈。

最后，WBAs 工具的多样化实施途径产生了意想不到的效果，包括仅仅为了满足要求而以"打勾"的方式来完成，导致对相关性或真实性产生担忧（Barrett et al.，2017；Bindal et al.，2011）。为了满足要求而采取的"打勾"方法，被认为是在评价过程和日常工作之间缺乏一致性时发生的（Elmholdt et al.，2016）。对教育者和学员来说，填写评价文件成为一种必须遵守的形式。这些表格通常是为了满足大学和课程的具体要求；一个教育者可能需要为了有限的学员熟悉多种文件和要求。此外，他们可能会推动计划外的学习，例如在医学教育中，使用检查表来评价共情和临床交流能力，这虽然可靠，但可能存在有害的影响，因为它推动了技能发展的广度（和无意识性），而不是专业的深度（Monrouxe & Sweeney，2010），从而颠覆了这些评价任务的初衷。通常情况下，WBAs 被设计为优先考虑教育者对学员表现的判断，而不是同行或自我判断，从而建立了一个系统，使学员依赖他们的教育者来了解自身是否进步。

总而言之，学员在 WBAs 的经历可能是非常不稳定的。这对于他们的学习可能没有什么促进作用，因为形式上的评价是由那些对学员诸多经历没有充分认识的人进行的，但学员却要依赖他们来获得机会，了解自身是否进步。这给工作场所评价的设计和学员管理自己的学习带来了巨大的挑战。

虽然在理想情况下，临床实习可能会被改进以解决许多局限性（如轮转的时长、监督关系的连续性、临床教育者的技能、教育的资源 / 专用时间等），但我们必须从现实的角度出发，考虑到现有的临床文化的限制，去看看我们可以做什么。本章的重点是评价和与评价相关的内容。我们提出了一些想法，以确保 WBAs 不仅能对学习者在临床环境中的能力做出判断，而且能使学习者在这个环境中游刃有余，并获得有效学习的机会。

## 评价需要做什么？

学员可能面临诸多临床情况，但这本身可能无法使他们：①在临床环境中有效工作；②建立他们在临床环境中的学习能力，并评估自己需要学习什么以及是否已经学会。

那么，临床背景下的学习和评价的需求是什么？我们认为应该是：

1. 安全有效地学习和实践的迫切需要；

2. 证明自身能力足以进入下一阶段的需要；

3. 培养自身面临新的挑战时继续学习和实践的能力的需要。

评价需要在这三个方面做出贡献，但在文献和工作场所中，前两个方面得到了特别的重视。当然，针对眼前任务和能力标准的需要应该得到解决，但如果这就是评价的全部内容，那么这些临床经历就不足以为未来的执业医师提供充分的准备。这正是为什么要关注可持续性评价的原因。

**可持续性评价**

可持续性评价建立在为学习而评价的理念之上，因为它在关注为当前的任务而学习的同时，帮助学习者为自己未来的学习进行准备（Boud，2000）。可持续性评价的重点是通过参与各项内容培养学习者对自己和他人的工作做出评价性判断的能力，这样他们可以成为更有效的学习者，并满足毕业后的工作要求（Boud & Soler，2016）。这被认为是评价的一个独特的目的，因为终结性评价通常是为了满足其他利益相关者的需要（即成绩和能力的认证），而形成性评价通常仅针对一个特定的课程或课程单元内的任务。可持续性评价的设计具有促进终身学习的潜力且对健康卫生专业项目极其重要。重新站在学习者视角，通过构建积极、互动、以促进学习为宗旨的评价角色，可以克服上述碎片化的局限性。

将评价的重点重新放在培养学习者的评价性判断力上（Tai et al.，2017），让他们重新回到主导位置。学习者不是被动地接受任务（如接受反馈意见），可持续性评价的构建基于学习者和教育者之间的相互支持（例如学习者参与自我和同伴的评价和反馈对话）。可持续性评价不能局限于纯粹的任务评价，而是必须融入教学之中，在这里学习者参与到对自己和他人的工作质量做出判断的过程中。它包括"评估证据的能力，敏锐地评估情况和环境，得出合理的结论，并根据这一分析采取行动"（Boud，2007，p19）。Boud（2007）从学员的角度提出了发展长期学习的判断力的五个关键因素：

1. 明确自己是一个积极的学习者；

2. 明确自己的知识水平与差距；

3. 练习测试和判断；

4. 随着时间的推移逐渐发展这些技能；

5. 体现反思性和奉献性。

对发展评价性判断的关注与终身学习密切相关，这是模拟专业实践的基石。Campbell 等（2010）描述了从传统的持续职业发展（continuing professional development，CPD）（例如，在赞助商的晚宴上听演讲）到基于能力的 CPD 的转变。这种新形式的持续职业发展是以一套能力为前提的，它取决于学员是否有学习的动力和自我调节能力，以对环境进行定期观察；获得同行的观察与反馈；并使用非正式自我评价（Campbell et al.，2010）。因此，在整个教育过程中关注可持续性评价，对于安全和有效的实践来说是必要的，"评价的作用是一种专业上的期望和义务"（Campbell et al.，2010，p657）。

## 以学员成长为出发点

发展评价性判断不仅仅是为了获得知识和技能（Ajjawi et al.，2018）。尽管这些也很重要，但做出评价性判断必然是一种基于环境和学科特质的行为。在学习做出评价性判断的过程中，学员要学习学科概念中对专业过程质量的描述。以物理治疗中学习何为"好的"膝关节检查为例。做出评价性判断并表达自己的判断也使学员能够同时发展学科/专业的语言和思维，从而成长为一名专业人员（Ajjawi et al.，2018）。因此，关注学员的评价性判断为评价引入了一个新的维度，即专业身份认同的概念。成为一名专业人员涉及对专业身份的认同与发展，对专业身份的塑造（和重新塑造）通常与包括课程在内的多种个人和环境因素相关。评价对这一点至关重要，因为通过向学员明确何为关键以及应该学习什么等重要的信息才能培养专业人员。通过评价，学员根据必要的标准和准则来评判自己的工作，并规划自身职业发展道路。特别是通过合适的 WBA，他们能够学会成为一名专业人员的意义。

# 使用三阶模型进行工作场所中的学习评价

工作场所对学习提出了特别的挑战，这主要是因为它们是为了实现工作目的而设置的，因此学习必然被定位为次要考虑的因素。不过，我们对更有利于或更不利于学习的工作环境已经有了很多认识。该领域重要的研究进展提示，合适的工作环境能够创造促进学习的持续性挑战，允许学习者有足够的自由度来解决他们面临的实质性工作问题，并使学员有意地从中学习（Boud & Rooney，2014）。换句话说，给予学员足够的空间让他们参与自己的可持续性评价过程，并汇总他们的优秀做法。

关键是让学员做好从评价中学习的准备，特别是当评价在多种环境下进行，可能有多个不了解学员和他们学习情况的执业医师时。在临床环境下，教育者常常是经常更换的，这意味着学员必须处理更多、更复杂的过程，特别是在反馈方面，因此教育者需要关注这一点。在这个过程中，有许多策略可以帮助学员。最有用的策略之一是与监督者协商制定学习计划，并组织学员与教育者 / 评价者进行分享（Anderson et al.，1996）。这些计划的制定应由学员根据课程的要求自行起草，说明他们在这一阶段的实习中会做什么，他们需要哪些内容来证明他们达到了学习效果，以及如何评判这个过程。在本科生或新人的培训中，该计划由大学和组织内全面负责学员实习的人批准。该计划使学员能够及时获得达到相关要求的证据，并提醒他们听取共同工作的所有临床医生的意见。相关内容的学习档案袋可以作为可持续性评价的工具（Clarke & Boud，2016）。

为了帮助学员在实习中坚持学习，可以向他们介绍从经验中学习的模型，这样他们就能通过理论框架来看待自己在工作中的学习情况，从而促进学习。这是对学员在日后将会应用的不同学科的临床框架进行补充。前者以学习为中心，后者则以病人为中心。在此，我们将 Boud 和 Walker（1990）的从经验中促进学习的模型应用于可持续性评价过程（图 19.1）。这一模型考虑到了工作场所的社会、文化和物质背景，并将参与评价的角色和他们之间的关系（病人 – 学员 – 教育者）视为由三个阶段组成：①评价前的活动和时间；②评价中；③评价后。每个阶段所建议的事项都是为临床教育者和学员从评价中最优化学习提供参考。

## 第一阶段：评价前

第一阶段是为评价（无论是形成性还是终结性）做准备。通过回忆既往经验，将现有知识和能力与评价过程联系起来；即为反馈建立基础，并为参与临床工作做准备。例如，如果临床教育者要观察实践的某一方面作为形成性实习中期评价的一部分，如询问病史，那么学员可以反思他们迄今为止所有的与接触病人相关的经验。对于学员来说，他们对自己在询问病史和建立医患关系方面的能力有何反思与意见？他们可以反思自己的信心水平、情绪、技能和经验；加上个人的学习目标和以前制定的相关行动计划。为了做好评价准备，学员需要了解在评价中他们需要达到的标准。这可能包括预期的学习成果和实习规定的标准，以及目标中要达到的水平。学员还可以思考他们对评价过程本身的特定规则、期望和要求以及操作环境的熟悉程度。例如，是否有检查清单？它是什么样子的？是否有时间要求？谁应该决定评价、选择病人、确定病人的配合程度？如何、在何处、何时、持续多长时间以及使用何种"模式"来讨论反馈？这些要求需要在实习开始时和（或）评价开始前与特

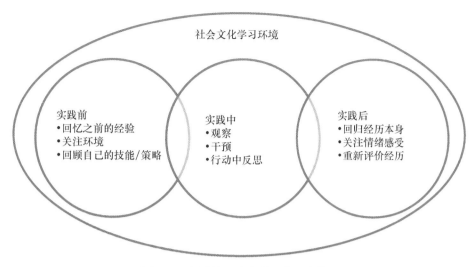

**图 19.1**　促进从经验中学习的三阶模型

资料来源：改编自 *Boud，D.，& Walker，D.（1990）. Making the most of experience. Studies in Continuing Education，12（2），61-80.*

定的教育者进行讨论，因为学员可能希望在头脑中预演一下他们即将使用的交流方法和希望涉及问题。

　　临床教育者也可以反思自己对学员的了解程度，以及对评价这一过程的经验和期望。他们还要考虑学员在准备接受评估时需要哪些辅助：例如，标明评价标准和评分标准。教育者可能需要提前腾出时间，根据学员的经验水平、学习年限、实习的类型和时间以及他们的个人学习目标，讨论预期的标准以制定共同目标，并照顾到学员的情绪或焦虑感。这种帮助学员解读评判标准和质量认定的做法对于发展评价性判断是必要的。

## 第二阶段：评价中

　　模型的第二阶段侧重于评价过程本身。这里有三个关键因素：观察、干预和在行动中反思。在临床工作场所进行评价非常重要，让学员在真实的情境中尝试和实践他们未来承担的专业角色。这些情境包括物理空间（如咨询区、噪声、干扰）、设备设施（如运动设备、监测设备、椅子、床）和人际关系（如与在场的病人、家属、同伴、同事和其他卫生专业人员的互动）。学习情境为学员提供了丰富的学习机会，在这里他们学到了很多隐形的规则、价值观和文化。例如，学员可以通过观察团队在查房时的互动情况，学习如何与其他学科的专业人员进行交谈。在评价过程中，学员可能会观察注意评价者和病人的反应，然后进行相应的干预调整。例如，学员会积极倾听病人的回答，从而相应调整下一个问题。他们可能会注意到评价者和病人的面部表情、想法和情绪反应。在行动中反思"描述了在工作的过程中，及时观察并介入对事件的解释和干预"（Boud & Edwards，1999，p177）。这与元认知是等同的（Eraut，2004）。在评价中，虽然需要花费的时间是不同的，但是有了这个概念就可以促使人们进行反思。

　　在这段时间里，教育者也通过观察学员的行为来了解学员和病人的想法与情感反应。教育者总是必须在平衡病人利益的同时给予学员足够的独立自主空间，在特定"专业性"要求的基础上完成评价。如果病人的安全受到影响，教育者可能会介入并停止评价，在某些情况下，如在急诊室或手术室，教育者可能认为有必要介入并接手学员在评价中的任务。

## 第三阶段：评价后

第三阶段的重点是评价结束后在工作场所或其他地点进行的活动。评价后的反思对于学习至关重要，而学习是通过了解评价过程中的感受、提取知识和制定行动计划来实现的。这一阶段的三个关键要素是：回归经历本身，关注情绪感受，重新评价经历。学员需要根据评价标准反思自己的表现，在情感和认知上做好准备，对学习目标以及其他任何突发问题或教学过程进行反馈。他们可以考虑以下问题：自己需要跟进什么？如何跟进？与谁跟进？怎样才能为下一次与病人的接触做好充分的准备？

在评价结束后，教育者可能会立即给学员机会来反思这次经历。这对反映情绪和降低压力水平十分重要。即使是所谓"低利害"的形成性评价，资深前辈们对实践的观察也会给学员带来压力。教育者可以引导学员从心理层面上重新审视这一经历——"发生了什么"，并关注他们的感受。在进行反馈之前，教育者应邀请学员根据标准、病人的结果和自己的学习目标对自己的表现进行自我评价。反馈的重点是标准和规范，以及学员的表现，这样可以对之前的评价进行重新评价。反馈意见可以特别针对学员评价判断中的差距，即学员对自己表现质量的估计。这些讨论应进一步帮助学员在特定的社会、文化和物质背景下，完善和建立对某项任务的质量和标准的概念。这可以通过考虑实践的不同层面（如不同的病人或环境）来进一步扩展各个维度。然后，教育者可以让学员参与到共同构建的行动计划中，以重新制定他们的学习目标。

# 模型的意义——从评价中学习

为了达到可持续性评价的目的，许多与 WBAs 相关的现有做法可以被修改或重新定义。我们提出这个模型的目的是把从经验中学习与可持续性评价联系起来。重点是如何将评价从单纯的教育者对学员的单方面判断，转变为学员可以从中学习到如何在未来表现得更好。评价性判断可以通过"为学习者提供直接、真实的评价"（Sadler，1989，p119）来进行发展，即让他们参与对自己所做工作做出具体判断的过程。该模型将每次评价分为三个阶段，并提供不同的指导。第一阶段在于考虑如何让学员做好从 WBAs 中学习的准备。教育者可以利用模板来制定共同的学习计划，并共同讨论评价标准、学习目标和期望。三方学习合同是记录学习计划的理想工具，为导师 / 临床学者、临床教育者和学员提供共同对话和相互理解的平台。

第二阶段的亮点是活动多元化，不仅是依靠形式化的终结性评价工具。相反，可以引入同行评价的机会。例如，可以鼓励学员与同事或同行一起工作，观察他们面对病人时的表现，然后进行反馈；鼓励他们通过视频或教育者的实践来观察范例，并探讨对实践质量和能力框架的评价性判断。

最近，有很多人都在关注与第三阶段相关的单向反馈。这种广受诟病的反馈方式在可持续性评价过程中有较突出的局限性（Boud & Molloy，2013）。与之相反，我们主张鼓励学员根据标准进行定性的自我评价，而反馈应该集中在评价性判断的差距上。这让反馈成为一个学习者对照外部评价来校准对于实践的评价性判断的机会。其中重要的不是他们去猜测每个标准的等级或分数，而是让他们能够清楚地说明等级评价的合理性。可以鼓励学员就其表现的具体方面寻求反馈，就与教育者共同制定的目标和需要进行相关的交流。应该鼓励学员主动参与有助于培养学员评价能力的反馈，并以寻求反馈为导向（Boud & Molloy，2013）。

# 设计可持续性评价

从目前的讨论中可以看出，为了将 WBAs 的重点调整为发展学员的评价性判断力，其应用应有目的性、参与性和发展性。在这些方面没有什么秘诀可言，但我们提供了一些教育原则和依据，这可能有助于教育者和学员共同努力来实现可持续性评价过程。

## 可持续性评价的特点

显然，任何规定的评价过程都必须适合于所追求的目标、情境、水平和学习效果以及反馈过程。评价和反馈的设计在其他章节已有详细的介绍（见本章末的"在线资源"部分）。但是，我们必须考虑哪些独特的特征能确保实现可持续性评价的要求，并使学员能够发展他们的评价性判断力。我们总结了以下六个特点（见实用策略 19.1）。

> **实用策略 19.1　可持续性评价设计的六个特点**
> - 学员的积极作用；
> - 阐释 / 对话的机会；
> - 评价是以后续行动为导向的；
> - 评价结果具有实用性；
> - 学员有能力从评价中学习；
> - 建立一个强大的教育同盟。

### 学员的积极作用

学员需要被重新定位，使他们不只是服从于他人的判断，而是在评价过程中发挥积极作用，决定他们应该采取什么行动。

- 询问学员的学习目标；
- 要求学员确定他们想对什么进行评价；
- 学员可以添加他们希望被评价的类别；
- 学员在被评价前的自我评价。

目前对实践评价的许多研究，包括在临床环境中的实践评价，都强调学员特别是本科生在 WBAs 中扮演的被动角色。这就造成了对教育者创造学习和评价机会的依赖。如果学员想要独立，他们就必须越来越有能力判断自己工作的质量，并寻求他人的反馈来帮助他们调整这些判断。这必然要求学员抱有积极的态度。

在三个国家中进行的初步研究发现，通过提高学员的参与度、提供真实和相关的评价以及适当的辅助来加强学员对反馈的参与程度（Harrison et al., 2016）。这项研究首先强调，通过让学习者在评价中参与选择与掌控，他们会更容易接受反馈的信息。我们提出的一个可能的解释机制是"掌控 – 价值"理论，该理论认为，如果学习者认为他们可以控制情况，他们就更有可能将一段经历认定为积极向上的，并从中看到价值（Pekrun，

2006）。要求学生详细说明他们的学习目标，并明确他们希望得到哪些方面的反馈，可以给予他们一些掌控感。此外，如果评价必须在轮转中发生，那么学员主动掌握评价进程，或参与关于评价方式和确定评价者的讨论，可以给学员带来更多的参与感。

### 阐释 / 对话的机会

在评价中发挥积极作用的一个关键因素是了解何为好的工作，明确对目标、标准和准则的认识，并能够将这些与他们自己的实践相联系。

- 学员的工作能被教育者看到，且在不同情境下能有多种机会与教育者和其他临床工作人员就什么是好的做法进行沟通。
- 学员可以向评价者说明他们发现了哪些问题，以及这些问题与相关标准的关系。

沟通是相互理解的关键。对于新手来说，可能很难理解标准化的语言，因为它们表达的是复杂的、综合的知识和实用的技术（Hager，2000）。阅读标准文件这一行为本身就需要站在读者的视角来进行理解，参考相关的社会、文化和历史环境。学员和教育者必须对评价和整个实习的预期目标与标准达成共识，这样的反馈才有意义。此外，达成这种对标准的共识，也构成了形成学习目标和规划未来实践的基石。

学员和教育者可能对某一特定的评价有不同的目标，需要通过沟通式的反馈，明确并协商为一套共同的目标（Farrell et al.，2017）。上述模型强调了目标应该被持续和反复地探索、不断评价和协商；Farrell 等对临床工作中的目标导向反馈的研究支持了这一发现。通过了解学习者的参照系、他们的目标和行动计划，沟通将学习者重新置于反馈的中心地位，而不是给学习者施加关于讨论内容的绝对限制。在临床情境中，学员对教育者的信赖程度影响着他们短期和长期的行为，如回避反馈；例如，如果他们认为教育者没有把他们的利益放在心上，他们就会倾向于封闭自己（Telio et al.，2016）。

### 评价是以后续行动为导向的

评价应以每项评价任务对持续学习的需要为动力，从而使学员开始新的行动。学员需要知道如何利用当前评价的结果和反馈，在他们接下来的工作和长期的学习计划中加以利用。因此，如果学员有一个持续的计划，说明他们想从任何特定的实习中获得什么，并随着问题的出现和机会的增多而不断地进行修改，这对他们是有帮助的。对于任何特定的评价行为，学员都应该有一个行动计划，确定他们在未来需要做什么，以及他们需要获得什么来提高他们的表现。

### 评价结果具有实用性

虽然实习后期的一些评价可能只能被设计成终结性的，但其余大多数仍应遵循以学习为导向这一目标。

- 学员不仅仅是被评级或打分，同时应得到关于他们实际行为的评价。
- 所提供的评价不应仅限于证明其符合某一等级或分类，而应侧重于希望他们如何做或良好做法的范例。

无法回避的事实是教育者和学员必须遵守一些终结性的要求。如何在优化学习的同时满足这些要求是我们面临的挑战。教育者和学员都需要重新认识评价这一概念，使得发展评价性判断成为一个关键目的。这意味着所提供的评价不仅仅是完成医疗机构要求的文件，而是集中在期望做到的内容或良好做法的典范上。通过提高学员的评价性判断，最后的终结性决定将更容易让人接受。

## 学员有能力从评价中学习

评价本身是具有沟通性的，包括观察到的内容与在特定情况下应用的标准。人们做出判断并获取该判断是否有效的信息，从而学会更好地做出判断。这促使我们鼓励学员判断自己的表现，并接受评价，使他们能够完善自己的判断。这不是告诉学员他们做了什么或没做什么，而是启发他们提出对自己表现的理解以及需要注意的地方。

- 注意帮助学员了解标准和准则，以及达到标准的方式，而不是假定他们从一开始就知道这些。
- 评价是计划的一部分，学员制定该计划，以指导他们在实习中的表现与结果。

让学员参与对同伴的评价，或鼓励他们与资历更深但在发展轨迹上趋同的同事或卫生专业人员合作，扩大学员的实践领域（Blank et al.，2013；Tai et al.，2016）。上述三阶模型的应用可以最大限度地利用这些机会。

## 建立强大的教育同盟

可持续性评价的关键点之一是要加强学员的参与和掌控，寻求反馈，制定目标和行动计划，关注进展并推动评价进程。这只能在可控的保障性临床情境中发生。临床教育者由于资历的关系，对学员而言具有一定的权力和权威性，而他们也常常是评价者。不过，通过谨慎地使用措辞、言语和非言语交流，可以在互动中缓和这种权威感；例如，当学员和病人在场时介绍自己，并且不使用第三人称（Rees，Ajjawi，& Monrouxe，2013）。教育者可以通过在实习开始时讨论目标，鼓励和示范如何进行开放的对话，让学习者明确目标和自我评价来建立一种学习的氛围。这种对话式的方法符合以下主张：要想让学员有效地利用反馈的信息，他们必须把教育者看作教育同盟中的一员，因为这表明他们对学员这个人是感兴趣的（Farrell et al.，2017）。强有力的教育同盟指在学员–教育者关系中存在明确的共同目标、共同的行动计划以及信任和可靠性（Telio et al.，2015）。在一个强大的教育同盟中，学员被赋予选择权，并作为完整的人被关注和尊重，他们可能会克服犹豫（或认为自己是负担），并认识到即使在垂直等级权力结构为主的临床环境中，他们的角色也是具有能动性的。

这些问题在案例研究 19.1 中得到了进一步说明，该研究同时提出必须注意上述问题的一些实际影响。

### 案例研究 19.1　行动中的可持续性评价

Sam 是一家中等规模地区医院的临床教育者。她在这个岗位上已经工作了几年，并逐渐适应了这一工作。她每次接受 2～4 名来自不同大学的学生。她目前有两个学生，对大学再次改变其评价标准感到很恼火。她审视自身，认为自己至少与学术联络辅导员进行了交谈，明确了自己对新要求的理解，并确定了如何让实习符合修订后的课程。

今天，她正在对她的一个学生 Frances 进行中期形成性评价，Frances 正处于学习的最后一年。Sam 通常很期待这些互动，因为学生似乎很喜欢并且能从观察和反馈中进行学习。然而，尽管在轮转开始时已经明确了对开放性对话的期待，Frances 却一直非常安静，很难参与谈话。她发现自己又回到了告诉 Frances 该做什么的状态，这对她来说很容易，因为她就是这样被教导的。Sam 从根本上不同意这种做法，因为学生应该积极地参与到他们自己的学习中去，所以她努力保持耐心，提出启发性的问题，并在提出问题或发表意见后默数十个数再开口。

Sam 为今天的课程做了充足准备，昨晚哄女儿睡觉后，她再次复习了新的评价标准和准则。她要求 Frances 阅读评价文件并重新制定学习计划。她发现学习合同对讨论以前的实习经历和学生的学习目标相当有用，于是她计划今天重新讨论这一问题。学习合同与专业和大学需要的能力以及她自己设定的实习学习效果相一致。她还在本周早些时候给学生们提供了以伙伴身份相互合作的机会，依照评价标准相互反馈。她认为让学生体验到实践是什么样的以及在实践中的体会很重要，而书面标准对学生来说可能是枯燥和难以理解的。

Frances 醒来时有一种恐惧感。因为不喜欢被评价，今天的单元中期评价让她感很紧张。她已经按照教育者的要求，对她的学习和她想达到的目标进行了反思。她发现这些对话很尴尬，过去当她默不作声时，教育者很乐意填补这种沉默，但 Sam 不同，她似乎对她这个人和她的学习是真正感兴趣的。她做了很多努力来吸引 Frances，所以 Frances 慢慢地对她的教育者产生了信任。Frances 也很喜欢有机会能观察她的教育者，并在不被观察的情况下与她的同事一起工作。她觉得自己已经完全了解了在实习中对她的期望和要求，她反思了自己擅长的方面和需要改进的地方，从而不仅能顺利通过实习，而且能做得非常好。

在病人到来之前，Sam 留了一些时间与 Frances 讨论她的治疗目标，制定一些共同的目标并回答所有问题。她发现 Frances 今天变得更加开放和健谈，她的沉默并不是对实习（或自己）的矛盾心理，而是与真正被要求进行自我评价的新鲜感有关。这部分也是很自然的羞涩和思乡之情，因为她离开了自己的同伴与家人。Frances 提到她没有多少与年轻病人打交道的经验，并询问今天是否可以这样做。她还想知道教育者如何一直追踪至最终的评价——他们一致认为，对 Frances 来说，校准她对自己工作质量的判断能力是很重要的。Sam 同意这些都是相关的目标，而且考虑到 Frances 在最近展现出的羞怯，额外补充了一个关于与年轻病人家属交谈的目标。他们一致认为以上这些将是重点内容，因为这是依据学习计划中记录的上一轮反馈而自然发现的可以进步的地方。

在评价过程中，Sam 坐在病人和 Frances 的直接视线范围之外进行观察。她将 Frances 介绍给病人及其家属，并寻求相关治疗的知情同意。Frances 在自我介绍后开始询问病史。在某些时候，当她敏感地意识到有很多双眼睛在看着她时，就会变得很慌张；她的语速变快，而且忘记了检查的顺序，导致病人对她的指示感到困惑，不得不多次改变体位。而当她注意到教育者向她点头鼓励后，她深吸一口气，放慢节奏，重新审视自己遗漏的检查项目，并让病人和家属参与讨论之前设定的治疗计划。在这期间，Sam 在角落里做笔记，并注意到病人家属试图吸引她的目光并想问她问题。Sam 避开了他们的目光，而是对 Frances 微笑和点头，巧妙地转移了家属的视线。Sam 曾短暂地考虑过要不要进行介入，但病人看起来并无不适，改变体位也不会伤害病人。Sam 注意到 Frances 的状态恢复良好，但这次治疗比预期多花了 20 分钟，使她的日程安排陷入混乱。

课程结束后，Sam 要求 Frances 根据每个评价标准完成她的自我评价，并说明自己做出判断的依据。同时，Sam 很快就去看下一个一直在等待她的病人。回来后，Sam 问 Frances，她对这次治疗的感觉如何，是否有什么特别需要进行反馈的地方。她们对几项能力的判断是一致的，并集中讨论了各自的评价性判断之间的差异。虽然 Frances 观察到了自己面临的一些挑战，但她不确定如何进行改进，因此他们一起制定了新的目标，并确定了学习计划和再次讨论这些新目标的时间。Frances 觉得自己愿意流露更多的焦虑，因为她在这位她信任的教育者处具有安全感，她觉得这位教育者是一位值得信任的执业医师。她决心为了目标而努力，并在未来几周内持续关注自己的进展，以实现她的目标。

## 评价和研究的潜在方向

完全强调心理测量驱动的研究需要进行调整，以更加强调评估中的学习。以下是值得探讨的方向：

- 在不同实习中纵向跟踪学员的评价性判断的发展。
- 确定临床工作场所在体系（如轮转时长）、人际（如教育同盟的强度）、个人（如反馈、自我调节）、任务（如评价设计）和技术（如移动应用程序的使用）层面对评价性判断发展的承受力。这会促进建立更完善的评价体系并合理实施。

- 探讨权力和信任问题与可持续性评价间的相互影响。也就是说，要确定权力关系是如何阻碍评价性判断的发展的。

## 总结

在本章中，我们强调了可持续性评价可以塑造学员对其实践的思考方式，也使他们具备了持续学习的能力。这是通过培养学员的评价性判断力来实现的：他们有能力对自己和他人的工作质量作出判断，以改进自己的实践。这意味着评价仅仅局限于判断学员是否达到标准是不够的，还必须帮助他们更好地判断自己的工作，从现在和将来的经验中学习。我们提供了一个框架，促使教育者和学员从三个阶段来思考评价这一过程：评价前、评价中和评价后。在这个模型中，我们需要兼顾个人、人际关系（病人 – 学员 – 教育者）以及社会、文化和物质之间的相互作用。将学习者重新定位为积极的、主动参与的和负责在评价中推动学习的角色，可以克服阶段化的限制，并重新让他们通过多段实习经历以及面对不同工作环境和带教者的复杂情况来主动安排自己的学习。我们将学员和教育者定位为评价过程中的合作者，其重点是培养学员在长期学习中的评价性判断能力。

## 在线资源

Assessment Design Decisions. Decisions Framework Website：www.assessmentdecisions.org.

Jisc feedback dialogue，University of Dundee：http：//jiscdesignstudio.pbworks.com/w/page/50671082/InterACT%20Project.

Monash University. Deakin University and Melbourne University：www.feedbackforlearning.org.

University of Technology Sydney. Overview：Assessment Futures：www.assessmentfutures.com.

## 参考文献

Ajjawi, R., Tai, J., Dawson, P., et al. (2018). Conceptualising evaluative judgement for sustainable assessment in higher education. In D. Boud, R. Ajjawi, P. Dawson, et al. (Eds.), *Developing evaluative judgement in higher education: Assessment for knowing and producing quality work* (pp. 7–17). Abingdon: Routledge.

Anderson, G., Boud, D., & Sampson, J. (1996). *Learning contracts*. London: RoutledgeFalmer.

Barrett, A., Galvin, R., Scherpbier, A. J. J. A., et al. (2017). Is the learning value of workplace-based assessment being realised? A qualitative study of trainer and trainee perceptions and experiences. *Postgraduate Medical Journal*, 93, 138–142. doi:10.1136/postgradmedj-2015-133917.

Bindal, T., Wall, D., & Goodyear, H. M. (2011). Trainee doctors' views on workplace-based assessments: Are they just a tick box exercise? *Medical Teacher*, 33(11), 919–927. doi:10.3109/0142159X.2011.558140.

Blank, W. A., Blankenfeld, H., Vogelmann, R., et al. (2013). Can near-peer medical students effectively teach a new curriculum in physical examination? *BMC Medical Education*, 13(1), 165. doi:10.1186/1472-6920-13-165.

Boud, D. (2000). Sustainable assessment: Rethinking assessment for the learning society. *Studies in Continuing Education*, 22(2), 151–167. doi:10.1080/713695728.

Boud, D. (2007). Reframing assessment as if learning was important. In D. Boud & N. Falchikov (Eds.), *Rethinking assessment in higher education: Learning for the longer term* (pp. 14–25). London: Routledge.

Boud, D., & Edwards, H. (1999). Learning for practice: Promoting learning in clinical and community settings. In J. Higgs & H. Edwards (Eds.), *Educating beginning practitioners* (pp. 173–179). Oxford: Butterworth-Heinemann.

Boud, D., & Molloy, E. (2013). Rethinking models of feedback for learning: The challenge of design. *Assessment and Evaluation in Higher Education*, 38(6), 698–712. doi:10.1080/02602938.2012.691462.

Boud, D., & Rooney, D. (2014). What can higher

education learn from the workplace? In A. Dailey-Hebert & K. S. Dennis (Eds.), *Transformative perspectives and processes in higher education* (Vol. 6, pp. 195–209). Dordecht: Springer.

Boud, D., & Soler, R. (2016). Sustainable assessment revisited. *Assessment and Evaluation in Higher Education*, 41(3), 400–413. doi:10.1080/02602938.2015.1018133.

Boud, D., & Walker, D. (1990). Making the most of experience. *Studies in Continuing Education*, 12(2), 61–80.

Campbell, C., Silver, I., Sherbino, J., et al. (2010). Competency-based continuing professional development. *Medical Teacher*, 32(8), 657–662. doi:10.3109/0142159X.2010.500708.

Clarke, J. L., & Boud, D. (2016). Refocusing portfolio assessment: Curating for feedback and portrayal. *Innovations in Education and Teaching International*, 1–8. doi:10.1080/14703297.2016.1250664.

Elmholdt, K., Elmholdt, C., Tanggaard, L., et al. (2016). Learning good leadership: A matter of assessment? *Human Resource Development International*, 19(5), 406–428. doi:10.1080/13678868.2016.1206362.

Eraut, M. (2004). Informal learning in the workplace. *Studies in Continuing Education*, 26(2), 247–273.

Farrell, L., Bourgeois-Law, G., Ajjawi, R., et al. (2017). An autoethnographic exploration of the use of goal oriented feedback to enhance brief clinical teaching encounters. *Advances in Health Sciences Education*, 22(1), 91–104. doi:10.1007/s10459-016-9686-5.

Fokkema, J. P. I., Teunissen, P. W., Westerman, M., et al. (2013). Exploration of perceived effects of innovations in postgraduate medical education. *Medical Education*, 47(3), 271–281. doi:10.1111/medu.12081.

Govaerts, M. J., Van de Wiel, M. W., Schuwirth, L. W., et al. (2013). Workplace-based assessment: Raters' performance theories and constructs. *Advances in Health Sciences Education*, 18(3), 375396. doi:10.1007/s10459-012-9376-x.

Hager, P. (2000). Know-how and workplace practical judgement. *Journal of Philosophy of Education*, 34(2), 281–296. doi:10.1111/1467-9752.00173.

Harrison, C. J., Könings, K. D., Dannefer, E. F., et al. (2016). Factors influencing students' receptivity to formative feedback emerging from different assessment cultures. *Perspectives on Medical Education*, 5(5), 276–284. doi:10.1007/s40037-016-0297-x.

Holmboe, E. S., Sherbino, J., Long, D. M., et al. (2010). The role of assessment in competency-based medical education. *Medical Teacher*, 32(8), 676–682. doi:10.3109/0142159X.2010.500704.

Holmboe, E. S., Ward, D. S., Reznick, R. K., et al. (2011). Faculty development in assessment: The missing link in competency-based medical education. *Academic Medicine*, 86(4), 460–467.

LaDonna, K. A., Hatala, R., Lingard, L., et al. (2017). Staging a performance: Learners' perceptions about direct observation during residency. *Medical Education*, 51(5), 498–510. doi:10.1111/medu.13232.

Massie, J., & Ali, J. M. (2016). Workplace-based assessment: A review of user perceptions and strategies to address the identified shortcomings. *Advances in Health Sciences Education*, 21(2), 455–473. doi:10.1007/s10459-015-9614-0.

Miller, A., & Archer, J. (2010). Impact of workplace based assessment on doctors' education and performance: A systematic review. *BMJ (Clinical Research Ed.)*, 341, c5064. doi:10.1136/bmj.c5064.

Monrouxe, L. V., & Sweeney, K. (2010). Contesting narratives: Medical professional identity formation amidst changing values. In S. Pattison, B. Hannigan, H. Thomas, et al. (Eds.), *Emerging professional values in health care: How professions and professionals are changing* (pp. 61–77). London: Jessica Kingsley.

Overeem, K., Faber, M. J., Arah, O. A., et al. (2007). Doctor performance assessment in daily practise: Does it help doctors or not? A systematic review. *Medical Education*, 41(11), 1039–1049. doi:10.1111/j.1365-2923.2007.02897.x.

Pekrun, R. (2006). The control-value theory of achievement emotions: Assumptions, corollaries, and implications for educational research and practice. *Educational Psychology Review*, 18(4), 315–341. doi:10.1007/s10648-006-9029-9.

Rees, C. E., Ajjawi, R., & Monrouxe, L. V. (2013). The construction of power in family medicine bedside teaching: A video observation study. *Medical Education*, 47(2), 154–165. doi:10.1111/medu.12055.

Sadler, D. R. (1989). Formative assessment and the design of instructional systems. *Instructional Science*, 18(2), 119–144.

Sholl, S., Ajjawi, R., Allbutt, H., et al. (2017). Balancing health care education and patient care in the UK workplace: A realist synthesis. *Medical Education*, 51(8), 787–801. doi:10.1111/medu.13290.

Tai, J., Ajjawi, R., Boud, D., et al. (2017). Developing evaluative judgement: Enabling students to make decisions about the quality of work. *Higher Education*, doi:10.1007/s10734-017-0220-3.

Tai, J. H.-M., Canny, B. J., Haines, T. P., et al. (2016). The role of peer-assisted learning in building evaluative judgement: Opportunities in clinical medical education. *Advances in Health Sciences Education*, 21(3), 659–676. doi:10.1007/s10459-015-9659-0.

Telio, S., Ajjawi, R., & Regehr, G. (2015). The 'educational alliance' as a framework for reconceptualizing feedback in medical education. *Academic Medicine*, 90(5), 609–614. doi:10.1097/ACM.0000000000000560.

Telio, S., Regehr, G., & Ajjawi, R. (2016). Feedback and the educational alliance: Examining credibility judgements and their consequences. *Medical Education*, 50(9), 933–942. doi:10.1111/medu.13063.

Urquhart, L. M., Rees, C. E., & Ker, J. S. (2014). Making sense of feedback experiences: A multi-school study of medical students' narratives. *Medical Education*, 48(2), 189203. doi:10.1111/medu.12304.

Watling, C. (2016). The uneasy alliance of assessment and feedback. *Perspectives on Medical Education*, 5(5), 262–264. doi:10.1007/s40037-016-0300-6.

# 第20章

# 通过置信职业行为进行评价

H. Carrie Chen and Olle ten Cate

## 引言

学习者在临床工作环境中的参与和评价是医学教育的关键组成部分。置信职业行为（entrustable professional activities，EPAs）提供了一个将二者置于工作环境实践背景下的工作胜任力框架（ten Cate & Scheele，2007）。这个框架将医务人员的具体行为与现有的胜任力维度联系起来，以此定义临床工作的胜任力。例如，初步采集病史并完成体格检查是医师助理的具体职业行为，该行为需要医学知识、沟通技巧及职业素养维度的胜任力（Mulder et al.，2010）。综上所述，EPAs 是合格的医务人员（如医师助理、护士及医师）所必需的一系列专业实践（如病史采集和体格检查），此类专业实践所需的能力是他们在培训中所学到的专业知识、技能及态度的综合体现。EPAs 提供了可供观察、量化的输出信息，通过上述信息可评价专业行为（如病史采集及体格检查）完成的质量。

每个 EPA 都代表着重要的胜任力维度，所有的 EPA 共同组成了该职业的核心行为（ten Cate，2005；ten Cate et al.，2015）。EPAs 最初用于医学毕业后教育结果评价，现在已经广泛应用于医学不同过渡阶段培养成效的评价，包括从临床前阶段到临床阶段、从本科教育到毕业后教育，以及从毕业后教育到继续教育培训或实践

（Boyce et al.，2011；Chen et al.，2016；Duijn et al.，n.d.；Pittenger et al.，2016；Wiersma et al.，2017；Wisman-Zwarter et al.，2016）。

EPA 框架建立在医务人员日常工作胜任力的基础上，并且纳入了置信和监督水平的概念，因此，它反映了学习者与临床工作环境中其他成员的相处模式。与课堂不同，临床工作环境需要以病人为中心的安全、有效的教学和评价方法。在学习者的日常实践中，教育者需要平衡监管和学习者自主性的关系，以同时兼顾病人的医疗质量、安全性与学习者参与。学习者在学习新内容时，教育者首先直接对其进行密切监督，随着学习者逐渐掌握该项技能，教育者会给予学习者更多的自主性并降低监管力度。如何把握平衡取决于教育者对学习者能力的信任以及这种信任可能带来的风险的接受程度（Holzhausen et al.，2017）。

EPA 框架下的评价主要由临床教育者对学习者在工作环境中的行为监督程度的置信决策决定。它要求临床教育者对学习者使用规定的监督决策以提供胜任力相关的信息。临床教育者基于与学习者互动过程中提供的监督力度来评价学习者完成特定任务及专业操作所需要的监管力度，而不是单纯通过各种量表为学习者的胜任力打分。因此，EPA 框架下的评价与临床实践具有很强的一致性。

现在有许多用于本科生及毕业后教育的监督和置信量表，所有量表都包括临床监督 / 学习者自主性的水平分级（Rekman et al.，2016）。在这些量表中，有五个常用的关键置信等级，上述等级均可进一步细分，以满足更多初级学习者的需求。当他们掌握的职业行为获得了无需监督的置信水平时，学习者便达到了 EPA 框架下的完全胜任水平（4 级）（Chen et al.，2015；ten Cate et al.，2010）。见表 20.1。

表 20.1　置信与监督量表：基础表格及拓展表格

| 五级置信与监督量表 | 拓展置信与监督量表（用于毕业后及本科生教育） |
| --- | --- |
| 1. 不允许实施 EPA | 1. 不允许实施 EPA<br>　　a. 学习者的知识储备及技能掌握不足（如没有无菌观念），无需继续观察<br>　　b. 学习者具备足够的知识储备与一些职业技能，可以继续观察 |
| 2. 允许在积极全面的监督下实施 EPA | 2. 允许在积极全面的监督下实施 EPA<br>　　a. 与监督者合作实施 EPA<br>　　b. 监督者与学习者共处一室，以便及时介入 |
| 3. 允许仅在反应性 / 按需监督下实施 EPA | 3. 允许仅在反应性 / 按需监督下实施 EPA<br>　　a. 随时监督，所有的行为成果及决策都需要二次核查<br>　　b. 随时监督，关键的行为成果及决策需要二次核查<br>　　c. 远程监督（如通过电话监督），需要及时核查行为成果及决策 |
| 4. 允许在无监督环境下实施 EPA | 4. 允许在无监督环境下实施 EPA<br>　　a. 提供远程指导（如次日答复学习者提出的问题）<br>　　b. 不提供指导 |
| 5. 允许监督其他人实施 EPA | 5. 允许监督其他人实施 EPA |

大多数文献报道中展示或讨论的仅是 EPA 框架中的标题。一份详细的 EPA 描述应当包含以下 7 个部分：① EPA 标题；②描述 EPA 背景及其所包含行为内容的纳入及排除标准；③描述 EPA 及相关胜任力维度间的映射关系；④学习者实施 EPA 所需掌握的知识、技能、态度及经验；⑤取得进展并确定最终置信评估的依据；

⑥学习者在不同阶段所需达到的置信／监督水平（如学习者在什么学习阶段需要达到什么 EPA 置信／监督水平）；⑦学习者未能掌握相应胜任力的情况下可选择的 EPA 评价终止时间（ten Cate et al.，2015）。与仅说明 EPA 框架的一级条目相比，对置信内容的清晰描述，尤其是阐明何种行为才能够获得充分信任和授权，对避免误解产生十分重要。

　　本章节的目标是：①定义 EPA 并阐明 EPA 在工作场所学习及评价中的适用范围；②综述支持 EPA 应用的不同理论依据；③为 EPA 在工作环境中发挥评价作用的实际应用提供培训策略。本章从一位临床教育者（Caroline）的案例研究开始。Caroline 是一位经验丰富的临床医生和临床教育者（在医学方面，当然这适用于任何健康职业），她负责监督并评价两位与她在门诊共事的学习者（David 和 Amy）。除了传统的毕业后教育项目临床表现评价外，Caroline 还被要求利用 EPA 试行一种新的评价方法。

**案例研究 20.1**

　　Caroline 是社区诊所的一位临床教育者，该诊所为当地的大学提供医学生及儿科住院医师所必需的门诊实习。Caroline 在监督学习者处理病人病情方面具有丰富的经验，并且对大学的评价表格非常熟悉。近期，儿科住院医师项目决定试点一种应用 EPA 的新型评价方法。

　　在过去的几周中，Caroline 和两位一年级儿科住院医师在诊所一起工作。David 表现出了非常典型的一年级住院医师水平。他经常在处理临床病例时向教育者提问，并且需要教育者提供帮助，这样做一方面可以保证他对病人做出了适宜的处理，另一方面也能保证他对专业知识的掌握。David 并不缺乏自信，但他常常指出自己理论知识及技能方面的不足，以便 Caroline 更有针对性地监督与教学。例如，当他对自己某个体格检查项目的结果没有把握时，他会示意 Caroline 并请她帮忙核对该项目。

　　与 David 不同，Amy 是一位拥有丰富理论知识并且熟练掌握临床技能的住院医师。作为一年级住院医师，她在旁人眼中出色且独立。Caroline 对此也表示赞同，但她在上周曾与 Amy 有过一次不愉快的经历。那天，Amy 充满自信地汇报了一个她诊断为上呼吸道感染的病例，并表示自己已经和病人家属讨论过支持治疗的方案，Caroline 只需要让病人回家即可。当 Caroline 问到近几日病人出现的发热及可疑的咳嗽症状加重情况时，Amy 轻描淡写地表示病人的体格检查并没有发现异常，上述主诉不过是病人家属对病情感到焦虑所致。Caroline 决定重新对病人进行体格检查，尽管 Amy 对此很不情愿。在听诊中，Caroline 发现了许多肺炎的体征。当她想就此病例对 Amy 进行听诊教学时，Amy 表示她在听诊时也发现了同样的体征，但主观地认为这些体征并不重要，因此并没有在意。

# 理论背景

　　在临床情境下，带有置信决策的 EPA 评价与临床工作及学习是紧密融合的。包含工作场所教学、基于工作场所的胜任力评价及置信在内的多种理论视角为 EPA 的理解提供了背景，在下文中我们将依次对上述理论视角进行讨论。

## 通过工作场所实践参与学习

　　在医学教育（包括本科生及毕业后教育）中，工作场所是一个重要的学习地点。学习者在临床环境中通过观摩专家操作、专家带教及实践学习健康职业所需的理论知识及精神动作技能。临床工作中的学习源于工作内容本身，此处学习的内涵便由作为学习者的学习转变为作为参与者的学习（Billett，2001；Collins，2005；Morris & Blaney，2013；Papa & Harasym，1999；Strand et al.，2015）。实践共同体及在工作场所中学习是当代两个理解参与式学习的框架。二者均源自情境化学习理论，并且提供了一种关注学习者与环境间的相互作用且对学习者及环境两个主体同等重视的社会文化视角（Billett，2001；Durning & Artino，2011；Lave & Wenger，1991）。它们对于观察学习者与临床教育者间的互动及其对临床工作中的学习效果产生的影响非常有帮助。

## 实践共同体

情境化学习理论认为学习是在与他人及环境的交互中发生的，本质上具有社会性。学习是交互活动发生时的行为、环境及文化的产物，学习者与环境都会因学习者对环境的作用而发生改变。从这个角度出发，Lave 与 Wenger 认为工作场所中的学习是由共同体内的工作实践及学习者与共同体中的其他成员（如临床教育者）的关系两部分构成的。他们认为学习是一种活动，学习者在执业医师组成的共同体环境中参加实践，于社会参与行为中进行学习（Lave & Wenger，1991）。实践共同体指由拥有共同目标的个体组成的集体，该集体共享同一系列的语言、知识、信仰、价值观、叙事及实践活动以达成该目标（Lave & Wenger，1991；Wenger，1998）。

作为工作场所及实践共同体的新成员，学习者通过参与共同体的活动及实践习得合格的从业者及共同体成员所必需的知识、技能及习惯。新成员起初只能参与工作场所中的一些边缘性的合法活动。合法活动（如 EPA）指对实践共同体有意义、有价值的活动。随着学习者的知识储备、技能操作及职业习惯逐渐成熟，这些合法的边缘性参与会逐渐核心化，最终学习者将被允许参与实践共同体内的所有活动并被认可为共同体内的正式成员（Lave & Wenger，1991）。

许多研究都曾将实践共同体框架应用于医疗卫生领域以便理解学习者在临床实践共同体中的角色和经历（Daly et al.，2013；Dornan et al.，2007；Egan & Jaye，2009；Gandamihardja，2014；Jaye et al.，2010；Sheehan，2011；Strand et al.，2015）。例如，临床教育者在临床实践共同体中需要扮演迎接并协助学习者了解临床工作背景的角色。教育者为学习者提供参与合法照护行为（如 EPA）的机会，并适时地提供帮助。他们通过平衡监督力度与学习者自主性来帮助实践共同体中的学习者安全地由边缘性角色成长为核心角色。

## 工作场所中的学习

Billett 的工作场所学习理论认为，工作场所中学习者参与的互动和实践活动越多，参与程度越高，学习到的内容就越丰富（Billett，2001）。他的理论与 Lave 和 Wenger 的实践共同体理论相似，在上述二者的框架内，工作场所都拥有组织及协调学习者参与的能力（Billett，2001；Lave & Wenger，1991），它既可以吸引学习者参与并根据其水平提供一系列活动以帮助他们参与到实践中，又可以拒绝学习者参加活动及互动。不同的工作场所在吸引、支持学习者参与的可供性或情境要素（包括活动类型、人际关系、规则及文化）方面有所差异（Billett，2001，2004）。临床教育者是临床工作场所可供性的重要组成部分，在影响学习者在工作场所中的体验方面有关键作用。

然而，工作场所的可供性只是工作场所学习的一个维度，它并不是学习者参与的唯一决定因素。工作场所学习包含的另一个重要维度是学习者本身。学习者并非是被动的，他们可以决定是否参与活动或互动、参加何种活动以及参与活动的程度。学习者决定了学习的方式及内容（Billett，2001）。有些学习者比他人更加具有主动性，他们从一开始就积极地、充满热情地投入学习实践中，而另一些学习者则会不情愿地、勉强地开始学习。

学习者的主动性决定了学习者对工作场所可供性的认识，反过来，工作场所可供性也可能影响学习者的参与及寻求帮助的积极性（Billett，2004）。换句话说，尽管学习者的动机很重要，参与意愿也大不相同，但是临床教育者还是可以影响其学习意愿。临床教育者可以帮助学习者正确理解场所可供性、识别实践机会，从而提供有意义的活动，鼓励并支持学习者参与。

因此，工作场所学习展现了场所可供性与学习者能动性之间的相互作用。临床学习环境是由学习者争取来的，同时又受到临床实践活动的影响。临床教育者在上述协调过程中可作为一个强有力的促进者，在需要的时候出面以使学习者最大程度地参与临床实践活动。EPA 理论中的一个重要目标是促进教育、评价与临床实践的紧密结合。EPA 实际上是合法的临床工作场所活动，其中对于临床责任的置信一方面提供了场所可供性，另一方面促进了学习者的参与。通过逐步赋予学习者更高级别的责任与自主性，临床教育者可以在保证学习者体验的同时确保学习者获取到适宜的帮助，帮助他们从边缘性成员逐渐成长为临床实践共同体中拥有更多参与机会的高级别成员。额外赋予的临床职责及更高的自主权也会激励学习者，影响他们的动机、意愿及最终行为。

## 工作场所中的胜任力评价

### 胜任力导向教育

自 20 世纪 90 年代以来，医学教育领域兴起了一场以胜任力教育为导向的国际运动，要求在课程的设计、实施过程与课程评价中更加重视学习者的学习成果。为了给健康职业训练项目提供清晰的学习目标，不同国家使用了各种胜任力框架（如 ACGME、CanMEDS）。然而，教育者们也担忧胜任力框架可能使学习与评价方案过于简化（Touchie & Cate，2016）。若将训练的结果精简为胜任力条目前的几个勾选框，学习者可能会失去为病人提供整体照护的能力（即整体视角），掌握每种胜任力的学习者可能并不具备将其整合并应用于病人照护的能力。此外，在某一背景下能够整合并发挥胜任力的学习者可能无法将其迁移至不同的照护背景（Brooks，2009；Frank et al.，2010；Lurie，2012）。

引入 EPA 框架的目的是应对这些在医学教育领域使用胜任力框架的争议（Carraccio & Burke，2010；ten Cate，2013；ten Cate & Scheele，2007）。EPA 全面整合了多种胜任力，将其应用于临床实践，并且强调了背景环境的重要性。表 20.2 展示了 EPA 框架以及 CanMeds 胜任力领域对各种胜任力的整合结果（Frank et al.，2015）。例如，达到 EPA 1，即"进行静脉穿刺"的水平要求学习者整合医学理论、沟通能力及职业能力领域的胜任力。EPA 框架将胜任力建立在病人照护的基础上，保证教育者及学习者重点关注病人照护并将其作为最终的目标，而不是仅仅掌握某种胜任力。

表 20.2　EPA– 胜任力矩阵示例

| CanMEDS<br>胜任力领域 | EPA 1<br>进行静脉穿刺 | EPA 2<br>进行阑尾<br>切除术 | EPA 3<br>值夜班并进行<br>晨交班 | EPA 4<br>为病人设计并<br>实施治疗方案 | EPA 5<br>主持多学科会诊 | EPA 6<br>申请器官捐赠 |
|---|---|---|---|---|---|---|
| 医学专家 | × × | × × | × × | × × |  | × |
| 沟通者 | × × | × × | × × | × | × × | × × |
| 合作者 |  | × × | × × | × × | × × |  |

续表

| CanMEDS<br>胜任力领域 | EPA 1<br>进行静脉穿刺 | EPA 2<br>进行阑尾<br>切除术 | EPA 3<br>值夜班并进行<br>晨交班 | EPA 4<br>为病人设计并<br>实施治疗方案 | EPA 5<br>主持多学科会诊 | EPA 6<br>申请器官捐赠 |
|---|---|---|---|---|---|---|
| 学者 | | | × | × × | | |
| 领导者 | | | | × × | | × × |
| 健康倡导者 | | | × | × × | × × | × × |
| 专业人员 | × | | | | × × | × × |

× ×：此项 EPA 必需的胜任力

×：有助于完成此项 EPA 的胜任力

### 基于工作场所评价的有效性争议

除了评价内容（如纳入哪些胜任力或框架）外，工作场所中评价的有效性也存在争议。临床工作场所中的评价通常仅涉及单一的学习者及评价者以及某一特定的评价内容（如照护某一位病人），许多研究者认为这会带来一系列评价质量问题，如评价者的偏见或过分宽容带来的主观误差、光环效应、评价范围限制、区分度不佳、记录缺失以及评价者内部、评价者之间、不同背景之间评价一致性差等（Albanese，2000；Govaerts et al.，2007；Massie & Ali，2016）。从《教育及心理测试标准》提出的有效性证据来源角度看，评价程序（评分的准确性及质量低）、评价内容（可重复性差）、变量间关系（概化性差）及评价结果（学习者几乎不可能在工作场所中"不通过"）四个方面皆有缺陷（AERA/APA/NCME，2014）。许多研究者在试图确定有效学习所需的环境要素时，便已经意识到工作场所中的评价与课堂评价不同（Billett，2006；Eraut，2007；Teunissen，2009）。基于工作场所的评价必须纳入与特定场所有关的特定条件，如以病人为中心的安全、有效的照护行为（Crossley & Jolly，2012；Kogan et al.，2014）。将这些条件纳入评价体系使我们能够重新看待评价的有效性及对评价结果的应用，下面的两段内容将进行详细讨论。

对结果效度的检验通常从"不错判合格考生"及"不遗漏不合格考生"两方面进行。我们需要重点关注评价内容有无潜在的代表性偏低的缺陷（如无法反映人们关注的相关知识/技能水平），以及与评价内容无关的误差（如影响测试结果的额外变量）两个问题（AERA/APA/NCME，2014）。

举例来说，案例研究 20.1 中经验丰富的临床教育者 Caroline 在观看了学习者 Amy 与咳嗽病人的互动后，需要使用 9 分量表在四个领域（包括知识、精神运动技能、沟通能力及职业态度）为 Amy 打分。她可能并不清楚她的评分结果会带来什么后果，而只是根据学习者在操作过程中的表现进行打分，该分数也有可能受到她与 Amy 私人关系的影响。她可能不了解上述四个领域在住院医师培训项目中各自所占权重，也不清楚 Amy 的基线分数是多少。上述变数均增加了该评分的不确定性及 Caroline 引入其他影响因素导致结果误差的风险。即便是在最客观公正的理想情况下，评分结果仍有可能受 Caroline 与住院医师培训项目关注点差异的影响。由于评分内容较为模糊，Caroline 甚至有可能在评价时不够谨慎。

相反地，假如 Caroline 被问及 Amy 在第二天是否可以在无监督的条件下对另一位咳嗽病人进行同样的体格检查，她的专业经验便派上了用场——由于 Caroline 需要对病人的安全负责，她在评价学习者 Amy 所具备的相关素质时便更加谨慎（ten Cate，2006，2017a），在确定置信决策时，Caroline 会考虑与任务内容密切相关的影响因素，而不是在传统的工作场所评价中那样将许多无关因素（即学习者胜任力以外的其他因素）纳入考量。她可能会考虑到许多在评分表上没有的与病人安全照护相关的重要因素，这些因素可能是无意识的、直觉性的，但与工作场所中的快速决策密切相关，此举可以提高评价结果的代表性（Gigerenzer，2007）。医学教育相关的文献研究表明，对学习者整体的评价比参照很多评价条目再综合打分更加可靠（Ilgen et al.，2015；Regehr et al.，1998）。此外，做出置信决策会进一步提高评价整体的准确性。若评价者了解评分可能带来的后果，他的评分也会更加精确（George et al.，2014；Weller et al.，2014；Weller et al.，2017）。而从评价设计的角度看，置信决策便是该评价带来的直接结果。置信行为不但表明了学习者的胜任力水平，还给予了学习者处理病人安全相关事件的许可（Kogan et al.，2015）。

## 以置信为基础的评价

许多研究者都曾讨论过在完成特定的医疗保健任务时，不同因素如何决定学习者能否获得置信（Cianciolo & Kegg，2013；Kennedy et al.，2008；Sterkenburg et al.，2010；Wijnen-Meijer et al.，2013b）。Hauer 广泛综述了多个领域的文献，最终提出了受 5 个因素影响的置信决策模型，包括工作环境、任务、监管者/临床教育者、实习生/学习者及个体间关系（Hauer et al.，2014）。医学教育者借鉴了一种管理学文献中的模型，提出由置信人或临床教育者承担风险具有重要意义（Damodaran et al.，2017；Holzhausen et al.，2017；Mayer et al.，1995）。"信任"本质上包含着对风险的承担。为了保证临床活动的顺利完成，临床教育者必须将已知的活动风险及学习者的可信度纳入考量。活动风险不仅包括活动本身带来的风险，还包括隐藏于活动背景中的风险（如与健康的年轻人相比，患有凝血功能障碍的老年人在拔牙术后出现并发症的风险更大）。当活动风险较小时，对学习者的置信也更加容易；当活动的后果可能会导致病人不良结局时，学习者必须具有足够丰富的知识及经验储备才能够被置信。

综上所述，能否做出置信决策取决于：①学习者的可信度；②临床教育者的信任倾向；③置信决策带来的确切益处；④置信决策可能带来的风险（ten Cate，2017b）。以上每条又可以拆解成更多小的决定性因素。

- 学习者完成病人照护任务的可信性取决于他们是否在工作中表现出了胜任该任务的素质，包括完成任务的能力（知识、技能及经验）、职业操守（真诚、仁慈）、可靠性（责任感、一致性）及谦逊（对个人能力缺陷的认知、求助意愿）。此外，学习者既往对陌生情境的充分应对可以增加其可信度（Wijnen-Meijer et al.，2013a）。
- 临床教育者的信任倾向可能与其人格特质、既往教学及临床经验有关。不愉快的经历、同事间的反馈、比较均可能对教育者的信任倾向产生影响。
- 益处包括为学习者提供的学习机会，但医疗服务需求可能迫使教育者为了完成任务而对学习者进行置信评价。
- 置信行为的风险将由病人、临床教育者、护理团队及学习者本人共同承担，严重的不良事件可为所有的利益相关方带来损失。
- 临床教育者及学习者都应明确知晓上述内容。

最后，信任本身并不是一个单一的概念，推定置信（Cruess & Cruess，2014）、初始信任及基础信任（ten

Cate et al., 2016) 之间存在许多差异。推定置信仅参考证书文件（学位证书、考试成绩单、经历证明文件及推荐信），初始信任（又称即刻信任）源自初次协作时的第一印象，而随着时间推移，基础信任会随学习者经验的增加逐渐坚实。在医学教育领域，学习者经验的积累依靠轮转实习，经常需要携既往成绩档案前往新的学习场所。若学习者使用的是 EPA 的置信/监督评级，便可在新的学习地点使用推定置信继续学习进程，这一点在学习者由本科生阶段过渡至毕业后教育阶段的过程中最为典型。每一次过渡都会开始一个以新的学习目标为导向的观察周期，以便获取确定新的置信决策所需的基础信任。图 20.1 展示了信任循环的内容。

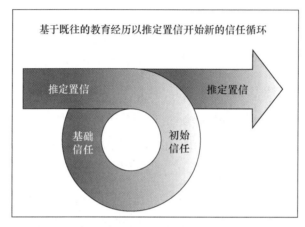

**图 20.1**　信任循环

## 小结

综上所述，参与是临床工作场所中学习的关键要素，工作场所可被视为临床实践共同体。学习者通过参与合法的由边缘逐渐核心化的病人医疗护理活动来获取共同体认同、建立成员关系并为共同体发展做出贡献。为了协助学习者安全地完成上述活动，临床实践共同体需要为学习者确定其角色、提供相应的活动并信任学习者相应的能力。共同体中的每个成员（包括其他临床教育者、医学专家及更高级的学习者）都应明确把握学习者的胜任力，知晓不同层次学习者可胜任的活动。因此 EPA 对于确定学习者在临床工作场所活动的胜任力非常适用，并且可以为教育者提供信息，以便其更好地参与促进学习者的学习进程。此外，EPA 有助于确定不同学习者进入实践共同体的时间节点及方式，当学习者已具备安全地参与病人医疗护理活动的素质时，他们将获得特定临床活动的置信证明，以此向共同体证明其资质。同样地，EPA 也可以帮助学习者明确他们在共同体中的角色，并对他们如何使病人获益给出指导。

最重要的是，EPA 框架下的评价始终以病人结局为中心。由于框架中使用了监督和置信策略，临床教育者始终清楚地知晓保证学习者安全地参与病人照护的最终目标，保证教育者在评价中将与临床活动密切相关的因素纳入考量。它同时提醒教育者注意，让学习者获得更高级别置信结果的方法之一是赋予其更多的临床责任及自主权。这种随着学习进程提高自主权的做法既能够激励学习者，也能使学习者能动性得到提升。

# 教育与评价策略中的 EPA

## 学习者级别注意事项

任意级别的临床工作场所中的学习者都可以使用 EPA 进行评价。正如本章开头所述，EPA 及其评价结果可应用于本科生或毕业后教育的任一节点。虽然 EPA 最初是为医学毕业后教育设计的，但其中蕴含的基于工作场所的学习 / 评价及置信原理在任何临床工作场所学习中都是通用的。理想情况下，特定专业的医学教育体系中应全程使用同一个胜任力框架，然而，EPA 的规模及适用范围应与学习者的类型和水平一致，也要符合对学习者授权的要求，换句话说，要明确对学习者进行 EPA 时需要什么程度的监督。

针对低年级学习者的 EPA 有着较小的规模和范围，它们是为更高级的学习者提供的更大规模和范围的 EPA 的基础。我们将用一个同时在本科生及毕业后教育阶段使用 EPA 的例子来进行说明。毕业后教育阶段过渡至临床阶段使用的 EPA 包括在无监督条件下自行完成"复杂妊娠的管理"（妇科 / 产科）及"常见急症病人的管理"（儿科）（Carraccio et al.，2016；ten Cate & Scheele，2007），但这些 EPA 对于本科生教育来说显然要求过高，对于本科生水平评价没有实际作用。与之相对地，从本科生阶段过渡至毕业后教育阶段的学习者可使用更加基础的 EPA 进行评价，如在非直接监督下完成"病史采集与体格检查"及"病历书写"。这些职业活动是完成"复杂妊娠的管理"及"常见急症病人的管理"的基础。

同样地，本科生毕业的 EPA 评价也应当基于本科生教育阶段的小范围 EPA 设置，其中包括如"在非直接监督下采集主观配合、状态稳定的有常见主诉的病人的病史"（Chen et al.，2016）类似于在原有训练基础（如本科护理教育）上设立更高级别培训目标（如执业护士培训）的情况。培训项目的 EPA 规模（如临床实习、卫生专业学校及住院医师培训等）应与该项目的培训目标保持一致（图 20.2）。

除了要求更小范围的 EPA 以外，针对低年级学习者的置信 / 监督量表也需要做出调整。在毕业后教育阶段使用的基础置信 / 监督量表是非常有用的，因为它能在培训的最终阶段评价学习者能否进行无监督的医疗活动。对低年级学习者需要小幅提高监督水平，为了适应这个变化，需将量表下部进一步扩展，细化直接或间接监督的水平（Chen et al.，2015）（表 20.1）。最后，低年级学习者的学习目标或最终水平应低于高年级学习者。一个

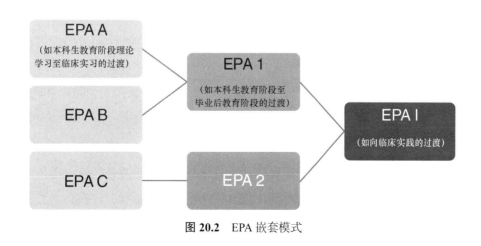

**图 20.2　EPA 嵌套模式**

还需要进一步培训的低年级学习者仅需达到间接监督的置信水平（表 20.1 中的 3 级），而即将参与临床实践的高年级学习者（如外科住院医师或助产士）则需要在培训结束时达到无监管实践的置信水平（4 级）。

综上所述，将 EPA 应用于任何学习者群体都需要考虑以下三点要素：①适宜的 EPA 规模及范围；②选用与 EPA 相符的分级足够详细的置信量表，以确保评价的合理性；③明确学习者在培训后需要达到的预期目标。适用于多种卫生职业的 EPA 和置信 / 监督量表不断被开发出来，这对于有意应用 EPA 框架的组织来说是个很好的起点，可以使用它们开发新的 EPA，或进行修改使之适应不同的专业和国情。

EPA 框架在学生进入临床前的理论课学习阶段的适用性仍存在争议。EPA 主要关注学习者在工作场所内的贡献，因此该框架对理论课学习结果的评价并没有直接作用，然而 EPA 可作为医学教育的预期结果为临床前课程提供理论基础和结果导向，即理论课程应帮助学习者习得 EPA 所需的知识、技能及专业态度等。正如我们在引言中提到的，每一项 EPA 描述都详细列出了学习者需要掌握的专业素养，因此 EPA 可作为理论课学习阶段的指南，避免他们误入歧途（Crossley，2014）。此外，目前的医学教育项目越来越重视早期的临床经验，将传统的课堂理论教学与基于工作场所的学习进行融合，使得 EPA 在医学教育的全程都能够发挥促进学习与评价的作用。

## 采用置信策略进行评价

### 信任的要素

在 EPA 框架内，临床教育者对学习者的监督力度反映了学习者对该项病人照护任务的胜任力。正如理论背景中阐述的那样，教育者的监督决策受很多学习者方面因素的影响。临床教育者首先会自问学习者是否拥有完成临床活动所需的知识、技能及经验（或能力）。这种对学习者胜任力的评价与传统的基于工作场所的评价一致，都将学习者的特定能力及重要节点的表现纳入考量范围。

然而临床教育者在确定监督决策时考虑得更加充分。每一个新的病人或临床情境都可能带来新的挑战，因此他们会提出更多关于学习者的问题。"我是否相信学习者会将病人利益放在首位，并客观诚实地做出医疗决策？"（职业操守）。当一个没有追查病人晨间实验室检查结果的学习者汇报说病人血钾水平正常时，他便是以病人利益为代价，将个人利益置于了首位，这会瓦解教育者对学习者的信任，促使教育者提高对学习者的监督力度。"我是否相信学习者会对病人负责、言行一致、始终如一？"（可靠性）。如果学习者表现出的状态波动很大，便会显得不可靠，也会因此失去教育者的信任。"我是否相信学习者会认识到自己的局限性，并在需要的时候寻求帮助？"（谦逊）。若学习者无法正确认知自己的局限性并及时寻求帮助，教育者便很难放心地让学习者自行评价病人药物治疗方案的合理性。因此，EPA 框架下的评价不仅仅关注学习者的能力，同时还考虑到学习者的职业操守、可靠性及谦逊程度——置信所需的 4 个学习者条件。

学习者应始终明确地知道置信及监督决策制定所需的特质。临床教育者需要使学习者意识到，信任不仅需要学习者掌握特定的能力，当学习者做出教育者期望看到的行为时，教育者也会给予学习者相应的支持。一个学习者谎报病人血钾水平时会对自己不完美的表现感到不安。同样地，学习者害怕暴露缺陷时就不能认识到自身局限性或寻求帮助，因为这些情况都对学习者不利。当学习者承认自己的过失或寻求帮助时，他们会收获掌声或奖励吗？因此，临床教育者不仅需要在能力提升方面对学习者进行指导，还需要通过言传身教，鼓励学习者展现出正直、可靠、谦逊的特质。

## 置信的种类

　　临床教育者会做出临时性及终结性两种置信决策。临时性置信决策是与学习者参与意愿有关的临时决策，教育者在其领域内每天都会视情况做出这样的决策。它们适用于特定的病例或情景，教育者经过审慎考虑之后决定给予学习者什么程度的监督和自主权。临时性置信决策依附于特定情境存在，且每次均需要教育者的确认。例如，在案例研究 20.1 中，临床教育者 Caroline 会允许学习者 David 某天上午在非直接监督下对一个配合治疗且病情稳定的 11 岁患儿进行静脉穿刺，而不会允许他在下午下班前对一个家属极其焦虑或合并低血压的 14 岁患儿进行同样的操作。

　　相比之下，终结性置信决策是更加正式的决定，其结果可能是降低监督力度或减少学习者的自主权。终结性置信是基于多种来源的充分证据做出的决策，其中包括学习者既往在临时性置信中的表现。终结性置信多由委员会而非某一临床教育者进行决策。在这个案例中，Caroline 根据 David 在静脉穿刺方面的表现做出的临时性置信决策将会影响她在实习结束后对 David 做出的终结性置信结果。而 Caroline 及其他教育者在实习结束后对 David 做出的评价结果以及 David 在静脉穿刺模拟考站的表现都会帮助儿科胜任力委员会判断他是否具有获得对患儿进行无监督静脉穿刺的胜任力。

　　最终的终结性置信决策是文凭、许可证或执照的授予。在以 EPA 为基础的训练项目中，每当学习者获得一个 EPA 条目的置信，委员会都会授予他一张 EPA 证书。因此集齐全部证书是一个循序渐进的过程，学习者通常在训练项目的后半程的某个时间点而非某一特定时间节点达成这一目标。

## 置信量表及其效度证据

　　新的研究证据表明，使用置信 / 监督量表进行评价可以得出可靠且实用的反映学习者胜任力的结果（Mink et al.，2017；Rekman et al.，2016；Warm et al.，2016；Weller et al.，2014）。与使用传统量表相比，使用置信 / 监督量表进行评价只需少量评价人员进行较少观察便可得出较为可靠的结论。此外，使用置信 / 监督量表时，出现"分数虚高"的情况也更少，因此使用该量表进行评价时未达预期的学习者人数更多（Weller et al.，2014）。临床教育者更愿意说学习者还没有做好减少监督的准备，而不是在评价中表现不佳。前者是对于学习者学习进程的中性评论，而后者则是对学习者能力和（或）个人的负面评判。此外，随着学习者学习进程的进展，置信 / 监督量表可以将置信增多及监督减少的程度量化，也为量表的有效性提供了证据（Mink et al.，2017；

Warm et al., 2016), 在学习者向着独立实践目标前进的过程中, 这一功能可以对学习者的表现进行纵向追踪。

### 获取置信决策所需的信息

多种工具都已经用于基于工作场所的评价 (Kogan et al., 2009; Norcini & Burch, 2007), 表 20.3 展示了推荐用于提供置信决策所需信息的四类工具 (ten Cate et al., 2015)。

短期实践观察是学习者对于 EPA 掌握情况的评价, 它是基于学习者在活动中的表现及其在临床工作场所中表现出的可信度做出的。尽管对学习者在临床实践中表现的直接观察 [如小型临床评估演练 (mini-clinical evaluation exercise, mini-CEX)、操作技能直接观察 (direct observation of procedural skills, DOPS)] 是置信信息的一个重要来源, 但它并非是工作场所中唯一的信息来源。

基于置信的讨论 (entrustment-based discussions, EBDs) 是在 EPA 操作后进行的着眼于置信决策的讨论, 时长 15～20 分钟 (ten Cate & Hoff, 2017)。这类讨论对于判断学习者能否在减少监督的情况下被信任特别有效。如前文所述, 终结性置信决策中蕴含着风险, 因此临床教育者必须评价学习者在未来的临床实践中承担更多责任的能力。学习者必须清楚在出现并发症、主诉特殊病史、实验室检查报告异常值或病人情况异常 (患合并症、不配合、有肢体或智力障碍、语言及文化背景不同) 等情况时应当如何应对。只有在学习者了解如何处理上述情况, 何时应向上级寻求帮助的情况下, 他才能够被赋予终结性置信, 而 EBD 可以协助完成这一进程。EBD 可以由四个问题组成: ①学习者能否解释刚才的操作? ②学习者是否充分理解进行该操作的背景 / 潜在问题? ③学习者是否清楚该操作的潜在风险及并发症? ④如果操作环境、病人及检查结果出现异常, 学习者会作何处理? 最后两个问题对于置信风险的评估至关重要。

纵向实践观察指站在观察者的角度, 对某个临床工作进程进行较长时间的观察。与短期实践观察相比, 纵向实践观察不一定作为评价用途。观察者可以是临床教育者、其他从事健康职业的同事或工作人员、高年级或同级学习者甚至是病人。观察的重点是与建立信任相关的品质 (包括职业操守、可靠性及谦逊), 因此, 在夜班或周末班进行观察更为有效。观察者首先需要对学习者的行为做出评价并上交一份叙事性评论, 这份评论一方面可以作为学习者的反馈信息, 另一方面也可以为终结性置信决策的制定提供信息。多源反馈属于纵向实践观察的一种, 是一种由选定的观察者进行的更有计划性、时间更长的实践观察。

日常工作及工作场所课程中学习者的工作成果可以为评价学习者表现提供一个全新的视角。例如, 临床教育者和胜任力委员会可以评价学习者完成的病人照护相关文件 (如病历记录、出院小结、手术记录)、自评报告 (如活动日志、反思报告、自我评价及整改计划)、口头汇报及临床工作产出 (如工作数量 / 质量、病人满意度)。

表 20.3 提供置信决策所需信息的工具

| 主要评估工具 | 解释 |
| --- | --- |
| 短期实践观察 | 15～20 分钟对于 EPA 实践的观察, 观察者需要做出简短的报告并给予学习者反馈, 如 mini-CEX 和 DOPS |
| 基于置信的讨论 (EBD) | 与病例诱导回顾 (chart-stimulated recall, CSR) 和基于病例的讨论 (case-based discussion, CBD) 相似。EBD 重点关注不同背景情境下的 EPA 相关能力评价, 为置信决策的制定提供信息 |

| 主要评估工具 | 解释 |
| --- | --- |
| 纵向实践观察 | 观察职业操守、可靠性及谦逊品质非常有效的方法。该方法可以使用多个信息源，包括临床医生、其他同事及同伴。通常基于非常规工作时间进行相对长时间的观察来评价（例如一次夜班、1 周甚至更长时间） |
| 成果评价 | 包括对电子病历记录、口头汇报和对质量指标的评价 |

## 反馈

反馈是基于工作场所评价项目的重要组成部分。EPA 框架对于反馈十分重视，并且可以提供结构化模板以提高反馈质量。临床教育者常常默认仅对几个特定的考核模块（如医患沟通、查体技能、诊疗计划等）进行反馈使得学习者获得的反馈内容涵盖的范围不够充分。EPA 框架可以提醒教育者在恰当的时机对与工作场所实践相关的所有条目（如责任交接、团队合作、异常情况识别等）进行评价和反馈。更重要的是，置信量表会促使临床教育者关注学习者在工作中表现出的有利于赋予其更多临床责任及更高自主权的特质，因此教育者不仅需要给予学习者有助于提高其能力的反馈，还需要帮助学习者在职业操守、可靠性及谦逊品质方面取得进步。

最后，我们要对术语的使用做出解释。"可信度"并不适用于置信 / 监督量表及反馈过程，尽管它在置信决策以及 EPA 的原理中非常重要。给一位学习者打上"目前不可信"的标签会为其带来消极的负面影响。因此，我们强烈推荐在评价中使用描述学习者在学习进程中所处阶段的措辞，例如对非直接监督及无监督实践的准备情况（如"还未准备好"或"已准备好"）或 AAMC 核心 EPAs 术语中的"置信前期"及"可置信"学习者（Englander et al.，2014）。

## 学习者进展评估

EPA 框架下的评估需要对学习者承担的责任产生实际影响。当学习者表现出可胜任某些实践活动的特质时，他们应当被赋予更多的责任及更高的自主权。这种"奖励"应当适时地出现在学习者跟随长期带教老师应对不同临床情境时，以及跟随某一独立教育者处理特殊病例时，而不应仅出现在学习者得到对其处理临床问题能力的正式认证这类终末时间点之后。

为了促进学习者的进步及帮助长期临床带教老师选择合适的时间点赋予学习者更多的责任，学习者全程的表现都应有跟踪记录供学习者及其未来的临床教育者参考。在新的临床教育流程（实习或培养项目）中合理地完成推定置信需要前期教育项目传递下来的信息作为基础（图 20.1）。使用一个不断收集、分析、总结、呈现数据的组合系统对这一进程的促进很有帮助，可以为所有的利益相关方（包括学习者、导师 / 教练、胜任力委员会、临床教育者以及工作场所的其他成员）展示学习者当前学习进展的全貌。

学习者可以同时获得包含全部信息的电子学习档案袋以及代表着 EPA 终结性评价结果的实体"徽章"，供临床工作场所内的其他成员了解学习者的水平。有了上述证明，临床教育者便可以在向下一任教育者交接学习者的同时告知教育者该学习者在特定情境下的临时置信水平。这些电子及实体的 EPA 证明对于卫生保健机构来说非常重要。卫生保健机构的所有利益相关方都需要对学习者可以独立完成的工作类型有明确的认知，这也是许多卫生保健机构认证流程中的要求。

从电子学习档案袋中获取的有关全部学习者学习进展的汇总信息可以用于项目评估，为课程设置的改进提供信息。这些信息可以用来确定课程分级、学习 / 实践机会的充分性及学习 / 实践机会的最佳排序。EPA 最初是基于共识法进行设计的，因此汇总分析学习者数据得出的有关 EPA 置信的现实性及合理性的信息对改进 EPA 框架十分重要。某些 EPA 框架需要在分析汇总信息后对目标置信等级及 EPA 范围进行调整。

### 案例研究 20.1（续）　EPA 在学习及教学情境下的应用

回到我们的案例。David 和 Amy 两位学习者已经结束了他们的临床实习，而教育者 Caroline 正在填写住院医师实习项目新引入的基于 EPA 的评分表格。根据以往填写评价表格的经验，她预计 Amy 会得到更高的评分，因为 Amy 对理论知识和临床技能掌握得更好。但 Caroline 发现，在应用置信与监督原理并使用 EPA 表格进行评价时，David 获得了更高的评价。因为 David 对自己的不足认知更清晰，在有需要的时候也更愿意寻求帮助，所以 Caroline 会给他更多的自主性。而对于 Amy，Caroline 认为她不愿承认自己的错误，因而显得不可靠，无法获得 Caroline 的信任。事实上，Caroline 在实习中一直在逐渐限制 Amy 的自主性，对 Amy 工作的监督也比对其他住院医师的更加积极。在使用 EPA 评价表格的过程中，Caroline 发现 EPA 评级很好地体现出了她确保社区诊所的员工能够为其病人提供最佳的安全医疗护理的意愿。

同时，Caroline 意识到自己有必要跟 Amy 谈一谈，就其忽略了咳嗽患儿的肺部体征这一问题进行反馈。Amy 曾表示自己发现了该阳性体征，但并没有把它放在心上。这是 Amy 为了挽回颜面掩盖她没有发现该体征所说的谎话吗？她是否还遗漏了其他有助于诊断的有效信息？她真的理解各种肺部体征的临床意义吗？假如 Caroline 对潜在的问题（不论是能力、职业操守、可靠性及谦逊品质的缺失，还是对期望的误解）有着更好的理解，她就可以针对 Amy 的行为做出更有效的反馈来帮助 Amy 获得更多的自主权，承担更多的临床责任。Caroline 应当帮助 Amy 意识到，瞒报关键阳性体征这一举动破坏了她们之间的信任，而重建信任关系需要付出的时间和努力将大大超出她原来的自我认知。

根据从 Amy 和 David 两个案例中学到的教训，Caroline 意识到她应该调整自己的教学方法，并对下一批学员采用了以下步骤进行教学：

1. Caroline 在欢迎仪式上清晰地告知了学习者临床实习的预期目标，并强调了信任与置信的概念。她明确表示，对学习者进行病人照护活动的监督决策，以及临床实习期末的终结性评价，均会把特定临床活动的置信情况作为评价依据，而能力、职业操守、可靠性及谦逊的品质都是获取置信所必需的要素。

2. Caroline 和学习者们共同回顾了临床实习相关的 EPA，并且给出了典型的学习进程及学习者在结束实习时应当达到的预期水平。她询问了学习者们使用 EPA 的经验并请他们对于每项 EPA 的监督力度进行自我评估。Caroline 和学习者们一起研究了每一项 EPA 详细描述，并提炼出学习者所需掌握的理论、技能及态度要求。Caroline 利用上述信息指导自己的教学，并鼓励学习者们在发现可能有利于学习及获得更多自主性的机会时告知她。

3. 此外，Caroline 还要求学习者们自主掌握反馈过程。她鼓励学习者们向她提出个人成长及达到最终目标相关的需求，并负责任地保证他们在共事过程中会收到所有与 EPAs 相关的反馈。

4. 当 Caroline 开始和学习者们一起工作后，她会通过研究学习者们的工作产出来丰富自己对学习者在工作场所表现的认知。例如，她会在阅读学习者的工作文件的同时关注他们在职业操守、可靠性及能力方面的特质，此外，Caroline 还会通过诊所中其他工作人员提供的各种反馈获取有关学习者可靠性及谦逊特质的信息。然而，最近诊所内全部都是轻症病人，Caroline 不确定学习者们是否拥有处理危重病人的能力，因此她决定使用 EBD 来帮助学习者进一步学习相关知识。尽管该病人近日来仅有轻微咳嗽且体温一直正常，Caroline 也会向学习者提问，若病人已发热 5 天并伴有呼吸窘迫的迹象，应作何处理。

5. 为了提高反馈频率，Caroline 决定减小反馈量，每次反馈仅关注一项 EPA。她将反馈的重点放在了她希望学习者做出的举动上，这样在临床工作中她便能够给予学习者更多的临床责任及自主权。她发现这样做可以避免自己做出概括性评价（如"你做得很好"），而是更多地探讨具体行为。此外，Caroline 还发现此举有利于在反馈中提出能力以外的问题（如"我希望你下次能够更早地来找我寻求帮助。如果我知道你在拿不准的时候会联系我的话，我会更容易放手让你去处理病情相对更不稳定的病人"）。

6. Caroline 意识到，学习者要想进一步获得授权和监督，就需要在她的支持下专门进行高级别的临床实践活动。因此，她会找机会逐步扩大可实践临床活动的范围（如改变病人的背景和类型），并逐步降低监督力度。若学习者抓住机会表现出了可置信的特质，Caroline 便会逐渐给予他们更多的临床责任及自主权。

7. 最后，Caroline 还会与诊所的其他成员共享有关学习者 EPA 等级的信息，这有助于其他成员参与到学习者的临床实践中，并适时地为他们提供支持。反过来，其他成员也会向 Caroline 提供有关学习者表现及能力的信息。

Caroline 诊所的新一批学习者对工作场所学习的新方法表示非常满意。EPA 和置信等级为他们提供了清晰的工作目标。随着临床责任和自主权的逐渐提高，学习者们也受到了激励，并且主动要求教育者进行观察和反馈，以确保自己掌握了相关的 EPA。学习者们也很喜欢基于行为的反馈，并且表示这些反馈让他们更加清楚该如何获得更多的自主权与临床责任。当学习者发现自己在知识和技能方面存在缺陷并寻求帮助时，他们所获得的正向反馈也对其成长有很大帮助。这使得学习者在承认自己的疏忽/错误时不会感到不安，从而更愿意参加有关他们行为矛盾之处的讨论，并以此来提高自己的置信水平。

# 评价及研究的潜在方向

EPA 是一个新兴的概念，截至本章完稿时（2018 年），大部分研究都集中于将 EPA 应用于评价用途的理论依据、不同学科及不同项目中 EPA 内容的效度证据、EPA 的初步应用研究、置信量表的使用及置信决策相关的影响因素，文献中报道了许多有关 EPA 内部结构、使用过程、与其他变量的关系及评价后果的有效证据。对 EPA 使用过程的持续性评价有助于确定争议问题的最佳实施方案，包括是否需要教育者以外的其他共同体成员参与评估过程、如何确定终结性置信决策（谁来决策，如何决策，决策的证据需要包括什么）以及如何应对教育者及置信决策者能力发展的需求。

EPA 使利益相关方更加了解过渡学习阶段（如本科生与毕业后教育之间）的培训目标，并为真正实行胜任力导向教育提供了一种随学习进程变化的、以胜任力培养为中心的评价手段。以下是进一步研究中需要重点关注的领域：

1. 健康职业训练中课程学习与临床经验的融合：培训期间学习者的转变以及由培训至临床实践的过渡是否得到了改善？提供下一阶段培训的利益相关者如何看待对学习者做出的置信决策的可信度？

2. 基于胜任力的推进：根据时间节点改变胜任力培养目标的优势及劣势是什么？这样做对于训练课程中的过渡有何影响？有没有将基于胜任力的教育模式应用于时长固定项目的方法？

3. 基于 EPA 的工作场所课程的教学设计研究：与接受传统工作场所课程教学的学生相比，接受基于 EPA 的课程训练的学生表现如何？

上述研究角度可为课程设计、评价应用提供新的视角，同时也有助于 EPA 实践过程中的理论建设（Plomp & Nieveen，2010）。

---

### 实用技巧

1. 为了更好地发展信任关系，临床教学中教育者与学习者之间最好构建起连续性的教学关系。临床教育者需要足够多的机会来培养对学习者的信任，二者之间的关系持续时间越长，教育者做出的置信决策越合理。然而，受限于课程及工作场所的组织结构，长时间的实习及关系构建可能并不现实。在这种情况下，临床教育者们可以使用其他方法来构建教学和信任关系。举例来说，可以通过在排班时将高年级学习者与低年资级学习者配对来提供持续的监督信息。临床教育者可以将监督责任移交给其他学习者，就像让病人参与到监督过程中来一样，以此保证监督信息输出的持续性。

2. 想象一下，让学习者为你的家庭成员提供健康保健服务会出现怎样的状况？有时临床教育者会对给某个拥有更高置信级别的学习者更多的临床责任及自主权感到不安。这种本能的感觉可能是教育者潜意识的声音，来自于过去指导这名学习者或类似学习者的经历。不是每种特质都能够被轻易地量化及表达的，因此教育者应当倾听并反思他们产生这种不安的原因，并对他们获取的关于学习者的能力、职业操守、可靠性及谦逊品质的信息进行复盘，这对于做出合适的置信决策有重要意义。

3. 根据现实情况中临床教育者的需要调整置信与监督量表中的措辞。已发布的置信与监督量表的措辞不一定能在所有情况下与临床教育者产生共鸣。"学习者是否做好了接受问题反馈/按需监督的监管模式"和"您是否愿意给学习者留下联系方式，让学习者看台，而自己在术中离开一段时间去吃午餐"，前者对麻醉医生来说更难回答（Weller et al.，2017）。根据实际情况调整措辞对临床教育者改进并成功应用 EPA 评价具有积极意义。

---

# 总结

在本章中，我们介绍了 EPA 的概念，这是一个新兴的用于临床工作场所的胜任力评价框架。这一框架以病人安全为中心，并根据学习者在工作场所实践中获得的置信决策对学习者的胜任力做出评价。EPA 框架考虑到了学习者在未来处理陌生情况时可能有的表现，并且对学习者的能力、职业操守、可靠性及谦逊品质做出了全方位的评价。它给予学习者进行职业实践、对病人进行安全且高质量护理的许可，因而评价结果对学习者、病人/公共领域的影响显而易见。

在过去的十年中，EPA 在一些国家的毕业后及本科生教育中越来越受欢迎，包括美国、加拿大、澳大利亚/新西兰、荷兰、瑞典等。EPA 也被积极地用于护理、助产士、医生助理培训、药学、口腔科学及兽医学专业的评估。随着上述推广的进一步完善和实践，EPA 将会对许多国家的各种医学教育项目中基于胜任力的评价方案及其进一步发展产生巨大的影响。

# 延伸阅读与在线资源

Chen，H. C.，van den Broek，W. E. S.，& ten Cate，O.（2015）. The case for use of entrustable professional activities in undergraduate medical education. *Academic Medicine*，90（4），431-436.

ten Cate，O.（2017）. Competency-based medical education and its competency-frameworks. In M. Mulder（Ed.），*Competence-based vocational and professional education：Bridging the worlds of work and education*（pp.903-929）. Cham：Springer International Publishing Switzerland.

ten Cate，O.，Chen，H. C.，Hoff，R. G.，et al.（2015）. Curriculum development for the workplace using entrustable professional activities（EPAs）：AMEE Guide No. 99. *Medical Teacher*，37（12），983-1002.

ten Cate，O.，Hart，D.，Ankel，F.，et al.（2016）. Entrustment decision-making in clinical training. *Academic Medicine*，91（2），191-198.

*教学动画*

College of Anaesthetists of Ireland［animation video of the EPA Team explaining EPAs］. <https：//www.anaesthesia.ie/index.php/epa>；<https：//www.youtube.com/watch？ time_continue=118&v=ZW87vvc5Bgg>.

Dutch Federation of Medical Specialties［animation video explaining EPAs for postgraduate training］. <https：//vimeo.com/178895320>.

University of Toronto［animation video explaining EPAs］. <https://www.youtube.com/watch?v=HS5BUiAMKW8>.

A search of YouTube using 'entrustable professional activities' will yield additional explanations from local，national and international conferences and webinars that can be helpful.

# 参考文献

Albanese, M. (2000). Challenges in using rater judgements in medical education. *Journal of Evaluation in Clinical Practice*, 6(3), 305–319.

American Educational Research Association (AERA)/American Psychological Association/National Council on Measurement in Education. (2014). *Standards for educational and psychological testing*. (B. Plake, L. Wise, & others, Eds.). Washington, DC: AERA.

Billett, S. (2001). *Learning in the workplace: Strategies for effective practice*. Crow's Nest, NSW: Allen and Unwin.

Billett, S. (2004). Workplace participatory practices: Conceptualising workplaces as learning environments. *Journal of Workplace Learning*, 16(6), 312–324.

Billett, S. (2006). Constituting the workplace curriculum. *Journal of Curriculum Studies*, 38(1), 31–48.

Boyce, P., Spratt, C., Davies, M., et al. (2011). Using entrustable professional activities to guide curriculum development in psychiatry training. *BMC Medical Education*, 11(1), 96.

Brooks, M. A. (2009). Medical education and the tyranny of competency. *Perspectives in Biology and Medicine*, 52(1), 90–102.

Carraccio, C., & Burke, A. E. (2010). Beyond competencies and milestones: Adding meaning through context. *Journal of Graduate Medical Education*, 2(3), 419–422.

Carraccio, C., Englander, R., Gilhooly, J., et al. (2016). Building a framework of entrustable professional activities, supported by competencies and milestones, to bridge the educational continuum. *Academic Medicine*, 92(3), 324–330.

Chen, H. C., McNamara, M., Teherani, A., et al. (2016). Developing entrustable professional activities for entry into clerkship. *Academic Medicine*, 91(2), 247–255.

Chen, H. C., van den Broek, W. E. S., & ten Cate, O. (2015). The case for use of entrustable professional activities in undergraduate medical education. *Academic Medicine*, 90(4), 431–436.

Cianciolo, A., & Kegg, J. (2013). Behavioral specification of the entrustment process. *Journal of Graduate Medical Education*, 5(1), 10–12.

Collins, A. (2005). Cognitive apprenticeship. In R. K. Sawyer (Ed.), *The Cambridge handbook of the learning sciences* (pp. 47–60). Cambridge: Cambridge University Press.

Crossley, J. G. M. (2014). Addressing learner disorientation: Give them a roadmap. *Medical Teacher, 36*(8), 685–691.

Crossley, J., Johnson, G., Booth, J., et al. (2011). Good questions, good answers: Construct alignment improves the performance of workplace-based assessment scales. *Medical Education, 45*(6), 560–569.

Crossley, J., & Jolly, B. (2012). Making sense of work-based assessment: Ask the right questions, in the right way, about the right things, of the right people. *Medical Education, 46*(1), 28–37.

Cruess, R. L., & Cruess, S. R. (2014). Professional trust. In W. Cockerham, R. Dingwall, & S. Quah (Eds.), *The Wiley Blackwell encyclopedia of health, illness, behavior, and society.* Hoboken, NJ: John Wiley & Sons.

Daly, M., Roberts, C., Kumar, K., et al. (2013). Longitudinal integrated rural placements: A social learning systems perspective. *Medical Education, 47*(4), 352–361.

Damodaran, A., Shulruf, B., & Jones, P. (2017). Trust and risk: A model for medical education. *Medical Education, 51*(5), 892–902.

Dornan, T., Boshuizen, H., King, N., et al. (2007). Experience-based learning: A model linking the processes and outcomes of medical students' workplace learning. *Medical Education, 41*(1), 84–91.

Duijn, C., ten Cate, O., Bok, H. G. J., et al. (n.d.). Entrustable professional activities in competency-based veterinary education in farm animal health care. *Medical Teacher,* [accepted].

Durning, S. J., & Artino, A. R. (2011). Situativity theory: A perspective on how participants and the environment can interact. AMEE Guide No. 52. *Medical Teacher, 33*(3), 188–199.

Egan, T., & Jaye, C. (2009). Communities of clinical practice: The social organization of clinical learning. *Health, 13*(1), 107–125.

Englander, R., Flynn, T., Call, S., et al. (2014). *Core entrustable professional activities for entering residency: Curriculum developers' guide.* Washington, DC: Association of American Medical Colleges.

Eraut, M. (2007). Learning from other people in the workplace. *Oxford Review of Education, 33*(4), 403–422.

Frank, J. R., Snell, L. S., Cate, O. T., et al. (2010). Competency-based medical education: Theory to practice. *Medical Teacher, 32*(8), 638–645.

Frank, J., Snell, L., & Sherbino, J. (Eds.). (2015). *CanMEDS 2015 Physician Competency Framework.*

Gandamihardja, T. A. (2014). The role of communities of practice in surgical education. *Journal of Surgical Education, 71*(4), 645–649.

George, B. C., Teitelbaum, E. N., Meyerson, S. L., et al. (2014). Reliability, validity, and feasibility of the Zwisch scale for the assessment of intraoperative performance. *Journal of Surgical Education, 71*(6), e90–e96.

Gigerenzer, G. (2007). *Gut feelings. The intelligence of the unconscious.* New York: Penguin.

Govaerts, M. J. B., van der Vleuten, C. P. M., Schuwirth, L. W. T., et al. (2007). Broadening perspectives on clinical performance assessment: Rethinking the nature of in-training assessment. *Advances in Health Sciences Education: Theory and Practice, 12*(2), 239–260.

Hauer, K. E., ten Cate, O., Boscardin, C., et al. (2014). Understanding trust as an essential element of trainee supervision and learning in the workplace. *Advances in Health Sciences Education: Theory and Practice, 19*(3), 435–456.

Holzhausen, Y., Maaz, A., Cianciolo, A. T., et al. (2017). Applying occupational and organizational psychology theory to entrustment decision-making about trainees in health care: A conceptual model. *Perspectives on Medical Education, 6*(2), 119–126.

Ilgen, J. S., Ma, I. W. Y., Hatala, R., et al. (2015). A systematic review of validity evidence for checklists versus global rating scales in simulation-based assessment. *Medical Education, 49*(2), 161–173.

Jaye, C., Egan, T., & Smith-Han, K. (2010). Communities of clinical practice and normalising technologies of self: Learning to fit in on the surgical ward. *Anthropology & Medicine, 17*(1), 59–73.

Kennedy, T. J. T., Regehr, G., Baker, G. R., et al. (2008). Point-of-care assessment of medical trainee competence for independent clinical work. *Academic Medicine, 83*(10 Suppl.), S89–S92.

Kogan, J. R., Conforti, L. N., Bernabeo, E., et al. (2015). How faculty members experience workplace-based assessment rater training: A qualitative study. *Medical Education, 49*(7), 692–708.

Kogan, J. R., Conforti, L. N., Iobst, W. F., et al. (2014). Reconceptualizing variable rater assessments as both an educational and clinical care problem. *Academic Medicine, 89*(5), 1–7.

Kogan, J. R., Holmboe, E. S., & Hauer, K. E. (2009). Tools for direct observation and assessment of clinical skills of medical trainees: A systematic review. *Journal of the American Medical Association, 302*(12), 1316–1326.

Lave, J., & Wenger, E. (1991). *Situated learning. Legitimate peripheral participation.* Cambridge: Cambridge University Press.

Lurie, S. J. (2012). History and practice of competency-based assessment. *Medical Education, 46*(1), 49–57.

Massie, J., & Ali, J. M. (2016). Workplace-based assessment: A review of user perceptions and strategies to address the identified shortcomings. *Advances in Health Sciences Education: Theory and Practice, 21*(2), 455–473. doi:10.1007/s10459-015-9614-0.

Mayer, R. C., Davis, J. H., & Schoorman, F. D. (1995). An integrative model of organizational trust. *Academy of Management Review, 20*(3), 709–734.

Mink, R. B., Schwartz, A., Herman, B. E., et al. (2017). Validity of level of supervision scales for assessing pediatric fellows on the common pediatric subspecialty entrustable professional activities. *Academic Medicine,* doi:10.1097/ACM.0000000000001820.

Morris, C., & Blaney, D. (2013). Work-based learning. In T. Swanwick (Ed.), *Understanding medical education: Evidence, theory and practice* (pp. 97–109). Edinburgh: Association for the Study of Medical Education.

Mulder, H., ten Cate, O. T., Daalder, R., et al. (2010). Building a competency-based workplace curriculum around entrustable professional activities: The case of physician assistant training. *Medical Teacher*, 32(10), e453–e459.

Norcini, J., & Burch, V. (2007). Workplace-based assessment as an educational tool. AMEE Guide No. 31. *Medical Teacher*, 29(9), 855–871.

Papa, F. J., & Harasym, P. H. (1999). Medical curriculum reform in North America, 1765 to the present: A cognitive science perspective. *Academic Medicine*, 74(2), 154–164.

Pittenger, A. L., Chapman, S. A., Frail, C. K., et al. (2016). Entrustable professional activities for pharmacy practice. *American Journal of Pharmaceutical Education*, 80(4), 57.

Plomp, T., & Nieveen, N. (Eds.), (2010). *An introduction to educational design research: Proceedings of the seminar conducted at the East China Normal University, Shanghai (PR China), November 23–26, 2007*. Enschede: SLO — Netherlands Institute for Curriculum Development.

Regehr, G., MacRae, H., Reznick, R. K., et al. (1998). Comparing the psychometric properties of checklists and global ratings scales for assessment performance on an OSCE-format Examination. *Academic Medicine*, 73, 993–997.

Rekman, J., Gofton, W., Dudek, N., et al. (2016). Entrustability scales: Outlining their usefulness for competency-based clinical assessment. *Academic Medicine*, 91(2), 186–190.

Sheehan, D. (2011). Clinical learning within a community of practice framework. *Focus on Health Professional Education: A Multidisciplinary Journal*, 12(3), 1–16.

Sterkenburg, A., Barach, P., Kalkman, C., et al. (2010). When do supervising physicians decide to entrust residents with unsupervised tasks? *Academic Medicine*, 85(9), 1408–1417.

Strand, P., Edgren, G., Borna, P., et al. (2015). Conceptions of how a learning or teaching curriculum, workplace culture and agency of individuals shape medical student learning and supervisory practices in the clinical workplace. *Advances in Health Sciences Education: Theory and Practice*, 20(2), 531–557.

ten Cate, O. (2005). Entrustability of professional activities and competency-based training. *Medical Education*, 39(12), 1176–1177.

ten Cate, O. (2006). Trust, competence, and the supervisor's role in postgraduate training. *British Medical Journal*, 333(7571), 748–751.

ten Cate, O. (2013). Competency-based education, entrustable professional activities, and the power of language. *Journal of Graduate Medical Education*, 5(1), 6–7.

ten Cate, O. (2017a). Entrustment decisions: Bringing the patient into the assessment equation. *Academic Medicine*, 92(6), 736–738.

ten Cate, O. (2017b). Managing risks and benefits: Key issues in entrustment decisions. *Medical Education*, 51(9), 879–881.

ten Cate, O., Chen, H. C., Hoff, R. G., et al. (2015). Curriculum development for the workplace using entrustable professional activities (EPAs): AMEE Guide No. 99. *Medical Teacher*, 37(12), 983–1002.

ten Cate, O., Hart, D., Ankel, F., et al. (2016). Entrustment decision making in clinical training. *Academic Medicine*, 91(2), 191–198.

ten Cate, O., & Hoff, R. (2017). From case-based to entrustment-based discussions. *The Clinical Teacher*, 14(6), 385–389.

ten Cate, O., & Scheele, F. (2007). Competency-based postgraduate training: Can we bridge the gap between theory and clinical practice? *Academic Medicine*, 82(6), 542–547.

ten Cate, O., Snell, L., & Carraccio, C. (2010). Medical competence: The interplay between individual ability and the health care environment. *Medical Teacher*, 32(8), 669–675.

Teunissen, P. W. (2009). *Unravelling learning by doing*. (Doctoral dissertation. Amsterdam, VU University).

Touchie, C., & ten Cate, O. (2016). The promise, perils, problems and progress of competency-based medical education. *Medical Education*, 50(1), 93–100.

Warm, E. J., Held, J. D., Hellmann, M., et al. (2016). Entrusting observable practice activities and milestones over the 36 months of an internal medicine residency. *Academic Medicine*, 91(10), 1398–1405.

Weller, J. M., Castanelli, D. J., Chen, Y., et al. (2017). Making robust assessments of specialist trainees' workplace performance. *British Journal of Anaesthesia*, 118(2), 207–214.

Weller, J. M., Misur, M., Nicolson, S., et al. (2014). Can I leave the theatre? A key to more reliable workplace-based assessment. *British Journal of Anaesthesia*, 112(March), 1083–1091.

Wenger, E. (1998). *Communities of practice: Learning, meaning, and identity*. Cambridge: Cambridge University Press.

Wiersma, F., Berkvens, J., & ten Cate, O. (2017). Flexibility in individualized, competency-based workplace curricula with EPAs: Analyzing four cohorts of physician assistants in training. *Medical Teacher*, 39(5), 1–5.

Wijnen-Meijer, M., van der Schaaf, M., Booij, M., et al. (2013a). An argument-based approach to the validation of UHTRUST: Can we measure how recent graduates can be trusted with unfamiliar tasks? *Advances in Health Sciences Education: Theory and Practice*, 18(5), 1009–1027.

Wijnen-Meijer, M., Van der Schaaf, M., Nillesen, K., et al. (2013b). Essential facets of competence that enable trust in graduates: A Delphi study among physician educators in the Netherlands. *Journal of Graduate Medical Education*, 5(1), 46–53.

Wisman-Zwarter, N., van der Schaaf, M., ten Cate, O., et al. (2016). Transforming the learning outcomes of anaesthesiology training into entrustable professional activities: A Delphi study. *European Journal of Anaesthesiology*, 33(8), 559–567.

# 第21章

# 反馈：为了更好地改进

Elizabeth Molloy and Monica van de Ridder

## 引言

对于医疗执业人员而言，反馈似乎渗透在日常工作的方方面面。急诊科的同事们会观察插管操作并就如何更好地稳定气管插管提出建议；外科手术结束时，外科医生会互相祝贺并讨论手术如此成功的因素何在；理疗师会通过按压脊柱的某一部位得到触觉反馈，来帮助他们评判关节的活动度如何；又或者病人在手术后会回到诊室，说自己没有完全明白医嘱上的注意事项和禁忌。在医疗保健工作中还有许多更正式的反馈渠道，比如回放录制好的模拟操作过程，随后复盘有何可改进之处；此外，还可通过年度绩效发展会议设置未来一年的工作目标；而研究人员也会定期收到同行对他们提交工作的质量反馈。尽管反馈在医疗保健工作者的工作生活中无处不在，然而在正式教学培训中，学习反馈是什么、反馈对学习者而言作用如何，以及学习者该如何在未来的职业生涯中应用给予和接受反馈等这些技能所占用的时间却非常少（Molloy & Boud，2014）。

学生们理解的反馈通常是通过教学培训中的评价获得的（即通过课堂的考试和作业，通过在临床实习中的病例汇报、工作评价和纵向评价）（Watling et al.，2013），这就使得学生们往往认为，反馈是教师对其所得成绩的解释（Boud & Molloy，2013a；Carless et al.，2011）。这种早期形成的对反馈的狭隘观念，包括学生们对自身角色的认知，将在日后基于临床实践的学习过程中被进一步强化。因为在这种学习中，带教教师通常只是通过观察行为表现"告诉"学生哪里做得好、哪里做得不好（Molloy & Boud，2014；Molloy，2009；Fernando et al.，2008；Ende et al.，1995）。在这些单向输出的形式下，也难怪学生们对反馈感到不满，或将反馈视为必须接受的信息，而不是一个为自身利益而自我驱动的过程。

鉴于学习者和教育者都对反馈不满意（Carless et al.，2011），近 5 年来，人们开始逐渐关注如何从建构主义的角度将反馈概念化，因为在建构主义视角中学习者应该积极地参与反馈过程（Eva & Regehr，2005；Boud & Molloy，2013a；van de Ridder，McGaghie et al.，2015）。而要想让学习者在反馈的过程中积极主动起来，反馈素养必不可少。目前已经有越来越多的研究如何培养学习者反馈素养的文献可供大家学习（Winstone et al.，2017；Esterhazy & Damşa，2017）。反馈素养的概念建立于 Smith 等在高等教育领域对评价素养的探索。评价素养是指学习者对评价作用和评价过程的理解；与之类似，反馈素养是指学习者和反馈提供者对反馈的作用、过程及结果的充分理解。Winstone 等使用"主动接受"这一术语来描述学习者在反馈过程中的积极参与，这种积极性离不开学习者的贡献和责任。"越来越多的人认识到，学习者参与反馈过程的质量和如何利用收到的反馈是影响反馈效果的关键因素"（Winstone et al.，2017，p17）。而其他高等教育领域的专家们将这种"主动学习者姿态"描述为"以学习者为中心的反馈"（Archer，2010；van de Ridder，McGaghie et al.，2015）、"主体参与"（Reeve & Tseng，2011）或反馈标志（mark）（Boud & Molloy，2013b）。这种反馈旨在提高当下的工作质量，更重要的是建立执业医师在工作中寻找、提供和利用反馈的意愿。这种理论听起来比言听计从更有说服力，因为它不但要求临床教育者必须认真地提出自己的评论，而且还要祈祷学习者能够按照预想的方式执行。

本章将讨论反馈在临床学习中为何如此重要，并介绍近来的重要研究。这些研究探讨了反馈发挥什么作用以及通过何种机制发挥作用。通过综合分析它们的结果，阐明学习者、病人和临床带教医师在反馈过程中的不足之处。基于文献，我们研究了一些将反馈分解为一系列可拆解步骤的方法，学习者可以设计、参与和应用这些步骤，从而帮助他们建立起短期和长期优势。我们特别借鉴了来源于建构主义的反馈标志 2 模式。这种模式能够很好地提醒我们工作情境下的口头反馈是一种人际关系活动，更是一种学习者积极参与才能获益的活动。

长期以来，临床教育家们都在参加关于反馈的师资发展短期课程，但这些课程的重点完全是如何提供反馈。许多课程都忽视了学习者的角色，也忽视了进行有效反馈交流的技巧。在这种前提下，也难怪临床教育中的反馈存在着诸多问题。我们认为学生对反馈的体验不佳可能是缺乏对情境和关系的考虑造成的（Molloy & Boud，2013a；Winstone et al.，2017）。

# 反馈为何重要

Kluger 和 DeNisi（1996）、Hattie 和 Timperely（2007）以及 Shute（2008）在综述研究中强调了反馈对学生学习过程的益处。在正确的情境下，反馈能够帮助学习者认识到自己的闪光点和不足之处，并且能够帮助学习者尝试不同的策略来进一步改进自己的工作（Archer，2010；van de Ridder，McGaghie et al.，2015）。值得反思的是，反馈的必要性在于我们对自己的行为总有"盲点"。因此外源性反馈是一种重要机制，它有助于校准我们对于自己和他人的工作质量的判断（即评价性判断）（Tai et al.，2015；Ramani，Konings et al.，2017）。这种与其他人（同伴、病人或老师）的交流有助于引导学习者做好工作，并帮助学习者在无法寻求到外部反馈的情况下提高自己的内省能力（Boud & Molloy，2013b；Ramani，Konings et al.，2017；van de Ridder，Berk et al.，2015）。Sadler（1989）在关于高等教育反馈的文章中阐述了有效反馈的必要因素。他指出学习者需要理解表现的目标、实际表现情况，以及如何缩短两者间的距离。帮助学习者理解这三个过程能让他们更好地对自己的临床实践进行自我调节。

反馈具有许多功能。通常当我们想到反馈的功能时，我们会将其与学习者联系起来。但我们常常低估了反馈对病人照护、团队合作以及反馈提供者所起的作用。反馈的功能将在下文中重点阐述。

## 教育及纠正学习者

谈到反馈，我们总认为反馈是帮助学习者更好地实现实践目标的一种教育工具（Irby，1995；Norcini & Burch，2007；Veloski et al.，2006）。将学习者的行为和工作标准进行比较而得到的具体反馈信息（van de Ridder et al.，2008）可以用于纠正学习者的行为或传递知识技能："当你采集病人病史时，别忘了使用开放性问题，因为……""离开病人房间后必须洗手以免传播病原"。这种反馈的目标是教育学习者们如何成为更好的医疗保健工作者。理想状态下，学习者和反馈者能够共同参与到对学习者工作表现的讨论当中。但是在某些情况下，比如学习者正在一场手术当中并且马上要在错误的位置做切口时，临床教育者直截了当的纠正是最恰当的方式。

## 发现学习者的盲点

来自我们周围的人或物的帮助——可能来自病人、老师、同事、同级，甚至是器械——是提升工作表现的关键。学习者不可能只依靠自我评价来改进工作表现（Kruger & Dunning，1999；Kent & Molloy，2013；Ramani，Konings et al.，2017；van de Ridder，Berk et al.，2015），来自外部的信息能够提醒他们发现自身存在的"盲点"。盲点的定义是自己察觉不到但别人能够感知到的地方（Ramani，Post et al.，2017；Stone & Heen，2015）。任何专业领域的学习者（包括经验丰富的资深顾问医师）都需要有人留意他们的工作质量和盲点。在被留意盲点的同时，学习者还需要参与到关于盲点的交流中，好让其意识到自身的盲点。认识盲点是改变或解决它们的第一步。

## 强化学习者

反馈的另一项功能是强化学习者展现出的理想行为、知识或态度（Ilgen et al.，1979）。有时学习者并不会意识到自己表现出了"优秀的"行为。他们可能会展现出胜任力所要求的行为，但并不知道自己展现出了，也不知道要求这些行为背后的原因。例如学习者在交流中会做出一些无心之举，他们并非有意识地要去做，但确实做到了。向学习者说明这些他们没有意识到的反应行为，向他们解释清楚什么行为是有效的、为什么在特定情境下这个行为有效，反馈可以帮助强化学习者继续保持这种反应行为。另一种可能的情况是学习者并不确定自己所做的行为是否正确，这时向他们解释什么行为有效和有效的原因将有助于帮助他们克服不安全感，同时有助于强化他们在临床实践中使用富有成效的行为方法（Batista，2013；Feys et al.，2011）。

## 激励学习者

反馈同样具有激励学习者的作用（Ilgen et al.，1979；Kluger & DeNisi，1996）。具有激励作用的反馈可以鼓励学习者勇于尝试更多复杂的任务。在这种情况下，反馈者和学习者必须知道什么是具有激励作用的。一些学习者偏爱外源性反馈（Herold et al.，1996），他们可能会在听到自身可改进之处以及如何改进时受到激励，也可能在注意到带教医师确实关注着他们而且在意他们的表现和发展时受到激励。还有其他学习者需要的是带教医师告诉他们哪里做得好以及为什么做得好（Batista，2013；Feys et al.，2011）。很难说什么类型的反馈会适合一个学习者，因为这取决于一个人的经历、对反馈的偏好、学习方式，以及正在执行的工作。因此，反馈者和学习者最好在实习一开始就对如何有效地反馈进行交流（Ajjawi et al.，2017；van de Ridder，Berk et al.，2015）。观察反馈交流对学习者表现的影响也是一种评估交流方式对学习者是否有效的方法。

## 明确学习者的目标和实际表现之间的差距

反馈的过程能够帮助学习者认识到自己的实际表现（知识、技能和态度）与工作目标之间的差距（Ilgen et al.，1979；Sadler，1989；van de Ridder et al.，2008）。在这种情况下，反馈能够提醒学习者自己跟目标之间的差距，以及达成目标的可能方向。

## 提高病人安全和病人照护水平

如果反馈是诚实给出的，学习者及其团队能够虚心接纳、认真改正，他们的技能就会得到迅速提升。某些工作任务会根据学习者在特定工作领域先前的表现和能力水平交予他们执行。如果反馈信息影响了学习曲线并且提示学习者在快速进步，那它就可能帮助其提高病人照护水平。在精心关注和具体反馈下，学习者能够更快地掌握技能，这就意味着病人的体验更好、恢复更快，而不会是在同一个病人身上数次静脉置管都未能成功（van de Ridder，Berk et al.，2015；Veloski et al.，2006）。

## 和同行及其他医疗保健工作者的合作

工作中同行和同事是反馈的重要来源。如果学习者收到诚实的反馈，并且能够利用反馈信息改善自己的后续工作，这将会促进他们与医疗保健工作者的合作，更能够营造一个开放且浓厚的反馈文化。当学习者清晰地展现出他们能够接受反馈并且根据反馈改进自己的工作，或者是表现出自己愿意在不擅长的领域做得更好时，团队内的信任感就会建立起来。信任感也会反过来维持积极向上的学习氛围（Batista，2013；Brown & Porter，2006；Slootweg et al.，2014）。

## 对反馈者的益处

当反馈者和学习者处于一种健康的关系、双方相互尊重时，双方可以一同对反馈进行反思。反馈者可以让学习者对收到的反馈进行反馈（除观察反馈的效果之外），这能够让反馈情境也变成反馈者的学习情境（van de Ridder，Berk et al.，2015）。认真观察学习者的反馈者会在这个过程中收获许多关于学习过程的信息，比如学习过程中信息是如何被处理的，以及哪种信息能产生好的效果。另一个对反馈者来说很关键的益处在于，在参与反馈的过程中，他们不得不去思考工作标准，特别是一些相对来说不太明确的标准。反馈者对一些不甚明确的标准和规范也并不总是认识到位，但通过对话中的提问环节，学习者可以帮助他们明确这些标准和规范。这是反馈的一个重要功能，但目前还鲜有研究（van de Ridder，Berk et al.，2015）。

# 目前工作情境中反馈存在的问题有哪些？

有报道称，反馈已经成为高等教育面临的最严峻的挑战之一（Winstone et al.，2017；Esterhazy & Damşa，2017）。学生们总觉得自己没有得到足够的反馈；而收到的反馈又很难让其获益。这些现象在医学教育的研究文献中也有所体现（Ende et al.，1995；Molloy，2009；Johnson et al. 2016）。临床教育的观察性研究表明，反馈的形式通常都是临床教育者对学生的说教。Molloy（2009）的一项研究强调，当学生们收到这种说教形式的反馈时，他们很难有机会去评价自己的表现，更不要说为设置目标和规划未来投入精力了。这项研究还有另一个重要发现。Molloy 等在正式的反馈环节后分别访谈了学习者和临床教育者，结果发现学习者所说的知识要点跟临床教育者所传授的大不相同。这表明如果双方不对反馈讨论的要点进行总结的话，就无法知道双方对这次讨论的理解（包括对未来实践和观察的计划）是否达成一致。

## 反馈成为了独角戏

反馈讨论的单向性或许能够解释为何带教医师已经详细交代了学习者在工作中该做的事，学习者通常也不会照做。Sadler（1989，p119）早已指出"一个普遍但令人费解的现象"，即使教师对学生的工作质量已经给出了合理又可靠的评判，学生们也不见得会有所改进。如果学习者在对于自身表现的讨论中积极主动一些，如果他们的观点能够得到关注和回应，如果他们在交流中能够得到鼓励去制定对自己有用的目标，我们或许就能看到更多融入工作中的改进策略（Boud & Molloy，2013a）。

这些文献告诉我们，学生们对反馈信息的反应取决于情境以及他们自身，比如他们对反馈的认知与既往经验（Winstone et al.，2017；Kluger & DeNisi，1996）。

## 低估反馈中的师生关系

有大量证据表明，学习者和临床教师之间的关系对通过反馈过程进行的学习有着很大影响（Telio et al.，2015；Telio et al.，2016；Urquhart et al.，2014；Pugh & Hatala，2016；Ross et al.，2016；Wearne，2016）。Telio 等（2015）对"教育同盟"的描述来源于病人和治疗师之间的治疗同盟。如果学习者感觉到带教教师是真心为他们考虑，如果两者能够建立起相互信任的关系，不管反馈信息是正面的还是负面的，学习者都更有可能听进去反馈，也能更好地对反馈做出回应。但是目前的临床培训环境由于临床轮转时间缩短，直接观察学习者行为表现的机会变少，使得建立学习者和临床教育者间的信任关系受到更大的挑战（Ajjawi et al.，2017）。

鉴于反馈本质上是一种情感交流，这种关系在反馈中的重要性并不令人感到惊讶。不论多高资历的学习者（从本科生到已有多年经验的执业医师），通常都会投入到自己的工作和医师身份中。如果学习者在工作中接收到了一些信息，让他们对自身的看法受到冲击，就很可能会造成混乱和不适。研究者们在探索情绪和反馈之间的联系时发现，学习者收到"负面反馈"时会怀有戒心（Molloy et al.，2013）。Butler 和 Winne（1995）、Watling 等（2013）描述了一系列关于反馈的不适反应，这些反应转移了学习者根据建议采取行动的责任，相反，挑战了反馈者的观点或反馈者本身的可信性。

不仅学生们觉得反馈难以"接受"，带教教师也觉得反馈难以"给予"（Molloy，2009）。带教教师们报告说感觉自己与学习者的情绪是相一致的，一想到艰难的交流可能带来的情绪反应，他们的话就难以出口。Ende（1983）将这种"拐弯抹角"（Molloy et al.，2013）的反馈方式形容为"消失的反馈"，因为带教教师尝试着在对话中照顾学习者的感受，但他们想传达的信息也在这个过程中不翼而飞了。同样，这种带教教师"传达"或"独自建构"或是"委婉评价"的努力似乎都被取代了。如果预先付出更多的努力来引导各方接受理想的反馈过程，那么工作场所的反馈文化会变成什么样子呢？让角色的定位更清晰，多花些精力建立以信任为核心的积极的人际关系，似乎是一个更明智的选择（Molloy et al.，2013；Watling et al.，2013；van de Ridder，Berk et al.，2015）。

有人担心反馈会损害学习者和带教教师之间的关系，而临床工作的世界不过是其中很小的一部分罢了。学习者和带教教师双方都对此感到担心（Audia & Locke，2004）。这也是反馈者一直犹豫着要不要对学习者实话实说或采用"三明治式反馈"和"委婉评价"（Molloy et al.，2013）等这些方式的原因。这也是学习者觉得很难向反馈者解释为什么有些反馈没什么帮助的原因。

## 没有带来改进的反馈

反馈可能会损害工作表现（Kluger & DeNisi，1996）。一些研究表明，学习者由于对工作某些部分太过关注，以至于忽视了工作整体。这导致收到反馈的那一部分工作有所改进，但工作整体却没有什么进步。另一个解释是没有足够的时间去沉淀反馈信息。处理反馈信息需要一个过程，这个过程需要大量的时间，具体长短取决于学习者和学习情境（Arora et al.，2010）。此外，反馈者和学习者预期的反馈结果可能是不可见的。例如，反馈可能会让学习者提高意识，这可能体现在执行下次工作时请求更多的支持，以及在后续工作中改进工作表现。这种反馈对话对帮助学习者发生转变是有效的，但这种转变可能没法在评价的层面反映出来。

## 形式主义

反馈没有产生效果的另一个原因是在反馈过程中，学习者和带教老师只是把反馈看作一项要求，而非一次学习机会。当反馈被视为一项要求时，反馈就成了一堆空洞的词句，没有任何其他意义。这种敷衍了事的反馈方式会对工作场所的健康反馈文化造成严重损害。终结性评价和发展性反馈中隐含的压力也意味着学生们可能会将反馈讨论"游戏化"，以展现他们最好的一面，也好给自己留一点面子（Molloy & Boud，2013a）。但学生不愿意暴露自己表现的不足会造成在反馈中丢失学习的机会。

### 案例研究 21.1　神经康复实习中的反馈
**临床带教医师：**

Julia 是一家乡镇康复医院经验丰富的神经科医生。她对神经退行性疾病（如多发性硬化和帕金森病）的病人有着丰富的诊治经验。今年早些时间，康复医院与大学签订了合同，现在拥有了"教学医院资格"，并且将要有 4 名本科生参加为期 6 周的神经病学临床实习。Julia 对于医院跟大学签订合同感到非常高兴，因为她有着丰富的临床培训经验，她觉得自己能够理解让学生们进行临床实习对于医疗服务、对病人乃至对带教医师自己的益处。与此同时，在第一批学生报到的前一周，Julia 对新的责任有了一些担忧："学生们会花多少时间？""周二早上我去市里参加病例分析会时谁负责带学生？""我能不能完成对每位学生的 6 周实习表现评价，并且完成大学规定的所有文件？"

Julia 曾与毕业后学员一起在神经病学培训基地工作，但是她很久没跟尚未进入临床的医学生相处了。Julia 最担心的就是给予学生反馈。她明白想要做好反馈，自己要能够判断什么样的表现值得表扬，什么样的表现对这个水平的学生来说还不够。

**学习者：**

Pearl 已经读到了医学院的最后一年，截至目前她的表现良好。在学校里，她的学习成绩优异；在心内科、外科和全科实习轮转过程中，她的工作评价也非常不错。这是 Pearl 第一次接触康复医院。听了在这里轮转过的同学们的建议后，Pearl 觉得因为病人在从急症医院病房转诊过来时得到了明确的诊断意见，所以康复医院的节奏会更慢，对诊断技能的要求也会更低。但跟她的预想完全不同，在这里待了 5 天之后，Pearl 觉得十分茫然。她意识到病人康复过程中的评估和照护跟他们在急症治疗时一样复杂，而自己的解剖和生理知识远远不足以满足工作需要。她不仅觉得自己的知识不够，还发现自己的反射、肌力、感觉检查和功能评估的技能都赶不上自己的同学。这一周，她的带教老师 Julia 看着她完成了对一名帕金森病病人的全面评估，并指出了她在评估中表现慌张等所有不足。这次非正式的反馈对她的自信心和工作表现毫无帮助，以至于让她整个周末一想到第二周的实习就肚子疼。

# 从建构主义视角认识反馈

我们如何认识反馈取决于我们采取了何种理论视角。各种文献已经从不同的视角来看待反馈，比如功能主义、行为主义、认知主义和建构主义（van de Ridder，2015a）。Kanselaar 等（2000）指出建构主义并不是一个概念，而是一系列关于事实本质、精神本质的看法，以及如何支持学习的教育理念。这些理念对我们来说意味着什么？它们又是如何影响着我们对反馈的看法和实践？

## 事实的本质：事实是在学习者的头脑中构建的

每个人都会经历真实的世界，但每个个体会赋予这种经历不同的意义（Ponterotto，2005）。由于意义来源于个体的经历，因此没有唯一正确的意义。也因此，知识和事实只能由学习者通过与环境的交互来构建（Kanselaar et al.，2000），这意味着可以存在多重事实。这是一种对反馈来说十分重要的观点。基于对学习者表现的观察，学习者和反馈者可能会发现两种事实，后者并不知道前者的，反之亦然。因此探索彼此的思维过程是很重要的：试着了解对方构建的事实并理解它。这种对话非常关键。反馈者对学习者的问题可以是：你对今早的会诊是什么感觉？你会选择什么方式？你的想法是怎样的？而学习者对反馈者的问题可以是：你能告诉我为什么改变对我来说很重要吗？你认为还有什么别的方法吗？

## 精神的本质：学习是构建我们自己的知识

每个人都有不同的经历、不同的观念体系和不同的知识。我们基于先前的经历、拥有的知识和观念体系来构建自己的事实。我们将自己的经历与先前的经历联系起来，我们将新旧知识融合在一起，我们的观念体系决定了我们对观察结果的理解和定义。我们通过这种方式构建自己的知识体系。因为每个学习者和反馈者都有着不同的锚定点（知识、经历和观念体系），双方构建的知识体系也会不同。知识体系隐于每个人的内在，不常展露于人（Anderson et al.，1999）。与对知识做出假设和学习知识的过程不同，主动询问在反馈中至关重要。比如在反馈交流时问学习者：你从这次讨论中学到了什么？你在实践中会运用到哪些呢？你会如何运用？（van de Ridder，2015b）此外，反馈者需要考虑到，对不同的学习者——即使他们处在课程 / 训练的同一阶段——以相同的方式给予相同的信息，可能会产生不同的效果。"好的反馈"可能并不会带来你预期的好效果。

## 关于如何支持学习的教育理念：和学习材料以及他人交互是关键

学习环境提供了构建知识所需的刺激和工具（Duffy & Jonassen，1991；Phye，1997）。学习者和情境之间的有意义的交互需要被进一步发掘（Anderson et al.，1999）。包括与病人、与老师、与同行、与教学材料、与教学活动、与工作场所文化的交互都引起知识建构。有意义、有目的性的真实活动对学习非常重要。每个学习者都有自己的事实，都会构建自己的知识，因此了解学习者的目标是反馈过程的关键。他们喜欢学什么？如何能更好地促进学习？通过何种方式能让他们有所进步？他们能在标准化病人身上练习吗？需要上课吗？能够获得某些阅读材料吗？他们能在病房里见习吗？应该帮他们到什么程度？

反馈交流中，临床教育者经常会在帮助学习者设计后续学习计划时遇到这些问题。并不是每个建议都会奏效，因为每个人都有他们自己的学习经历。最重要的是，反馈需要根据学习者的个体需求进行调整（van de Ridder，2015b）。人们现在越来越关注学习目标、工作标准和获取学习材料的公平性，而反馈是教育中能够顾及个体的少数方式之一。对学习者来说，意识到反馈提供者各不相同是很重要的。他们会基于自己的经历给出如何学习知识、改变态度和改善行为的建议。有些反馈有用，有些可能没什么用。这就需要学习者根据教师的可靠性做出判断，还要了解教师的建议对自己的工作质量会有何影响（Watling et al.，2013）。

### 案例学习 21.1（续） 学习者和带教医生之间的正式反馈片段

在第三周末，Pearl 和 Julia 进行了一次中期反馈来讨论迄今为止的情况。Julia 说她要用医学院胜任力评价表（基于 CanMEDS 标准设计）来引导这次讨论。Pearl 对讨论感到很紧张，不过她没有意识到作为高年资医师的 Julia 也不太自在。Julia 能够察觉到 Pearl 是一个用功的学生，但她的焦虑似乎对她的表现产生了负面影响。Julia 非常注意，她不想对 Pearl 施压，因为 Pearl 看起来已经对自己施加了够多的压力。她们在学生会谈室坐下后，Julia 问 Pearl "你觉得你目前为止做得如何？"

Pearl 答道："不算差，但也不够好。"

Julia 接着问道："跟我说说，这是什么意思？"

Pearl 答道："神经康复的思维方式如此不同，我不太确定自己弄明白没有。我习惯于对疾病进行鉴别诊断，找出问题所在，然后开具处方来解决它。之前实习时，我的想法多数时候都跟我的带教医师相当一致。但在这儿，我就是搞不清楚该怎么办。它有点……有点感觉像是病人有着严重的功能损伤，而且这种损伤不会好转，但我不想两手一摊告诉他们'我们为你做不了什么'，也不想说'我知道有个东西可能对你有用'。所以我在为病人制定治疗目标时有些纠结，更别说我要如何妥善地跟病人交流这些东西。"

Julia 没有回应 Pearl 的疑惑，而是表示想谈谈她在第一周看到的 Pearl 跟一位病人的互动（对一位晚期帕金森病病人的全面评估）。尽管 Julia 对自己所观察到的情况进行了详尽的解释，但 Pearl 仍感到有些烦躁和生气，因为在所有的病例中，Julia 选了她表现特别差的一个。Pearl 已经没有了谈话的心思。她们的谈话在 25 分钟后结束（Pearl 自 5 分钟后就再没说过话了），Julia 提到自己将会在下周初继续跟进 Pearl，看看她的进展如何。Pearl 觉得自己的怀疑得到了证实——她不适合做这种工作。如果说有什么不一样的话，她比反馈讨论之前更迷茫了。

# 从行为主义到建构主义的反馈进化

## 反馈标志、标志 1 和标志 2

Molloy 和 Boud（2013b）提出了反馈模式来描述反馈在学习和教学情境中是如何进行的。反馈标志 2 建立在更强调执行者知情的反馈标志 1 上，并将反馈重新概念化为一系列由学习者和教师共同驱动的过程，而不是强加给学习者的"告知"行为。在下文中，我们列出了反馈标志 0、反馈标志 1 和标志 2 的关键特点，并说明它们在临床教育中是如何体现的。

## 反馈标志 0：希望有用的信息

反馈标志 0，顾名思义，相当于零反馈。但需要警醒的是，目前观察到的工作场所学习中绝大多数反馈都是如此。它的内容包括临床教育者告诉学习者需要改进的地方，然后整个过程到此为止（Molloy，2009）。由于没有后续跟进，这种方式无法知道反馈是否有效。没有协作制定改进策略，学习者也没有机会将交流中提出的新策略付诸实践。很多时候，因为临床教育的不可预测性，加上几乎无法控制建立某些素养，比如陈述病患的某些特征，导致学生们可能没有机会改进自己的工作。如果没有接二连三的"再来一次"的机会，学生们可能会觉得收到的反馈不太有意义。学生们不愿听从建议的另一个原因是他们不明白教育者说教中的含义。Molloy（2009）的一项研究发现，学习者在反馈会议后对关键信息的理解和带教教师的解释大相径庭。没有机会对话，就没有机会阐明想法，没有机会创造意义，没有机会去拥有想法或将其付诸实践。总之，类似反馈标志 0 的反馈充其量就是"希望有用的信息"。

## 反馈标志 1：输入和输出

反馈标志 1 是对反馈标志 0 的改进，在该模式中反馈旨在产生效果。这种临床教育的反馈模型与工程学模型相似，比如恒温器（Molloy & Boud，2013b）有一个设定点（或标准，如 18℃）、一个输入（当前室温）和一个输出（加热或制冷以达到设定点）。应用这种反馈模式到临床教育中时，学习者和临床教育者对临床实践标准（设定点）有着共识，教育者提供改进意见（输入）并参与后续具有一定重叠的一系列任务，让反馈产生效果（输出）。任务设计是这个模式里非常重要的一方面，后续任务必须与先前的任务有一些重叠的特点，以便能够展现出反馈效果。

这个反馈模式不仅能让学习者获益，使其改进临床表现，也能让教育者有所收获，因为他们有机会监测自己的建议对学习者的表现有何影响。也就是说，观察反馈对下一个任务的影响能够帮助教育者校准自己产生有用建议的能力。如果学习者有正向的改变，教育者就会受到鼓舞继续使用这种反馈方法；如果学习者没有什么改变，甚至表现变差了，就会促使教育者重新思考自己的反馈方法（包括评价内容、过程、时机、所选任务的复杂性等）。因此，这样的一个反馈环路（如图 21.1 所示）能够让学习者和教育者都有获益。

## 反馈标志 2

如果学习者像机器一样，表现出跟恒温器一样的特点，那么反馈标志 1 或许会很有效。但我们都知道，不

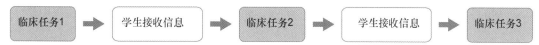

**图 21.1**　反馈标志 1：寻求反馈效果

来源：根据 *Molloy E.* 和 *Boud D.* 所著修改。*Changing conceptions of feedback. In D. Boud & E. Molloy（Eds.），Feedback in higher and professional education（pp11-33）.* London：Routledge.

同的人对同样的输入反应是不同的，这取决于他们先前的经历、知识基础、技能、动机以及和学习情境中"他者"的关系（Esterhazy & Damşa，2017）。这意味着我们需要超越行为主义，从建构主义视角来认识反馈。在建构主义中，学习者和"他者"（老师、同行、病人）通过经历和对话共同构建意义。通过确立自己的需求和工作目标，学习者更有可能接受那些帮助他们进步的策略。这种反馈的对话形式不仅承认了学习者在反馈情景或临床实习中的能动性，如果练习得当，还能让他们形成反思模式。培养学习者的自我调节能力是可取的，但是这需要暴露自己的弱点，并且需要与反馈者建立良好的信任关系。"通过积极参与反馈过程并且虚心接受收到的建议，学习者能够获得自我调节学习的技能，这意味着他们将不会一直依赖别人进行评价"（Winstone et al.，2017，p18）。

图 21.2 展示了反馈标志 2 的关键所在。学习者的全程参与是反馈标志 2 的标志，特别是反馈对话中会优先考虑学习者的评价判断。需要注意的是，反馈标志 1 中"寻求效果"的特点在该模式中被保留了下来（通过反馈标志 2 模式中的活动 1 和活动 2 体现），这意味着任务选择、传递信息的时机和任务参与仍然是反馈模式里非常重要的特点。基于反馈标志 2 的反馈的定义是："反馈是一个过程，学习者在这个过程中获得工作相关的信息，以了解自己的表现和工作标准之间的异同，从而提高自己的工作水平"（Boud & Molloy，2013a，p6）。这一定义除了强调反馈只有产生效果才能称之为反馈的理念外，还将学习者定位为信息的寻求者、产生者、解释者和使用者。它跟基于行为主义的反馈理念形成了鲜明对比。在行为主义的理念中，学习者处于只能被动接受

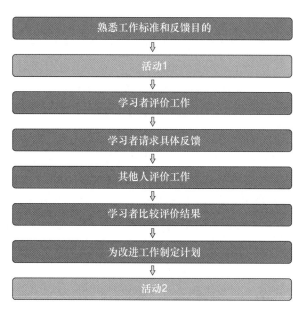

**图 21.2**　反馈标志 2

来源：根据 Molloy E. 和 Boud D. 所著修改。*Changing conceptions of feedback. In D. Boud & E. Molloy（Eds.），*Feedback in higher and professional education（pp11-33）.* London：Routledge.

信息的地位。讽刺的是，高等教育课程经常强化这种工作场所的被动地位，因为在这些课程中学生对反馈几乎没有什么发言权。

# 反馈文化

上述的案例研究 21.1 反映了反馈标志 2 的建构主义原则。学习者 Pearl 和教育者 Julia 都有很高的反馈素养，也对学习中反馈的定位、过程和结果有着理论认识和实践体会（Winstone et al.，2017）。表 21.1 列出了一些临床教育中呈现出的不同的反馈文化的特征。例 4"反馈作为输出：完成闭环"体现出了一种深厚的反馈文化，这种情境下双方都能意识到自己在反馈中的定位，都能参与到反馈过程中，并且反馈的结果除了让大家的工作表现迅速提高外，还会让大家在评价性判断上有所长进。

**案例研究 21.1（续）　如果遵循反馈标志 2 进行反馈会怎样？**

如果 Julia 和 Pearl 对反馈有着共同的预期，认为反馈是一个她们都有责任参与其中做出贡献的过程，那么这个过程可能会产生更富有成效的结果。下面是基于反馈标志 2 的"再来一次"反馈场景。

Pearl 开始了她的神经科轮转。她的临床教师 Julia 建议她们花 1 小时来讨论一下 Pearl 这 6 周实习的学习目标。在讨论中，Pearl 分享了她这一年的轮转经历、遇到的各种学习和工作上的挑战，以及对她自己来说似乎有效的解决策略（比如在每天下班时，Pearl 会写下病房里明天需要重点看护的病人名单，这能够帮助她做好准备，引导她在晚上进行有针对性的学习）。在这次学习需求的讨论中，Julia 鼓励 Pearl 尽情说出她对接下来实习的担心以及对神经科的想法。Pearl 说她对康复医疗环境的要求并不是很清楚（这是她第一次接触该领域），而且她从同学那里得到的唯一线索是这里的节奏比急症医院要慢，因此工作氛围也没有那么吓人。

这次开放对话为 Julia 提供了一个平台，让她能够讲出自己分别在急症照护和康复照护的经验，并且对康复对医生的要求比较低的传言提出了质疑。Julia 举了一个晚期多发性硬化病人的例子，她谈到了关于导尿、疼痛管理和睡眠质量管理的医疗需求，以及临终决策、在家或在医院为病人设定目标和这些情况下对家庭的支持等。这些描述让 Pearl 茅塞顿开，更加明白在神经科和安宁疗护中如何更好地工作。

她们就如何把基于工作场所的评价和大学的教学要求结合起来进行了讨论。Pearl 有权为这些评价选择合适的病人／情景，而 Julia 谈到及早进行评价的优点，既能够及时得到反馈，也方便结合反馈结果安排 Pearl 的实习。她们笑道上周的评价是徒劳的（只是想要用更多的经历让评价变得更好看）——基本上将反馈剥离了培训体系！

Julia 询问 Pearl 迄今为止有何反馈经验及她认为最有价值的反馈信息类型和互动方式。Pearl 学过钢琴，并且在她的音乐生涯中从老师和考官那里得到了很多反馈，这让 Julia 非常感兴趣。她们将反馈从音乐类比到医疗工作场景，还谈了 Pearl 被带教老师（科里有 3 位带教老师，他们对 Pearl 的临床实习有着不同但希望是有帮助的看法）和同学（还有两位一起实习的同学）共同观察的重要性。Julia 分享了她自己在工作实践中收到过的难以入耳的反馈（就是现在也偶有发生，哪怕她已经是高年资医师了），同时她还谈到了自我评价的重要性，以及要为不时发生、难以面对或是预料之外的事情留出时间。

实习过程中，Pearl 会要求带教老师关注她某些方面的表现（比如"您方便在这次病人评估的时候关注一下我对反射的检查吗？"），以及如果可行的话，请老师在观察后给出反馈。尽管开始自我评价时很难，Pearl 很快明白了带教老师们都希望学习者能够在得到他们的外部观点前，先"探索自己的想法"。随着时间的推移，自我评价慢慢就没那么可怕了。就算 Pearl 的表现达不到她自己的高预期，在教育者说出他们的观察结果之前先找到自己的问题在哪里，也会让人好受一些。Pearl 觉得这有点像"为自己的表现打叉"，但"给自己的见解打勾"让她觉得事情一直在朝着正确的方向发展。Pearl 从实习开始就跟 Julia 建立起了积极、开放的关系，她相信反馈来自正确的地方（即使有时可能很难听），也传达到了正确的地方，因为她们讨论得出的建议似乎都取得了积极的结果。Pearl 注意到每次进行关于如何改进的讨论时，她和 Julia 都会努力创造一个类似的环境让 Pearl 能再次尝试类似的任务。

表 21.1　临床工作场景中常见反馈文化的特点

| 案例 | 例 1<br>多一事不如少一事 | 例 2<br>单向：反馈作为输入 | 例 3<br>对话：交流 | 例 4<br>反馈作为输出：完成闭环 |
|---|---|---|---|---|
| 描述 | 不需要反馈，如果需要则被视为一种"羞耻" | 反馈只是说教：反馈者所说所做是最重要的 | 反馈即对话：高度重视学习者的观点，关注反馈过程 | 反馈是可评价的，要融入日常工作中。鼓励寻求反馈的行为。反馈是终身学习和实践的一部分 |
| 教育者的素质 | 教育者的技巧是基于指导的。对表现不佳的反馈只是"拉学生一把" | 教育者作为观察者、权威专家和意见的发表方。不注重学习者对反馈的认知和接受情况 | 教育者要求学习者根据观察到的表现从自己的视角进行自我评价，或肯定或质疑 | 反馈远不只是给出意见：通过参与反馈过程，学生们在自我评价中建立自信，教育者逐渐加强评价技巧 |
| 学习者的素质 | 在接受反馈方面不是很有经验。认为寻求反馈是懦弱的表现或者是一项艰巨的挑战。认为内省是良好的品质 | 学生保有求知欲，渴望获得专家关于提高改进的意见 | 学习者清楚自己在寻求有关行为的反馈过程中的定位，以及能够对自己表现好的地方和需要提高的地方进行表达 | 学习者通过自省和外部信息（来自同行、病人和教育者）描绘自己相对标准而言的表现现况。做出改进计划，同各方共同跟进反馈结果 |

医学教育中的反馈文化在不同国家、不同医院甚至不同科室之间可能大不相同（van de Ridder，2015c）。Watling 等（2013）比较了医学教育培训文化、教师教育及音乐领域中的文化，得出的结论是"医学目前的培训文化实际上并不是反馈文化"。反馈的可信度和建设性是我们的培训文化中非常薄弱的环节。

Ramani、Post 等（2017）的研究描述了在医学教育中反馈文化有五个方面需要改进。在很多科室中缺少围绕反馈的明确预期和信息。科室里经常存在一种"友善"文化，这种文化会阻碍诚实的反馈。双向反馈并没有成为这种"友善"文化的一部分，给学习者的反馈很常见，但对教师的"向上的"反馈却很少。此外，教师 – 住院医师体系的层级结构对反馈毫无帮助，反而会影响学习者对反馈的接受度（Ramani，Post et al.，2017；Warman et al.，2014）。终身学习和职业成长的需求需要进一步确定。

反馈文化可以被描述为"组织对于反馈的支持，包括非胁迫性的、聚焦行为的反馈，指导如何理解和使用反馈，以及行为进步和有价值的成果产出之间的紧密联系"（London & Smither，2002，p2）。文献列举了很多例子论证为何支持性反馈文化如此重要。这种反馈文化会大大提升寻求、产生和执行反馈的可能性，并且传达出组织支持学习和发展的态度（London & Smither，2002；Rougas et al.，2015）。为反馈者和学习者提供提高反馈素养能力的课程就是一个在浓厚的学习文化中对反馈进行支持的例子（Archer，2010）。

反馈者同样也扮演着重要角色。反馈的来源必须是可信的（Steelman et al.，2004；Watling et al.，2013）。

那些诚实的、用心观察学习者表现并且在反馈领域经验丰富的反馈者会让学习者获得更好的结果（van de Ridder，Berk et al.，2015）。他们能够巧妙地提供反馈信息，同时使学习者不失体面（Steelman et al.，2004）。反馈者个人的责任心是很重要的一方面。领导者及反馈者需要表明自己"言行一致"。教育者需要在努力改进寻求反馈、接受反馈和给予反馈技巧的过程中保持公开透明（Batista，2013）。

现在有大量的研究关注寻求反馈在建立积极的反馈文化中的作用。学习者和反馈者积极地寻求反馈机会，并就自己某些方面的表现寻求意见。这种行为受到学习者和教师双方的支持（Archer，2010；Batista，2013；Sargeant et al.，2010）。在一个浓厚的反馈文化中，反馈机会在临床活动中无处不在，反馈对话既可以由下而上（学生向教师进行反馈），也可以由上而下（教师向学生进行反馈）（Archer，2010）。

Dudek 等（2016）在一项定性研究中表明，反馈文化有助于住院医师以非匿名方式向教师提供反馈，而且让住院医师觉得这样做是安全的。Embo 等（2014）则指出健康的反馈文化是必要的，因为它不仅能鼓励学生寻找和求取正面的反馈，还能帮助他们处理"负面反馈"，或改进他们的不足之处。在医学教育之外，Levy 和 Williams（2004，p895）描述了反馈文化对组织中年度审查或"绩效评估"的影响：组织的反馈文化应在寻求、感知、处理、接受、使用反馈以及对反馈做出反应方面发挥重要作用。浓厚的反馈文化能够改善与工作相关的成果并且帮助我们赢得市场（Baker et al.，2013）。

在本章中，我们提出了反馈存在的问题，描述了一种从建构主义框架看待反馈的方式，并借鉴了基于工作的教育模式下对反馈的观察性研究结果（学习者在这一过程中扮演着积极主动的角色）。我们希望通过呈现这些有关反馈的正反案例，可以帮助阐明一些能让反馈结果更正面的条件和属性。在下文中，我们将为希望促进有效反馈交流的临床教育者提供一些实用技巧。

## 实用技巧

从建构主义的视角来看，反馈承认学习者在学习过程中发挥积极作用的重要性。创造浓厚的反馈文化，其要素包括：①为反馈设置预期，为实习／工作设置目标；②建立信任，随之创造一个可以公开讲出评价性判断的氛围，可以增加他人反馈信息的价值（可信度判断）；③合理安排任务顺序，完成闭环（观察学习结果）。小技巧包括：

- 向学习者解释反馈的目的是帮助其进步（以目标为导向），并在实习过程中对过程设置预期（以反馈过程为导向）。
- 要明白直接观察法是反馈的核心。
- 要知道包括病人、同行和不同学科、专业的执业医师等多种来源的反馈是有帮助的。
- 要了解学习者的想法，学习者自己也需要自我思考。
- 强化非常重要（不是自我吹捧：学习者可能不知道自己已经达到了标准，或者不知道自己是怎样达到标准的）。
- 了解学习者的目标。
- 根据学习目标决定要反馈的信息，并对信息进行优先排序。反馈要抓住重点，细枝末节可以适当省略，要考虑到学习者的认知负荷。
- 在整个过程中审视学习者的见解：学习者认为什么是优先事项？学习者追求的目标是什么？（鼓励学习者写下关键的讨论点和行动计划！）

- 任务设计也是反馈过程的核心。设置"合适的任务"来锻炼学习者，并帮助他们设置后续的任务，从而完成过程的闭环。
- 教师的发展通常侧重于让教育者学习交流信息的新技巧，而不是设计过程和文化。
- 学习者的反馈素养是有效反馈的关键，因此学生们要抓住机会，并且掌握参与学习机会的技巧和语言。
- 反馈的给予和接受都是有技巧的，这些技巧可以通过有目的的练习来获得（包括对反馈进行反馈）。

## 未来的研究方向

鉴于目前研究得出"告知即反馈"的反馈文化对学生的学习而言几乎没有任何帮助，所以寻找适用临床工作的与之不同的反馈概念是非常必要的。下一步是要批判性地检验这些新反馈方法的效果，在这些方法中人际关系特点和情境特点是学习的重要组成部分。研究者们声称，影响反馈质量的关键实际上是学习者对反馈的参与程度和使用质量。因此，我们认为该领域的研究重点之一是研究反馈素养训练对学生在工作场所中表现的影响。我们预计采用纵向研究设计来追踪反馈对学习策略和工作的直接影响，以及学生在获得更多工作经验时自我评价和自我调节的能力。

到目前为止对情境的认识都是反馈研究领域缺失的重要一环。我们期望观察性反思性人种志，特别是那些使用视频记录形式的反思性人种志（Iedema，2011），能够发现这个领域的更多特征。基于视频的观察，加上参与者的反应，能够帮助我们更好地阐明信任和脆弱的相互关系对反馈交流的影响。

## 总结

当建立某些特定条件后，反馈已经被证明可以作为一种潜在的学习机制。然后，基于工作情境的研究提示反馈还远没有完成它改善学生表现的任务。在本章中，我们讨论了反馈的部分问题在于我们对其的理解是一个在生物和工程学领域原始概念的粗浅版本。也就是说，我们没有把它视为一个包括输入和输出的过程，而是把它简化成了老师评论学生表现的一种仪式。通过建构主义视角，反馈不再是"一个行为"，而是包含学习者和其他跟学习者表现相关的各方随着时间逐渐扩展的"一系列行为"。为了让反馈能够产生效果，学生们需要有机会参与相似的任务来触发"反馈级联反应"，从而能够完成闭环。寻求反馈效果不仅能够帮助学习者，也能够帮到"其他反馈过程参与者"（比如带教老师）来评价他们自己的反馈方法（比如如果反馈有效，参与反馈交流的教育者或者同行或许能够继续采用相似的策略，反之就要更换策略）。

创造一种重视学生参与反馈过程的文化是成功的关键。我们认为，文化的改变需要学习者和临床教育者双方的反馈素养（理解和行动）。理想状态下这种素养能够通过日复一日、年复一年的专业训练逐渐培养起来的。令人啼笑皆非的是，让学生们参与反馈对话将有助于他们建立自我调节能力，从而使他们早日脱离专家的意见。围绕学习需求和反馈期望进行明确的讨论、建立专业信任，以及双方共同承诺不断跟进任务（以寻求反馈效果），这可能是在工作场所中建立良好反馈文化的重要因素。

# 致谢

我们要感谢 Lyndall Molloy（Liz 的母亲，1945—2017）和 Otto van de Ridder（Monica 的父亲，1942—2017）在教学和反馈领域的卓越技能。在撰写本章时我们永远地失去了伟大的导师们，谨以此篇纪念他们做出的无与伦比的贡献。

# 参考文献

Ajjawi, R., Molloy, E., Bearman, M., et al. (2017). Contextual influences on feedback practices: an ecological perspective. In D. Carless, S. Bridges, C. Chan, et al. (Eds.), *Scaling up assessment in higher education* (pp. 129–143). Singapore: Springer.

Anderson, J. R., Rede, L. M., & Simon, H. A. (1999). *Applications and misapplications of cognitive psychology to mathematics education*. ERIC Clearninghouse.

Archer, J. C. (2010). State of the science in health professional education: effective feedback. *Medical Education, 44*(1), 101–108. doi:10.1111/j.1365-2923.2009.03546.x.

Arora, S., Sevdalis, N., Nestel, D., et al. (2010). The impact of stress on surgical performance: a systematic review of the literature. *Surgery, 147*(3), 318–330, 30 e1–6.

Audia, P. G., & Locke, E. A. (2004). Benefiting from negative feedback. *Human Resource Management Review, 13*(4), 631–646.

Baker, A., Perreault, D., Reid, A., et al. (2013). Feedback and organizations: feedback is good, feedback-friendly culture is better. *Canadian Psychology-Psychologie Canadienne, 54*(4), 260–268. doi:10.1037/a0034691.

Batista, E. (2013). Building a feedback-rich culture. *Harvard Business Review*, https://hbr.org/2013/12/building-a-feedback-rich-culture.

Bearman, M., & Molloy, E. (2017). Intellectual streaking: the value of teachers exposing minds (and hearts). *Medical Teacher, 39*(12), 1284–1285. doi:10.1080/0142159X.2017.1308475.

Boud, D., & Molloy, E. (2013a). What is the problem with feedback? In D. Boud & E. Molloy (Eds.), *Feedback in higher and professional education* (pp. 1–10). London: Routledge.

Boud, D., & Molloy, E. (2013b). Rethinking models of feedback for learning: the challenge of design. *Assessment & Evaluation in Higher Education, 38*(6), 698–712.

Brown, D. S., & Porter, T. (2006). Enhance individual, team and firm performance by creating a feedback culture. *CPA Practice Management Forum, 2*, 14.

Butler, D. L., & Winne, P. H. (1995). Feedback and self-regulated learning: a theoretical synthesis. *Review of Educational Research, 65*(3), 245–281.

Carless, D., Salter, D., Yang, M., et al. (2011). Developing sustainable feedback practices. *Studies in Higher Education, 36*(4), 395–407.

Dudek, N. L., Dojeiji, S., Day, K., et al. (2016). Feedback to supervisors: is anonymity really so important? *Academic Medicine, 91*(9), 1305–1312. doi:10.1097/acm.0000000000001170.

Duffy, T. M., & Jonassen, D. H. (1991). Constructivism: new implications for instructional technology? *Educational Technology, 31*(5), 7–11.

Embo, M., Driessen, E., Valcke, M., et al. (2014). A framework to facilitate self-directed learning, assessment and supervision in midwifery practice: a qualitative study of supervisors' perceptions. *Nurse Education in Practice, 14*(4), 441–446. doi:10.1016/j.nepr.2014.01.015.

Ende, J. (1983). Feedback in clinical medical education. *JAMA: The Journal of the American Medical Association, 250*(6), 777–781. doi:10.1001/jama.1983.03340060055026.

Ende, J., Pomerantz, A., & Erickson, F. (1995). Preceptors' strategies for correcting residents in an ambulatory care medicine setting: a qualitative analysis. *Academic Medicine, 70*(3), 224–229.

Eva, K., & Regehr, G. (2005). Self-assessment in the health professions: a reformulation and research agenda. *Academic Medicine, 80*(10), S46–S54.

Esterhazy, R., & Damşa, C. (2017). Unpacking the feedback process: an analysis of undergraduate students' interactional meaning-making of feedback comments. *Studies in Higher Education*, doi:10.1080/03075079.2017.1359249. August.

Fernando, N., Cleland, J., McKenzie, H., et al. (2008). Identifying the factors that determine feedback given to undergraduate medical students following formative mini-CEX assessments. *Medical Education, 42*(1), 89–95.

Feys, M., Anseel, F., & Wille, B. (2011). Improving feedback reports: the role of procedural information and information specificity. *Academy of Management Learning & Education, 10*(4), 661–681.

Hattie, J., & Timperley, H. (2007). The power of feedback. *Review of Educational Research, 77*(1), 81–112.

Herold, D. M., Parsons, C. K., & Rensvold, R. B. (1996). Individual dirences in the generation and processing of performance feedback. *Educational and Psychological Measurement, 56*(1), 5–25.

Iedema, R. (2011). Creating safety by strengthening clinicians' capacity for reflexivity. *BMJ Quality & Safety, 20*(Suppl. 1), i83–i86.

Ilgen, D. R., Fisher, C. D., & Taylor, M. S. (1979). Consequences of individual feedback on behavior in organizations. *Journal of Applied Psychology, 64*(4), 349.

Irby, D. M. (1995). Teaching and learning in ambulatory

care settings: a thematic review of the literature. *Academic Medicine, 70*(10), 898–931.

Johnson, C., Keating, J., Boud, D., et al. (2016). Identifying educator behaviours for high quality verbal feedback in health professions education: literature review and expert refinement. *BMC Medical Education, 16*(1), doi:10.1186/s12909-016-0613-5.

Kanselaar, G., de Jong, T., Andriessen, J., et al. (2000). New technologies. In R. J. Simons, J. van der Linden, & T. Duffy (Eds.), *New learning* (pp. 55–81). Dordrect: Kluwer Academic.

Kent, F., & Molloy, E. (2013). Patient feedback in clinical education: a mixed methodology study. *Focus on Health Professional Education, 14*(2), 21–34.

Kluger, A. N., & DeNisi, A. (1996). The effects of feedback interventions on performance: a historical review, a meta-analysis, and a preliminary feedback intervention theory. *Psychological Bulletin, 119,* 254–284.

Kruger, J., & Dunning, D. (1999). Unskilled and unaware of it: how difficulties in recognizing one's own incompetence lead to inflated self-assessments. *Journal of Personality and Social Psychology, 77*(6), 1121–1134.

Levy, P. E., & Williams, J. R. (2004). The social context of performance appraisal: a review and framework for the future. *Journal of Management, 30*(6), 881–905. doi:10.1016/j.jm.2004.06.005.

London, M., & Smither, J. W. (2002). Feedback orientation, feedback culture, and the longitudinal performance management process. *Human Resource Management Review, 12*(1), 81–100.

Molloy, E. (2009). Time to pause: feedback in clinical education. In C. Delany & E. Molloy (Eds.), *Clinical education in the health professions* (pp. 128–146). Sydney: Elsevier.

Molloy, E., Borello, F., & Epstein, R. (2013). The impact of emotion in feedback. In D. Boud & E. Molloy (Eds.), *Feedback in higher and professional education* (pp. 50–72). London: Routledge.

Molloy, E., & Boud, D. (2013a). Seeking a different angle on feedback in clinical education: the learner as seeker, judge and user of performance information. *Medical Education, 47*(3), 227–229.

Molloy, E., & Boud, D. (2013b). Changing conceptions of feedback. In D. Boud & E. Molloy (Eds.), *Feedback in higher and professional education* (pp. 11–33). London: Routledge.

Molloy, E., & Boud, D. (2014). Feedback models for learning, teaching and performance. In M. Spector, D. Merrill, J. Elen, et al. (Eds.), *Handbook of research on educational communications and technology* (pp. 413–424). New York: Springer.

Norcini, J., & Burch, V. (2007). Workplace-based assessment as an educational tool: AMEE Guide No. 31. *Medical Teacher, 29*(9–10), 855–871.

Phye, G. D. (1997). Epilogue: classroom learning, looking ahead. In G. D. Phye (Ed.), *Handbook of academic learning: construction of knowledge* (pp. 593–596). San Diego: Academic Press.

Ponterotto, J. G. (2005). Qualitative research in counseling psychology: a primer on research paradigms and philosophy of science. *Journal of Counseling Psychology, 52*(2), 126.

Pugh, D., & Hatala, R. (2016). Being a good supervisor: it's all about the relationship. *Medical Education, 50*(4), 395–397.

Ramani, S., Konings, K., Mann, K. V., et al. (2017). Uncovering the unknown: a grounded theory study exploring the impact of self-awareness on the culture of feedback in residency education. *Medical Teacher, 39*(10), 1065–1073. doi:10.1080/0142159x.2017.1353071.

Ramani, S., Post, S. E., Konings, K., et al. (2017). 'It's just not the culture': a qualitative study exploring residents' perceptions of the impact of institutional culture on feedback. *Teaching and Learning in Medicine, 29*(2), 153–161. doi:10.1080/10401334.2016.1244014.

Reeve, J., & Tseng, M. (2011). Agency as a fourth aspect of student engagement during learning activities. *Contemporary Educational Psychology, 36,* 257–267. doi:10.1016/j.cedpsych.2011.05.002.

Ross, S., Dudek, N., Halman, S., et al. (2016). Context, time, and building relationships: bringing in situ feedback into the conversation. *Medical Education, 50*(9), 893–895.

Rougas, S., Clyne, B., Cianciolo, A. T., et al. (2015). An extended validity argument for assessing feedback culture. *Teaching and Learning in Medicine, 27*(4), 355–358. doi:10.1080/10401334.2015.1077133.

Sadler, D. (1989). Formative assessment and the design of instructional systems. *Instructional Science, 18*(2), 119–144.

Sargeant, J., Armson, H., Chesluk, B., et al. (2010). The processes and dimensions of informed self-assessment: a conceptual model. *Academic Medicine, 85*(7), 1212–1220.

Shute, V. J. (2008). Focus on formative feedback. *Review of Educational Research, 78*(1), 153–189. doi:10.3102/0034654307313795.

Slootweg, I. A., Lombarts, K. M., Boerebach, B. C., et al. (2014). Development and validation of an instrument for measuring the quality of teamwork in teaching teams in postgraduate medical training (TeamQ). *PLoS ONE, 9*(11), doi:10.1371/journal.pone.0112805.

Smith, C., Worsfold, K., Davies, L., et al. (2013). Assessment literacy and student learning: the case for explicitly developing students 'assessment literacy'. *Assessment & Evaluation in Higher Education, 38*(1), 44–60. doi:10.1080/02602938.2011.598636.

Steelman, L. A., Levy, P. E., & Snell, A. F. (2004). The feedback environment scale: construct definition, measurement, and validation. *Educational and Psychological Measurement, 64*(1), 165–184.

Stone, D., & Heen, S. (2015). *Thanks for the feedback: the science and art of receiving feedback well (even when it is off base, unfair, poorly delivered, and frankly, you're not in the mood)*. New York: Penguin.

Tai, J., Canny, B., Haines, T., et al. (2015). Building evaluative judgement through peer-assisted learning: opportunities in clinical medical education. *Advances in Health Sciences Education, 21,* 659–676.

Telio, S., Ajjawi, R., & Regehr, G. (2015). The 'educational alliance' as a framework for reconceptualizing feedback in medical education. *Academic Medicine, 90*(5), 609–614.

Telio, S., Regehr, G., & Ajjawi, R. (2016). Feedback and the educational alliance: examining credibility judgements and their consequences. *Medical Education, 50*(9), 933–942.

Urquhart, L., Rees, C., & Ker, J. (2014). Making sense of feedback experiences: a multi-school study of medical students' narratives. *Medical Education, 48*(2), 189–203.

van de Ridder, J. M. M. (2015a). General introduction. In *Feedback in clinical education* [Thesis] (pp. 11–46). University of Utrecht.

van de Ridder, J. M. M. (2015b). Conclusion and discussion. In *Feedback in clinical education* [Thesis] (pp. 133–162). University of Utrecht.

van de Ridder, J. M. M. (2015c). Measuring trainee perception of the value of feebdack in clinical settings (P-FiCS). In *Feedback in clinical education* [Thesis] (pp. 83–102). University of Utrecht.

van de Ridder, J., Berk, F. C. J., Stokking, K. M., et al. (2015). Feedback providers' credibility impacts students' satisfaction with feedback and delayed performance. *Medical Teacher, 37*(8), 767–774. doi:10.3109/0142159X.2014.970617.

van de Ridder, J., McGaghie, W. C., Stokking, K. M., et al. (2015). Variables that affect the process and outcome of feedback, relevant for medical training: a meta-review.

*Medical Education, 49*(7), 658–673. doi:10.1111/medu.12744.

van de Ridder, J., Stokking, K. M., McGaghie, W. C., et al. (2008). What is feedback in clinical education? *Medical Education, 42*(2), 189–197.

Veloski, J., Boex, J. R., Grasberger, M. J., et al. (2006). Systematic review of the literature on assessment, feedback and physicians' clinical performance: BEME Guide No. 7. *Medical Teacher, 28*(2), 117–128. doi:10.1080/01421590600622665.

Warman, S. M., Laws, E. J., Crowther, E., et al. (2014). Initiatives to improve feedback culture in the final year of a veterinary program. *Journal of Veterinary Medical Education, 41*(2), 162–171. doi:10.3138/jvme.1013-142R.

Watling, C., Driessen, E., van der Vleuten, C. P., et al. (2013). Beyond individualism: professional culture and its influence on feedback. *Medical Education, 47*(6), 585–594. doi:10.1111/medu.12150.

Wearne, S. (2016). Effective feedback and the educational alliance. *Medical Education, 50*(9), 891–892.

Winstone, N., Nash, R., Parker, M., et al. (2017). Supporting learners' agentic engagement with feedback: a systematic review and a taxonomy of recipience processes. *Educational Psychologist, 52*(1), 17–37. doi:10.1080/00461520.2016.1207538.

# 第4篇

# 医学教育中的领导力和教师发展

# 第22章

# 教师发展：成为临床教师

Gabriel Reedy and Anna Jones

## 引言

对医疗行业中的临床医生来说，"医生即教师"（General Medical Council，2012）或"临床医生即教育者"是熟知的理念，也是创作本书的主要驱动力。许多临床医生认为，教学角色是他们照护病人工作中不可或缺的一部分，因此在非正式和正式场合都参与了同行教学，以及对学生、低年资医生和病人的教学。然而，虽然教学行为司空见惯，但在临床实践中，成为教育者的工作却往往未被充分探索。与临床实践所依据的循证照护的修辞不同，临床教育者的实践很少以对教学理论和实际应用的充分理解为基础。因为教育理论建立在与正式医学培训不同的认识论之上（尽管我们认为与良好的临床实践并不一定不同），所以乍看之下，对临床医生来说，支撑教育理论的思维方式可能相当陌生（Kneebone，2002）。

本章探讨了成为一个教育者的临床医生需具备的条件。我们认为，这些要素牢固地基于教育理论之上，明确地适用于实践，并有基础设施的支持。此外，尽管存在明显的认识论矛盾，但深入理解教学理论是能提升临床实践的。我们认为，对学习和教学、临床医生和教师之间的传统划分是无益的。临床医生的传统角色可以在医疗人员发展环境中重新构建，使教师不再是知识的保管者，而更多的是学习的促进者。

在临床专业中（与其他一些领域不同），临床医生和教师之间的分界线较少——教学不被视为次要的活动，而是专业身份的核心。然而，教育不应被视作一种常识性的活动，而是一种需要仔细的思考、严格的智力推理、明确的概念基础和做出理智决定并有所投入的活动。正是通过培养这一点，医疗人员的发展可以使临床医生成为教育者。

在本章中，我们利用教育理论中的两个理论框架，来探讨临床医生作为教育者的发展——阈值概念（Meyer & Land，2003，2006）和标志教学法（Shulman，2005）。我们相信，这些理论可以帮助临床医生定义、探索和更全面地理解医生塑造自己职业道路的方式，使他们成为本行业的教育者，以及我们所有参与这项工作的人如何使这个过程更有效、更有吸引力和更有意义。我们建议在这种情况下，学习者是临床医疗人员，我们概述了与成为教育者相关的一些阈值概念以及与卫生专业相关的标志教学法。

阈值概念（Land，Meyer，& Flanagan，2016）是对掌握某一学科或科目领域起关键作用的一组概念。这些概念之所以是阈值，是因为它们有一套共同的特征，且是掌握的途径。掌握阈值概念的要素是：

- 转变性的，包含学习者通过一个阈限空间的认识论、概念和本体论的转变；

- 有界限的；

- 综合性、讨论性和重构性的，使学习者能够在概念所在的更大的概念框架内看到各种关系，并建立更深的联系；

- 棘手的知识，因为它们挑战以前的理解和假设以及常识性知识；

- 不可逆的，因为它们一旦掌握，通常不会被遗忘。

阈值概念是要求学习者在掌握知识的过程中进入一个阈限空间。在这个过程中，学习者进入了一个充满怀疑、或许有误解和困惑的阶段。学习者在能够完全掌握、理解和整合这个概念之前，往往需要模仿和反复练习。这个过程需要长期演练，可以是零星的、反复的，直到学习者改变了自己的理解。阈限空间并非是线性的，而是螺旋式的，包含了渐进式的进步和回归。

每个学科或专业都有吸引新人进入专业工作的特殊方式，这其中有三个维度，即思考、执行和诚信行事，而标志教学法是其中的关键（Shulman，2005，p52）。标志教学法对学习者理解职业发展的内容和过程两方面都至关重要，即人们如何从一个新人发展成为一个专业的全能型成员。重要的是，标志教学法的概念基础是，对专业成员的教育不同于对学科或知识领域的教育。

重要的是，临床医生，特别是受教育的医生，与教育者（他们多数深耕于应用社会科学中）看待世界的方式相比，是基于一套不同的传统认识论假设。尽管在试图区分复杂而细微的工作（如临床教育者的工作）时，二分法的描述通常是无益的，但主导临床医生教育和培训的传统教学法和说教式教学法，往往与应用社会科学领域的人所提出的、更倾向于建构主义式的教学法对立。我们认为，在这个意义上，这两个框架——阈值概念和标志教学法特别有用。临床医生作为教育者的职业旅程，可以被描述为将其所受培训的标志教学法（通常以事实为基础，以实证主义世界观和认识论为依据）与更具变革性的标志教学法相融合。此外，这也是通过对教育理论和相关实践中的关键思想的理解、对教学和学习的概念化来实现的。因此，在临床医生学习教育的技能时，他们必须找到接受标志教学法的方法，这些方法看似不同，但一旦掌握，就能为理解、批评和改变实践提供一套丰富和综合的概念框架。

在本章的其余部分，我们简要地探讨并论证了这两种理论方法对卫生专业的重要性。然后，我们介绍了一个案例，这个案例来自于我们临床医生身为教育者的实践，我们认为它突出了一个过程，即这些理论可以帮助学习者探索、解读和启迪想成为（和终成为）临床教育者的过程。最后，我们提出了以理论和实践为基础的教师发展的具体方法，认为这有助于创造一个使那些寻求发展的临床教育者成长和发展的环境。

# 临床教育中的阈值概念

"阈值概念"是一个有用的框架，有助于理解和探索成为教育者的过程。虽然它没有为获得教育技能和理解提供一套明确的步骤，但它概述了学习者需要突破的关键（或阈值）概念的过程和理念，促使初入教育行业的新手进步，并将这种理解融入他们身为临床医生的思维方式。如果没有对教育阈值概念的综合理解，我们认为临床医生不能完全成为临床教育者，这个过程在认识论和本体论上都是转变性的（Meyer & Land，2003）。Meyer 和 Land（2005）提出，阈值概念的特点是转变性的、重构性的、棘手的、不可逆的、整合性的、有边界的、辩证性的和边缘的（Land et al.，2005；Meyer & Land，2006；Cousin，2006）。为了明确起见，下面将分别概述这些概念。阈值概念是：

- 转变性的，因为学习者对学科的看法随着对概念理解的更新而改变；这使得学习者能够形成更深刻的理解，能够理解关键的原则，并能够建立联系。
- 重构性的，因为学习者能解构然后重构知识，阈值概念允许新的和不同的理解；因此，阈值概念不仅仅是新的知识，而且是改变和重组的思维方式，并创造新的见解。
- 棘手的，因为阈值概念是困难的，有时是反直觉的和复杂的；它们往往与以往的理解和假设背道而驰，因此，它们可能需要教师和学习者额外的努力。
- 不可逆的，因为学习者一旦掌握阈值概念，就会永久地改变自身，以此塑造新的思维方式和可能的学习方式；一旦学会了阈值概念，学习者将永远无法再回到无知的状态，而会被永久地改变。
- 整合性的，这意味着一旦学习者理解了阈值概念，它就提供了建立联系和整合先前分散概念的工具，从而实现联系和网络化思维。
- 有边界的，因为它们是具体学科的，形成了特定学科的关键思想，可能对其他学科或领域没有意义，也可能没有以同样的方式将其概念化（尽管许多概念在几个学科中相重叠）。
- 辩证性的，因为阈值概念意味着学习者可以开始接受学科的认识论；这些概念提供了一种语言和结构，包括词汇和语法，学习者可以在其中讨论和审视学科本身。
- 边缘性的，因为阈值概念在学习者理解之前是一种混乱、迷失方向和误解的状态，而且这个过程将是持续的和反复的。

阈值概念之所以如此重要，是因为在学习的过程中，学习者既改变了他们的思维方式，也改变了他们的身份。正如 Cousin 所指出的。掌握一个阈值概念是转变性的，因为它涉及本体论和概念的转变。我即我知。新的理解逐渐混合到我们的生活中，构成我们是谁、我们如何看待、如何感觉的一部分（Cousin，2006，p4）。

就临床教育而言，通过将教育不仅视为一套实用技能，而且是一门以复杂的理论、辩论和关键概念为支撑的学科，临床教育者可以发现新的思维和教学方式。这是概念性的、以理论和经验为基础的，而不是需要技巧、窍门或技能的教学方法。但是，它需要精心策划的教育项目，既要解释教学理论及其在临床环境中的应用，又要有职业奖励和基础设施形式的支持，如医学教育家协会（AoME）等协会的专业认可。阈值概念可以为课程设计和教学提供新的视角和框架（Neve et al., 2016）。通过与新思维方式较量的过程，临床医生不仅可以获得对教育丰富、发散和综合的理解，还可以利用这些知识来审视他们自己作为教育者的实践和更普遍的专业实践。他们对自己的工作，有时也对自己的身份，有了新的认识。

# 标志教学法和临床专业

教育心理学家 Lee Shulman（2005）基于对各种专业的成员进行广泛研究，建立了一个专业教育的理论模型，称为标志教学法。将教育过程和内容相结合，以此教育学理念为出发点，Shulman 认为，一个专业的标志性教育有一些核心维度，这些维度因专业而异，有待商榷。第一个是表面结构，即我们最熟悉的教学中公开的和具体的方面。第二个是他所说的深层结构，关于构成该职业的知识、技能和活动的一系列假设。第三，Shulman 提出了他所说的职业的隐性结构，包括它所包含的道德准则、信仰和职业价值观。最后，一种标志教学法之所以引人注目，往往是因为它无意中没有包含或传授的内容。

从一个专业的角度来看，无论标志教学法如何与众不同，Shulman 认为，它们也有一些跨越不同专业的共同特点。在研究我们如何将新人带入临床实践世界的过程中，从专职医疗人员到内科医师再到牙科医师，这些特征始终出现在我们的教学和培训方式中。Shulman 认为，如果这些特征不存在，专业教育经验就会变得没有意义、没有效果，而且随着时间的推移，学习者个人和专业的价值也会降低（更不用说我们的职业是整个社会的关键组成部分）。

## 标志教学法是普遍和常规的

Shulman（2005）认为，标志教学法的一个重要方面是，它贯穿了我们教授和培训专业人员的各种背景，实际上也贯穿了学习的环境，以至于它们既普遍又常规。这在教授和学习成为一个专业的正式成员的前提下是重要和必需的，因为专业实践十分复杂、微妙和难以实现，它需要一些标准化的教学方式，以帮助实现这一转变。例如，在学习成为一名临床医生的过程中，常规的教学方法，如床旁教学"简化了专业教育中令人生畏的复杂挑战，因为一旦学会并内化了这些方法，我们就不必再去思考它们，而是可以用它们来思考，常规的方法可以缓冲高级学习的负担"（Shulman, 2005, p56）。常规方法降低了本就可能压倒性的学习情境的认知负荷，而教学方法的普遍性意味着学习者可以进入各种临床环境，知道应该期待什么，如何行动，以及他们可能会从这种情境中学到什么。因此，Shulman 指出，这些教与学的习惯可以将新的学习转移到我们的最近发展区，把不可能变为仅仅是困难的事情（2005, p56）。

## 标志教学法包括作为学习者的公开表现

同样，与纯粹的学科教学不同，专业教育学包括学生对新获得的技能和专业能力的积极表现（以及随之而来的，对习得技能的持续发展）。对于医疗卫生行业来说，这是教育经验的一个基本部分，即使这种公开表现的性质、范围和规模在不同的专业和教育背景下可能有所不同。传统上，医学教育分为临床前和临床阶段，护理学的学术研究通常也是这样划分的。然而，一些牙科课程要求学生在第一年的学习中开始积极与病人接触，学生执行的任务与他们的概念知识同步发展。在绝大多数情况下，专业培训中，未获医师资格时的临床表现都是为了将必修的概念知识转化为专业实践环境中解决实际混乱的情况，同时也让学习者直面老师、同伴和病人的注视和相关责任感。

无论结构如何，这种公开表现的目的是明确的：开始了解他们最终专业实践的不确定性、不可预测性和多样性。Shulman 指出，这种不确定性、可见性和问责性不可避免地增加了教学过程中的情感风险，使学习者既兴奋又焦虑（2005，p56）。因此，要培养具有在不确定情况下做出艰难判断的品格和职业操守的专业人员，这些经历至关重要。

## 标志教学法是平衡的

最后，为了使专业领域的标志教学法有价值，它必须关注作为专业成员意义的整体属性。实践的知识部分是大多数专业培训项目的起点，当大多数人思考成为一名卫生专业人员意味着什么时，内容就是起点。毕竟，一个人必须对许多学科有相当的了解，才能作为一名卫生专业人员发挥作用。专业实践的技术技能通常以此为出发点，这也经常反映在课程结构中，临床前学习侧重于生物科学内容，临床经历侧重于技术能力的发展。在大多数临床专业中，这些内容交织在一起，组成了 Shulman（2005）所说的实践的道德层面。在课程中平衡这些方面的紧张关系，反映了作为临床医生在日常临床实践中平衡这些方面的紧张关系；因此，必须注意周到地处理每一个方面。根据 Shulman 的说法，当这些维度中的某一个从属于其他维度时，就会影响到教学的有效性。

## 标志教学法是不易改变的

由于标志教学法既能反映又产生于它们所代表的职业，所以它们是相当持久的，不容易改变。相反，Shulman（2005）认为，为了改变我们培训和发展卫生专业人员的方式，需要进行相当大的改变。专业实践中的剧烈变化是改变标志教学法的一种方式，尤其最近在卫生专业中产生了相当大的影响。影响实践的技术变化，或更普遍的技术变化，也会对标志教学法产生影响。最后，社会的转变和对专业实践的合法性或神圣性的挑战，可以使标志教学法发生巨大的变化。

## 传统的和新兴的标志教学法

尽管专业以及带有其特征的教学法一般都是不易变化的，但在过去的两代人中，科学和医学的迅猛发展以及随后临床实践的变化，使卫生专业人员的培训方式也产生了重大变化。传统的传授卫生专业临床知识的方式是说教式的，以固定的知识体系和掌握技术技能为重，这体现在医学和护理课程的临床前 / 临床实践的分界上。基于问题的学习于 20 世纪 60 年代在加拿大兴起，此后在世界范围内推广，它试图采取一种不同的方法，努力重新平衡课程，并在专业化医学和科学知识涌现的时代，更好地反映医生所需的技能和知识的性质（Davis & Harden，1999）。这种方法旨在将学习者置于医学培训的中心位置，并深挖他们的动机和热情，来寻找和发现他们在诊疗病人时所需要的信息。在这个过程中，实习医生养成了他们作为专业人员所需的思维习惯。随着时间的推移，这种方法逐渐流行起来，它在医学培训中取得了标志性的地位。尽管没有在全世界普遍采用，但它在西方医学院的环境中普遍存在，而且似乎培养出了既能胜任和参与培训，又能在得到执业医师资格后有效治疗病人的医生（Wood，2003）。

同样，医院内培训临床医生相关的传统床旁教学方法，在病人住院时间减少、病人在门诊或社区护理环境下得到更多照顾的情况下，变得更加难以维持。同时，可用于培训的时间也在不断减少。其中一种解决方法是，技术创新使医疗从业人员能够在高度逼真的模拟环境中学习，使用模拟人和技能训练器，这些可以反映出对受训临床医生来说少见或具有挑战性的条件和情境。尽管直到最近，模拟才成为医疗卫生培训的核心部分，但它已迅速成为全球许多情况下各卫生专业的临床医生培训的一部分（Long et al.，2012）。基于模拟的医疗卫生教学法的许多特点反映了标志教学法的深层、表面和隐含特点，并标志着卫生专业人员学习方式的改变。

### 案例研究 22.1　成为一名临床教育者

Maria 是一名热情而有能力的急诊医学实习生，顺利完成培训后，期待着成为一名主任医生。当她还是医学生和早期实习生时，她有过一些负面的经历，但同时，她也有很多相当积极的经历，这些经历让她充满动力，渴望做到最好。此外，她来自一个教师家庭，所以她对教学工作很满意，很投入，很感兴趣。她有非常积极的模拟学习经历，并且认为这种学习对她成为一名急诊医生的临床实践非常有价值。其他一些受益终生的学习实践经历是她在医院外工作的经历，如担任马术比赛、自行车赛和马拉松赛的医务保障人员。她知道，她想要这些方面以及身为医学生和实习生的明确职责，能够成为她所希望的多样化的急诊医学职业的一部分。

Maria 之所以决定在急诊科接受专业培训，既与她的临床兴趣有关，也与她不断增长的自我认同感有关。对 Maria 来说，医生作为教师的身份是在急诊医学中得以成型并实现的，而在她的其他早期实习经历中却没有。她开始把她的同事和前辈们在急诊医学中的工作看作一种教育工作，因为他们不断有机会去教和学习：与医院内部和外部的其他医生共同学习（乃至社区卫生和精神健康领域的医生）；与急诊科和医院其他领域的准专业人员共同学习；以及从病人和他们的家人那里学习。她与急诊科的同事谈得越多，实习越深入，她的思维和她作为教育者的身份就越发展得越多。她不能再像对待任何其他专业一样，对急诊医学概念化。对 Maria 来说，这是一种看待自己和工作的新方式。

经过几年的实习，在她教育者身份的驱使下，Maria 申请并被任命为一家大型教学医院为期一年的医学教育研究员，该医院有一个围绕教育者工作而组织的支持和发展计划。根据设计，该研究员工作允许她在发展教育工作的同时，继续接受急诊医学的专业培训，因此她交替在急诊医学和模拟中心授课。

专科医师培训的一部分是通过大学提供的医学研究生学位。Maria 热情洋溢地开始学习，津津乐道于她所说的那种有时与她从自然科学中习得的思维方式大相径庭的概念和思想的挑战。Maria 将该课程概念化为帮助填补她在模拟教学中所做工作的一些理论和经验基础，但在这 1 年时间里，她发现这也是她对临床工作的思考。

通过为培训的每个方面安排专门的时间，并同时进行，Maria 迅速意识到这两个角色之间的协同作用，以及她是如何在这两个领域取得重大进展的。她在模拟中心的经历帮助她成为一名更好的急诊医生，而她在临床的时间给了她大量的日常实践经验，可以在课程中探讨，并告诉她如何使模拟教学更有针对性。她的研究员经历为她提供了一个进入从事医学教育实践和学术研究团队的机会，因此她开始逐渐胜任这份工作，也适应了与之相关的文化。她在团队中工作，和大家一起为他们的共同工作绘制会议海报和报告，并为需要数周或数月才能实现的学术项目制定计划。她指出，从她工作的直接性质、工作的影响以及她在急诊科收到的反馈来看，这一切都非常不同。

在发展成为一名模拟教育者的过程中，Maria 发现，练习和征求反馈对她的复盘技能至关重要。她开始缓慢而坚定地从她所谓的自然说教方式，转向她所说的更有促进作用的立场：她开始从一些更有经验的同事那里看到，为学习者提供一个支持性的空间来探索他们的实践和想法，很可能比直接告诉他们正确答案更有效。她开始意识到，作为一名教育工作者，她的职责是提供给学员书本之外的东西，而不仅仅局限于了解学习内容。她作为资深急诊科注册医师的丰富经验还体现在：帮助实习生思考做出医疗决策的原因的能力，而不是简单地告诉他们该选择什么治疗。

在这一年里，Maria 一直在努力解决医疗专业人员提出的最常见问题之一：身为临床医生和教育工作者在培训中如何进行反思，以及反思的过程对她的职业生涯意味着什么。她在培训初期就发现了这一问题，并恼怒地指出，任何基于工作场所的评价都要求她进行反思。她认为，这当然是一个悖论：反思应该是一个内在的、自我产生的过程，而任何要求这样做的做法显然否定了它的价值。通过明确了她的担忧，并与急诊科和课程中的同事、她的导师和她自己的受训者讨论这个问题，她开始在这一年的思考和实践中更加仔细和批判性地思考这个概念。她利用这个机会写了一篇关于反思的文章，作为她的课程评估之一，考虑反思与专业教育的理论和证据的关系。在这一年结束时，她开始以一种非常不同的方式定义反思：她认为反思是作为一名即将成为医生的资深实习生的日常工作的核心。在与她的导师广泛讨论后，她认为这也是他们工作的核心。她还发现，在复盘基于模拟的教育时，引导受训者和同事进行反思，有助于他们仔细和批判性地思考如何改进自己的实践。她开始将反思从一项必要的活动重新规划为急诊医学顾问角色的核心内容。这项工作要求她不断地根据已有知识和经验来考虑自己的行动和交互，以及对自己的实践可能进行的持续改变或保持。作为教育者的工作中，Maria 意识到，帮助受训者反思他们的实践，使她对反思自己的实践有了新的认识。

到了年底，Maria 以不同的方式阐述了她的职业轨迹。她开始把自己说成是其他老师的老师——"一名教师发展师，我想你可能会这么说"——她把自己想象成一个将利用教育的理论、证据和学术研究来改变她与受训者、同事和病人工作的方式的人。

# 解析案例研究：成为一名临床教育者

案例研究 22.1 中出现了两个关键点：

- Maria 花时间"做"教育，让自己沉浸在教育者的角色中。
- 她是一个支持性团队的成员，这个团队帮助她看到她所做事情的价值，并鼓励她思考她作为一个教育者的实践。

明确的关键变化是：

- Maria 改变了她的观点，不再只看到教育立竿见影的收获，而是看到了它的长期影响，并理解它需要很长时间才能产生影响。
- 她将教学方法由说教式的改为更加促进式的。
- 她改变了对教育的看法，现在认为它不仅仅是"知识"。
- 她不想再按照当年别人教她的方式去教别人，而是去思考教育的根本逻辑。
- 她认为理论是她教学的核心。
- 她对反思、她自己、工作及作为顾问医师和教育者的职责的理解都发生了变化。
- 她现在把自己描述为"教师的教师"。

这个案例研究清楚地说明了三点。第一，许多阈值概念从根本上改变了 Maria 的思维和她作为临床教育者的实践；第二，Maria 开始理解与医学本身不同的标志教学法；第三，她需要一些特殊的环境来促成这一点。

Maria 的工作重点开始由标志教学法驱动，将学习者放在中心位置，并激发学习者去寻找他们需要的信息。在她的教学中，她希望在学习者中培养出专业人员的思维习惯。她已经开始处理阈值概念，这样做不仅改变了她的思维方式，也改变了她的为人。在讨论她的教学时，她现在更清楚地意识到一些关键的概念，如背景、不确定性和多角度的重要性，以及人们的学习方式和能够影响这种学习的因素。

Maria 对自己的看法变成了"作为教师的医生"，对她来说，作为教育者和作为医生的她之间没有任何矛盾。她不是简单地掌握了一些有用的教学技巧，而是改变了她对自己和自己职业的看法。她现在不仅对教学有了不同的思考，而且还希望将这种思考建立在理论之上。她的驱动力是有意识地进行教学，重点从什么是重要的变成了为什么这些东西是重要的。她将教学方法由说教式的改为更加促进式的，这表明她考虑到了一些关键的建构主义教育概念，如学习者建立自己的思维模型、学习的社会性、鼓励学习者参与到想法中并表达自己的思考，以及处理不确定性和模糊性。

Maria 的一个根本变化是她开始关注批判性反思。她与这一问题的斗争是从憎恨反思的强制和形式化，到意识到认真反思的力量，以改善和指导自己的临床实践。作为其中的一部分，Maria 通过正式的教育课程工作和相关的评价来从事研究。现在，Maria 不仅在自己作为教育者和临床医生的实践中使用反思，她还试图教别人以这种方式思考。她与这些想法进行了斗争，又以不同的视角从另一边走了出来。这清楚地说明了阈值概念的要素。批判性反思的想法最初非常麻烦，Maria 经历了以困惑为特征的阈限阶段。然而，一旦掌握了反思的概念，它将是变革性的。它具有整合性和重构性，因为它为 Maria 提供了在其他想法之间建立联系，并以新的方式看待事物的方法；它具有辩证性，因为提供了一种解释她的想法和构建她的教学的手段。

这个案例研究还说明，Maria 需要的是一个有利于促进学习的环境，而在这样一个环境中，她开始体验到不同学科的标志教学法。她不仅花时间做教育，而且是以一种慎重和专注的方式进行。她不是在投机取巧的情况下进行教学，也不是在繁忙的临床工作中匆忙教学，她是在以教育为中心的环境中进行教学，对教学和学习的思考是慎重的、明确的、显现的和清晰的。

Maria 是团队的一员，因此有机会与其他人一起工作，有些人是非常有经验的教育工作者，有些人则像她一样经验不足。所以她有机会讨论教育问题，并阐述自己的发展思路，同时得到了鼓励、反馈和挑战。此外，Maria 正在学习一个正式的教育课程，因此接触到了当前关于教育的学术思想。这意味着她对教育的思考有一个结构化的基础，她面临着挑战，既要发展她的思维理解、推理判断，还要发展她对自己与其他人的教学决定的认识。此外，正式的教育课程给了她一个理解和表达自己想法的手段。随着她对这一过程的探索和继续，教育的建构主义和显性教学法开始改变她对过去的专业标志教学法的思考方式。融合这两种思维方式的机会摆在她的面前，并形成了她所设想的一种新的专业教学法。

本案例研究强调，在临床医生作为教育者的发展过程中，有许多事情可以起到核心作用，其中包括坚实的理论支持、明确的实践基础，以及在支持性的环境中进行教学、对教育进行批判性的思考、与他人（包括资深教育者和新手）进行交流，并思考和讨论自己作为教育者实践的机会。重要的是，它还包括教育学中教育者特征的一些方面，尽管它们是良好临床实践的标志，却往往没有出现在卫生专业的标志教学法中，包括明确描述所做的决定、决定背后的理由和每个决定的后果，以及得到支持和挑战的机会。

正如本案例研究所说明的，教师发展可以为教育提供一个途径。它可以提供机会来思考教育问题，并考虑支撑该学科的学术和研究。它可以提供一种环境，在其中可展现关于教育的对话，有些甚至是第一次。如果做得好的话，教师发展的作用是给教育提出问题。教师发展鼓励我们对教育进行批判性的思考，并对所做的决定（隐性的和公开的）提出质疑，而不是将教学作为一种常识性的活动，误以为任何了解自己学科的人都可以做。它还鼓励我们为我们所做的决定找到一个深思熟虑的、有充分依据的理由。

# 对卫生专业人员教师发展的影响

教师发展不是一项临时的活动，而是一项通过谨慎、有计划和有组织的方式促进良好教育的活动。Maria 的案例研究表明，改变是可以发生的，作为教育者，人们可以被改变，并继续激励他人。它要求那些负责教师发展的人理解标志教学法和作为基础的阈值概念；它也需要全身心投入其中工作。总之，这意味着要采取多方面的方法。

## 正式教育

医学或临床教育方面的正式资格是必不可少的，因为它们提供了对文献的深入理解及其在实践中的应用，以及进行指导、结构化及支持下的训练。毕业后培训证书或文凭之类的课程可以为教育领域的学术和研究提供一个系统性、结构严谨的介绍，也可以让你像一个教育者一样思考。理想情况下，这是在其他学习者的陪伴下完成的，这样每个人都可以向他人学习，互相挑战和鼓励。

## 发展的机会

可以通过工作坊、会议、文献报告会、讨论会和其他机会的形式来发展自己的思维，并以允许改变的方式批判性地反思自己作为教育工作者的实践。这些机会让临床医生接触到其他认真思考教育问题的人，从而挑战他们自己的思考和实践，提供机会与他人会面、观察、分享，并成为教育工作者共同体的一部分。

## 职业结构

对于一些职业来说，教学和监督学员长期以来一直被忽视，既不被认为是日常工作的合理组成部分，也不被视为长期职业计划的一部分。随着这种情况的逐渐改变和教学获得普遍接受，临床医生的教师身份变得更加突出。奖励式教学赋予了它地位，并为认真思考教育问题、学习更多知识、记录自己的成就并可能获得资格提供了动力。

## 专业框架

新兴的专业框架为那些在培训中教授、监督和支持临床医生的人提供了一个基础，即一个临床教育者的实践意味着什么。其中一个框架来自医学教育者协会（2014），它为专业实践的期望提供了指导，并以会员资格和专职培训医师职位的形式对这些标准的一贯表现予以认可。这些资源通过提供正式的结构和认可，以及通过阐明共同体在教学中的价值，来促进教学和学习。此外，这些资源提高了教育的知名度，从而为教师的持续发展提供动力。

## 策略

培训预注册卫生专业人员的高等教育机构，以及赞助临床实习的医院和其他卫生保健机构，需要明确的教师发展战略，以确定其优先事项和方法。以明确和公开的方式阐明这一点的重要性，表达了将教师发展作为临床医生角色中有意义而明确的一部分的承诺。

## 教学专职医师职位

教学专职培训医师职位为临床医生提供了以专注和良好支持的方式从事教育的机会，并允许临床医生作为教育者和临床实践者批判性地反思自己的实践。如果这是在一个致力于深思熟虑的教育实践的支持性团队中进行的，那么临床医生可以同时发展自己的技能，并继续用他们的热情和知识感染他人。

## 教育工作者和临床医生的跨学科参与

在教育领域受过训练的人和在医学领域受过训练的人之间进行跨学科合作，可以为双方提供富有成效的思考和发展。例如，在案例研究中，Maria 从她的模拟中心的调查与研究合作中获得了灵感。

## 调查与研究

基础教育和教师发展意味着有可能为教育工作提供一个坚实的、完整的理论和概念基础以及教育工作的框架，同时兼顾进行诘问和批判的推理能力。这也意味着，通过不断的研究，我们对临床教育的理解可以进一步拓展和发展。

# 总结

对于临床医生来说，教育思维方式可能会对传统的教与学的观点产生冲击，也会对人们自己被教育的方式产生冲击。这样，它们就能提供新的见解、新的理解，从而提供反思的可能性。Kneebone（2002）非常生动地描述了自己初入教育殿堂的经历，以及他最初的困惑乃至沮丧。在本章中，我们利用一个案例研究，考虑了教师发展可以为教育思维方式提供一种途径。然后，我们研究了教师发展需要精心组织的方式，并提供了一种广泛和多方面的方法，这种方法是学术性的，基于教学理论，适用于实践，并由基础设施支持。

我们认为教育提供的思考方式不是更好的，而是不同的。关于每一种认识论价值的规范性判断往往是徒劳的。通过让临床医生有机会有意义地参与一种新的思维方式，我们提供了一个以调查和严谨研究为基础的替代维度。利用阈值概念和标志教学法的框架，我们可以开始将教师发展视为进入临床教育的复杂和变革性思维的一种方式。这可以提供一种综合的方式来理解临床教育，考虑背景、压力和优先级，并提供一个概念基础。

好的教师发展项目通过正面处理教育问题，将教育或教育学作为一个阈值概念来考虑。这意味着它是非常棘手的知识，我们所呈现的许多内容最初是反直觉的。通过承认而非回避我们对自己学科的信心，我们就能够以一种学术的、有充分研究基础的方式来呈现教育思维。与其说教学是一套技术技能，不如说是在基础思想的背景下将其概念化，为我们作为教育者所做的事情提供理论依据。对于一些临床医生来说，这可能是一种阈值概念的体验：我们承认，当人们获得这些阈值概念时，将进入阈限空间。然而，在建立有效的教师发展过程中，我们还利用了这些概念的综合性和论述性。

在让临床医生接触到社会科学的标志教学法的过程中，一方面，我们要说明为什么要应用，以及该方法如何帮助教育者对工作、学生和自己产生不同的想法；另一方面，我们同样也邀请临床医生重新参与到他们自己专业的标志教学法中来。随着教师们对教育学的理解不断加深，他们也在培养自己的能力，使自己的教学变得有意义，以越来越复杂的方式阐明这种理解，并将以前被视为不相关的观点联系起来。我们认为，本领域的潜在机会是很重要的：通过借鉴社会科学的标志性思维方式，并将其应用到临床科学的教学方法中，教学环境保留了旧标志教学法的一些特征，并被重塑为更有意义和更高效的学习机会。此外，新的标志教学法（如基于问题的学习、基于模拟的教育）也开始兴起。

一个精心设计的教师发展项目将建立在这些理念的基础上，将利用机会不断地重新参与和重新审视越来越复杂的临床教育概念，并在理论和实践之间建立动态联系。界定教师发展项目成功与否的一种方式是它如何进行变革，而这本身就是阈值概念的关键要素之一。如果教师们说，他们现在以新的方式看待他们的教学（甚至是他们的临床实践），那么我们就成功地创造了一种鼓励临床医生期待且乐意成为教育者的环境。

## 参考文献

Academy of Medical Educators (2014). *Professional standards* (3rd ed.). Cardiff: Academy of Medical Educators.

Cousin, G. (2006). An introduction to threshold concepts. *Planet*, 17, 4–5.

Davis, M. H., & Harden, R. M. (1999). AMEE medical education guide number 15. Problem-based learning: a practical guide. *Medical Teacher*, 21, 130–140.

General Medical Council. (2012). *Working with doctors, working for patients*. London: GMC.

Kneebone, R. (2002). Total internal reflection: an essay on paradigms. *Medical Education*, 36, 514–518.

Land, R., Cousin, G., Meyer, J. H. F., et al. (2005). Threshold concepts and troublesome knowledge (3): implications for course design and evaluation. In C. Rust (Ed.), *Improving student learning: diversity and inclusivity. Proceedings of the 12th Improving Student Learning Conference* (pp. 53–64). Oxford: Oxford Centre for Staff and Learning Development (OCSLD).

Land, R., Meyer, J. H. F., & Flanagan, M. T. (Eds.), (2016). *Educational futures: rethinking theory and practice* (Vol. 68). Rotterdam/Boston/Taipei: Sense Publishers.

Long, T. L., Breitkreuz, K. R., Diaz, D. A., et al. (2012). Competence and care: signature pedagogies in nursing education. *Exploring More Signature Pedagogies: Approaches to Teaching Disciplinary Habits of Mind*, 171–187.

Meyer, J. H. F., & Land, R. (2003). Threshold concepts and troublesome knowledge: linkages to ways of thinking and practising. In C. Rust (Ed.), *Improving student learning: theory and practice ten years on* (pp. 412–424). Oxford: Oxford Centre for Staff and Learning Development (OCSLD).

Meyer, J. H. F., & Land, R. (2005). Threshold concepts and troublesome knowledge (2): epistemological considerations and a conceptual framework for teaching and learning. *Higher Education*, 49(3), 373–388.

Meyer, J. H. F., & Land, R. (2006). *Overcoming barriers to student understanding: threshold concepts and troublesome knowledge*. London: Routledge.

Neve, H., Wearn, A., & Colett, T. (2016). What are threshold concepts and how can they inform medical education? *Medical Teacher*, 38(8), 850–853.

Shulman, L. S. (2005). Signature pedagogies in the professions. *Daedalus*, 134(3), 52–59.

Wood, D. F. (2003). Problem based learning. *British Medical Journal*, 326, 328.

# 第23章

# 临床教学中的领导力

Jennene Greenhill and Judy McKimm

## 引言

每一位从事医学教育的教育者在某种程度上既是领导者又是管理者。本章介绍了一种新的管理和领导方法，对在不同环境下从事不同水平工作的医学教育工作者都很有用。本章旨在为变革时代的领导力提供理论和实践策略。目的是促进教育工作者对一系列当代领导力理论应用的理解，以帮助作为领导者的教育者成为更有效的变革推动者。

教育者是思想、信息和知识的负责人——在复杂的适应性系统中，思想不断涌现。那些同时也是优秀追随者的领导者能够感知潮流，并综合各种想法和信息，让人们觉得他们在不断奉献，从而创造一种包容的变革文化。"教育领导者"在组织内部和组织之间协同工作，有助于引导共同创造持续学习的文化。

本章为希望深入了解领导力理论并获得证据基础从而帮助他们成为更有效的领导者的医疗保健教育工作者介绍了领导力和管理能力的关键方面。我们综合了当代领导力理论，重点关注变化和复杂性，以及在医学教育

背景下的追随力 [1]，旨在建立一支知识渊博、技能娴熟、适应性强的卫生工作者队伍，为提供日新月异的医疗保健服务做好准备。医学教育是复杂而动态变化的，因其在大学 / 学院和医疗机构环境中的定位而体现出固有的紧张关系。独立的教育者及其团队必须根据具体环境和情况，通过领导和追随来处理这种紧张关系；因此，我们提供了与此复杂性各个方面相关的案例。

我们通过一个案例研究总结了讨论过的概念、问题和挑战。这个案例研究关注了一位教育工作者，要求他在服务水平不足的社区建立一个新项目来教育下一代卫生专业人员。我们提出了教育领导者面临的典型问题，并探讨了以下主题：

- 领导力、管理能力和追随力的理论与实践；
- 变化与复杂性理论——在复杂世界中有助于激发和产生变化的模型和框架；
- 复杂系统的适应型领导力——如何在领导和管理中使用 VUCA（volatility：易变性；uncertainty：不确定性；complexity：复杂性；ambiguity：模糊性）和 RUPT（rapid：快速的；unpredictable：不可预测的；paradoxical：矛盾的；tangled：缠结的）方法；
- 包容型、以人为本的领导力——让人成为我们工作的核心，赋予工作多样性，识别并解决无意识偏见；
- 韧性、毅力和情商——有效领导力的关键个人品质；
- 影响力技巧；
- 设定个人目标和行动计划。

领导力对于提供优质教育的重要性不亚于临床知识及技能对于医疗保健服务的重要性。卫生服务环境中的教育领导力需要反映并促进培养卫生领导者的实践活动，这些卫生领导者可以：

- 设计和实施整合照护模式；
- 不断调整实践活动，改进系统和流程；
- 促进团队合作；
- 建立包容、尊重的文化；
- 基于社区和病人的需求管理工作团队。

医学教育者是思想、信息和知识的负责人，他们（明确地和隐含地）利用一系列领导力理论和策略来培养临床医生的领导力技能。最近一项对 14 年间领导力文献的研究发现，有六种领导力方法最常用于卫生专业环境：变革型领导力、魅力型领导力、策略型领导力、领导力与多样性、参与型 / 共享型领导力和培养领导力的特质性方法（Meuser et al.，2016）。适应型领导力和追随力也很突出，并且 Meuser 等（2016）还发现各领导力方法之间存在相当大的重叠。他们认为，从领导力文献中汲取多种概念的综合方法正在变得越来越普遍。

医疗保健教育领导者在许多不同的背景下，处在不断变化的、复杂的、适应性强的系统中工作。他们通常承担着广泛的责任，那些在更高职位上工作的人尤其有能力影响各级卫生和教育系统。本章提出，采取整合领导力的方法（使用一系列概念和理论）将有助于在教育工作者、卫生专业人员、政策制定者、政治家和多学科团队之间建立协同工作的关系。例如，许多教育工作者正在努力设计跨专业课程，并为新的照护模式开发创新教育项目。整合领导力的方法借鉴了几种互补的领导力理论，从而有助于领导者与其他人合作共同创建适应新

---

[1]　追随力，即有效执行领导者的指令、支持领导者工作的能力，其目的是达到组织目标最大化。——译者注

技术及响应社区需求的卫生和教育系统。

# 变革时代的领导力理论

领导力对于成功的教育和卫生服务管理至关重要（Dzau et al., 2015；West et al., 2014；West et al., 2015）。研究证实，在复杂的卫生和教育系统中，有一系列互补的方法与领导力最为相关。这些方法包括变革型、协作型、集体型、同情心型、包容型、以人为本型、分散型和服务型领导力（West et al., 2015；McKimm et al., 2017）。在这里我们将探讨两种常用的密切相关的方法：变革型领导力和协作型领导力。在组织或系统层面，变革型领导是一个鼓励人们走出舒适区，协同实施组织变革的过程，其目的是最终将变革融入或整合到系统中。在医学教育中，变革型领导力在某些分布式组织中尤其有用，这些分布式组织往往具有引导多个利益相关者及其关系的社会使命，旨在系统层面上影响医疗保健。

在团队或个人层面上，变革型领导者通过激励和鼓舞士气，以及参与并发展他人的专业知识和领导力技能，协同工作来提高工作表现。他们通过确定与特定价值观一致的变化，创造一个激发热情和灵感的共同愿景来完成目标。因此，变革型领导者充当了一个榜样，来促进员工们的认同感与组织的未来方向保持一致。Bass 和 Riggio（2006）确定了变革型领导力的四个组成部分：

- 理想化的影响力——领导者充当榜样；
- 激励动机——领导者启发和激励员工；
- 个性化考虑——领导者了解员工的个人需求和感受；
- 智力激发——领导者鼓励创新和创造力。

在医疗保健环境中，一个与变革型领导力方法相关的例子是医疗成本上升意味着医疗保健服务必须做出革命性改变。领导者必须改革系统、医疗服务供给模式和财务管理以提高生产力，同时必须促进创新，实施能够降低成本或增加收入的策略（Dzau et al., 2015）。他们需要塑造内部文化和结构以适应外部环境中新出现的变化，从而创造新的增长（Austin et al., 2016）。对于教育领导者来说，这意味着他们必须确定更加长期的、变革性的机会（例如开发全新的或扩展的从业者角色），以应对未来劳动力需求、教育和培训方面的不确定性，同时平衡短期需求以满足现有项目。

在任何卫生系统中，病人（以及学习者）都会在不同的环境中流动：家庭、初级保健、次级保健和社会保健。这些环境通常是孤立的，几乎没有整合，因而缺乏质量、效率和连续性。因此，在许多情况下，会采用更综合的服务提供方法。领导者的角色是在医院、初级保健和社会保健之间建立和培养关系，以提供跨越整个医疗保健范围的共同服务，并使病人能够适当地获得医疗保健服务。就所需的管理系统以及卫生工作人员的培训而言，开发和提供综合服务是一个巨大的挑战。将电子健康档案与决策支持系统、病人和工作流程管理联系起来的综合信息系统至关重要。跨专业教育（interprofessional education，IPE）和协作实践有可能改善此类综合服务中的健康结局，但这需要重新设计卫生人力资源，并加强教育和临床实践之间的联系（Cerra & Brandt, 2015）。变革型和协作型领导力方法将推动、激励和促进关系建设和协作实践，培养一种让所有员工和学习者都感到受重视的文化。这可能涉及不同的项目设计方法和开发全新的或扩展的卫生从业者角色（例如医生助手或护士顾问），他们可以以不同的方式在系统间和系统内工作，以满足病人的需求。

## 追随力理论与实践

直到最近，人们的注意力仍主要集中在领导者以及领导者个人如何影响和促进变革上。然而，影响和维持变革并不仅仅是一种领导者"指挥"而其他人盲目地、毫无疑义地追随的单向线性活动。领导者与追随者的关系是复杂的。它涉及领导者与他们渴望领导的人之间的动态交流和共同创造理念、具体情况或背景导致的领导者和追随者之间的变化。Uhl Bien 等（2014）认为，因为不理解追随力，我们对领导力的理解是不完整的，而这种追随力在领导力文献中被大量忽略了。

追随力文献可以从三个方面帮助教育领导者。首先，从领导力的角度来看，了解追随者的影响和需求将有助于领导者找到建立信任、让他人参与实施变革的方法，并让他们理解变革将如何影响团队。根据环境以及追随者的心理和生理需求（通过观察以及充满信任和尊重的对话确定），领导者可以调整和改变他们的风格和行为。积极考虑追随者（同事和学习者）将有助于医学教育的领导者提供冷静、善解人意、包容和富有同情心的领导力。虽然在某些情况下可能需要魅力型或权威型领导力（例如，需要做出艰难的决定，或者项目需要一位"正面"领导来传达愿景），临床教育的日常工作更多地是关于在组织和那些努力合作提供优秀教育或培训的人员中分配领导力。个人（包括领导者）通过"追随""旁观"或"抵制追随"等各种方式参与追随力。追随者和领导者不一定仅属于一个类别，还可能会根据情况在不同类别之间变化（Kean et al.，2011）。

追随力文献有助于教育领导者的第二种方式是，将追随者对领导者的影响力视为与领导者对追随者的影响力一样。没有人会一直处于领导地位——即使是高级领导者和管理人员也需要对上级负责并满足他们的要求。此外，对于"追随者"来说，在他们比处于更高领导地位的人拥有更多专业知识或经验的情况下，由他们站出来领导可能更意义。因此，追随力（如同领导力）不一定与某一角色绑定，而是在一个动态的、共同构建的关系过程中的一系列行为。正如我们已经提到的，越来越多的人呼吁医疗保健专业人员更多地合作以提供和改善医疗保健服务。作为回应，教育机构采用了跨专业教育（IPE），试图培养出理解彼此角色并准备好合作的卫生专业毕业生。这意味着所有医学教育者不仅需要教育学员掌握自己专业的技能和知识，还需要培养学员在跨专业团队中扮演卫生专业人员这一共同身份。

在不同医疗环境下工作的跨专业团队将有不同的合作方式。为了提高效率，他们必须分担照护病人的责任，并共同努力改进系统。职业身份和个人身份、权力关系、领导力和追随力之间的这种互动表明，需要对这些概念有新的理解才能影响卫生专业学生的教育培训（Barrow et al.，2011）。关于协作工作中行动和计划阶段的团队流程模型研究讨论了领导力和追随力，包括核心（领导者融入团队日常工作）和形式（传统等级制度赋予领导者的责任）如何影响团队职能（Dow et al.，2013）。领导力研究者还将"动态授权"描述为医疗团队内部将升级和授权概念化的方法。他们确定了促进协作实践的胜任力，包括可以纳入课程的具体知识、态度和行为。他们认为，了解这些原则将使学生成为具备分析团队表现和调整行为技能的团队领导者，从而促进协作并改善临床结局（Dow et al.，2013）。

问题在于，什么样的课程能让学生了解职业权力、领导力和追随力？在理论和实践之间存在差距，这表明理解跨专业医疗工作场所中领导力和追随力的含义非常必要（Gordon et al.，2015）。也许在整个课程中都应该建立对领导力和追随力的理解。可以把关注点放在不同领导者、追随者和外部参与者之间在团队、组织和系统层面发生的互动上。了解追随力的临床教育者可以在促进病人 – 临床医生层面之外的互动中发挥关键作用。开发能够加强跨专业协作实践的 IPE 课程可能具有挑战性。为了指导课程设计和支持基于团队的照护传递，需要了解医疗环境中协作实践的理论基础。IPE 应结合基于理论的教育方法，培养有效合作的技能。

追随力文献帮助教育领导者的第三种方式是通过强调追随力在复杂动态系统中的作用实现的。追随力理论将领导力视为一个应该分布在各级医疗机构的群体过程。大多数卫生服务和组织在其结构上是等级制的，通常那些在较低级别组织的工作者实施变革的权力也较小。追随者在系统中有影响力，因为他们在处理信息中是积极的、动态的、不可预测的推动者，并且有自己的观点。临床教育者通常是学生和经验不足的临床医生的榜样，通过在组织和更广泛的系统中使用他们的"软实力"，可以产生巨大的影响。

## 复杂性理论与复杂系统的适应型领导力

对复杂系统中追随力的考虑将我们引入了这种整合领导力方法的另一个理论：复杂性理论。复杂的适应性系统内部、外部都不断响应和适应着变革。术语"复杂"与"繁杂"的含义不同。一个繁杂的系统有可以区分的独立组件或组成部分，例如计算机或飞机。一个复杂（complex）的系统是动态的，并且随着组件之间不可预测的交互关系而变化，例如天气或在城市中移动的人群（Cilliers，1998）。

许多研究人员将医疗系统描述为复杂的适应性系统，如果将医学教育包括在内，"系统"会变得更加复杂。新思想、新人员和新技术不断涌现，并以不可预测的方式不断发展，这些互动动态地重塑了组织结构和流程。为了应对在复杂适应性组织中管理医学教育的挑战，教育领导者需要不断调整他们的方法，这就是理论家所说的"复杂性领导力"。复杂性领导力的原则增强了医疗和教育学者认可并推荐的未来领导者所需的其他胜任力。复杂性领导者理论源于复杂性科学，即越来越多的研究复杂适应性组织的潜在逻辑的文献。

复杂性理论在领导和管理这些不断变化的组织方面产生了全新的、创新性的实践和原则（Ford，2009）。例如，Sturmberg 等在关于复杂性科学在全科诊疗中的应用的综述中指出："系统和复杂性思维被视为一种转型工具，将全人照护的特殊性与特定性联系起来——病人是像家庭、社区、社会和医疗体系这样更大系统的一个子系统。这种方法在全科医生和家庭医生中产生了很好的共鸣不足为奇，因为它更准确地描述了他们在面对相同病情的病人时遇到的高度可变性"（Sturmberg et al.，2014，p73）。然而，医疗保健领导力教育仍然侧重于个人的培训和能力，很少关注跨专业工作场所及其固有的复杂性如何促进领导力的出现。

正如我们所讨论的，传统的领导力观点主要认为成功取决于领导者或领导团队设定战略目标的个人能力。然而，这种方法受到了批评，特别是强调魅力超凡的单个领导者是转型过程的领导者。权力过大、情商过低的单个领导者可能会变得有害并具有破坏性。有害的领导者会以消极的方式侵染组织文化，尤其是当他们周围都是些"只会说'好的'的人"或感觉自己无法挑战领导者而被动追随的人时。这可能会导致人们采取颠覆性的策略来"绕开"或"对抗"这种危害，而不是每个人都本着合作的精神齐心协力实现共同的愿景和目标。一个好的领导者（和追随者）经常感受文化氛围，以确保人们感到自己被接纳、受到重视、参与并融入关键活动中。

当前的思想主张领导力应该（实际上正是）分布在医疗和教育组织的多个层面（Bolden，2011）。复杂性领导力认为，在创造知识和人际交往的条件下，应该启用非正式的动态网络，而不是约束和控制。领导者应该创造沟通的条件，发展组织的能力，让系统基本上独立，以便它能够产生积极的效应。这种类型的变革过程称为"新兴变革"，本质上不同于有管理、有计划的变革过程，例如自上而下的项目开发方法或建设医院。

复杂性理论认为，大多数复杂系统都由几个关键的（"简单的"）规则支撑。例如，Schneider 等（2014）对加拿大初级卫生保健改革经验的回顾确定了成功实现大型系统转型的五条简单规则。它们是：

1. 在变革过程中，指定型领导力与分布式领导力相结合；

2. 反馈回路的存在；

3. 关注过去的系统历史；

4. 吸引一线 / 强大的供应商；

5. 吸引终端用户（家庭和社区）。

这些简单的规则强调集体或分布式领导，这意味着变革过程不仅应该由最高管理者推动，还应该包括各级员工。事实上，处于系统底层的员工实际执行政策，他们可能与管理人员有着非常不同的利益和观点。在教育领域，可以采用复杂性系统方法来开发课程。在这里，领导者可以通过设置一些简单的规则（如上所述）来为新产生的变化设定条件，但要有额外的界限，比如项目应该运行的年数、可用的资源和开发过程的时间框架。他们还可以具体规定大学和临床学习的时间。然后，在最终设计达成一致意见之前，他们会给团队时间和空间，让他们去构思新项目的原则、情况和结构。一旦达成一致，就需要通过线性的变革管理模式来管理变革，将理念和愿景转化为现实生活中的课程。当然，在实践中这个过程比这要重复得多，任何领导者都需要非常清楚项目范围和边界，以及每个人在课程开发过程中的角色和责任。

卫生系统中复杂性领导力的另一个例子来自南非西北省的一项研究，该研究利用复杂性理论的概念实施一项全系统干预。该省是国家初级卫生保健（primary healthcare，PHC）策略的早期采用者，该策略包括建立由社区卫生工作者组成的初级卫生保健外展服务团队。初级卫生保健外展服务团队策略的实施具有以下特点：

- 良好的省级环境，完善的地区和街道卫生系统，以及支持 PHC 的长期主义价值观；

- 在以往历史和价值观的基础上形成新策略的集体愿景，从而实现新政策的分布式领导和所有权；

- 确保系统（信息、人力资源）一致性和活动（计划、培训、试行、家庭活动）顺序适当性的实施策略；

- 早期阶段的"社区对话"和当地管理者参与的特权；

- 建立特殊的实施结构——一个初级卫生保健工作小组（由一名高级省级管理者主持）以实现反馈并确保问责制，以及一个能为策略实施提供灵活支持的非政府组织（non-government organization，NGO）伙伴关系（Schneider et al.，2014）。

复杂性理论有助于解释和告知跨专业团队如何通过有影响力、动态和适应性的组织行为来实施微观领导。例如，如果引入一项针对医生助理的新项目，那么由来自不同专业和学科的大学和临床教师组成的团队比一个医生团队对可能抵触这一项目的利益相关者来说有更大的软实力和影响力，因为他们之间有着众多的联系和内在关联。领导力培训应使参与者有机会讨论和分析日常领导力实践，并挑战关于医疗保健领导力的根深蒂固的价值观、信念、实践和假设（Gordon et al.，2017）。在复杂性系统中，由于存在太多影响变量和太多不可预测性，表现得仿佛可以完全控制或规划结果是没有帮助的。因此领导者需要做的不只是设定愿景和策略计划，还要确定一些长期策略，并为变革创造条件，尤其是那些促进人与人之间互动并使他们能够自我组织的策略。采取"系统性思维"方法极具挑战性，因为它要求领导者不再作为单独的领导者行动，并改变他们对组织的看法，将其视为一个不断波动和涌现的、复杂的适应性系统。这可能会让人感觉失控或难以控制；然而，领导力和变革来自于互动和事件，来自于人与思想之间的互动空间。

# 如何在领导和管理中运用 VUCA 和 RUPT

在一个复杂的世界中，既定的程序和方法并不总是有效的，采用系统性或复杂性思维方法可以帮助领导者和其他人在复杂系统的动态变化中找到正确方法并产生影响。我们曾建议，领导者需要"简单地"设定变革的条件，虽然变革会出现，但并不总是能清楚或确定变革会是什么。因此，领导者需要在处理模糊性和不确定性时从容应对。VUCA（volatility：易变性；uncertainty：不确定性；complexity：复杂性；ambiguity：模糊性）最开始是一个军事上的首字母缩写词，目前广泛用于包括医疗保健在内的各种情境（Till et al.，2016）。这个缩写词描述了在复杂性系统中发现的四种不同类型的挑战，而每种挑战都需要不同的应对。George（2017）将 VUCA 最初的概念引申为 VUCA 2.0，将四种领导力技能或行动（愿景、理解力、勇气和适应性）结合起来。框 23.1 列出了两种 VUCA 模式及其特点，并将其与领导者同"追随者"合作时可能采取的方法联系起来。

---

**框 23.1　VUCA 的特点及应对方法**

**易变性**

特点：领导者面临的挑战虽然不一定难以理解，但可能不稳定或出乎意料，或持续时间未知。

应对方法：领导者应根据注册风险的程度，在所有领域准备补充资源和缓解措施——财务绩效、无形绩效和领导力。领导者的职责是与追随者合作，制定切实可行的应急计划。

愿景：领导者需要向追随者明确愿景，并保持清醒和目的性来确保将愿景变为现实，而这需要通过明确任务、价值观、策略和方法来实现。

**不确定性**

特点：领导者面临的是基本的因果关系已知的挑战，但补充信息的缺乏掩盖了变革管理过程。

应对方法：领导者应与追随者合作，在信息系统和预测分析上投入，以收集、解释和共享信息，达到减少不确定性的目的。他们应该尽可能地确定系统内的具体要素。

理解力：领导者需要深入了解他们组织的能力，并通过发挥自己的优势，同时最小化自己的弱势来利用瞬息万变的环境。他们需要倾听并广泛参与来收集组织内外的意见。

**复杂性**

特点：领导者面临着诸多相互依存的变量的挑战，这些变量或跨越系统边界，或超越系统边界。

应对方法：领导者应该优化和开发具有结构和专业知识的资源来解决复杂性问题。同样地，领导者需要通过帮助人们达成共识和确定性来简化追随者面对的复杂性（Stacey，2007）。

勇气：领导者需要面对挑战，承担（考虑过的）风险并领导他们的追随者。

**模糊性**

特点：领导者面临着"不可知的未知因素"的挑战，即因果关系不明确。

应对方法：领导者应在整个组织中牢固地嵌入质量改进系统来验证猜想，根据策略目标学习和传播可持续性变革。领导者应该通过讨论和明确可选项及可能性、合作寻找克服模糊性的途径来帮助追随者在模糊性中工作。

适应性：领导者需要在自己的方法上保持灵活性，同时也需要在系统、课程或流程中建立灵活性。适应不断变化的环境不仅有助于组织生存，而且有助于组织兴旺发展。

---

资料来源：Adapted from Till A，Dutta N，McKimm J. Vertical leadership in highly complex and unpredictable health systems. *Br J Hosp Med*（*Lond*），*2016 Aug 2*；77（8），471-475. doi：10.12968/hmed.2016.77.8.471.

另一个由创新领导力中心（Center for Creative Leadership，CCL）开发的、帮助领导者在复杂性中找到出路的模型引入了 RUPT（rapid：急速；unpredictable：莫测；paradoxical：矛盾；tangled：缠结）环境的概念

（ Magellan Horth，2016a ）。

- 急速：领导者在多个领域面临着重叠的挑战，这些挑战经常发生，并且应该及时克服——这需要领导者有精力和方向。
- 莫测：领导者面临着意想不到的挑战，尽管有全面的策略和管理，但这些挑战可能会迅速挑战假设，并导致领导者重新构建自己的思维——领导者需要准备好改变自己的思想，并对他人的观点持开放态度。
- 矛盾：领导者面临着两极分化的挑战。与其提供一种解决方案，不如将挑战视为在短期和长期内都可以利用的两极——领导者需要使用管理工具并与广泛的人群互动以产生选择。
- 缠结：领导者面临着跨越和超越其系统边界的相互依赖的挑战——领导者需要了解其内部和外部环境，以审视和收集众多想法。

在如此不稳定和混乱的世界里，领导者需要"学习敏捷性"。学习敏捷性是长期领导力成功的唯一最佳预测因素，如果没有这一点，面临挑战时，由于主观保守反应，领导力要么停滞不前，要么偏离其策略（ De Meuse et al.，2010；Magellan Horth，2016b；Till et al.，2016 ）。这种方法与适应型领导力相呼应（ Heifetz，2009 ），并反映了强调灵活性、"反弹力"的快速恢复能力和 Senge 的"学习型组织"（ Senge，1990 ）。

CCL 还开发了一个领导力发展模型，这一模型将正式领导力（也称为"横向领导力"）发展的要素与体验式学习（"垂直型领导力"）的要素结合起来（ Petrie，2014 ）。McKimm（2017 ）在她"三种模式的领导力"中确定了三种学习方式：学习关于"什么有效、什么时候有效、为什么有效"的理论、模型和证据（对于教育者来说，还包括教育理论和证据）；通过深思熟虑、专注的实践学习获得建设性的反馈和反思（既关于教育实践，也关乎领导力实践）；通过经验和实践智慧的发展来学习——亚里士多德称之为"实践智慧"（ phronesis ）——关于如何在不同的情境和环境中表现和发挥作用。

通过使用这些方法，领导者可以从 VUCA 和 RUPT 的经验中学习，方法是将领导力和管理模式应用于实践并将重大事件或具有挑战性的情况作为经验教训（ McKimm & Till，2015 ）。Petrie 建议，通过纵向发展过程（每个人之间会有所不同），领导者将能够更好地适应并以更复杂、系统性、策略性和相互依存的方式创造性地思考。这个过程中有三个要素在框 23.2 中列出。

---

**框 23.2　垂直型领导力发展**

冲击体验是打破领导者惯性思维的机会，应该在其能力水平范围内设计，使领导者脱离舒适区，进入新的、更先进的思维模式。冲击体验的例子可能是领导一个困难的会议、承担一个具有挑战性的或全新的项目，或与一个非常多样化的多学科团队合作。冲击体验是一种领导者将自己置于其中以提供发展新技能和理解的方式。

在"冲击体验"中会出现冲突的观点以进一步发展领导者的思维。理想情况下，这些应该侧重于接触专业人士和其他具有不同观点、背景和思维的人。这在医疗保健领域至关重要，因为在此领域，领导者经常与跨越组织边界的多学科团队进行互动。正如在推崇和欢迎多样性的包容性领导力中一样，领导者愿意倾听他人的观点和意见，接受挑战，接受与自己不同的广泛的想法，并愿意适应和改变是很重要的。这种方法需要情商：尤其是自知之明和自我调节（ Goleman，1995 ），以及对无意识心理活动或认知偏见的理解。

提高判断力应该包括反思、训练、指导和专业对话的时间。这使得从冲击体验中学习的和从冲突观点中获得的理解得到了更大的发展和整合。有效地利用这一点可以更广泛、更深入地了解人员、组织和系统。这个过程的这一部分是关于"那又怎样？"的反思性实践的组成部分，它要求领导者在更复杂的系统中扮演有意义的角色。理想情况下，这将确定包括进一步的冲击体验、知识和技能等在内的学习需求。

资料来源：Petrie，2015；Till et al.，2016

# 共同创造整合领导力的方法

Peter Senge 等（2015）主张共同创造，并确定了系统领导者的三个核心能力：①他们深深地致力于群体健康，这也带动其他人致力于健康事业；②他们在深度倾听的基础上建立关系，从而使信任和合作网络开始蓬勃发展；③他们坚信某事是可以完成的，因此他们不必等待一个充分发展的计划，从而让其他人能够走在前面并在实践中学习。

许多学生和临床医生在服务不足的社区寻找工作，但他们可能对应对挑战毫无准备。研究表明与导师和同学的关系可以提高快速恢复的能力，防止倦怠。为了让学生做好与弱势群体合作的准备，我们需要在未来的队伍中培养领导力、倡导力和快速恢复能力（Warde et al.，2014）。就如前文提到的，采取"建构主义者"的领导方式，追随者（或学习者）可以牢固地确立为积极参与者而不是被视为下属，他们与领导者（教师）同等重要（Meindl，1995）。这强调了领导者 – 追随者 – 管理者关系的概念是一组动态的活动和思想交流。在这里，教师可以通过角色示范、促进技能和洞察力的发展来帮助学习者培养领导技能，以了解何时承担领导、追随和管理的角色和活动——"领导力三位一体"（Till & McKimm，2016）。人们需要得到支持和培养以欣赏、理解和接受这种方法。一种整合的、共同创造的领导力方法还需要权力共享甚至权力分配，以及等级的扁平化。这将有助于挑战偏重主导教育和医疗保健的传统专制领导力，但它必须通过积极的组织文化加以强化，例如集体领导的概念（West et al.，2014）。

领导力技能不是教师和临床医生固有的"自然"技能。包容性和以人为本的领导力将人置于我们工作的核心，我们与多样化的人和想法积极合作，认识并解决无意识偏见。通过文献确定的领导者的一些关键特征包括韧性、毅力、情商、影响力技巧、系统思维、领导力自我效能、观点采纳能力、自我意识和模糊性容忍度。这听起来让人气馁，尽管有一些品质和技能是可以学习的，可以帮助你提高效率，但它并不是一份列出你为了成为一名优秀的领导者所必须具备的个人品质或技能的灌输式的清单。

McKimm（2017）认为，高效、持久的领导者的关键个人品质可以从文献中总结为韧性、情商和"毅力"。虽然"毅力"听起来很"男性化"，但它实际上是韧性、激情、勤奋、坚持、决心和方向的结合（Duckworth，2016）。"要有'毅力'，你必须对自己正在做的事情有浓厚的兴趣；抓住机会练习技能，展现自律精神；培养对工作的信念和目标（这很重要），并对自己既能做领导工作又能成为领导者抱有希望和信心"（McKimm，2017，p23）。需要意识到的是这些个人品质并不能让你成为一名优秀的领导者，但因为担任领导角色（尤其是高级职位）可能非常具有挑战性，了解自己（你的优势和局限性）可以帮助你在遇到困难时支撑自己。要成为一名高效的领导者，你还需要可信度。这可以通过广泛了解你工作的背景和"行业"来实现；了解可能影响组织的更广泛的政治、社会文化和经济趋势；成为你工作领域的专家；并且充分了解自己的优势和劣势，这样你就可以在自己周围建立一个能够相互补充的团队。

学习导师和临床教师可以帮助学生学习这些技能，使他们自己和其他医疗服务工作者、他们的家庭以及他们的病人和更广泛的社区受益（Grant et al.，2017）。此外，领导力是在社会生活中建构的，而不仅仅是个人品质或属性的组合。教育工作者和医疗保健领导者在共同构建他们工作的组织中发挥着重要作用。

**案例研究 23.1　领导和建立医学教育：合作和社区参与**

想象一下，你被要求加入一个团队，在服务不足的社区建立一个教育下一代医生的新项目。本次案例研究为医疗保健系统的领导力和变革提供了许多经验教训。

这始于参加一个小镇社区会议的邀请。市政厅里挤满了渴望建立医学教育项目的人。他们邀请了一位刚毕业的学生和大学领导。他们想知道，要想让这所大学承诺把医学生送到他们所在的城镇需要做些什么。当地的医疗服务水平一直在下降，很难吸引医生来镇上。虽然政治承诺、社区支持和大学政策支持了这一想法，但基础设施、政策制定、规划和设计过程仍是必要的，而它们不足以确保计划实施。

强大的社区所有权和临床领导力对变革过程至关重要。该团队与社区合作，创造了一个集体愿景，吸引了一些学生住宿方面的资助，理事会为员工办公室和教学区提供了一些空间。学院与当地诊所和医院合作安排临床实习。他们花时间解释如何实施独特的临床监督模式。该模式依赖于合理范围的临床条件的可用性、监督的连续性和病人照护的持续性，学生需要能够从拜访临床医生这个过程中学习。实施体现为一个扩展项目、建设能力和加强当地社区的过程，而不是一个全新的过程。这让关键利益相关者放心：该计划将是可管理的，并将纳入现有预算和系统。

当地医院已有护理实习，这为项目实施提供了良好的学习环境。实施团队结合了管理经验和临床教育专业知识。管理者是团队领导者，负责协调常规会议和资讯会议，并与诊所和医院协商合作关系。

在实施过程中，认真注意通过规划、信息、培训及选择学生和员工，建立一个可管理的系统。社区与当地卫生服务管理人员的交流和参与也很重要。当地参与决策是该项目的一个关键特征。这些沟通和媒体活动表明，在确定和应对挑战的同时对实施工作做出了高水平的承诺。

实施过程遵循了上面讨论的简单规则，同时广泛的项目计划只包含一些关键的里程碑式活动。该项目不仅得到了高层的大力支持，当地人也成为了这一过程中的强有力参与者。他们能够提供有关医疗保健供给的信息，并影响学生如何、何时、何地看到病人，以及将提供什么样的支持。该团队设计了一个简单的评估框架作为识别和解决问题的机制，这些都是有效的反馈回路。

经过多年的医疗服务水平下降，新项目的实施使医院和诊所恢复了活力。然而，该项目很难在小社区开展临床实习。实施不仅需要改变做法，还需要分配资源。当地临床医生和管理人员之间的沟通似乎得到了改善，诊所和医院之间培养了更强的学习和共享资源的文化，这种文化由等级制度管理，而不是通过协商和合作管理。一些教学人员对医学生在学术上取得成就和拥有足够临床学习经验的能力持保留态度。评估发现学院与该市的行政人员本应该进行更多沟通。不应低估护士和其他卫生专业人员在获得学习机会方面的价值，因为他们在引导卫生系统方面扮演着"街头官僚"的重要角色。

在小社区建立医学教育对于在难以吸引医生的服务不足的地区创造可持续的卫生服务非常重要。这种方法为临床实习创造了更多的空间。社区参与、沟通和协作型领导力是促进这些变化的基本要素。给学生提供在小社区学习的机会是解决人员短缺的方案，并且可以提高社区的照护质量。

# 总结

一种整合的协作型领导力方法是以互补的领导力理论为基础，如变革型领导力、追随力理论和复杂性理论。这些方法挑战了有效的领导力是一些个人特质、属性和技能这一传统观点。另一种观点认为，领导力是教育和医疗系统中多个参与者之间的社会建构过程。教育者可以通过正式教育、培训（横向）和参与纵向发展（通过分享个人故事和从值得信任的同事那里获得对其表现的反馈），培养他们的领导技能、知识、行为和价值观。对于学生来说，除了正式教学外，他们还可以通过贯穿整个课程活动的引导下的反思或重大事件分析、体验临床实习、服务性学习和职业对话等获得理解力。

　　学习者通常会自我激励来组织自己和同伴的学习和发展。组织项目和收集反馈可以为学生提供发展专业知识和锻炼领导力、管理和质量改进技能的机会。或者可以通过学生社团提供课外活动作为一种补充，允许学生更深入地讨论主题，补充已经拥挤的本科课程。领导力应该是卫生专业人员的核心学习成果。学生们觉得这很有趣，并且似乎认识到领导力对他们未来职业生涯的重要性（Matthews et al.，2017）。通过跨专业教育，教育者可以合作实现有意义的变革，未来的学生可以共同创造领导力学习和发展，这为他们在复杂的卫生系统中实践做好了准备。

## 参考文献

Austin, J., Bentkover, J., & Chait, L. (2016). *Leading strategic change in an era of healthcare transformation*. Geneva: Springer.

Barrow, M., McKimm, J., & Gasquoine, S. (2011). The policy and the practice: early-career doctors and nurses as leaders and followers in the delivery of health care. *Advances in Health Sciences Education: Theory and Practice*, 16(1), 17–29. doi:10.1007/s10459-010-9239-2.

Bass, B. M., & Riggio, R. E. (2006). *Transformational leadership* (2nd ed.). Mahwah, NJ: Lawrence Erlbaum.

Bolden, R. (2011). Distributed leadership in organizations: a review of theory and research. *International Journal of Management Reviews*, 13(3), 251–269.

Cerra, F. B., & Brandt, B. F. (2015). The growing integration of health professions education. In S. Wartman (Ed.), *The transformation of academic health centers: meeting the challenges of healthcare's changing landscape*. London: Academic Press. www.sciencedirect.com/science/book/9780128007624.

Cilliers, P. (1998). *Complexity and postmodernism: understanding complex systems*. London: Routledge.

De Meuse, K. P., Dai, G., & Hallenbeck, G. S. (2010). Learning agility: a construct whose time has come. *Consulting Psychology Journal: Practice and Research*, 62(2), 119–130.

Dow, A. W., DiazGranados, D., Mazmanian, P. E., et al. (2013). Applying organizational science to health care: a framework for collaborative practice. *Academic Medicine*, 88(7), 952.

Duckworth, A. (2016). *Grit: the power of passion and perseverance*. US: Simon & Schuster.

Dzau, V. J., ElLaissi, W. F., & Udayakumar, K. (2015). Future directions. In S. Wartman (Ed.), *The transformation of academic health centers: meeting the challenges of healthcare's changing landscape*. London: Academic Press. www.sciencedirect.com/science/book/9780128007624.

Ford, R. (2009). Complex leadership competency in health care: towards framing a theory of practice. *Health Services Management Research*, 22(3), 101–114. doi:10.1258/hsmr.2008.008016.

George, B. (2017). *VUCA 2.0: A strategy for steady leadership in an unsteady world. Leadership, 17 February*. www.forbes.com/sites/hbsworkingknowledge/2017/02/17/vuca-2-0-a-strategy-for-steady-leadership-in-an-unsteady-world/#5fcdb4013d84.

Goleman, D. (1995). *Emotional intelligence: why it can matter more than IQ*. New York: Bantam Books.

Gordon, L., Rees, C., Ker, J., et al. (2017). Using video-reflexive ethnography to capture the complexity of leadership enactment in the healthcare workplace. *Advances in Health Science Education*, 22(5), 1101–1121. doi:10.1007/s10459-016-9744-z.

Gordon, L. J., Rees, C. E., Ker, J. S., et al. (2015). Dimensions, discourses and differences: trainees conceptualising health care leadership and followership. *Medical Education*, 49(12), 1248–1262. doi:10.1111/medu.12832.

Grant, A. M., Studholme, I., Verma, R., et al. (2017). The impact of leadership coaching in an Australian healthcare setting. *Journal of Health Organization and Management*, 31(2), 237–252. doi:10.1108/JHOM-09-2016-0187.

Heifetz, R. A. (2009). *The practice of adaptive leadership: tools and tactics for changing your organisational world*. Boston: Harvard Business Press.

Kean, S., Haycock-Stuart, E., Baggaley, S., et al. (2011). Followers and the co-construction of leadership. *Journal of Nursing Management*, 19(4), 507–516. doi:10.1111/j.1365-2834.2011.01227.x.

Magellan Horth, D. (2016a). *Navigating disruption. Centre for Creative Leadership, Insights and Research Blog, 10 March*. <insights.ccl.org/blog/navigating-disruption>.

Magellan Horth, D. (2016b). *Navigating disruption, part 2. Centre for Creative Leadership, Insights and Research Blog, 18 May*. <insights.ccl.org/blog/navigating-disruption-part-2>.

Matthews, J. H., Morley, G. L., Crossley, E., et al. (2017). Teaching leadership: the medical student society model. *The Clinical Teacher*, doi:10.1111/tct.12649. online.

McKimm, J., O'Sullivan, H., & Jones, P. (2017). A future vision for health leadership. In E.A. Curtis & J Cullen, *Leadership and change for the health professional* (pp. 254–269). London: Open University Press.

McKimm, J. (2017). Educational leadership. In J. McKimm, K. Forrest, & J. Thistlethwaite (Eds.), *Medical education at a glance*. Chichester: Wiley Blackwell.

McKimm, J., & Till, A. (2015). Clinical leadership effectiveness, change and complexity. *British Journal of*

*Hospital Medicine*, 76(4), 166–170.

Meindl, J. R. (1995). The romance of leadership as a follower-centric theory: a social constructionist approach. *Leadership Quarterly*, 6(3), 329–341.

Meuser, J. D., Gardner, W. L., Dinh, J. E., et al. (2016). A network analysis of leadership theory. *Journal of Management*, 42(5), 1374–1403.

Petrie, N. (2015). *The how-to of vertical leadership development–part 2: 30 experts, 3 conditions, and 15 approaches. White Paper.* Greensboro, NC: Center for Creative Leadership.

Petrie, N. (2014). *Vertical leadership development–part 1: developing leaders for a complex world.* Greensboro, NC: Center for Creative Leadership. www.ccl.org/wp-content/uploads/2015/04/VerticalLeadersPart1.pdf.

Schneider, H., English, R., Tabana, H., et al. (2014). Whole-system change: case study of factors facilitating early implementation of a primary health care reform in a South African province. *BMC Health Services Research*, 14, 609. doi:10.1186/s12913-014-0609-y.

Senge, P. M., Hamilton, H., & Kania, J. (2015). *Co-creating the future: the dawn of system leadership.* Boston: Harvard Business Review.

Senge, P. M. (1990). *The fifth discipline: the art and practice of the learning organisation.* New York: Doubleday.

Stacey, R. D. (2007). *Strategic management and organisational dynamics: the challenge of complexity to ways of thinking about organisations.* Harlow, UK: Pearson.

Sturmberg, J. P., Martin, C. M., & Katerndahl, D. A. (2014). Systems and complexity thinking in the general practice literature: an integrative, historical narrative review. *The Annals of Family Medicine*, 12(1), 66–74.

Till, A., Dutta, N., & McKimm, J. (2016). Vertical leadership in highly complex and unpredictable health systems. *British Journal of Hospital Medicine*, 77(8), 471–475. doi:10.12968/hmed.2016.77.8.471.

Till, A., & McKimm, J. (2016). Doctors leading from the frontline. *BMJ Careers.*

Uhl-Bien, M., Riggio, R. E., Lowe, K. B., et al. (2014). Followership theory: a review and research agenda. *The Leadership Quarterly*, 25, 83–104.

Warde, C. M., Vermillion, M., & Uijtdehaage, S. (2014). A medical student leadership course led to teamwork, advocacy, and mindfulness. *Family Medicine*, 46(6), 459–462.

West, M. A., Armit, K., Loewenthal, L., et al. (2015). *Leadership and leadership development in healthcare: the evidence base.* London: Faculty of Medical Leadership and Management.

West, M., Eckert, R., Steward, K., et al. (2014). *Developing collective leadership for health care.* London: The King's Fund.

# 第24章

# 医学教育改革与创新：这个模型将如何引导变革？

Eric S. Holmboe

## 引言

创新对于医疗卫生服务的改善及科学进步至关重要，对于医学教育亦是如此。简单来说，创新是一个新的想法或创造更有效的设备或流程（Merriam Webster Dictionary，2017）。然而，有充分的证据表明，医学教育事业相较于医疗保健科学领域的发展较慢。在某些方面，我们迫切需要创新的方法，使整个医学教育体系能够迎头赶上。整个卫生行业的教育工作者面临的问题是如何有效地识别、选择和实施起推动作用的创新。

1997年，Clayton Christensen 出版了一本具有里程碑意义的管理学书籍，名为 *The innovator's dilemma*，该书基于他先前探索的颠覆性技术（disruptive technologies）与可持续技术（sustaining technologies）间区别的研究上（Christensen，1997）。正如 Christensen（1997）指出的，可持续技术是指促进产品性能改善的新技术。而颠覆性技术会给市场带来一种价值导向与众不同的产品。在开始阶段，颠覆性技术产品的表现往往不如"主流市场上的成熟产品"（Christensen，1997，p xviii）。颠覆性技术的特点常常还包括更便宜、更简单和更便捷。

通过一系列对多个行业的研究，Christensen 提出了超出单纯技术研究领域的拓展概念——颠覆性创新（disruptive innovation）。颠覆性创新是指创造新市场或具有价值网络的创新，如果成功，最终将取代和颠覆现有的市场和网络。需要注意的是，颠覆性创新并不是突破性的改进。相反，颠覆性创新往往不如现有的产品优秀，但更适合不同的人群。事实上，现有产品的主要用户可能对颠覆性创新根本不感兴趣。然而，从长远来看，颠覆性创新可能会取代现有的市场领导者和产品。颠覆性创新也能带来重大的社会变革，在过去 40 年间，计算机领域的深刻变革就是见证（Christensen，1997）。

在公众和医疗系统要求提高医疗质量和安全的压力下，结果导向的医学教育开始兴起，这无疑给从本科医学教育到继续医学教育的医师职业发展的不同阶段带来一系列变化。在医学教育中，以结果为导向的教育通常被称为胜任力导向的医学教育（competency-based medical education，CBME）。在美国，三重目标框架（框24.1）正在指导医疗保健政策，并延伸至医学教育事业（Berwick et al.，2008）。目前，大多数医学教育系统都使用胜任力框架来实施结果导向的教育方法（Holmboe et al.，2017）。建立在胜任力框架基础上的以结果为基础的教育方法，已经对创新提出了迫切的需求。目前我们已经清晰地意识到，传统的教育技术和方法，例如高利害考试和短期轮转（例如在特定专业或地点进行 4～6 周的轮转），已不能使今后的医疗卫生专业人员为 21 世纪的卫生实践做好充分的准备，由此可见，进行颠覆性变革的时机已经成熟。

---

**框 24.1　卫生政策三重目标框架**

1. 人群健康
2. 医疗花费
3. 优质医疗目标，即：
   a. 安全
   b. 有效
   c. 高效率
   d. 以病人为中心
   e. 及时
   f. 公平公正

---

虽然颠覆性是一个有利于探索医学教育创新概念，但我们仍需要对创新进行更深入的研究，以更充分地理解目前被推动和认可的一些领域的创新。除了颠覆性，本章还探讨了另外两个关键的创新概念：扩散性（diffusion）和复杂性（complexity）。扩散性和复杂性都涉及对有效实施医学教育至关重要的核心问题和必要属性。如果不了解扩散性和复杂性，即使是最好的颠覆性创新也无法实现。

本章将首先简要介绍创新的扩散性、复杂性和去创新（de-innovation）的概念，然后将重点转向颠覆性创新和组织变革。我们将探讨两个案例研究，以强调如何实施这些创新中的关键概念，特别是具体借鉴在当前适用于所有卫生专业的医学教育的转型尝试。案例研究 24.1 将探讨如何利用纵向整合式见习（longitudinal integrated clerkships，LICs）来试图摆脱医学教育的模块轮转模式。案例研究 24.2 将描述基于工作场所的评价（workplace-based assessments，WBAs）方法的创新，以最终实现结果导向的医学教育。

本章的后半部分将围绕创新的关键教育理论引入案例研究，并描述如何将创新和理论转化为教学实践。读者将从医学教育的创新者那里了解到，他们如何利用创新和理论来改变自己的培训项目。最后，本章将为未来的评价与研究提供一些建议。

# 创新的扩散性

Everett Rogers 等探索了创新是如何实现和传播或"扩散"的。在他的经典著作 *The diffusion of innovations* 中，Rogers 总结了创新的五个阶段传播的过程，表 24.1 突出显示了这一过程（Rogers，1995）。

表 24.1　创新五阶段

| 阶段 | 阶段描述 |
|---|---|
| 知识 | 个人或团体了解到某项创新，但缺乏这项创新的关键信息和对这项创新的理解。这一阶段的另一个重要方面是，个人可能还没有被激励去更多地了解这项创新 |
| 说服 | 个人或团体现在对这项创新感兴趣，并将积极寻求更多的信息 |
| 决定 | 个人或团体考虑使用创新的利弊，并决定是否接受或拒绝创新。许多因素会影响采纳或拒绝的决定 |
| 实施 | 个人或团体根据情况和背景，在不同程度上实施或尝试创新。在实施过程中，个人或团体也将决定创新的效用。根据最初的经验，个人或团体可能会寻求有关创新的额外信息和根据 |
| 确认 | 个人或团体最终决定继续或停止使用创新。这一阶段的关键点在于它既是个人的也是人际的。这有助于团队确认他们做出了正确的决定 |

来源：Rogers（1995）和 Wikipedia（2017）

除了创新的各个阶段，潜在的创新接纳者还会根据五个关键属性来评估创新。第一个是创新的相对优势。创新是否比当前的想法或使用的方法更好？换句话说，创新是否被认为比目前的工具或程序更有效和高效？正如 Rogers 所指出的，围绕创新的认知会影响它的接受率（Rogers，1995）。第二个属性是兼容性。兼容性是指创新被认为与潜在采用者现有的价值、过去的经验和需求相一致的程度。Rogers 还指出了医学教育的一个关键教训，具体来说是，采用一种被认为不兼容的创新，通常需要首先采用一种新的价值体系，这通常是一个缓慢的过程，任何在教育项目中实施重大变革的人都可以证明这一点。

第三个属性是复杂性，简单地讲，它是指理解或使用某项创新的困难程度。试验性是第四个关键属性，它指一项创新在被全面采用之前可以进行试验的程度。换句话说，潜在的最终用户能对这种创新进行"试驾"吗？第五个属性是可观察性。可观察性指其他人能够看到和理解结果的程度。Rogers（1995，p15）指出：个人越容易看到某项创新的结果，就越有可能采纳该创新。

虽然所有这五个属性都被会影响创新被成功采纳，但相对优势和兼容性似乎对任何创新的最终采纳都尤为重要（Rogers，1995）。

# 复杂性和创新

医疗保健和医学教育都是高度复杂的领域。在医疗保健服务中，复杂性的含义与 Rogers 在创新采纳中提出的定义不同。我们用来改善医疗保健和医学教育的大多数干预措施，都可被适当地称为复杂服务干预（complex service interventions，CSIs）（表 24.2）。

为了更好地理解 CSIs 的概念，我们将采用 Pawson 等在评估卫生保健和政策干预措施时使用的框架

（Pawson et al.，2005）。医学教育背景下的复杂干预措施的基本假设如下：如果实施（成功），它们将有助于改善学习者的学习成果，并最终改善病人的医疗保健结局。

**表 24.2　复杂服务干预（CSIs）的里程碑及含义**

| 特点 | 胜任力和里程碑的含义 |
| --- | --- |
| 1. CSIs 的运作假设是：如果这些措施得到有效实施，它们将产生积极的变化 | 胜任力和里程碑基于良好的教育理论，但会要求应用的实施理论是最有效的 |
| 2. CSIs 是积极主动的 | 实施需要多个个体相互帮助。任何变革的实施都需要一个有着共同目标的团队 |
| 3. CSIs 是一个漫长的过程 | 改革毕业后医学教育是一个涉及多个利益相关者的漫长、反复的过程。这一漫长的征程需要所有利益相关者承诺接受变革，并通过礼貌地交流参与合作和共同产出 |
| 4. CSIs 的实施链也是非线性的 | 胜任力和里程碑的实现将不是一个简单的、逐步的过程。一路上会有起起落落。一些实施策略将比其他策略更有影响力，而且并不总是与所涉工作的规模有关。对于整个共同体来说，了解是什么引发了或大或小的有意或无意的影响，这对于共同体的发展是至关重要的 |
| 5. CSIs 是非常脆弱的 | 任何变化过程，如实现里程碑，都是脆弱的，很容易被制度变化、意外事件、挫折、无法放弃无效的方法和愤世嫉俗所打断。作为一个集体教育共同体，我们必须共同努力，克服和避免这样的陷阱 |
| 6. CSIs 倾向于发生突变 | 里程碑会随着时间的推移而改变和"突变"，这是必需的。当前的里程碑集总是被标记为"版本 1.0"。我们充分认识到，在实施的早期阶段，随着项目的学习、变异和改变里程碑，它们需要做出改变 |
| 7. CSIs 是一个"开放的系统，可以自我反馈" | 关于里程碑，有多个重要的反馈循环：居民和同事间的互相反馈；项目内的反馈，以帮助项目不断改进；通过国家里程碑数据报告提供反馈，帮助整个专业发展和改进 |

来源：Holmboe，ES.（2017b）. The Journey to Competency-based Medical Education — Implementing Milestones. Marshall Journal of Medicine：3∶1；Article 2.

第二，CSIs 是积极主动的，也就是说，它们通过多个个体（临床医生、教育工作者、管理人员、病人和学习者）的积极投入来实现其效果（Pawson et al.，2005，p22）。教育创新者必须认识到，这些相互依赖的行动者的知识、技能和行动将影响创新是否被采纳和如何实施，以及创新是否能在一个项目中实现其预期目的。在医学教育中，在实施改革和建立改革联盟时，我们往往没有花足够的时间来反思和尝试理解个体在其中扮演的角色和采取的行动。

第三，CSIs 是一个漫长的过程，特别是如果需要建立和采用新的价值体系时。任何创新或干预的实施都必须附有评估计划，以确定哪些有效、对谁有效、在什么情况下有效以及为什么有效。成功的创新通常需要在复杂适应性系统（comlex adaptive systems，CAS）中进行（比如教学医院），经历反复的学习和修改。复杂适应性系统的特点是人与人之间的非线性相互依赖，这些活动经常在混乱的边缘运行（Plsek & Greenhalgh，2001）。于是，在卫生保健机构内实施 CSIs 为什么具有挑战性就显而易见了！

第四，CSIs 的实施链是非线性的。如上所述，非线性是所有复杂系统的共有特征标志。非线性可能意味着"大型"干预措施的影响很小或不大，而相反，小型干预措施可能有很大的影响。实际上，由于系统中的参与者要努力应对为有效实施创新所需的改变，复杂的干预措施可能在实施的早期阶段会导致退化（即情况变得更糟）。为了进行不断的调整，监测参与创新实施过程中所有参与个人的相对影响和行动是十分重要的。

第五，CSIs 是非常脆弱的，因为它们嵌入了多元和动态的社会制度中。在医疗保健领域，许多这样的社会系统都是由微系统组成的。根据 Nelson 等的定义（2007，p7），微系统仅仅是由定期一起工作的一小群医务人员，以及接受照护的一部分病人组成的。它具有临床和商业目标、相互关联的流程和共享的信息环境，并提供可作为绩效结果来衡量的服务和照护。在地理位置上，许多培训微系统都位于医院里，例如急诊科、医院病房、放射科、手术室等。我们的医疗保健学习者每天都会遇到各种微系统。这些微系统以及社会环境对学生的体验式学习和评价将产生深远的影响（Bates & Ellaway，2016；Ogrinc & Headrick，2008）。

第六，CSIs 通常会根据当地的情况和需要发生"变异"，不会完全按照预期的方式实施。有些人将此称为"实施的保真度"，但每个项目都会因自己的现实情况做出改变。这未必是一件坏事，但代表了未来可能在多个环境中实施创新的现实情况。这一观察结果表明，我们需要将变异的可能性视作一个学习的机会来欣然接受，它能够指导正在进行的研究和改进创新。

最后，CSIs 是以"一个开放的系统、可以自我反馈"的状态来运行和发挥功能的。实施创新的活动本身将导致进一步的变化，因为实施创新和受创新影响的人之间会互相学习。这种学习和持续的变化，以及复杂干预措施的变异性和脆弱性，都是漫长过程的一部分（Pawson et al.，2005，p23）。

# 去创新

从表面上看，创新听起来既有趣又令人兴奋，但从颠覆性、扩散性和复杂性的角度来看，创新涉及变革。而变革一直以来都是艰难的！（注：变革困难的观念由来已久。）虽然涵盖变革管理的所有理论超出了本章的范围，但有一个理论确实值得简短地提一下。Ubel 和 Asch 在医疗服务领域引入了"去创新"（de-innovation）的概念（Ubel & Asch，2015）。去创新本质上是一个忘却所学和放手的过程，从而为创新和变革创造空间。

Otto Scharmer 在他的 *Theory U* 一书中描述了这个过程，字母 U 左边是下滑的，意味着放手，以便在 U 右边的上升部分能出现更好的东西（Scharmer，2016）。对 Scharmer 来说，这个过程始于一个开放的思想，然后转变为敞开的心扉（情感），最终转变为一个开放的意志，随着变化而不断前进。例如，年长的临床指导教师基于他们自己的培训，可能仍然主张高利害测试作为主要的测试策略，以及更具有对抗性的反馈方式，因为这些方法对他们来说总是有效的。我常把这种综合征称为深度不完美怀旧症（即对自己过去并不完美的训练经历产生深刻的怀旧）。放手阶段始于一个开放的思想，即基于新的科学和证据的计划性评估及反馈的新方法可能更好，且值得一试。敞开心扉（情感）阶段取决于指导教师想要让学习者和病人变得更好的意愿。假设这两个阶段都成功实现，指导教师就会开始尝试建立变革的意愿和动机。

你可以在 Christensen 的颠覆性创新模式，即在"高端市场"的个人和组织与去创新的斗争中以及 Scharmer 的开放思想阶段中看到这种去创新的概念（Christensen，1997；Scharmer，2016）。事实上，Scharmer 指出，我们中的许多人只是继续沿袭过去的信仰和行为模式，因为毕竟，这些信仰和行为模式已经为这些人和组织服务，直到它们不能继续这样做。这是颠覆性创新提供的关键信息。

## 颠覆性创新和组织模式

让我们简要地回顾一下医疗保健领域的颠覆性创新，并特别关注技术方面，因为这将有助于稍后探讨的一个医学教育例子。Christensen 等探讨了为什么颠覆性医疗技术尚未对医疗服务产生重大影响，尤其是在北美（Christensen et al.，2009）。毕竟，已经有多种创新技术可以改变医疗保健服务，比如人工智能、可追踪多种生理参数的可穿戴设备等。他们的论点是，新技术几乎总是可作为持续性而非颠覆性的技术被引入。正如 Christensen 等所说，技术的实施几乎总是主要为了帮助医院和医生解决最复杂的问题。当然，这样做并没有错，但是它并没有使医疗保健服务变得更经济及更便捷（Christensen et al.，2009，p xxii）。

人们想知道，在医学教育中是否也出现了类似的现象，例如，为了满足更大期望而引入新的课程，为了补充甚至取代以前在临床工作中开展的技能培养而设立的模拟中心等。正如 Christensen 所述，这本身并没有什么问题，但所有这些做法是否能培养出更优秀的医疗职业人员？它们能更有效地满足公众的需求，且成本更低吗（在一些国家，甚至更少的学生贷款）？

当我们考虑为了改善结果而"颠覆"医学教育时，不妨看看挪威经济学家 Stabell 和 Fjeldstad 的研究成果（Christensen et al.，2009；Stabell & Fjeldstad，1998）。他们描述了三种重要的商业模式：问题解决站（solution shops）、增值流程企业（value-added process businesses）和便利化用户网络（facilitated user networks）。

问题解决站是"用来诊断和解决非结构化问题的机构"（Christensen et al.，2009，pp20-22）。学术医疗中心是首要的"问题解决站"。患有疑难杂症的病人经常向学术医疗中心寻求帮助，以找到解决方案。我们的许多医学生都是在"问题解决站"学习的。好消息是，他们可能会看到许多有趣的和不寻常的病人、疾病和一系列临床问题，这些是他们进入实践后可能就再也见不到的。表面上看，这似乎是一种有用的教育经历，但通常要付出代价。以我自己在一家三级医院的培训经验来看，我作为住院医师照顾的大多数病人都经历过严重疾病的并发症，或者因为不常见，有时因罕见的医疗问题而转到该中心。对我来说，评估和接受一个患有一种或多种常见病的病人是并不常见的，而这些疾病是造成大多数社会健康问题的原因。而我在不断变化的医疗场所，与一组病人长期合作非常罕见。我确实在"问题解决站"中获得了培训。

增值流程企业指企业能够"将人力、设备、原材料、能源和资本等资源投入转化为更大价值产出"（Christensen et al.，2009，pp22-23）。从本质上讲，医学院校属于增值型企业。学校通常不能够认可自己是一种企业，但它们设计的教育过程涉及资源（如图书馆、信息技术等）、人力（如教师和其他人）、设备（如模拟器）、原材料（入学学生！）、能源和资本（学费、捐赠基金等），以产生更有价值的产出，即培养满足社会需要的医疗专业人员。你可以很快看到，一个已经在一所"增值"的医学院校（专注于建立核心竞争力，以满足普遍的和紧迫的社会需求）开始教育的学习者，当他们突然被推到一个"问题解决站"的环境中（这个环境更关注罕见的疾病和并发症）来完成他们的训练时，那里就可能出现了紧张局势。

这一框架突显了当前困扰医学教育的另一个哲学问题——将学生作为产品。相反，医学教育和医疗保健应该以服务而不是产品和逻辑为基础（Holmboe & Batalden，2015）。毕竟，大多数的培训是为病人和家属服务的体验式学习。从服务逻辑的角度来看待医疗保健和医学教育，更符合以人为本的原则，并且让教育者不再把学生简单地看作沿着生产线走到毕业的零件。

最后，便利化用户网络是"同一群人相互买卖、交付和接收东西的企业"（Christensen et al.，2009，pp24-25）。例如，美国的 Kaiser Permanente 医疗保健系统正在发展自己的医学院，这将加入到它现有的稳定的毕业后医学教育（graduate medical education，GME）项目中。该系统将向其医学院和 GME 项目投入资源，目标是将最有能力的毕业生转移到自己的医疗保健系统中（Kaiser Permanente School of Medicine，2017）。换句话说，Kaiser Permanente 系统将以一种审慎的方式，在其整个医学教育统一体中输出和接收来自其自身的医务人员。在荷兰等拥有全民医疗保健和允许医学生在全年不同时间毕业的国家，也可以看到学生们从医学院进入毕业后医学教育项目的情况。

## 汇总

我们现在已经讨论了许多关于创新的重要概念。在讨论我们的两个医学教育案例之前，让我们简要集中地回顾一下这些概念。

创新仅仅代表了新的、希望更好的想法、工具和方法。创新取决于五个关键属性：创新的相对优势、兼容性、复杂性、试验性和可观察性（Rogers，1995）。然而，由于医学教育中的大多数创新都可归类为复杂服务干预措施（CSIs），因此在采用和实施创新的过程中还将表现出其他特点。CSIs 嵌入到多个社会系统中，涉及多个主体，会自我变异和重塑，是非线性的，会自我反馈，通常会有一个漫长的成功之路（Pawson et al.，2005）。

创新的这些属性和特征本身就具有颠覆性。然而，Christensen 的颠覆性创新概念可以被视为基于创新具体特征的一个亚型或子集。正如 Christensen 所述，颠覆性创新通常更便宜、更简单、更便捷。颠覆性创新是创造"新市场或价值网络"的创新，如果成功，将最终取代和颠覆现有的市场和网络（Christensen，1997；Christensen et al.，2009）。

正如我们将在下面详细阐述的，这些特征确实适用于我们将探讨医学教育的两个创新领域，但不一定适用于所有领域。为了更充分地理解医学教育中的创新，我们所面临的挑战在于整合和综合颠覆性创新、创新扩散以及复杂性干预的科学和经济理论的经验和研究——这些领域是我们作为医学教育者很少涉足的。

## 案例研究的背景

医学教育的各个阶段正受到全球多因素的冲击和挑战。在医疗保健服务方面，医疗质量、病人安全、医疗保健成本、人口老龄化、慢性疾病日益加重的负担、新的感染和流行病以及病人的参与，这些都是迫使医学教育界严格审查其教育设计和过程的因素。Frenk 等（2010）强烈建议，全球医学教育项目必须与所服务人群的健康和医疗保健需求相匹配（Frenk et al.，2010）。

这些人口和卫生保健系统方面的挑战有助于推动医学教育向更注重结果的模式转变。在过去的 25 年里，胜任力框架被开发出来，用来描述 21 世纪临床实践中医疗保健专业人员所需能力或教育成果（Holmboe et al.，2017）。表 24.3 提供了几个胜任力框架的例子。

最近，如本书评价章节所述，里程碑和置信职业行为（entrustable professional activities，EPAs）的新概念已被引入几个国家的医学教育系统，作为教育框架，帮助胜任力的实施和运作，并帮助实现预期的结果

（Holmboe et al., 2017；ten Cate & Scheele, 2007）。

如果目标真的是转向结果导向的方法，以改善医学教育和更重要的病人照护，那么颠覆性创新将如何提供帮助呢？为了帮助回答这个问题，让我们探索两个当前的案例研究，一个主要是通过纵向整合式见习（LICs）来改变课程，另一个主要针对评价方法，特别是基于工作场所的评价的新方法。

表24.3　由四个组织*描述的医生胜任力

| 加拿大 | 英国 | 美国 |
|---|---|---|
| 医学专家 | 良好的临床照护 | 医学知识 |
| 交流者 | 保持良好的医疗实践 | 人际关系和沟通技巧 |
| 合作者 | 教学和培训的评估与评价 | 病人照护 |
| 领导者 | 与病人的关系 | 职业素养基于系统的实践 |
| 健康提倡 | 与同事建立工作关系 | 基于实践的学习和改进 |
| 学者 | 正直 | 基于系统的实践 |
| 专业人士 | 健康 | — |

\* 所代表的机构包括：the Royal College of Physicians and Surgeons of Canada；the United Kingdom General Medical Council；the Accreditation Council for Graduate Medical Education；the American Board of Medical Specialties.

来源：改编自 E. S. Holmboe.（2017）. The journey to competency-based medical education —implementing milestones. Marshall Journal of Medicine，3，1；article 2.

### 案例研究 24.1　纵向整合式见习

纵向整合式见习（LICs）在全球范围内正受到越来越多的关注，它作为一种潜在的更好的教育模式，能够为毕业后医学教育和 21 世纪的医疗实践做更好的准备（Hirsh et al., 2012b；Poncelet & Hirsh, 2016）。不同于医学院传统的"轮转"模式，即医学院的学生在规定的时间内（通常是 1～3 个月）轮转专科（如家庭医学、外科、内科等），采用 LICs 模式的医学生负责一组病人并在一年内对其进行纵向追踪（Hirsh et al., 2007）。该模型为学生提供了"教育连续性"（Hirsh et al., 2007, p858），因为学生陪同病人进行医疗预约、住院、手术或其他医疗互动。作为学习的一部分，LIC 学生还可以通过与纵向主管和导师进行为期一年的"持续的监督"（Hirsh et al., 2007, p859）。与传统的专科轮转模式相比，学生能够通过讲授和工作坊的形式接受核心主题的结构化教育。

在他们最新的教科书中，Poncelet 和 Hirsh 指出，LIC "致力于培训最优秀的医生以满足个人和社区的医疗保健需求"（Poncelet & Hirsh, 2016, p1）。这一承诺与结果导向的医学教育的目标非常一致（Frenk et al., 2010；McGaghie et al., 1978）。有证据表明，在 LIC 项目中接受培训的学生，在国家委员会考试和高利害执照考试中的表现，至少与接受专科轮转的学生一样好（Hirsh et al., 2012a；Poncelet & Hirsh, 2016）。学生还"表现出明显的奉献精神，许多人选择为他们学习所在的社区做出贡献"（Walters & Cosgrove, 2016, p235）。

不同结构的 LICs 都"基于五项指导原则：随着时间的推移与病人的持续关系、随着时间的推移与临床导师的持续关系、由同伴学习者组成的持续的学习共同体、背景和实践系统的连续性以及纵向发展性教学法"（Mazotti & Ogur, 2016, p29）。这些作为组织连续性原则，与当代教育学习理论相匹配，即考虑了学习过程中认知和社会文化因素之间复杂的相互作用（Hirsh et al., 2007）。LIC 还建立在其他一些教育理论的基础上，如交叉学习和有意义的刻意练习（Ericsson, 2004；Rohrer & Pashler, 2010）。

虽然 LICs 具有创新性，并颠覆了那些实施它们的机构的现状，但它们并不一定符合 Christensen 颠覆性创新的纯粹定义（Christensen，1997）。虽然没有证明 LICs 的成本更高，但 LICs 不一定更便宜（考虑到初始启动时间）、更简单或更方便消费者（Christensen 描述的概念）。因此，LIC 运动的领导者 David Hirsh 博士反映，LIC 是"创新和颠覆性的，但需要考虑它们如何与 Christensen 最初的颠覆性创新的定义相联系"（Hirsh，个人通信，2017）。Hirsh 指出，与传统的专科轮转实习相比，LICs 在某些方面是"高端"的，因为 LICs 需要：

> 出于教育方面的考虑，需要精心设计和动态的计划以最大限度地提高学生的体验。LICs 的设计和管理采用教师和学生（有时是病人）共同产出和协作的模式，以不断完善和改进 LICs。通过共同策划和共同创造，学生们对自己的 LIC 经历有了真实和有意义的贡献。总结一下我们 LIC 的基本原理，LICs 不会过度归因于等级制度，除非它对学习和照护最有利；在学生参与的医学教育和病人照护中，"我们和你"的理念较少，而"我们所有人一起"的理念更多（Hirsh，个人通信，2017）。

LICs 需要努力去实施，并且作为一个动态规划需要长期维护。正如上面强调的那样，LICs 经历的质量实际上可能更好，这可能意味着 LICs 是一个突破性的改变。它们无疑是在创造一个"新市场"，但这个市场是嵌入传统医学院内部而不是外部的。LICs 也可能吸引了对创新和纵向关系感兴趣的特定学生群体（Ogur & Hirsh，2009）。在这一点上，你可能会问：我们如何认识和理解 LICs 是颠覆性创新的？

早期的 LIC 经验突显出一个重要的悖论，即目前的医学教育模式采用的在临床阶段进行的专科轮转，旨在为教师和培训机构提供最方便、最高效的教学模式。轮转更具可预测性，行政上更易于管理，并且在某种程度上可以标准化。换句话说，学生被视为现有教育"脚手架"中的可交换部件（增值网络系统中的一种产品思维）（Holmboe & Batalden，2015）。虽然该模型具有许多方便的属性，但随着时间的推移，多项研究表明，太多的学生没有充分准备好进入毕业后医学教育培训（Frischknecht et al.，2014；Lypson et al.，2004）。此外，根据 Christensen 的框架（Christensen，1997），医学教育的总体成本已经持续增加，类似于一种高端市场的思维模式，并与那些已被颠覆的市场相一致。

在许多使用轮转模式的毕业后医学教育（又名 GME）培训项目中，情况也并不乐观。最近的很多研究也表明，太多的毕业后项目（在美国被称为"住院医师"）的毕业生在毕业后，不准备进入无监管的实践（Crosson et al.，2011；Mattar et al.，2013）。也许最令人担忧的是，最近的研究表明，对病人的伤害，包括死亡率的增加，与实习人员从一个临床科室轮转到另一个临床科室有关（Bernabeo et al.，2011；Denson et al.，2016；Holmboe et al.，2011）。

对于学习者、指导教师以及（或许最重要的）病人来说，LICs 没有这样的突然转变。因此，LICs 可能是"矿场中的金丝雀"，暴露了当前医学教育结构模式的重大缺陷，尤其是在本科阶段。即使在成本和简洁性方面不一定是典型的颠覆性创新，这显然也使得 LICs 同时具有创新性及颠覆性。

人们正在加速探索其他可能的具有颠覆性的创新培训模式，例如让有能力的学习者尽早进入医学院的毕业后医学教育培训项目，更早地过渡到亚专科培训，使用胜任力导向的模型和远程学习缩短医学本科教育（如护理、临床等），以及使用实践现场作为学习环境，并配以远程指导的职业中期转变。所有这些新的课程方法都有可能颠覆当前的医学教育模式，它们是否更便宜、更易于使用还有待确定。

所有这些新的培训模式让人犹豫不决的一个原因，是担心能力较差的学员可能会"侥幸过关"，这是公众无法容忍的情况。使用功能不如大型计算机的个人电脑工作，和看能力不足的医生是一回事。有趣的是，LICs 的做法似乎正好相反；LICs 提供了特定的现实世界实践挑战——自我组织、管理多个相互竞争的责任和义务、（可能最重要的）理解病人、全面的健康和医疗保健——这可能会"暴露"需要帮助的学习者（Hirsh et al.，2012b）。

**案例研究 24.2 医学教育中基于工作场所的评价**

结果导向的医学教育给评价带来更大的压力；医学教育项目现在必须高度自信地确定，即将毕业的实习生真的可以在无监督的临床实践中，做项目规定的毕业生能够做的事情（Lockyer et al.，2017）。在没有任何失误或问题的情况下完成一门课程，并通过一项高利害测试，以此作为一名医疗专业人员的总体胜任力的代表，这已经不够了。然而，在近一百年的时间里，医学教育，就像大多数卫生专业人员的教育一样，严重依赖于代理评价，比如高利害的执照和认证考试，以作为能力的主要衡量标准。

在美国尤其如此，实习医生必须通过四项考试（美国医师执照考试）才能获得执照，然后还要通过另一项专业考试才能获得证书。这些考试的开发和交付成本可能非常昂贵（认证考试中单个问题的开发成本可能高达数千美元）。由于过程中必须在考试中心完成考试，考生经常需要支付额外的费用。

尽管有这些成本，但过去和现在都有一些合乎逻辑的理由，使考试成为并仍然是许多国家评价制度的核心组成部分。首先，知识仍然是成为一名医疗保健专业人员的重要组成部分。然而，对知识的评价被过分强调了，部分原因是相信如果某人真的很聪明，他们必须同样精通其他能力。这是经典的相关评价者误差，通常称为光环效应（Pangaro et al.，2018）。对于外科学科来说，同样的错误也适用于操作技能。有多少次你听到有人说一个医生沟通技巧很差，但"他们非常聪明"，或者他们"在手术室是一个很棒的外科医生，但不是一个温暖而富有人文关怀精神的人"，因此可以为其他胜任力例如沟通、职业素养、医疗质量和病人安全的不足做出解释吗？

其次，测试科学，心理测量学在 20 世纪进步明显，使组织能够持续提供高质量和严格的高利害考试（Downing，2006）。心理测量学使对知识的评价更加有效和高效，至少在可控的环境下是这样。心理测量学还可以评估测试的有效性和公平性，这是高利害评价中的关键因素。

再次，研究发现高利害考试的表现与病人照护质量的某些方面存在相关性，这是有效性的重要组成部分。然而，测试表现和临床实践之间的差异性最多是中度的（Holmboe et al.，2010；Lipner et al.，2013）。

本质上，这些高利害考试是 Christensen 模式中的"高端市场"。生产这些测试的机构持续进行重要的改进和改良，但测试的价格上涨了，而不是下降。一项测试所能告诉我们的关于卫生专业人员的信息可能已经达到了"顶峰"——关于卫生专业人员所需的所有能力，一项测试只能告诉你这么多。测试结果的最终用户，就像 Christensen 观察到的那样，目前也在持续推动测试组织维护和改进这个有点昂贵的系统。例如，美国的住院医师培训项目——为专科医师实习做准备的项目——在选拔毕业后培训学生时，仍然严重依赖于执业资格考试第一步的结果（Prober et al.，2016）。在资质方面，卫生系统和医院在对新毕业生进行初步选拔和认证过程中使用资质证书。最后，公众希望能够确保医生接受了适当的培训，并拥有足够的知识来有效地照护他们，这是正确的。

然而，随着 20 世纪结束，有迹象表明，在医学教育中过度依赖高利害的多项选择题考试是有问题的。随着卫生服务和系统科学开始成熟，已经开发出了新的方法来衡量医疗保健的质量、安全和费用。在全球范围内，医疗保健的质量和安全方面的许多问题被发现，这个结果引人深思（Frenk et al.，2010，Mossialos et al.，2015）。

美国医学研究所的有重要意义的报告《人孰能无过》（*To err is human*）和《跨越质量鸿沟》（*Crossing the quality chasm*）详尽地阐述了影响美国医疗保健系统病人安全和质量问题的广度和规模（Institute of Medicine，2000，2001）。这些报告尤其推动了美国结果导向的医学教育运动，最终在 2001 年诞生了六项通用胜任力（表 24.3）。1995 年，类似的公众压力也促进了"加拿大针对医学专家的教育方向"（CanMEDS，Canadian Medical Education Directives for Specialists）的发展（表 24.3）。

随后的研究继续发掘整个医疗体系中的有害问题。2015 年，国家病人安全基金会（National Patient Safety Foundation，NPSF）得出结论称，在过去十年中，提高安全性的进展极其缓慢（National Patient Safety

Foundation，2016）。美国国家医学研究院（National Academy of Medicine，2015）发布了一份报告《改进诊断》（*Improving diagnosis*），认为误诊是一个非常严重的病人安全问题（National Academy of Medicine，2015）。他们发现误诊方面仍然存在严重问题，并指出，每个美国人——一个超过 3.2 亿人口的国家——一生中至少会经历一次误诊。最后，Makary 和 Daniel 在一篇具有煽动性的文章中指出，医疗错误（综合了诊断和治疗的错误）现在是美国第三大死亡原因（Makary & Daniel，2016）。

就个人而言，这些数据切中要害。我的父母一生中都经历过多次危及生命的误诊。对我父亲来说，其中一个误诊甚至是致命的。他们所有的医生都通过了多次的执业考试和初次专业认证考试。老实说，我相信我父母的医生想要提供高质量的治疗。然而，一个合乎逻辑的问题是，在职业生涯的任何阶段进行的考试，是否有助于医生跟上时代的步伐，或许更重要的是，是否有助于医生掌握 21 世纪实践所需的其他关键胜任力，包括临床推理的复杂性。

所有这一切的要点现在可能已经清楚：仅仅依靠高利害测试显然不足以解决这些令人警醒的统计数据背后的问题。医学已经变得非常复杂，必须摆脱对一系列代理评价的过度依赖，比如高利害的多项选择题考试。我们显然需要新的评价方法来帮助所有医疗专业人员不断改进，并向公众保证，我们这些医学工作者正在与时俱进（Cook et al.，2015）。

人们认识到，即使是对执业医生来说，高利害测试也无法满足当前的医疗需求，即帮助促进胜任力的形成，以及新兴的工作场所导向评价的加速发展。许多新的评价都是为了获取教师、病人、同行和跨专业同事对学员能力的直接观察。其他人正在重新思考如何评价临床工作场所中的医学知识，以解决临床推理和医疗错误中的严重问题。而且，目前所有这些新的评价方法都具有颠覆性创新的特征，因为它们更容易实现；并且这些新的评价方法由传统监管体系之外的倡导者推动，而且它们还没有达到监管机构推动的心理测量标准。换句话说，基于工作场所的评价杂乱无章，标准化程度较低，但最终可能会更有意义和影响力。

诸如询问病史、体格检查、咨询、共同决策和跨专业团队合作等胜任力，都需要一个工作场所导向的、内部的评价方法。针对其他胜任力的工作场所导向评价通常包括评级量表和叙述评论。多年来，这些评价大多通过纸质表格形式获得。然而，许多评价现在正在被改编和开发为移动设备的应用程序，现在可能会在医学教育领域出现真正的颠覆性创新。为了便于说明，我将重点介绍美国毕业后医学教育培训的一个重大改变，以及技术如何帮助实施这种新的评价方法。目前在毕业后医学教育（又名 GME）中尝试的第一个创新是对"里程碑"的使用。

根据定义，"里程碑"只是发展过程中的一个重要点。对于美国的 GME 项目，里程碑提供了胜任力和子胜任力的叙述性描述，这些里程碑沿着医学教育发展的连续过程，具有不同的间隔长度（Holmboe et al.，2016）。简单地说，里程碑描述了学员在六个临床胜任力领域中知识、技能、态度，特别是行为方面的期望表现水平。它们列出了一个与住院医生或住院总医师的发展相关的可观察行为和其他属性的框架。在里程碑中使用的基本术语包括在图 24.1 中。

里程碑描述了子胜任力的学习轨迹，子胜任力可将学员从专业或亚专业的初学者转变为熟练的学员或早期执业医师。里程碑与许多其他的评价不同。对于学习者来说，这给他们机会证明其达到了理想的子胜任力水平，而且同样重要的是，让学习者和教师对学习的预期可以达成共识。里程碑能够为所有 GME 项目提供一个框架，能够保证全美国各地的毕业生都达到了高水平的胜任力。目前，里程碑仅用于树立目标，以帮助学习者和培训计划改善它们的教育和评价过程（Holmboe et al.，2016）。

项目每年两次使用里程碑标准来判断学员的进度。这一过程是通过项目评估来完成的，该评估由一组被称为临床胜任力委员会（Clinical Competency Committee，CCC）的教育工作者结合基于工作场所的评价所呈现的数据，以确定受训者的发展状况。用于为 CCC 讨论提供信息的典型评价方法是教师评价、直接观察、多源反馈和用质量测量法测量的学员临床实践的表现数据。换句话说，里程碑促进了同时利用多种基于工作

| 里程碑描述：模板 | | | | |
| --- | --- | --- | --- | --- |
| 等级1 | 等级2 | 等级3 | 等级4 | 等级5 |
| 住院医师初始阶段的期望是什么？ | 对于一个已经进入高级阶段，但在住院医师期间表现低于预期水平的住院医师来说，里程碑是什么？ | 住院医师期间的关键发展性里程碑是什么？<br><br>目前他们应该能够做好哪些专业领域的内容？ | 一个毕业的住院医师应该是什么样的？<br><br>他们掌握了哪些额外的知识、技能和态度？<br><br>他们准备好去获取资质证书了吗？ | 延伸目标——超出期望 |

评论：

**图 24.1**　里程碑水平的一般描述

来源：Milestone Guidebook for Residents and Fellows（2017）. Accreditation Council for Graduate Medical Education，*https*：*//www.acgme.org/Portals/0/PDFs/Milestones/MilestonesGuidebookforResidentsFellows*.pdf

场所的评价方法和工具，以进行更加综合、全面的判断。当评价流程运行良好时，受训者会收到有意义的反馈，他们会利用这些反馈来制定未来 6 个月的个性化学习计划。你可能很快就会注意到高利害考试并不是这个计划的一部分。虽然许多住院医师和住院总医师参加一种被称为在培考试（in-training examination，ITE）的标准化知识考试，但这种考试每年只举行一次，这意味着大多数临床推理的评价实际上都是通过基于工作场所的评价进行的。

科技如何帮助实施里程碑发展评价方法？其中一个例子是移动医疗里程碑（mobile medical milestones，M3），它将移动技术与基于工作场所的评价结合在一起（Page et al.，2017）。M3 移动应用程序允许教师在任何情况下都与学员一起工作，只需将观察和反馈输入他们的智能手机。M3 应用程序使用自然语言处理将口语转换为文本。然后，教师只需将叙述性评价"标记"到特定的里程碑，评价内容随后就会被上传到学习管理系统中。学员还可以即时获取反馈信息用于自己的学习。现在有越来越多的这类工具能够以更高的效率实时捕获评价，并将这些信息捕获到一个中央存储库中，以帮助学习者在不同时间对表现进行反思（Bohnen et al.，2016；Page et al.，2017）。

这听起来很吸引人，对吧？移动技术提供的这些类型的评价会成为颠覆性创新，使以结果为导向的教育成为现实吗？时间会证明一切，但鉴于我们正在使用颠覆性创新的视角，有必要快速回顾一下当前基于工作场所的评价的局限性。从传统的有效性角度来看，基于工作场所的评价可能还没有高利害测试那么好（但它可能比教育者和监管者认为的更接近）。一方面，教师评价容易出现多种评价者认知问题，如光环效应、宽容效应、对比效应（Gingerich et al.，2014；Kogan et al.，2017）。教师们也倾向于把他们自己作为评价学员表现的主要参考对象。如果教师在他们所判断的胜任力方面拥有专业知识，这就是好的；不幸的是，许多教师都在为获得他们被要求评价的胜任力而奋斗（Kogan et al.，2010）。教师也倾向于拥有自己的个性，这可能是一件坏事，也可能是一件好事，取决于这种个性是与时俱进的、优势的，还是过时的、劣势的（Gingerich et al.，2014）。

然而，所有这些限制都是颠覆性创新的早期特征。此外，刚才列出的所有挑战都是可以解决的。我们可以简单地通过增加纵向采样量来提高可靠性。M3应用程序是使用技术简化评价数据收集过程的一个很好的例子（Page et al.，2017），使学习者能够在一段时间内保存多个评价的记录。教师也可以接受培训，以提高他们自己的临床技能，包括临床推理，也可以接受培训，成为更好的临床技能观察者（Kogan et al.，2015；Kogan et al.，2017）。群体过程可以最大化提高评价的质量（Andolsek et al.，2017；Hauer et al.，2016a；van der Vleuten，2016）。通过系统而严格的组织以及将不同类型的数据转化为可用的格式，数据分析正被越来越多地用于帮助这些群体判断（Warm et al.，2016）。

这还需要进行大量的研究和评价，因为"里程碑"评价仍处于早期阶段，但目前已有5项专业的"里程碑"国家级效度研究（Beeson et al.，2015；Conforti et al.，2017；Hauer et al.，2016b；Li et al.，2017；Peabody et al.，2017）。

创新概念中的扩散性和复杂性也适用于里程碑评价的实施。例如，早期的研究表明，在Rogers的几个关键扩散特性上，里程碑评价的实施在不同的项目中是不同的。正如你所料，创新者和早期采用者在里程碑评价中发现了更多的相对优势和价值（Warm et al.，2016）。兼容性似乎取决于该项目对毕业后医学教育的改变所感知的需求，以及用户"忘却"①的能力（Holmboe，2017）。表24.3通过复杂服务干预的视角来审视里程碑评价法，基于Rogers扩散模型的经验进行了扩展。

实施里程碑评价法涉及许多个体，这深深嵌入到社会网络中并且过程脆弱而漫长（Pawson et al.，2005）。新的基于工作场所的评价正在帮助实现这一重大改变，并开始全面颠覆之前的评价方法。这可能对高利害考试造成什么结果呢？可能导致基于工作场所的评价完全取代高利害考试，尽管短期内还不太可能实现。正如在颠覆性创新中经常看到的那样，再平衡的过程也正在变得越来越明显，尤其是在美国。

# 教育理论与创新

到目前为止，我们已经讨论了颠覆性创新、创新扩散性和复杂性的关键理论和见解，这些见解将会影响LICs（本身是一种复杂服务干预）、里程碑和即时的基于工作场所评价工具的最终采用。然而，所有这些创新都建立在坚实的教育理论基础上。教育理论的运用对创新的发展具有重要意义。理论应该是为何创新和如何创新的基础，将假设与预期结果联系起来。正如Pawson等所指出的，CSIs的运作是基于一个假设，即如果CSI得到有效实施，将会产生一个预先定义好的结果（Pawson et al.，2005）。

对于LICs，它的假设是纵向整合的教育经历将"更好地"为医学生的毕业后医学教育培训和住院医师实习期后的实践做准备（Gaufberg et al.，2014；Hirsh et al.，2012b；Poncelet & Hirsh，2016）。但是什么是"更好的"呢？早期LIC文献表明，LIC学生可能会保有更多的同情心，并建立更好的人际关系和沟通（Gaufberg et al.，2014；Latessa et al.，2017；Walters and Cosgrove，2016）。通过测试来衡量的知识的获取程度，似乎与传统的实习医学生相当（Walters & Cosgrove，2016）。

LICs是根据几个关键理论发挥作用的。一个是交叉学习，即纵向地编组不同类型的学习和主题（Poncelet & Hirsh，2016）。因此，精神病学培训不是以4周轮转的方式进行，而是在一年中交替进行，反复有机会学习和应用关键的原则和沟通技巧，来照顾那些经常因多种情况需要照护的病人。

这个例子强调的第二个理论是整体治疗（Givon & Simanton，2016，p81）。学生们不是将病人视为与他们

---

① 忘却类似于"去创新"的概念，指一定程度上放弃原来固有的认知。——译者注

正在培训的医疗服务相关的部分，而是被分配到一个他们全年跟踪的病人小组。他们去病人需要照护的地方。例如，如果冠心病和糖尿病病人突然需要肠道手术，他们会参与入院和手术过程。

另一套关键的理论和原则围绕着指导和反馈。学生被指派一名指导顾问，他将全年与学生一起工作，参与反馈，并制定和完善学生的学习计划（Hirsh et al., 2007；Poncelet & Hirsh, 2016）。虽然我在这里只介绍了其中的一些，但你可以看到这种针对医学院的创新方法是如何以许多教育理论和原则为基础的。

基于工作场所的评价也不例外。正如第 18 章、第 19 章和第 20 章所强调的，准确的评价是有效反馈和指导的关键前提。没有它，有效的反馈和指导是不可能的。正如许多人指出的那样，如果没有观察、反馈和指导下的实践，专业知识的发展是极其困难的，甚至是不可能的（Ericsson, 2004）。其次，基于工作场所的评价，尤其是直接观察位于米勒金字塔（Miller pyramid）的顶端（即受训者在临床环境中实际能做什么）（Miller, 1990）。与测试和其他代理评价不同，基于工作场所的评价可以纳入评价环境的关键元素。是的，处理多变和不断变化的评价环境是很棘手的，但最终这是我们的学习者和病人所经历的现实。基于工作场所的评价包含了有效性和程序性评价的关键理论（Schuwirth & van der Vleuten, 2011；van der Vleuten & Schuwirth, 2005）。

最后，基于工作场所的评价也发掘了激励学习者作为共同生产者参与评价的重要性（Holmboe & Batalden, 2015）。例如，学习者应该被鼓励去寻求观察和反馈。学习者可以通过病案来审查自己的临床实践。他们可以询问病人对他们表现的反馈。所有这些活动都是 Sargeant 等所说的知情自我评价（Sargeant et al., 2011）。虽然这种知情的自我评价过程既复杂又难懂，但它对专门知识的持续发展是必不可少的。如果没有积极主动的参与，学习者可能会有经历发展停滞或者发展轨迹平缓的风险。LICs 和基于工作场所的评价都有助于共同产出和知情的自我评价过程。

# 评价和研究的方向

## 纵向整合式见习

虽然 LICs 需要多个领域的研究，但评价显然是一个关键领域（Poncelet & Hirsh, 2016）。现在，我们可以将本章之前的经验整合起来，探讨围绕评价和 LICs 进行研究的一些潜在方向。LICs 主要依赖基于工作场所类型的评价，该类型的评价应该被组合和整合为一个评价的程序（Hirsh et al., 2014）。如上所述，程序性评价模型强调多重形式的评价（Schuwirth & van der Vleuten, 2011；van der Vleuten & Schuwirth, 2005）。评价程序越来越多地利用多种来源的叙述和定性判断，如病人、同行和跨专业教师。"里程碑"评价法中描述的移动应用就是这种转变的一个例子（Page et al., 2017）。

LICs 是为知情自我评价方法量身定做的。然而，Sargeant 等的工作表明，在保证充分实现知情自我评价的过程中，有许多因素在发挥作用（Sargeant et al., 2011）。在权力转变（从医学生到教师）可能广泛的背景下，LICs 提供了一个研究这些因素的有趣的机会。可以将 LIC 方法的影响、程序性评价及知情自我评价结合起来研究，这些都是建立在基于工作场所的评价的基础上的。

## 基于工作场所的评价

目前最急需研究和评价的是如何更有效地实施和使用基于工作场所的评价。虽然继续改进评级量表和评价项目是有用的工作，但最终任何基于工作场所的评价都取决于使用它的人。我们在这一领域的研究少得可怜。

使用叙述和发展的评价准则的新概念，例如"里程碑"评价法，代表了重大的转变。移动技术使获取评估数据变得更容易，往往不再强调优先使用评估量表而非叙述性判断。我们需要研究以探讨如何最有效地利用和结合定性和定量评价。这项研究将需要采用新的模型，如现实主义策略、复杂干预模型、系统科学和卫生服务模型（Holmboe & Batalden，2015；Pawson et al.，2005）。

本章讨论的颠覆性创新主要集中在当前所需的教学设计和评价改革上；事实上，根据现有证据，早就应该做出这些改变。在不久的将来，医学教育领域可能会出现其他颠覆性、扩散性和复杂性领域，包括人工智能［（例如，沃森计算机（Watson computer）］；大数据越来越多地为卫生专业学生提供胜任力决策的有关信息；越来越多地使用模拟训练；在远离医疗保健设施的地方提供更多的医疗保健服务（例如远程医疗）；医疗专业人员角色的重大转变以及与病人、家庭和社区进行更多的医疗保健合作。

作为一个适度的数据示例，上面讨论的里程碑项目每 6 个月产生超过 340 万个数据点，共涉及超 13 万的美国居民。这些数据评价了 6 项通用胜任力，使得培训项目能够用国家基准得到有力反馈（Holmboe et al.，2016）。

随着病人和家属更多的参与，联合产出正在开始改变诊治的方式，并且要求教育者重新思考病人的互动和遭遇（Batalden et al.，2016）。最后，越来越多的证据正在表明，模拟训练可以为病人带来实在的好处。很有可能在不久的将来，学员如果没有先在模拟环境中发挥熟练水平，则不应对病人实施操作（Barsuk et al.，2014）。

借用希腊哲学家赫拉克利特的话来说，唯一不变的就是变化（Holmboe & Batalden，2015）。教育工作者应接受创新和变革，这是改进和发展卫生专业教育所必需的。

---

## 实用技巧

以下是给想要接受颠覆性创新、创新的扩散性和复杂性的临床教育工作者的一些实用建议：

1. 首先也是最重要的，要对创新保持开放的心态（开放的思想，开放的情感）。熟悉本章讨论的关键理论和实施策略。医学教育不是，也不应该是一项静态的事业。随着医学科学和医疗保健服务的改变和创新的加速，医学教育改变和创新的重要性也将与日俱增。

2. 创新需要一个充满激情的能带来活力的"拥护者"。正如 David Hirsh 博士分享的（个人通信，2017）："从精力和兴奋中产生韧性。当我们试图做出改变时，总会遇到障碍。我们认为有意义的改变很重要，所以当事情进展不顺利的时候，正是最需要我们的时候"。"拥护者"是那些愿意花更多时间倾听、所有利益相关者参与、拥有强烈的志愿精神和使命感、愿意随着创新的开展而放手（类似于"去创新"的概念）并改变事情的人。

3. 尽可能在卫生专业内部和各个专业之间分享想法和创新。在医学教育领域，我们常常把自己的想法和创新藏在心里，因为我们害怕尴尬，或害怕别人会篡夺或夺走我们的想法。通过集体智慧，分享几乎总是会带来进步和进一步的学习。

4. 利用创新扩散性和复杂服务干预模型的原理和观察结果。这些模型将提供一个路线图，来帮助规划、指示在实施过程中期望什么、度量什么以及监测什么。

5. 经常反思和回顾。一旦你实施了一项创新，默认情况下你立即就改变了现状。作为持续质量改进过程的一部分，将观察、反思和评价纳入创新的实施中。

6. 最后，要保持"谦卑"。谦卑支持反思、学习、好奇和改进创新。致力于在每一次新的经历中发现问题。在实施创新之前和过程中练习"睁大眼睛观察"（例如，我们应该想知道"为什么会发生这样的事情？"，或者"我想知道为什么那个人会对这项创新做出那样的反应"，真诚地相信：我们可以通过停下脚步思考来学习和改进）（Hirsh，个人通信，2017）。

# 总结

随着全世界对结果或胜任力导向医学教育（competency-based medical education，CBME）产生强烈兴趣，改善病人和人群的健康结果是所有医疗卫生培训的最终目标。CBME 的主要原则之一是医学教育项目从头到尾必须牢记病人和医疗保健系统的需求（Frenk et al.，2010；McGaghie et al.，1978）。关于本科和毕业后医学教育项目是否能满足当前和未来的社会需求，全球的政策制定者和公共支持者越来越多地表示失望和担忧。多项研究强调了关键的、"较新的"胜任力方面的不足，如跨专业团队合作、照护协调、资源管理和成本意识、健康信息技术、质量改进、病人安全和知情决策（Institute of Medicine，2000，2001）。

LICs 为医学教育提供了一种颠覆性模式，可能解决目前困扰传统模块轮转模式的许多局限性。虽然 LICs 不一定更便宜，但它们更牢固地建立在强有力的教学和评价理论和证据基础上。LICs 正迫使对医学教育模式下学习者和病人的结局层面进行批判性审查。

基于工作场所的评价更符合 Christensen 的颠覆性创新模式。它们很棘手，通常更便宜，没有同等水平的有效性证据，越来越容易通过移动技术实施，并且已经开始威胁到"高端市场"的评价，例如高利害多项选择题考试（美国使用高利害考试来维持执业专科医师的认证的经验可以证明）（Cook et al.，2015）。程序性评价主要是基于工作场所的评价的结合，它有可能成为一个优秀的平台，在此基础上建立学员胜任力的经验模型，以及针对人际和个人胜任力的稳健的评价工具——这两者都是目前评价环境中所缺乏的。

医学教育工作者应当接受颠覆性创新、创新扩散性和复杂性带来的原则、理论和教训。对于我们中的许多人来说，这可能并非舒适区，因为我们之前对这些学科没有太多的经验。然而，大多数医学教育项目面临的主要挑战不是缺乏创新的课程模式或工作场所导向的创新评价，而是如何最好地实施、完善和改进这些模式。如果做得好，目前可供我们所有人使用的创新有很大希望改善我们的病人、家庭、大众，以及当然，学习者的生活。

# 参考文献

Andolsek, K., Padmore, J., & Holmboe, E. S. (2017). *Clinical competency committees. A guidebook for programs.* Chicago: Accreditation Council for Graduate Medical Education. http://www.acgme.org/Portals/0/ACGMEClinicalCompetencyCommitteeGuidebook.pdf?ver=2015-11-06-115643-130. (Accessed 2 September 2017).

Barsuk, J. H., Cohen, E. R., Potts, S., et al. (2014). Dissemination of a simulation-based mastery learning intervention reduces central line-associated bloodstream infections. *BMJ Quality and Safety*, 23(9), 749–756. doi:10.1136/bmjqs-2013-002665.

Batalden, M., Batalden, P., Margolis, P., et al. (2016). Coproduction of healthcare service. *BMJ Quality and Safety*, 25(7), 509–517.

Bates, J., & Ellaway, R. H. (2016). Mapping the dark matter of context: A conceptual scoping review. *Medical Education*, 50(8), 807–816. doi:10.1111/medu.13034.

Beeson, M. S., Holmboe, E. S., Korte, R. C., et al. (2015). Initial validity of the emergency medicine milestones. *Academic Emergency Medicine*, 22(7), 838–844. doi:10.1111/acem.12697.

Bernabeo, E. C., Holtman, M. C., Ginsburg, S., et al. (2011). Lost in transition: The experience and impact of frequent changes in the inpatient learning environment. *Academic Medicine*, 86(5), 591–598.

Berwick, D. M., Nolan, T. W., & Whittington, J. (2008). The triple aim: Care, health, and cost. *Health Affairs (Millwood)*, 27(3), 759–769. doi:10.1377/hlthaff.27.3.759.

Bohnen, J. D., George, B. C., Williams, R. G., et al. (2016). The feasibility of real-time intraoperative performance assessment with SIMPL (System for Improving and Measuring Procedural Learning): Early experience from a multi-institutional trial. *Journal of Surgical Educucation*, 73(6), e118–e130. doi:10.1016/j.jsurg.2016.08.010.

Christensen, C. M. (1997). *The innovator's dilemma.* New York.: Harper Business.

Christensen, C. M., Grossman, J. H., & Hwang, J. (2009). *The innovator's prescription. A disruptive solution for health care*. New York.: McGraw-Hill.

Conforti, L. N., Yaghmour, N. A., Hamstra, S. J., et al. (2017). Effect and use of Milestones in the assessment of neurological surgery residents and residency programs. *Journal of Surgical Education*, S1931-7204(17)30278-7. doi:10.1016/j.jsurg.2017.06.001. [Epub ahead of print].

Cook, D. A., Holmboe, E. S., Sorensen, K. J., et al. (2015). Getting maintenance of certification to work: A grounded theory study of physicians' perceptions. *JAMA Internal Medicine*, 175(1), 35–42. doi:10.1001/jamainternmed.2014.5437.

Crosson, F. J., Leu, J., Roemer, B. M., et al. (2011). Gaps in residency training should be addressed to better prepare doctors for a twenty-first-century delivery system. *Health Affairs (Millwood)*, 30(11), 2142–2148.

Denson, J. L., Jensen, A., Saag, H. S., et al. (2016). Association between end-of-rotation resident transition in care and mortality among hospitalized patients. *JAMA: The Journal of the American Medical Association*, 316(21), 2204–2213. doi:10.1001/jama.2016.17424.

Downing, S. M. (Ed.), (2006). *Handbook of test development*. Mahwah, NJ: Lawrence Erlbaum Associates.

Ericsson, K. A. (2004). Deliberate practice and the acquisition and maintenance of expert performance in medicine and related domains. *Academic Medicine*, 79(10 Suppl.), S70–S81.

Frenk, J., Chen, L., Bhutta, Z. A., et al. (2010). Health professionals for a new century: Transforming education to strengthen health systems in an interdependent world. *The Lancet*, 376(9756), 1923–1958. doi:10.1016/S0140-6736(10)61854-5.

Frischknecht, A. C., Boehler, M. L., Schwind, C. J., et al. (2014). How prepared are your interns to take calls? Results of a multi-institutional study of simulated pages to prepare medical students for surgery internship. *American Journal of Surgery*, 208(2), 307–315.

Gaufberg, E., Hirsh, D., Krupat, E., et al. (2014). Into the future: Patient-centredness endures in longitudinal integrated clerkship graduates. *Medical Education*, 48(6), 572–582.

Gingerich, A., Kogan, J., Yeates, P., et al. (2014). Seeing the 'black box' differently: Assessor cognition from three research perspectives. *Medical Education*, 48(11), 1055–1068.

Givon, L., & Simanton, E. (2016). Clinical curriculum, developmental trajectory, and continuity with peers. In A. Poncelet & D. Hirsh (Eds.), *Longitudinal integrated clerkships. principles, outcomes, practical tools, and future directions* (pp. 81–90). North Syracuse, NY: Gegensatz Press.

Hauer, K. E., Cate, O. T., Boscardin, C. K., et al. (2016a). Ensuring resident competence: A narrative review of the literature on group decision making to inform the work of clinical competency committees. *Journal of Graduate Medical Educucation*, 8(2), 156–164. doi:10.4300/JGME-D-15-00144.1.

Hauer, K. E., Vandergrift, J., Hess, B., et al. (2016b). Correlations between ratings on the resident annual evaluation summary and the internal medicine milestones and association with ABIM certification examination scores among US internal medicine residents, 2013–2014. *JAMA: The Journal of the American Medical Association*, 316(21), 2253–2262. doi:10.1001/jama.2016.17357.

Hirsh, D., Gaufberg, G., Ogur, B., et al. (2012a). Educational outcomes of the Harvard Medical School-Cambridge integrated clerkship: A way forward for medical education. *Academic Medicine*, 87(5), 1–8.

Hirsh, D., Walters, L., & Poncelet, A. N. (2012b). Better learning, better doctors, better delivery system: Possibilities from a case study of longitudinal integrated clerkships. *Medical Teacher*, 34(7), 548–554.

Hirsh, D. A., Holmboe, E. S., & ten Cate, O. (2014). Time to trust: Longitudinal integrated clerkships and entrustable professional activities. *Academic Medicine*, 89(2), 201–204.

Hirsh, D. A., Ogur, B., Thibault, G. E., et al. (2007). Continuity' as an organizing principle for clinical education reform. *New England Journal of Medicine*, 356(8), 858–866.

Holmboe, E. S. (2017). The journey to competency-based medical education — implementing milestones. *Marshall Journal of Medicine*, 3, 1; article 2.

Holmboe, E. S., & Batalden, P. (2015). Achieving the desired transformation: Thoughts on *Next Steps for Outcomes-based Medical Education*. *Academic Medicine*, 90(9), 1215–1223.

Holmboe, E. S., Edgar, L., & Hamstra, S. (2016). *The Milestones guidebook*. Chicago: Accreditation Council for Graduate Medical Education. http://www.acgme.org/Portals/0/MilestonesGuidebook.pdf?ver=2016-05-31-113245-103. (Accessed 12 April 2018).

Holmboe, E. S., Ginburg, S., & Bernabeo, E. C. (2011). The rotational approach to medical education: Time to confront our assumptions? *Medical Education*, 45(1), 69–80.

Holmboe, E. S., ten Cate, O., Durning, S. J., et al. (2017). Assessment challenges in the era of outcomes-based education. In E. S. Holmboe, S. J. Durning, & R. E. Hawkins (Eds.), *Practical guide to the evaluation of clinical competence* (2nd ed.). Philadelphia.: Elsevier.

Holmboe, E. S., Weng, W., Arnold, G., et al. (2010). The comprehensive care project: Measuring physician performance in ambulatory practice. *Health Services Research*, 45(6 Pt. 2), 1912–1933. doi:10.1111/j.1475-6773.2010.01160.x.

Institute of Medicine. (2000). *To err is human: Building a safer health system*. Washington, DC: National Academy Press.

Institute of Medicine. (2001). *Crossing the quality chasm*. Washington, DC: National Academy Press.

Kaiser Permanente School of Medicine. https://schoolofmedicine.kaiserpermanente.org/. (Accessed 4 July 2017).

Kogan, J. R., Conforti, L. N., Bernabeo, E., et al. (2015).

How faculty members experience workplace-based assessment rater training: A qualitative study. *Medical Education*, 49(7), 692–708.

Kogan, J. R., Hatala, R., Hauer, K. E., et al. (2017). The do's, don'ts and don't know of direct observation. *Perspectives on Medical Education*, 6(5), 286–305. doi:10.1007/s40037-017-0376-7.

Kogan, J. R., Hess, B. J., Conforti, L. N., et al. (2010). What drives faculty ratings of residents' clinical skills? The impact of faculty's own clinical skills. *Academic Medicine*, 85(10 Suppl.), S25–S28. doi:10.1097/ACM.0b013e3181ed1aa3.

Latessa, R. A., Swendiman, R. A., Parlier, A. B., et al. (2017). Graduates' perceptions of learning affordances in longitudinal integrated clerkships: A dual-institution, mixed-methods study. *Academic Medicine*, 92(9), 1313–1319. doi:10.1097/ACM.0000000000001621.

Li, S. T., Tancredi, D. J., Schwartz, A., et al. (2017). Competent for unsupervised practice: Use of pediatric residency training milestones to assess readiness. *Academic Medicine*, 92(3), 385–393. doi:10.1097/ACM.0000000000001322.

Lipner, R. S., Hess, B. J., & Phillips, R. L., Jr. (2013). Specialty board certification in the United States: Issues and evidence. *Journal of Continuing Education in the Health Professsions*, 33(Suppl. 1), S20–S35. doi:10.1002/chp.21203.

Lockyer, J., Carraccio, C., Chan, M. K., et al. (2017). Core principles of assessment in competency-based medical education. *Medical Teacher*, 39(6), 609–616. doi:10.1080/0142159X.2017.1315082.

Lypson, M. L., Frohna, J. G., Gruppen, L. D., et al. (2004). Assessing residents' competencies at baseline: Identifying the gaps. *Academic Medicine*, 79(6), 564–570.

McGaghie, W. C., Miller, G. E., Sajid, A. W., et al. (1978). *Competency-based curriculum development in medical education: An introduction.* Geneva: World Health Organization.

Makary, M. A., & Daniel, M. (2016). Medical error: The third leading cause of death in the United States. *BMJ (Clinical Research Ed.)*, 353, i2139. doi:https://doi.org/10.1136/bmj.i2139.

Mattar, S. G., Alseidi, A. A., Jones, D. B., et al. (2013). General surgery residency inadequately prepares trainees for fellowship: Results of a survey of fellowship program directors. *Annals of Surgery*, 258(3), 440–449. doi:10.1097/SLA.0b013e3182a191ca.

Mazotti, L. A., & Ogur, B. (2016). LIC guiding principles and goals. In A. Poncelet & D. Hirsh (Eds.), *Longitudinal integrated clerkships: Principles, outcomes, practical tools, and future directions* (pp. 29–36). North Syracuse, NY: Gegensatz Press.

*Merriam Webster Dictionary.* https://www.merriam-webster.com/dictionary/innovation. (Accessed 4 July 2017).

Miller, G. E. (1990). The assessment of clinical skills/competence/performance. *Academic Medicine*, 65(9 Suppl.), S63–S67.

Mossialos, E., Wenzl, M., Osborn, R., et al. (2015). *International profiles of health care systems, 2014: Australia, Canada, Denmark, England, France, Germany, Italy, Japan, The Netherlands, New Zealand, Norway, Singapore, Sweden, Switzerland, and the United States.* New York: The Commonwealth Fund. http://www.commonwealthfund.org/publications/fund-reports/2015/jan/international-profiles-2014. (Accessed 4 July 2017).

National Academy of Medicine. (2015). *Improving diagnosis.* Washington DC.: National Academy Press.

National Patient Safety Foundation. (2016). *Free from harm: Accelerating patient safety improvement fifteen years after To err is human.* http://www.npsf.org/?page=freefromharm. (Accessed 28 May 2016).

Nelson, E. C., Batalden, P. B., & Godfrey, M. M. (2007). *Quality by design. A clinical microsystems approach.* San Francisco.: Jossey-Bass.

Ogrinc, G. S., & Headrick, L. A. (2008). Understanding and making changes in a system. In G. S. Ogrinc & L. A. Headrick (Eds.), *Fundamentals of health care improvement* (pp. 99–115). Oakbrook Terrace, IL: Joint Commission Resources.

Ogur, B., & Hirsh, D. (2009). Learning through longitudinal patient care: Narratives from the Harvard Medical School–Cambridge integrated clerkship. *Academic Medicine*, 84(7), 844–850.

Page, C., Reid, A., Coe, C. L., et al. (2017). Piloting the Mobile Medical Milestones Application (M3App©): A multi-institution evaluation. *Family Medicine*, 49(1), 35–41.

Pangaro, L. N., Durning, S. J., & Holmboe, E. S. (2018). Evaluation frameworks, forms and global rating scales. In E. S. Holmboe, S. J. Durning, & R. E. Hawkins (Eds.), *Practical Guide to the Evaluation of Clinical Competence* (2nd ed., pp. 37–60). Philadelphia: Elsevier.

Pawson, R., Greenhalgh, T., & Harvey, G. (2005). Realist review — a new method of systematic review designed for complex policy interventions. *Journal of Health Services Research and Policy*, 10(Suppl. 1), 21–34.

Peabody, M. R., O'Neill, T. R., & Peterson, L. E. (2017). Examining the functioning and reliability of the Family Medicine Milestones. *Journal of Graduate Medicine Education*, 9(1), 46–53.

Plsek, P. E., & Greenhalgh, T. (2001). The challenge of complexity in health care. *BMJ (Clinical Research Ed.)*, 323(7313), 625–628. doi:https://doi.org/10.1136/bmj.323.7313.625.

Poncelet, A., & Hirsh, D. (2016). Background, definitions, history. In A. Poncelet & D. Hirsh (Eds.), *Longitudinal integrated clerkships; Principles, outcomes, practical tools, and future directions* (pp. 1–9). North Syracuse, NY: Gegensatz Press.

Prober, C. G., Kolars, J. C., First, L. R., et al. (2016). A plea to reassess the role of United States Medical Licensing Examination Step 1 scores in residency selection. *Academic Medicine*, 91(1), 12–15.

Rogers, E. M. (1995). *Diffusion of innovations* (5th ed.). New York: Free Press.

Rohrer, D., & Pashler, H. (2010). Recent research on human learning challenges conventional instructional strategies. *Educational Researcher*, 39(5), 406–412.

Sargeant, J., Eva, K. W., Armson, H., et al. (2011). Features of assessment learners use for informed self-assessments of clinical performance. *Medical Educcation*, 45(6), 636–647. doi:10.1111/j.1365-2923.2010.03888.x.

Scharmer, C. O. (2016). *Theory U: Leading from the future as it emerges*. Oakland, CA: Berrett-Koehler.

Schuwirth, L. W. T., & van der Vleuten, C. P. (2011). Programmatic assessment: From assessment of learning to assessment for learning. *Medical Teacher*, 33(6), 478–485. doi:10.3109/0142159X.2011.565828.

Stabell, C. B., & Fjeldstad, O. D. (1998). Configuring value for competitive advantage: On chains, shops and networks. *Strategic Management Journal*, 19, 413–437.

ten Cate, O., & Scheele, F. (2007). Competency-based postgraduate training: Can we bridge the gap between theory and clinical practice? *Academic Medicine*, 82(6), 542–547.

Ubel, P. A., & Asch, D. A. (2015). Creating value in health by understanding and overcoming resistance to de-innovation. *Health Affairs (Millwood)*, 34(2), 239–244. doi:10.1377/hlthaff.2014.0983.

van der Vleuten, C. P. (2016). Revisiting 'Assessing professional competence: From methods to programmes. *Medical Education*, 50(9), 885–888.

van der Vleuten, C. P., & Schuwirth, L. W. (2005). Assessing professional competence: From methods to programmes. *Medical Education*, 39(3), 309–317.

Walters, L., & Cosgrove, E. M. (2016). LIC outcomes. In A. Poncelet & D. Hirsh (Eds.), *Longitudinal integrated clerkships: Principles, outcomes, practical tools, and future directions* (pp. 233–244). North Syracuse, NY: Gegensatz Press.

Warm, E. J., Held, J. D., Hellmann, M., et al. (2016). Entrusting observable practice activities and milestones over the 36 months of an internal medicine residency. *Academic Medicine*, 91(10), 1398–1405.

Wikipedia. (2017). *Diffusion of innovation*. https://en.wikipedia.org/wiki/Diffusion_of_innovations. (Accessed 4 July 2017).

# 第25章

# 教育研究向教育实践的转化

Rola Ajjawi，Jason M. Lodge and Christopher Roberts

## 引言

近几十年来，教育研究大大丰富了有关有效学习、教学过程和教学实践的知识体系。然而，如何发掘出这些研究的实际意义，始终是一个难题（Thomas & Steinert，2014）；特别是在识别和缩小教育理论与教育实践之间差距方面，以及研究如何帮助决策者更好地做出选择和明确优先次序方面（Botwe et al.，2017；Molesworth & Lewitt，2016；Tolsgaard et al.，2017）尤为突出。关于在高度受控的环境以及最佳研究条件下产生的教育理论和研究成果如何推广到现实生活中的教育环境，包括临床工作环境，人们对此知之甚少（Tolsgaard et al.，2017）。许多研究都是在高度受控的环境中在短时间内使用专业语言来测试有关学习的某些方面。然而，临床工作环境绝不是高度受控的。同样，在工作环境进行的教育研究需要专业的知识来解析其关于优质的概念，并根据不同的背景进行必要的语言转化。

在发达国家，教育和医疗保健领域都在飞速发展。例如，技术进步促进了社交媒体的多种应用，促进了高仿真模拟技术的应用，也带来了科学和临床治疗方面新的突破。这反过来又加速了理论知识和实践的复杂度和精细度的发展。此外，机器学习、人工智能和那些知识型工作的自动化有望在未来十年内给社会带来剧变（参阅如 Hodges, 2018 );因此,这种情况可能会变得更加复杂。相比之下,在发展中国家,学生正在逃避下乡实践,卫生人力资源正面临大幅度人员流失的压力 ( Budhathoki et al., 2017 )。这种复杂、多变且不确定的工作场所对知识传播和传递的简单观点提出了重大挑战。我们需要精密度更高的知识转化模式,以促进教学研究向教学实践的转化。

在本章中,我们从社会文化的角度看待知识转化,将设计思维与共享决策联系起来。我们从定义"知识转化"开始,仔细思考医学教育中研究应用方面的挑战。这些挑战迫使我们必须从知识传播转向知识转化。然后,我们会提出一种与之相符的教师发展方法,该方法来自高等院校,在制定计划时吸收了设计思维的原则 ( Elliott & Lodge, 2017 )。一个临床教育工作者设计思维的关键是专职教育家 ( 例如专业教师、教育研究人员或其同行 ) 和临床教育工作者之间跨学科的知识交流,以便在有明确证据支持的情况下设计教育方案,明确学生学习的优先次序,并与特定的学习环境相适应 ( Goodyear, 2015 )。

在第一个示例中,协作决策构成了整个设计过程的一部分。在健康领域,共同决策 ( shared decision-making,SDM ) 是一种促进临床医生与其病人之间知识交流的方法,其中,设计好的决策辅助工具可推动整个 SDM 过程。SDM 需要一种社会与文化相结合的方法来将具体问题与相关证据联系在一起。通过设计思维与 SDM 的结合,我们强调了跨学科和协作设计思维的重要性。这将有助于将教育工作者关于学习及课程问题的不同观点暴露出来,并为协调其不同观点创造了可能 ( Hawick et al., 2017 ),从而使我们构想出一个有确切证据、符合特定情境的解决方案。我们认为,这两种方法能够很好地结合起来,在考虑制约社会实践的社会文化因素的情况下,两者的结合可以在各种教学背景下,策略性地推动教学研究向教学实践的转化。

## 定义"知识转化"

知识转化描述了一种对现有的科学发现及循证研究存在"缓慢""无序"利用不足问题的应对措施 ( Graham et al., 2006 )。其主要目标是将交互式、非线性、跨学科的过程涵盖知识的产生和应用,在研究和实践之间架起桥梁 ( Thomas & Steinert, 2014 )。加拿大卫生研究院将知识转化定义为一个动态和迭代的过程,包括知识的综合、传播、交流和伦理上合理的应用,目的是提高健康水平,提供更有效的卫生服务和产品,并加强医疗保健体系。这超越了简单的知识传播层次,主要是指知识的整合与交流 ( Thomas & Steinert, 2014 )。这要求我们将"知识某处转移到另一处"的概念转变为"现有知识的革新和扩展",也需要不断的变革以及研究与实践之间的跨界交互 ( Hager & Hodgkinson, 2009 )。参与知识转化的相关人员希望提高医疗系统中循证研究的利用度,从而为决策提供信息。在临床教育活动中,应用知识转化的目的是促进教学循证研究的成果向教学实践转化。

## 最佳证据医学教育

在医学教育中,提高研究利用率的说法并不新鲜。1995 年,van der Vleuten ( 1995 ) 就强调了一个悖论,即医学教育工作者对他们的临床实践与他们的教学实践持完全不同的态度。他评论说,教育工作者倾向于放弃他们在临床工作中通常所持的批判性评价的态度,转而依赖于个人的认知和意见。最佳证据医学教育 ( best evidence medical education，BEME）作为一场运动已经发展壮大。BEME 涉及教师对其教学的专业判断，同时也考虑到有关医学教育干预有效性的证据（Harden et al.，2000）。Harden 等（2000）将其与循证医学运动进行了类比。后者当前广为人知的主张是，实践应"在做出有关特定病人照护的决定时，认真、明确和合理地使用当前的最佳证据"（Sackett et al.，1996）。BEME 起源于对"旅鼠式"的、在没有证据的情况下完成教学实践的方法的批评，同时反复强调教学实践应当基于证据而非直觉，因为基于传统和直觉的教学可能会误导学生（Harden et al.，2000；van der Vleuten et al.，2000）。

传统和直觉常常基于容易被证伪的假设（Hart & Harden，2000）。很多严谨的研究对一些曾被广泛认可的概念提出了质疑，例如，有关遵循基于模式的学习风格（modality-based learning styles）教学的益处的研究（Lodge et al.，2016；Norman，2009）。在 Norman 一贯刻薄而机智的评论中，他问道："学习风格这个概念什么时候才会过时？"也就是说，这个医学教育的神话什么时候才能破灭？他认为，尽管个别学习者可能更适合特定的学习方法，但缺乏支持基于学习风格概念的实证证据。相反，学生采用何种学习方法的首要决定因素是学习任务本身的设计（Lodge et al.，2016）。然而，依照学习风格进行教学指导在实践中依然被广泛接受（Cuevas，2015）。

另一个例子是，在临床教育中，尽管有大量证据表明反馈是一个非常复杂的过程，涉及对话、反馈循环和目标的共同构建（Barton et al.，2016；Farrell et al.，2017；Telio et al.，2016）。然而，反馈依然持续作为"单向"的信息传输（Molloy，2009；Urquhart et al.，2018）。因此，似乎即使存在教育研究的证据，临床教育者在实践中也可能固执地抵制变革。

高等教育及课堂教育领域也提出了类似的评论，认为简单地为教师提供系统综述文章、实验室或神经影像学的研究结果，并期望他们根据实际情况理解和应用这些结果是几乎不可能的（Lodge，2016）。实验室与教室的"距离"过于遥远，以至于这样的方法根本不可行。事实上，它经常被描述为"过长的桥梁"（Bruer，1997）。试图在不仔细思考转化过程的情况下缩小这一距离的风险在于，"神经神话"可以被创造并延续下去。这包括一些不正确的概念，比如学生只利用了 10% 的大脑，或者学生可以分为"左脑"型或"右脑"型，并为其主导半球量身定制教学方式。这种"神经神话"被课堂教育者们普遍接受，这些关于大脑如何学习的错误假设可能导致他们采取不正确的教学方法（Howard-Jones，2015）。当考虑科技因素后，这个问题会变得更加复杂。关于大脑训练的广告炒作——尽管几乎完全缺乏有效性的证据——充分表明了新兴技术与神经科学的结合对教育工作者和政策制定者来说是多么诱人（Lodge & Horvath，2017）。

## 临床教育中采用证据的挑战

尽管临床教育者重视教育证据的作用，但他们并不认为转化这些证据是他们的责任（即找到相关文章并批判性地评估这些证据，然后应用它们）（Delany & Bailocerkowski，2011）。BEME 似乎是自然而然的解决方案，它试图从多项研究中回顾和综合特定主题的证据，并基于这些证据得出具体的实践建议。暂不讨论关于证据由何组成的争论，以及汇总证据会降低综述的可靠性和有效性的问题（参阅如 Dauphinee & Wood-Dauphinee，2004），即使完成了证据的整合，也有很多原因导致临床教育者对证据的采用不足。这些原因可以分为认识论层面、个人层面、人际关系层面以及组织机构层面。

在认识论层面上，研究现实世界的问题通常需要结合不同的专业、特定场景下的知识，以及不同的认知方式。那些灵活性强、善于以不同方式了解世界的人，通常被认为拥有较好的认知流畅度（epistemic fluency）（Markauskaite & Goodyear，2017）。医学教育研究是一个饱受争议的跨学科领域，涉及包括教育学、心理学和社会科学在内的多个学科（Albert，2004）。临床医生更熟悉临床研究，这些研究本质上往往是实证主义的。因此，对于他们而言，阅读原始研究或 BEME 论文等跨学科的文献，可能相当具有挑战性（Goodyear & Zenios，2007）。因此，为了更好地从事教学研究，临床教育者在许多领域中都需要具有一定的认知流畅度。

医学教育的专业化使人们认识到，优秀的临床教育者不应该仅具备专门的学科知识（例如某个特定的身体系统）或沟通技巧，他们还需要具备作为教育工作者的知识、技能和行为。尽管 Biesta（2015）强调了教育的目的论特征——做教育总是要回答其目的是什么的问题——但我们在医学教育工作者中几乎没有发现目的论的立场。有些人认为，医学教育研究的目的是通过促进教学实践来改善病人的医疗保健结果（Bligh & Parsell，1999；McGaghie，2010）。然而，医学教育研究也可能是纯粹理论的（以知识拓展为目的），而非应用导向的（Albert，2004）。

医学教育工作者所面对的复杂性中，最困难的问题之一是涉及的每个实践领域的知识体系都在不断增长（Jorm & Roberts，2018）。从科技 - 教学 - 内容知识模型（TPCK model）（Mishra & Koehler，2006）的视角思考，不仅医学证据和实践（即内容知识）存在重大变化，在与教育和学习相关的教学及科技知识方面，也出现了类似的进步。要综合考虑这样三个截然不同但又联系紧密的知识领域的进步成果，为教育工作者留下了一个困难的局面。能够跟上内容领域的进步已经很不容易了，更不用提还要在成人教育和教育技术领域快速变化的格局中处于领先地位。因此，在知识转化的问题上，我们建议采用跨学科和协作式的决策流程。

在个人层面，除了主要为病人提供医疗服务以外，临床教育工作者兼顾了许多角色及责任。他们能够投入教学工作的时间非常有限，在非常紧迫的情况下，牺牲教学时间往往是为了确保病人能够及时得到医疗服务（Sholl et al.，2017）。鉴于带教工作本身就是忙碌的临床医生的额外负担，这样就不难理解为什么对于一些临床医生来说，搜索、阅读和将 BEME 综述中的知识应用到他们的实践中会如此艰难（Sethi et al.，2017）。曾经有研究认为，临床医生每天需要在医学教育文献中投入 75 分钟的时间才能保持与时俱进（Faux，2000），而在开放访问期刊数量不断增加的时代，这一数据很可能被低估了。考虑到医疗行业巨大的工作量，要实现这样的学习投入似乎非常不切实际。

在人际关系层面，教育实践及其扩展研究似乎与医学的关系并不紧密（Sethi et al.，2017）。既然教学及教学研究的价值被低估，临床教育工作者也就不太可能优先考虑在这些方面花费时间。尽管如此，也有人认为考虑到人类学习的复杂性，以及它是如何在复杂的正式和非正式教学环境中发生的，教育行业的科学和实践是所有研究领域中最困难的（Berliner，2002）。上级支持和导师指导仍然是将持续职业活动转化为工作环境中实践的必要机制（Sholl et al.，2017），然而在临床工作环境中可能缺乏此类机制，在临床教育方面尤为稀缺。

在组织层面，许多临床教育者的工作计划中可能没有正式的教学角色，教学实质上是一种自愿行为。因此，对于一名临床教育志愿者需要投入多少一般没有最低要求，尽管在一些国家这种情况正在从政策层面发生变化。例如，英国医学总会最近规定，所有承担正式上级角色的医生都必须达到最低教学要求。在以澳大利亚和英国为代表的一些国家，专科毕业后教育培养中已经加入了必修的教师发展课程，用于向临床医生介绍教育原则和策略。这些课程往往是理论性的，没有在后续临床环境中组织应用，也不要求临床教育工作者继续检验教学证据并在实践中实施。这是许多针对信息传输和交流的教师发展计划所共有的问题。这些研究利用率所面临的挑战充分说明，被动传播方式已经日渐式微，转向更积极协作的知识转化流程势在必行。

# 增加实践中教育证据的采用

教学研究如何更好地适应那些面临许多障碍的临床教育工作者的要求，并被他们采用？我们可以将其与高等教育类比，在健康与卫生领域，为了促进循证在实践中的应用，一个普遍的方式是将研究转化为专业人员所遵循的指南。就像利用临床指南为实践提供信息一样，学习设计与教育证据转化具有相同的功能——为教学实践提供信息。同样地，正如仅仅制定指南这一行动不足以确保其在实践中被充分使用一样，我们建议使用 SDM 方法将指南深入贯彻于实践中。首先，我们重点说明谁可能参与此类活动，然后列举高等教育和健康卫生领域中的相关案例来说明。

## 知识中介

应对上述挑战的一种途径是发展医学教育单位。此举可谓一石多鸟，不仅回应了公众对医疗保健日益增长的期望、满足了提高毕业生能力展示透明度的需求，也是社会责任心的体现，推动了临床医生培养工作的发展，解决了培训更多医生的刚需。在大学部门（中央或卫生学校内）甚至在医疗机构中，这种专门的教育单位可以为工作人员提供研究、教学、各类服务和职业发展规划等多种功能支撑（Davis et al.，2005）。在这些单位工作的人员实际上充当了促进知识转化的中间人。

通过资助单位进行专门的教师培训，能够为临床教育工作者提供新的方法，来进行知识转化及应用设计思维启发的决策辅助工具。Ward、House 和 Hamer（2009）将知识中间人描述为研究人员和决策者之间的中介，他们同时完成了对知识的积极传播和转化活动。根据他们的专业知识，临床教育者可以充当知识中间人，或者可以与教育专家 [ 例如教师培训人员、教育研究人员和（或）同行 ] 合作，在实践中完成知识中间人的工作，以改变其教育实践。

## 高等教育中的知识转化：设计思维

在高等教育和课堂教育的学科中，已提出了几种方法来打破实验室和教室之间的"距离"。帮助教育工作者理解和实施循证实践更成熟的方法之一是告诉他们源自学习科学的原则。这是一种在教育心理学领域被广泛采用的方法。最著名的例子之一是 Mayer（2009）提出的多媒体学习原理。这项研究成功地向教育工作者介绍了学生在多媒体环境中学习时所参与的过程，Mayer 将这些过程提炼为一套原则，并就如何应用这些原则提出了建议。尽管这项工作已经产生了一定影响，但仍有许多转化工作留给了教育工作者。这些原则本身并没有为教育工作者提供明确的指导，例如如何与学生一起将这些想法应用到其特定环境中。因此，虽然学习原则的发展在某种程度上缩小了实验室和课堂之间的差距，但这些原则与教育实践之间仍然存在一些距离。这也许就是为什么大型项目——例如 2000 年初美国"什么是有效的"相关项目（参阅 Bransford et al.，2000）——影响没有达到他们预期的原因。

最近出现了一种不同的方法，以帮助教育工作者理解和使用源自学习科学的证据。这种方法在一定程度上仍然依赖于原则，但更侧重于为教育工作者提供一种手段，从而系统地将这种证据纳入实践。这种方法涉及帮助教育工作者培养他们的设计思维能力。Bennett、Agostinho 和 Lockyer（2017a）发现，高等教育工作中的教师们已经开始采取一种复杂的、直觉性的设计过程。这意味着教育工作者以一种松散的、系统性的行为方式，依靠默会的知识在其教学实践的各个方面做出决定。培养其设计思维能力的主要目的是使他们对这个过程更有自主意识（Elliott & Lodge，2017）。通过帮助教育工作者更加关注他们所做的决定，这个过程有可能激励他们更仔细地思考有关教学情景的各个要素，从而重塑他们作为教育"设计师"的角色。

尽管对于设计思维是否不同于其他形式的信息分析或综合的看法未有定论，但作为一种反思和应用于教学的手段，设计方法在教学中得到了越来越多的关注（Laurillard，2013）。Cross（2011）将科学和人文学中典型的思维模式与设计思维进行了对比。后者主要指通过解决问题、原型构建和创建解决方案的迭代循环来整合知识、形成模式，并建立虚拟世界。这种教学方式是动态的，并假设教育情景需要不断调试和修改，以应对其中的复杂关系（Mouasher & Lodge，2016）。对于来自不同学科背景的教育工作者来说，这可能是一种不同的存在方式。基于设计的教学方法固有的不确定性，可能与更结构性的科学宇宙观相去甚远，而设计产品的虚拟性质可能与人文学科大不相同。医学教育工作者也是如此，他们可能同样发现，设计思维与他们在卫生专业领域内分析和解决问题的方法有所不同。

许多反映设计思维对教育影响的例子正在被文献报道。Venema、Drew 和 Lodge（2015）就报道了这样一个例子。在这个案例中，设计思维被用到了现场教学同行评审过程中。这场教学过程面临的问题在于手写元素构成了其中的关键部分，主要涉及对一组数字的计算和转换，以使其能应用于数字环境中。为了让学生理解计算，教师亲自手写完成了示例。问题在于，在白板上书写的材料无法供学生复习查看。此外，在白板上写字意味着教师在课堂上的很大一部分时间都背对着学生，他们认为这不利于学生参与到讨论中来。以 Goodyear（2005）的设计问题空间框架（design problem space framework）为基础来分析这种情况，从扩展和重构对问题的理解开始。通过该框架提供的结构，以及分析教师在以下多个层面上做出的假设，设计思维得到了体现：课程中采用的教学哲学、方法、策略和手段，应与关于学生学习的证据有关。由此得出的解决方案是，使用能够允许教室中的设备采集和投影"数字墨水"的 USB 平板电脑。该解决方案也意味着教师可以在数字环境中做演示的同时，与学生们保持眼神交流，并能够以视频形式记录手写内容，提供给学生进行复习（有关知识转化过程和解决方案的描述，请参阅 Venema and Lodge，2013）。

这个案例研究提供了一个具体例子，说明设计思维是如何利用有关学生学习质量的研究证据，来解决成人教育情境下的特定问题。这个例子的关键在于同行评审（例如知识交流）过程刻意包含了一位具有学习科学专业知识的评审者。通过学习科学家和教育工作者之间基于设计的讨论，同行评审过程所提供的合作平台为将这些基础知识转化成实践提供了可能。如果可以在大学环境中的典型实践中找到合适的知识中间人，那么，这种形式的跨学科合作对临床教育工作者可能非常有价值。

## 卫生领域的知识转化：共同决策

共同决策（SDM）是一个协作过程，允许病人及其监护人共同做出医疗决策。它同时考虑了现有的最佳临床证据，以及病人的价值观和个人偏好（Hoffmann et al.，2014）。SDM 被认为能够在治疗的好处与潜在危害之间做出适当的权衡（Barry & Edgman-Levitan，2012；Hoffmann et al.，2014；Stiggelbout et al.，2012）。整合了最佳证据和每位病人个性化特点的专业决策，能更好地巩固可持续化的卫生系统，即能合理使用医疗措施和资源的卫生系统（Elshaug，2015）。对 SDM 实践研究的系统综述确定了三个最常被报道的应用障碍：时间限制、由于病人性格等个人特质而不适用以及由于特殊临床情况而不适用（Gravel et al.，2006）。

病人希望更多地参与医疗决策；然而，目前仍然存在一些问题，例如预防性医疗保健问题、具有潜在远期负面后果的情况（例如慢性病）、缺乏证据或涉及药物潜在副作用的决策（例如抗高血压治疗）（Müller-Engelmann et al.，2013）。一种让病人参与决策的方法是使用决策辅助工具，越来越多的证据表明决策辅助工具是有价值的（Austin et al.，2015；Légaré et al.，2008）。决策辅助工具包括使可用证据更易理解的短视频或印刷材料，并提供流程图或决策树，以帮助临床医生和病人针对治疗偏好进行知识交流或 SDM。

Haynes 等将 SDM 过程可视化为四种不同认知方式之间的动态交互：研究证据、病人的偏好、交流发生的背景及环境，以及临床医生根据其发现做出的判断（Haynes et al.，2002）。为了适应临床教育环境，以及在工作环境中解决教育问题所需的认知方式，我们重新调整了这些因素，主要考虑以下几个方面：研究证据、学生 / 教育工作者和教学计划的偏好、背景及环境，以及教学知识转化所需的教学判断。我们在之后的案例研究 25.1 中展示了这些操作。

## 医学教育中的共同决策与设计思维

那么，如何应用 SDM 和设计思维的模型将临床教育者的教学判断与教育理论和实践的证据结合起来呢？通常，临床教育者在实践中需要解决大量关于教育和培训的问题，或者他们在自身实践中也会遇到各种各样的问题。大学教师（例如临床联络教师）和临床实践中担任教学角色的同事经常遇到这种问题或情况。需要解决的问题可能包括："在教师培养过程中，什么可以培养临床教育工作者的教学技能？""我应该把反馈安排在什么时候？以及如何最有效地利用这些反馈机会？"根据我们的模型，我们建议教育专家和参与实践的医师之间尝试进行共同决策。考虑到案例研究 25.1 中的描述，我们将前者称为健康职业教育者（HPE），并将希望得到建议的医师称为客户。我们承认临床教育工作者可能拥有广泛的教育专业知识，同时可能是提供建议的人（即扮演 HPE 的角色）。该过程对同事也同样适用。

SDM 使健康职业教育工作者和客户能够共同参与决策过程，根据现有证据做出适当的教学决策，讨论教学干预的选择、优势及其意外后果，并将客户的价值观、偏好和情况纳入考虑。在医学教育中，SDM 不应被视为简单的咨询，而应被视为一个迭代过程。SDM 的优势包括：能够同时将证据和客户偏好纳入讨论过程；拓展临床教育者的知识，如果是教育机构，则还能够拓展相关人士和教师的知识。这可以帮助人们更好地理解意外后果的风险，也提高了通过干预措施来推广更有效学习方式的可能性。

HPE 可以使用各种方法来指导临床医生完成整个过程。当谈论潜在教育干预时，可以使用以下五个简单的问题。这些问题能够帮助解答核心问题、实际情景、偏好以及寻找潜在证据来源，如图 25.1 所示。

1. 我们试图解决的根本问题是什么？

2. 我们认为学习者应如何学习？

3. 每个选项有哪些好处和潜在的意外后果？

4. 是否有足够的信息来做出选择？

5. 我们如何判断是否做出了最佳选择？可能需要对我们的设计进行哪些改进？

如果 SDM 能够成为 HPE 技能组合的一部分，那么考虑可能存在哪些决策支持工具，或需要开发哪些工具以支持 SDM，就变得非常重要。医学教育中曾报道过一种方法，《学术医学》（*Academic Medicine*）期刊邀请研究人员将他们的工作（或其他人的工作）总结成更容易理解的信息图表，并已由美国医学院校协会（AAMC）为其成员整理归档（请参阅本章末尾的"在线资源"部分）。

为了展示 SDM 如何使用设计思维来指导专业教育者与客户的学术判断，我们根据作者的实践经验虚构出了一个案例。尽管在案例研究 25.1 中，我们主要关注临床教育者向大学的专业教育学者寻求建议，但临床教育者可能会选择与其他临床教育工作者进行结对 / 小组合作，在其特定环境中完成教育设计。

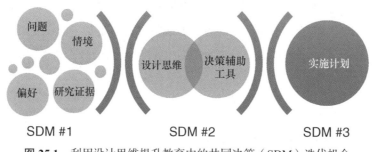

图 25.1　利用设计思维提升教育中的共同决策（SDM）迭代机会

我们认为，协作方法对于知识交流和设计过程都非常重要。在 SDM 期间形成的关系能够帮助在整个解决问题以及实施的阶段保持动力。讨论和提问也具有潜在价值，能够使临床教育工作者成为联合创造者和合作伙伴，从而培养他们的好奇心和责任心。此外，运用针对特定环境的设计思维来帮助临床教育工作者练习做出教学判断，可能比盲目地遵循指南或反复在试验和错误中猜测更令人满意。对于 HPE 单位和专业知识没有得到充分利用的卫生职业学者 / 研究人员而言，其相应的好处是应用他们自己的研究和专业知识为课程设置和临床教学过程提供相关信息（通常他们在工作的相同大学）。

## 案例研究 25.1

Rosa 是一名高级临床教育者，同时也是一名全科医生，她与当地大学的健康职业教育部门联系，希望他们能给重新设计为期 8 周的初级保健实习提供一些建议。她想培养学生的临床推理能力。她也不确定怎样能正确地组合正式和沉浸式学习的机会，特别是她觉得学生没有为实习做好充分的准备，却又不想让实习与他们在校园里所学的知识重复。Rosa 觉得她提供了更正式的指导，但这对学生来说不一定有效。她还认为，初级保健实习的形成性评价和反馈要素应该得到强化。她努力平衡自己作为临床医生和教育者的角色，同时为学生提供更多指导。

### 一个关于课程重新设计的问题

利用图 25.1 中的模型，Fern，一位大学健康职业教育者，可能首先会考虑客户（Rosa）的实际情况。Rosa 是初级社区保健教学委员会的成员，也是一位临床医生，时间非常有限；委员会主要由分布在不同地方的临床医生组成，通常每年在校园开 1 ~ 2 次会，但大多数都是视频会议。社区初级保健的课程设计和评估是有问题的。一般来说，健康职业教育和评估是在更受控的环境中进行的，例如可以使用教学设施的医院。

在社区实习中，学生在空间地域上十分分散，临床经验差异很大，并且对自主学习的能力要求更多。

在谈到 SDM 的第一个问题——需要解决什么问题——时，Rosa 说，委员会的领导成员主要关注两个核心问题：分配给慢性病管理知识的课程缺乏时间变化；对整合学习活动能否培养临床推理能力缺乏信心。讨论结束后，Rosa 将决策关键点改为一个问题：在全科实践的沉浸式临床体验中，学生如何为临床推理寻找证据，同时在应对重要慢性病管理的过程中能展现恰当的理论知识？就第二个问题而言，关于学生如何学习，Rosa 一直在阅读一些关于临床推理的文献，并以举例的方式在小组中进行教学（Kassirer，2010；Norman，2005），特别是在初级保健方面，她会列举一些有意思的虚拟病例让学生来处理（Adams et al.，2011）。她还学习了临床教育工作者可以在实践中使用的多种方法（Atkinson et al.，2011；Wolpaw et al.，2012）。

在考虑这些选项的优势和意外后果（SDM 的第三个问题）时，很明显，委员会无法实施这样的教师培养项目，即教导所有小组导师如何教授临床推理，帮助学生做好准备，并获得 IT 支持以便开发基于计算机的教学案例。然后，Fern 引入了同伴学习的选项，并考察同伴学习的方式是否是可行的；也就是说，让学生汇报出他们所看到的临床案例。这样做的优势是，他们选择汇报的病例可能是由学生们自己准备的，而慢性病管理的重要内容可能会减少。这么做的意外后果可能是，学生会将这一活动视为一次口头报告，而非参与讨论，这种情况下，同伴学习对发展临床推理能力的优势将无法完全实现。

Fern 和 Rosa 之间的进一步对话集中于，学生是否能够通过同伴学习来培养临床推理能力，而导师则扮演一个沉默但专业的引导者。第一个问题是，是否有证据表明同伴学习在类似情境下奏效。对此，Fern 能够提供丰富的研究证据（Burgess et al.，2014；Tai et al.，2016）。第二个问题是，除了已使用的多项选择题和长病例题之外，是否有证据支持评价临床推理能力的效用。Fern 推测，除了 Rosa 之外，委员会成员大部分认可知识转化的训练方法，并且很可能对潜在问题或基于案例的学习模式持怀疑态度。多年来，这些学习模式一直推动着课程改革。

Rosa 和 Fern 现在已经共同决定了这个问题可能的解决方案，Rosa 可以把它带回委员会（解决第四个问题）。在小组中，每个学生将从选定的慢性病临床病例中挑选出 1 个病例，并将其在小组内展示。Fern 和 Rosa 共同为这些课程设计了一个教学模式（图 25.1 中的 SDM#2）。他们还共同创建了一个用于评价学生学习临床推理课程的效果的评分标准，由导师进行评分。Rosa 还意识到，可以通过在基础和临床科目考试中使用现有的多项选择题来检测学生在准备病例汇报时所学到的知识，与此同时，以对话反馈为重点的长病例题可以在临床环境中作为形成性评价。

Fern 认识到，委员会可以考虑从项目的角度来审视其评价，这将更好地推动学习评价和学习本身（van der Vleuten et al.，2015），以及将学习技术纳入考虑范围（Bennett et al.，2017b）。在思考问题5——Rosa 如何知道课程干预是否成功时，Rosa 意识到，她的方法一直是传统的线性方法：设置课程，然后评价，最后在即将结束时评价策略。取而代之的是，现在鼓励采用更具迭代性的方法，鼓励反复进行预期学习成果设计、教学及学习活动、评价以及目标评估。Fern 考虑可以在转换后期引入非线性方法的概念来进行健康职业项目的评估（Jorm & Roberts，2018）。然而，她也非常实事求是，并且明白她能否成功改变这一项目的关键点在于一次重点突出的演讲，以明确她正在解决的学习及教学问题、关于其重要性的原因，以及她所倡导的教学干预的优势。Rosa 在委员会演讲后，Fern 安排了与她的进一步会面，并讨论 SDM 的问题 5，评估在制定实施计划时做出的教学判断的质量（图 25.1 中的 SDM #3）。

# 在线资源

Association of American Medical Colleges：https：//www.aamc.org/download/355222/data/giaamlastpage.pdf.

# 参考文献

Adams, E., Rodgers, C., Harrington, R., et al. (2011). How we created virtual patient cases for primary care-based learning. *Medical Teacher*, 33(4), 273–278.

Albert, M. (2004). Understanding the debate on medical education research: A sociological perspective. *Academic Medicine*, 79(10), 948–954.

Atkinson, K., Ajjawi, R., & Cooling, N. (2011). Promoting clinical reasoning in general practice trainees: Role of the clinical teacher. *The Clinical Teacher*, 8(3), 176–180. doi:10.1111/j.1743-498X.2011.00447.x.

Austin, C., Mohottige, D., Sudore, R. L., et al. (2015). Tools to promote shared decision making in serious illness: A systematic review. *JAMA Internal Medicine*, 175(7), 1213–1221. doi:10.1001/jamainternmed.2015.1679.

Barry, M., & Edgman-Levitan, S. (2012). Shared decision making — the pinnacle of patient-centred care. *New England Journal of Medicine*, 366(9), 780–781.

Barton, K. L., Schofield, S. J., McAleer, S., et al. (2016). Translating evidence-based guidelines to improve feedback practices: The interACT case study. *BMC Medical Education*, 16, 53–doi. https://doi.org/10.1186/s12909-016-0562-z.

Bennett, S., Agostinho, S., & Lockyer, L. (2017a). The process of designing for learning: understanding university teachers' design work. *Educational Technology Research and Development*, 65(1), 125–145. doi:10.1007/s11423-016-9469-y.

Bennett, S., Dawson, P., Bearman, M., et al. (2017b). How technology shapes assessment design: Findings from a study of university teachers. *British Journal of Educational Technology*, 48(2), 672–682. doi:10.1111/bjet.12439.

Berliner, D. C. (2002). Comment: Educational research: The hardest science of all. *Educational Researcher*, 31(8), 18–20.

Biesta, G. (2015). What is education for? On good education, teacher judgement, and educational professionalism. *European Journal of Education*, 50(1), 75–87. doi:10.1111/ejed.12109.

Bligh, J., & Parsell, G. (1999). Research in medical education: Finding its place. *Medical Education*, 33(3), 162–163.

Botwe, B. O., Arthur, L., Tenkorang, M. K. K., et al. (2017). Dichotomy between theory and practice in chest radiography and its impact on students. *Journal of Medical Radiation Sciences*, 64(2), 146–151. doi:10.1002/jmrs.179.

Bransford, J. D., Brown, A. L., & Cocking, R. R. (2000). *How people learn*. Washington, DC: National Academies Press.

Bruer, J. T. (1997). Education and the brain: A bridge too far. *Educational Researcher*, 26(8), 4–16.

Budhathoki, S. S., Zwanikken, P. A. C., Pokharel, P. K., et al. (2017). Factors influencing medical students' motivation to practise in rural areas in low-income and middle-income countries: A systematic review. *BMJ Open*, 7(2), 013501. doi:10.1136/bmjopen-2016-013501.

Burgess, A., McGregor, D., & Mellis, C. (2014). Medical students as peer tutors: A systematic review. *BMC Medical Education*, 14(1), 115.

Cross, N. (2011). *Design thinking: Understanding how designers think and work*. New York: Berg.

Cuevas, J. (2015). Is learning styles-based instruction effective? A comprehensive analysis of recent research on learning styles. *Theory and Research in Education*, 13(3), 308–333.

Dauphinee, W. D., & Wood-Dauphinee, S. (2004). The need for evidence in medical education: The development of best evidence medical education as an opportunity to inform, guide, and sustain medical education research. *Academic Medicine*, 79(10), 925–930.

Davis, M. H., Karunathilake, I., & Harden, R. M. (2005). The development and role of departments of medical education. AMEE Guide No. 28. *Medical Teacher*, 27(8), 665–675. doi:10.1080/01421590500398788.

Delany, C., & Bailocerkowski, A. (2011). Incorporating evidence in clinical education; barriers and opportunities in allied health. *Internet Journal of Allied Health Sciences and Practice*, 9(1), 7.

Elliott, K., & Lodge, J. M. (2017). Engaging staff in design thinking: Harnessing contemporary educational technologies. In R. James, S. French, & P. Kelly (Eds.), *Visions for the future of Australian tertiary education* (pp. 55–66). Melbourne: Melbourne Centre for the Study of Higher Education.

Elshaug, A. (2015). Choosing treatments wisely. *The Lamp: Magazine of the NSW Nurses and Midwives' Association*, 26–27.

Farrell, L., Bourgeois-Law, G., Ajjawi, R., et al. (2017). An autoethnographic exploration of the use of goal oriented feedback to enhance brief clinical teaching encounters. *Advances in Health Sciences Education*, 22(1), 91–104. doi:10.1007/s10459-016-9686-5.

Faux, D. (2000). Information overload. *Medical Teacher*, 22(1), 5–6. doi:10.1080/01421590078724.

Goodyear, P. (2005). Educational design and networked learning: Patterns, pattern languages and design practice. *Australasian Journal of Educational Technology*, 21(1), 82–101.

Goodyear, P. (2015). Teaching as design. *HERDSA Review of Higher Education*, 2, 27–50. www.herdsa.org.au/herdsa-review-higher-education-vol-2/27-50.

Goodyear, P., & Zenios, M. (2007). Discussion, collaborative knowledge work and epistemic fluency. *British Journal of Educational Studies*, 55(4), 351–368. doi:10.1111/j.1467-8527.2007.00383.x.

Graham, I. D., Logan, J., Harrison, M. B., et al. (2006). Lost in knowledge translation: Time for a map? *Journal of Continuing Education in the Health Professions*, 26(1), 13–24. doi:10.1002/chp.47.

Gravel, K., Légaré, F., & Graham, I. D. (2006). Barriers and facilitators to implementing shared decision-making in clinical practice: A systematic review of health professionals' perceptions. *Implementation Science*, 1(1), 16. doi:10.1186/1748-5908-1-16.

Hager, P., & Hodkinson, P. (2009). Moving beyond the metaphor of transfer of learning. *British Educational Research Journal*, 35(4), 619–638.

Harden, R. M., Grant, J., Buckley, G., et al. (2000). Best

evidence medical education. *Advances in Health Sciences Education*, 5(1), 71–90. doi:10.1023/A:1009896431203.

Hart, I. R., & Harden, R. M. (2000). Best evidence medical education (BEME): A plan for action. *Medical Teacher*, 22(2), 131–135. doi:10.1080/01421590078535.

Hawick, L., Cleland, J., & Kitto, S. (2017). Getting off the carousel: Exploring the wicked problem of curriculum reform. *Perspectives on Medical Education*, 6(5), 337–343. doi:10.1007/s40037-017-0371-z.

Haynes, R. B., Devereaux, P. J., & Guyatt, G. H. (2002). Physicians' and patients' choices in evidence based practice: Evidence does not make decisions, people do. *BMJ (Clinical Research Ed.)*, 324(7350), 1350. doi:10.1136/bmj.324.7350.1350.

Hodges, B. D. (2018). Learning from Dorothy Vaughan: Artificial intelligence and the health professions. *Medical Education*, 52(1), 11–13. doi:10.1111/medu.13350.

Hoffmann, T., Légaré, F., Simmons, M. B., et al. (2014). Shared decision making: What do clinicians need to know and why should they bother? *Medical Journal of Australia*, 201(1), 35–39.

Howard-Jones, P. A. (2015). Neuroscience and education: Myths and messages. *Nature Reviews. Neuroscience*, 15, 817–824. doi:10.1038/nrn3817.

Jorm, C., & Roberts, C. (2018). Using complexity theory to guide medical school evaluations. *Academic Medicine* 93(3), 399–405, doi:10.1097/acm.0000000000001828.

Kassirer, J. P. (2010). Teaching clinical reasoning: case-based and coached. *Academic Medicine*, 85(7), 1118–1124. doi:10.1097/ACM.0b013e3181d5dd0d.

Laurillard, D. (2013). *Teaching as a design science: Building pedagogical patterns for learning and technology*. New York: Routledge.

Légaré, F., Ratté, S., Gravel, K., et al. (2008). Barriers and facilitators to implementing shared decision-making in clinical practice: Update of a systematic review of health professionals' perceptions. *Patient Education and Counseling*, 73(3), 526–535, doi. http://dx.doi.org/10.1016/j.pec.2008.07.018.

Lodge, J. M. (2016). Do the learning sciences have a place in higher education research? *Higher Education Research and Development*, 35(3), 634–637, http://dx.doi.org/10.1080/07294360.2015.1094204.

Lodge, J. M., Hansen, L., & Cottrell, D. (2016). Modality preference and learning style theories: Rethinking the role of sensory modality in learning. *Learning: Research and Practice*, 2(1), 4–17.

Lodge, J. M., & Horvath, J. C. (2017). Science of learning and digital learning environments. In J. C. Horvath, J. M. Lodge, & J. A. C. Hattie (Eds.), *From the laboratory to the classroom: Translating learning sciences for teachers* (pp. 122–136). Abingdon: Routledge.

McGaghie, W. C. (2010). Medical education research as translational science. *Science Translational Medicine*, 2(19), 19 cm18. doi:10.1126/scitranslmed.3000679.

Markauskaite, L., & Goodyear, P. (2017). *Introduction. Epistemic fluency and professional education: Innovation,*

*knowledgeable action and actionable knowledge* (pp. 1–18). Dordrecht: Springer Netherlands.

Mayer, R. E. (2009). *Multimedia learning*. New York, NY: Cambridge University Press.

Mishra, P., & Koehler, M. J. (2006). Technological pedagogical content knowledge: A framework for teacher knowledge. *Teachers College Record*, 108(6), 1017–1054.

Molesworth, M., & Lewitt, M. (2016). Preregistration nursing students' perspectives on the learning, teaching and application of bioscience knowledge within practice. *Journal of Clinical Nursing*, 25(5–6), 725–732. doi:10.1111/jocn.13020.

Molloy, E. K. (2009). Time to pause: Feedback in clinical education. In C. Delaney & E. K. Molloy (Eds.), *Clinical education in the health professions* (pp. 126–146). Sydney: Elsevier.

Mouasher, A., & Lodge, J. M. (2016). The search for pedagogical dynamism: Design patterns and the unselfconscious process. *Educational Technology & Society*, 19(2), 274–285. http://www.ifets.info/journals/19_2/20.pdf.

Müller-Engelmann, M., Donner-Banzhoff, N., Keller, H., et al. (2013). When decisions should be shared. *Medical Decision Making*, 33(1), 37–47. doi:10.1177/0272989X12458159.

Norman, G. (2005). Research in clinical reasoning: Past history and current trends. *Medical Education*, 39(4), 418–427. doi:10.1111/j.1365-2929.2005.02127.x.

Norman, G. (2009). When will learning style go out of style? *Advances in Health Sciences Education*, 14(1), 1–4. doi:10.1007/s10459-009-9155-5.

Sackett, D. L., Rosenberg, W. M. C., Gray, J. A. M., et al. (1996). Evidence based medicine: what it is and what it isn't. *BMJ (Clinical Research Ed.)*, 312(7023), 71–72. doi:10.1136/bmj.312.7023.71.

Sethi, A., Ajjawi, R., McAleer, S., et al. (2017). Exploring the tensions of being and becoming a medical educator. *BMC Medical Education*, 17(1), 62. doi:10.1186/s12909-017-0894-3.

Sholl, S., Ajjawi, R., Allbutt, H., et al. (2017). Balancing health care education and patient care in the UK workplace: A realist synthesis. *Medical Education*, 51(8), 787–801. doi:10.1111/medu.13290.

Stiggelbout, A. M., van der Weijden, T., de Wit, M. P. T., et al. (2012). Shared decision making: Really putting patients at the centre of healthcare. *BMJ (Clinical Research Ed.)*, 344, e256. doi:10.1136/bmj.e256.

Tai, J. H.-M., Canny, B. J., Haines, T. P., et al. (2016). The role of peer-assisted learning in building evaluative judgement: Opportunities in clinical medical education. *Advances in Health Sciences Education*, 21(3), 659–676. doi:10.1007/s10459-015-9659-0.

Telio, S., Regehr, G., & Ajjawi, R. (2016). Feedback and the educational alliance: Examining credibility judgements and their consequences. *Medical Education*, 50(9), 933–942. doi:10.1111/medu.13063.

Thomas, A., & Steinert, Y. (2014). Knowledge translation and faculty development: From theory to practice. In Y.

Steinert (Ed.), *Faculty development in the health professions: A focus on research and practice* (pp. 399–418). Dordrecht: Springer Netherlands.

Tolsgaard, M. G., Kulasegaram, K. M., & Ringsted, C. (2017). Practical trials in medical education: Linking theory, practice and decision making. *Medical Education, 51*(1), 22–30. doi:10.1111/medu.13135.

Urquhart, L. M., Ker, J. S., & Rees, C. E. (2017). Exploring the influence of context on feedback at medical school: A video-ethnography study. *Advances in Health Sciences Education, 23*(1), 159–186. doi:10.1007/s10459-017-9781-2.

van der Vleuten, C. P. M. (1995). Evidence-based education? *Advances in Physiology Education, 269*(6), S3.

van der Vleuten, C. P. M., Dolmans, D. H. J. M., & Scherpbier, A. J. J. A. (2000). The need for evidence in education. *Medical Teacher, 22*(3), 246–250. doi:10.1080/01421590050006205.

van der Vleuten, C. P. M., Schuwirth, L. W. T., Driessen, E. W., et al. (2015). Twelve tips for programmatic assessment. *Medical Teacher, 37*(7), 641–646. doi:10.3109/0142159X.2014.973388.

Venema, S., Drew, S., & Lodge, J. M. (2015). Peer observation as a collaborative vehicle for innovation in incorporating educational technology into teaching: A case study. In C. Klopper & S. Drew (Eds.), *Teaching for learning and learning for teaching: Cases in context of peer review of teaching in Higher Education* (pp. 209–226). Rotterdam: Sense Publishers.

Venema, S., & Lodge, J. M. (2013). Capturing dynamic presentation: Using technology to enhance the chalk and the talk. *Australasian Journal of Educational Technology, 29*(1), 20–31. http://dx.doi.org/10.14742/ajet.62.

Ward, V., House, A., & Hamer, S. (2009). Knowledge brokering: The missing link in the evidence to action chain? *Evidence and Policy: A Journal of Research, Debate and Practice, 5*(3), 267–279. doi:10.1332/174426409X463811.

Wolpaw, T., Côté, L., Papp, K. K., et al. (2012). Student uncertainties drive teaching during case presentations: More so with SNAPPS. *Academic Medicine, 87*(9), 1210–1217.

# 第26章

# 临床教育的改进：参与到教学设计和成为临床教育者的过程中

Elizabeth Molloy and Clare Delany

## 引言

在最后一章中，我们将讨论这本书如何挑战传统的基于学徒制的临床教育方法。在本书中，作者展示了如何将理论框架作为教育策略的基础，并以案例研究的形式提供了说明，从而帮助临床教育者能够做得更好。本书和其他临床教育书籍的区别在于其将实践性、理论性、说明性进行有机融合。我们建议，通过理论介绍和在特定条件下的案例说明，可以作为临床教育者职业发展的有效范例。

在编写本书的过程中，我们明确了两个关键概念，并将它们以问题的形式加以阐释。第一个问题是：在不可预知的工作环境中，教学设计在促进学习方面的作用是什么？这一主题介绍了教育者在教学过程中使用设计原则的优点，并提供了一种替代方法，以取代临床教育者因医疗实践的复杂性、苛刻性和不可预测性而采取的被动方式。

我们认为，临床教育者需要成为更好的工作场所经历设计师，以便学习者能够在这些机会中最大限度地利用这些教育价值。我们进一步阐述了"教学设计"的含义，借鉴了工业设计界和高等教育中"设计思维"的原则，从而激发人们对实践的深思和对环境的考虑。我们也试图解决这样一些疑问，比如，在对"病人是走进大

381

门还是被推入大门"都无法确定的情况下，不可能预先设计工作场所的经历，更不用说这中间还存在着复杂的管理、环境、文化和个体差异等因素的相互作用。

第二个重要的概念是关注临床教育者身份认同形成的重要性：我们如何更好地理解和促进他们"成为"临床教育者的过程？作者在探索临床教育的不同方面时，为有志于成为临床医生的学生和有志于成为更好的教育者的临床医生绘制了复杂且独特的"实现"路径。许多章节都强调临床教育者的发展应借鉴与学生学习和专业成长相同的教育原则。学习者和教育者在不断"成为"的过程中所涉及的身份转变，需要对新经验保持开放的学习态度，具有从错误中学习的洞察力和反思力，与他人（无论是病人、同行还是管理者）共同构建知识体系的意愿。

当临床教育者的身份由高年资的临床专家向新手教师（尽管在技能方面会有不少交叉）转化时，可能会感到一些不适应。随着经验的增加，人们对教育者的理解会随之改变。阅读本书的案例研究，人们会有一种强烈的感觉——"成为一名教育者"需要减少指导，增加更多设计条件和活动，以支持学习者在临床专业技能上的发展。这意味着我们需要一些促进能力发展（或能力建设）的活动，来支持临床教育者具备更全面的教学能力：建立安全的学习环境；设置相关任务以充分满足学习者的需求；并为学习者提供自我评价和监督的信息。

在本章中，我们重点介绍了临床教育者如何基于工作场景进行学习设计，以及管理者如何为医疗保健教育工作者制定职业发展计划。

## 教学设计在临床教育中的作用

教育中的教学设计工作并不是一项简单的任务。临床教育的某些特点使教育原则难以转化为实践。例如，同时要关注学习和病人照护，这种紧张状态就是工作场所学习的一个标志，本书的作者和很多文献中都描述了这一点（Frenk et al.，2010；Watling et al.，2016；Damodaran，2017）。医学教育界的大多数领导者都承认，这种紧张状态不太可能在短期内得到解决。然而，本书的作者通过参考他们的实证研究和对文献的评论，乐观地认为学习者可以从基于工作场所的经验中获得更多的有学习价值的内容，尤其是在有足够的引导和反馈的情况下。尽管需要优先满足病人的医疗服务需求而不是学生的学习内容，在工作中的学习仍然比基于课堂的学习具有优势。以照护病人为目标，让学习者感受到自身价值，从而激发其内在动力，在第一时间看到自己的"表现"对他人或系统的影响的能力，是在工作场所学习的一个独特特征。

然而，本书的一个前提是，临床教育者有着一个相当艰巨的任务，即促进学习者的专业发展，利用学习者想成为专业人士的内在动机，同时管理他们自己的专业学习。作者描述了学习者和教育者在高风险环境中尝试新任务的经历，并分别描述了从学生到临床医生的飞跃，以及从临床医生到临床教育者的飞跃。这些发生在复杂、动态环境中的身份转变，与德国工业设计师 Dieter Rams 描述的令人迷失的世界产生了共鸣（Kemp & Ueki-Polet，2010）。Dieter Rams 对他周围的世界状况感到担忧，"这是一种无法穿透的形式、颜色和噪声的混乱"（http：//en.wikipedia.org/wiki/Dieter_Rams），他提出了 10 条基本的设计原则来消除这种混乱。他的核心思想是，形式应该为功能服务（Rodgers & Bremner，2011）。考虑到环境的复杂性和学习目标，需要仔细、有目的地设计教学活动，这是本书几乎所有案例研究的核心原则。Ajjawi、Lodge 和 Roberts 在第 25 章中对设计思维的讨论最为明确，而 Reedy 和 Jones 在第 22 章中讨论了临床医生 / 教师如何将他们的专业角色从"知识的保管者"重新构建为"学习的促进者"。

说明性的案例研究生动地描述了临床教育者的困惑和任务，包括：平衡自己作为终身学习者、教育者和临床医生的角色；管理病人、学生、同事、监管者和管理者的期望；培养和评估学习者的能力；在临床实践中认识并准备好利用学习机会。每位作者都从三个方面来探讨这种困惑：①教育理论；②实践教学策略；③说明性案例。

教育理论的应用可以为临床教育者提供一个平台，使他们能够更灵活地应对学习者的特殊需求和特定情境。这让他们可以成为教育的设计者。设计思维的一个基本原则是，教学活动的形式应该由其特定的预期结果（学生学习）主导。将这一设计原则应用于教育实践时，强调需要考虑学生的学习需求，并反过来塑造教学活动的各个方面。这种设计思维可能有助于解决 Bearman、Castanelli 和 Denniston 在第 17 章中提出的警告，即"如果你注意到自己一遍又一遍地说或做着同样的事情，那么可能是时候换个角度思考了"。在框 26.1 中，我们将 Deiter Rams 的工业设计原则应用到临床教育环境中，作为优化学生学习所需思维的范例。

---

**框 26.1  适合临床教育环境的设计原则**

好的教育设计原则应努力做到：

1. **创新**——教育设计与创新技术同步发展，因此教育本身并不是终点（例如，模拟是使用技术来实现特定教育目标的一个例子）

2. **实用**——不仅满足学习者的功能需求，而且满足未来能够应对病人需求的专业人员的情感需求

3. **美感**——教育体验的质量或基调是优雅的、深思熟虑的、有时间性的（包含起承转合）

4. **可理解**——学习者可以看到他们的任务或经历在临床环境中的相关性和实用性

5. **不突兀**——即中立且严谨，给学习者留有自我表现和自主的空间

6. **诚信**——不要试图让一项产品或活动看起来比实际更有创新性、更强大或更有价值；应该避免用无法遵守的承诺来操纵学习者（例如，某些技术可能帮助你管理医院中的病人数据，但不能帮助你进行思考）

7. **持久**——避免追求时尚或教学潮流，因为在这种情况下，新思想虽然很有吸引力，但是可能没有被质疑或测试过

8. **注重细节**——在设计过程中减少任意或不可控的元素，因为在设计过程中的谨慎是尊重病人、学生和临床医生的体现

9. **环境友好**——学习者和临床教育者为医疗保健系统做出积极的贡献

10. **少而精**——不是"少即是多"，而是"少而精"，因为要关注学习过程的关键问题。"过度设计"会造成过多的输入，并会限制学习者的意愿和参与感

来源：改编自 Dieter Rams 的设计 10 条原则（Kemp & Ueki-Polet，2010）

---

在考虑临床教育的教学设计时，这 10 条原则可以作为有用的反思性提示。与 Rams 所阐述的一些特性相同，"设计思维"正越来越多地在高等教育背景下进行研究（Elliott & Lodge，2017；Laurillard，2013）。本书的许多作者都或含蓄或明确地关注了这个设计重点。后者的一个例子是第 25 章中，Ajjawi、Lodge 和 Roberts 论证了这种思维方式如何鼓励教育者重新分配他们的精力，并投入到解决问题的过程中，他们考虑并拆解诸如环境、价值观和目的等因素，然后重新设定这些因素，以形成一个学习和教学的解决方案。原则 1 将创新作为一个由用户 / 消费者需求主导的过程，而不是由感知到的创新需求本身所驱动的过程。Holmboe 在第 24 章中对这一点进行了详细阐述，描述了扩散性、复杂性和颠覆性创新的特征。他概述了如何将这些原则应用于纵向实习、基于工作场所的评价和以结果为导向的议程。

深思熟虑的教育设计具有双重职责。它不仅能促进学习者参与任务本身，而且如原则 5 所述，它还能培养

学习者未来工作所需要的自我调节和批判性思维能力。例如，学习者为一个研究项目或工作场所的质量改进计划设定自己的主题，并承诺在完成这个项目的过程中定期进行反馈，则更有可能在短期内更好地完成工作，并发展判断什么是高质量研究项目的能力。在第 19 章中，Ajjawi 和 Boud 为可持续评价如何履行这一双重职责提供了很好的范例。同样，在第 11 章中，Delany 和 Beckett 建议教育者需要在"把学习者扔进深渊"（完全依赖生存作为学习形式）和"浅滩"（学习的每次进步都是循序渐进并得到支持的）之间找到平衡。他们主张更少关注教育者在提供有关职业理想的信息方面的作用，认为教育者的作用是培养学生对他人世界观的敏感性，并致力于建立大众对健康意义的共同理解。在第 12 章中，Tai、Sevenhuysen 和 Dawson 强调，一个有能力的临床教育者通过激发同伴学习的机会，将能够为了学习者的利益而设计。

这些讨论鲜明地指出了教育者的角色，即作为情境的设计者和创造者，其作用是鼓励学生通过工作来学习。基于这些观点，临床教育的"设计"方法应该聚焦于帮助学习者意识到自己的需求和对他人的回应，并认识到病人和同事是重要的知识来源。因此，教育的目标应聚焦于那些通过寻求内部线索和环境中的外部线索进行自我调节的实践者，从而形成对其工作质量的判断。

基于工作场所的学习的时段设计也可以应用类似的设计思维。本书中反复出现的一个主题是工作场所之前、之间、之后的丰富性，这反映了原则 8。这个以时间为导向的聚焦将我们的注意力扩大到任务本身的不同方面。Billett（2016）在关于医疗环境中工作场所学习的研究中，描述了这一有用的前、中、后框架。在第 15 章中，Billett、Noble 和 Sweet 讨论了学习者如何在交接班、查房和团队会议等过程中得到引导，以及如何通过这些活动之后的复盘提高知识水平。如 Nestel 和 Gough 在第 13 章中所述，模拟共同体拥有这些优势，可有目的地将这些设计运用到模拟教育项目中去。在第 21 章中，Molloy 和 van de Ridder 描述了反馈标志 2 模型，要求监督者不仅要在实践中观察学习者，还要观察他们所关心的某些方面的表现。例如，"你能重点关注我的缝合吗？这是我上次最纠结的问题"或者"你能听听我问诊时如何回应病人的担忧吗？我担心转到下一个话题时过于轻率了"。在任务开始前，为学习者和教师设计一个预备阶段，能够更好地帮助学习者获得有价值的反馈评价，反馈过程也更容易得以开展（Boud & Molloy，2013）。

课程设计者的一个重要关注点是，如何帮助教育者和学习者更好地在工作场所（无论在哪工作）学习中利用提前预备和复盘。本书第 1 篇的章节中特别称赞了这些预备举措，以培养"准备好在工作中学习"的学生，而不是"准备好工作"的学生。

## 工作场所学习和教学研究的设计方法

医学教育领域的学术研究持续增长，越来越多的期刊要求研究人员解释他们工作的理论依据，以及理论如何应用于他们的工作中（Nestel & Bearman，2015）。临床教育者提出，这些理论可能很难获得，我们认为这一问题部分是因为需要花费时间去了解这些不同的大、中、小理论，另外医学教育研究者并没有重视如何用理论去加深理解或解释他们的数据。原则 7 在这方面提供了一些指导。它强调好的设计必须是"持久的"（对于教育来说，要建立在已有和相关的理论基础之上），而不是追求"时尚"或片面的"教学潮流"。研究人员和教师发展师需要更加清楚地了解如何将理论落地，并促进其研究和实践的可持续性。

许多章节的作者都表达了他们对建构主义或社会建构主义的拥护，特别是我们看到了许多范例，说明社会文化学习理论如何帮助研究人员更好地理解和设计工作场所中包含社会因素的学习和教学过程。几乎所有的作者都呼吁进行更多的纵向研究设计，以便我们关注教育方式对学习者随时间推移的影响（纵向的音频日记就是一种监测发展过程的方法）。他们还主张进行更多基于观察的研究，以补充利益相关者对特定教育活动或现象的自我报告。

　　总而言之，设计思维是有意识的、以解决方案为导向的、考虑环境、必须在临床环境中、考虑到变化的变量以及这些变量之间的关系。重点是关注产出（产品是否达到了预期的效果？），在设计上精益求精，直到消费者和设计师对过程和产出满意为止。原则 10 是"少而精"。这一观点在很多章节中得到了强化，实用的策略要求临床教育者更聪明地工作，而不是更努力地工作。第 3 篇中关于评价和反馈知识的讨论也集中在教育者的角色上，以帮助学生准备在工作场所学习，而不是作为一个孤立的活动列入学术日程中。相反，评价和反馈都需要被整合或"设计"到课程中，随着学生获得更多与学习者和临床医生有关的知识和技能，这些任务将逐步使学生得到发展，并增强他们对自己职业身份的理解和认识。

## 职业认同：关注"成为临床教育者"的过程

　　与教育者作为学习经验设计者的概念相交叉，贯穿全书的一个关键信息是，作为一名专业人员，要成长为临床教育者发展专长，不仅需要工作的历练，还需要基础性的教育理论的修炼。应用于各类专业实践的专业知识并不是一种被动获得的情形或状态，而是一个动态、持续的专业发展过程（Jensen & Delany，2016；Billett，2015；Billett，2016）。它需要投入和动力来继续学习、改进和创造。

　　在其他专业领域，已经证明专家们可以通过使用自我监督或多元认知技能来构建广泛且有条理的实践知识（Ericsson et al.，2006）。在医疗专业的临床实践中，这种反思技能表现为仔细倾听和观察，以便将病人的生活经验与基础和更正式的专业知识相结合（Benner，2000；Edwards et al.，2004；Hager & Hodkinson，2013；Jensen & Delany，2016）。我们建议，在成为临床教育者的过程中，需要类似的教育理论和实地教学经验的整合。面对临床工作环境中的挑战和改变，为了成为一名教师，仅有一套一成不变的教学策略是不够的。在第 17 章中，Bearman、Castanelli 和 Denniston 强调了要持续做准备的必要性，同时如果没有准备好"B 计划"，临床教育者（和学生）心里会感觉不安。每个学生和每种临床情境将会带来不同的学习机会，指导性的教育原则可能会使临床教育者在方法上更加灵活。

　　贯穿本书的是，尤其在第 7 章（工作场所情境对教与学的影响）、第 8 章（职业素养、职业认同和具象化）、第 9 章（独立的支架式教学）和第 22 章（教师发展）中，作者致力于通过工作来发展职业认同感，即"你是谁？你想成为谁？"（Monrouxe，2016）。我们了解过学习者成为临床医生、临床医生成为临床教育者，以及这种"转变"带来的回报和压力。任何专业领域的能力都受到社会文化的影响。它是在实践共同体中发展和体现的东西，而不是个人拥有的一套知识、技能和态度。这种将专业知识视为动态的、依赖背景的结构的观点，意味着从本质上讲，"成为临床教育者"没有终点。

　　通过社会文化框架对专业知识的另一个方面的思考是，学习者的参与改变了工作场所中的一系列实践。这就是学术医疗中心或大学医院具有价值的原因之一（Frenk et al.，2010）。

　　许多作者提出的论点与更广泛的文献中关于成为临床教育者或医疗保健专业人员的论述一致，而这种论述是对"到达"（arrival）文化的直接反对。当然，在医学教育中也有一些正式的过渡期。完成医学院学业、开始毕业后教育培训、实现专业化或被授予博士学位都是里程碑式的事件，与前一个职业阶段相比，其拥有了完成不同任务的能力。为跨过正式门槛（如毕业）而奋斗的学习者通常会在时间、金钱和自我（认同）上有巨大投入。苦苦追寻自己证明和"达标"会让学习者变得脆弱。对于那些表现不佳的学习者来说，期待他们在选择任务时承担风险、寻找监督者并要求直接观察和反馈、自我评价并向监督者暴露自己的缺陷（在已经暴露的大量缺点中），可能是一项艰巨的任务。因此，即便研究表明了学习者明确表达自己的评价性判断的好处（Bearman & Molloy，2017；Tai et al.，2015），本书的作者们都承认，这个过程对于那些已经被接受为专家、身份是安全的人来说更容易。正如 Bates、Ellaway 和 Watling（第 7 章），Bearman、Castanelli 和 Denniston（第 17 章），以及 Molloy 和 van de Ridder（第 21 章）所认为的，教育工作者和学习者各有弱点，但这却可以为学习者在工作场所中建立更丰富的学习环境。

在第 8 章中，Shaw、Crampton、Rees 和 Monrouxe 描述了成为一名临床医生的过程，并概述了职业素养、具象化和身份认同如何能够阐明学习者身份的转变。在第 5 章（伦理教育）中，Delany、McDougall、Gillam 和 Johnston 也描述了为叙事、反思性实践和弱点 / 难点的表达创造安全的环境，并提供了培养学习和成长文化的方法范例。

这些概念和实践策略同样也可以应用于临床教育者，使他们在新的实践（即医学专业教育）中获得专业知识。正如许多临床医生所报告的，茶室是这类工作重要的非正式空间。在以教育为基础的课程作业中，熟练地促进讨论，并使用基于模拟的包含复盘的教育，也可以为越来越重视教育的临床教育者创造丰富的学习机会（Steinert et al.，2016）。正如第 1 章中所述，大多数临床医生并没有打算成为临床教育者。对于许多人来说，这个角色被设定为临床工作的一部分（Dory et al.，2015）。有些人在承担教学任务时很谨慎（例如认为"我是为他们托底的人"），然后发现自己想成为职业的临床教育者。其他人则继续承担小的教育任务，并通过经验和试错来改进。在教育专长的发展过程中，发展路径、发展轨迹的速度在很大程度上受临床医生自身兴趣和优势的影响，或他们自己工作场所的机会或限制的影响。这就是科室或更广泛的卫生服务中"教育文化"的丰富性（Frenk et al.，2010）。

## 在设计和成为临床教育者的过程中，情境就是一切

学习不能脱离情境（Bates & Ellaway，2016）。许多章节描述了医疗卫生领域中不断变化的形势，以及对教育从业者的后续影响，以满足社区不断变化的需求。例如，随着慢性病日益增多，随着以团队为基础的照护、专业照护中心的发展（如专注于多学科的癌症治疗中心），病人获取知识便捷性的增加，病人 / 消费者健康素养日益增加，以及从医院到社区照护的转变等变化，都影响着我们想要塑造的临床医生的类型。

本书作者还描述了随着学生人数的增加，人们对高等教育的期望也在不断变化，人们更喜欢在线学习，教育经历也变得碎片化，即聘请各方面内容的专家来教授一次性课程。此外，大学的监管也发生了变化，可以承担和限制教育活动。这些旨在改善教育实践的举措，其结果并不总是有利的。例如，对于一些机构来说，原本为了帮助学习者而制定的关于批改作业和每单元最大作业数量的规定，却产生了意想不到的负面后果。教育工作者被要求进行"及时反馈"，但却未能建立让学习者将反馈信息应用于下一个任务的连接任务（Boud & Molloy，2013）。在某些情况下，这些旨在改善反馈的系统层面的更改可能会导致较差的学习结果。

本书的作者认为，评价实践对工作场所的学习有很大的影响。我们看到更多以学习者和同伴自我评价为导向的评价范例（Tai et al.，2015），更强调学习者的目标设定（而不是学习结果的规定）和程序化评价方法，学习者有更多的责任收集"数据"，以绘制自己的学习和表现随时间推移的变化曲线（Boud & Molloy，2013）。第3篇（对工作场所中学习的评价）的作者主张仔细的评价设计，考虑评价的多种"功能"，包括认证和学习。评价的结果之一应该是帮助学习者发展成为独立的从业者，有能力识别优秀的工作（标准），并理解他们自己的工作与这些标准间的关系。当地评价系统（环境）的属性，以及学习者和临床教育者的评价素养，将影响学习者参与的活动类型和参与的结果。

## 做好临床教育者的能力建设，促进其成长

既然将学习视为情境化实践，文献中也越来越关注学习者自设目标的必要性，那么为何临床教师发展工作坊往往还在关注教师如何教学、如何讲授呢？在这里，需要更多地强调思考学习的意义，通过设计解决问题的过程，以及如何为关于表现的对话交流设定预期目标（Bearman et al.，2018）。

正如 Reedy 和 Jones 在第 22 章中所说："教师发展做什么以及何时做好，是教育的重要问题。教师发展鼓励批判性地思考教育，并质疑所做出的决定（私下的或是公开的），而不是把教学当作一种'常识性'活动，让任何了解自己学科的人都能做到。它鼓励我们为自己所做的决定找到一个深思熟虑的、有充分根据的理由。"

在临床教育工作者的专业发展计划中，快速技巧或"三阶段模型"经常会出现很大问题。一方面，临床医生可能会辩称，有一些框架总比没有好。但事实上，如果这些框架没有建立在坚实的理论基础上，可能会比临床医生依靠直觉对教育实践造成的损害更大（Molloy & Boud，2013）。因此，在考虑这本书的"设计"时，我们希望能确保提供建立在教育原则或理论之上更实用的策略。

本书的作者建议，临床教育者的教师发展应有助于揭示医疗保健系统中学习的独特属性。本书强烈主张，在临床教育中要更多地考虑病人的声音。作者认可医疗保健实践的高风险性，对新手和有经验的从业人员犯错误的潜在可怕后果表示敬畏。照料病患的工作环境会使得学习者和专业从业者经常处于紧张不安的状态。对于学习者来说，这一系列压力可能会被进一步放大，因为毕业后教育培训/专科医师培训的竞争性质要求学习者精益求精，而对失败或错误的讨论则在实践文化中被隐藏起来（或不被重视）。教师发展议程的一部分内容可能是提醒临床教育工作者，他们所嵌入的（也正因如此而可能看不到的）培训文化中的种种要素。

临床教育者所描述的"角色负担"部分原因可能是他们要完成很多目标，如负责"提供"答案、"精心设计"反馈，并根据学习者目前所展示的能力，"选择"对学习者具有挑战性的合适任务。我们在框 26.2 中总结了作者对临床教育者教师发展的建议。为了与本书中确定的实践策略相一致，框 26.2 描述了结合必要的设计思维来建立临床教育者身份认同和专业知识的方法。我们认为，这种重点的转移不仅可以提升工作场所的学习效果，还可以减少教育者所谓的担心"把学习者带偏了"的压力（Bearman et al.，2012）。

在这本书中，我们想要承认情境的重要性，并提供了如何将教育策略纳入临床实践的"沼泽洼地"的范例。我们没有给作者任何指示来撰写案例研究，只是要求他们提供一个说明性的例子，说明该主题或焦点问题在实践中可能如何发挥作用。当我们在出版前阅读所有的案例研究时，我们被其丰富的细节、真实的场景设置和临床教育中的细微差别，而不是"一针见血""讽刺式地提出问题"所震撼。尽管缺乏正式的提示，大多数作者似

乎都描述了情景、困难、问题和结果，即 Minto（2008）描述的讲故事的四大支柱。虽然我们认识到，在我们的作者群体中也有立志于或出版过书籍的小说家，但大多数人没有接受过叙事的培训，却做得很好。这四大支柱的提示可能对刚开始进行案例写作的临床教育者或教师发展人员有所帮助，我们希望所展示的细节也有助于本地化案例的开发。或者教师发展人员可以直接利用这些案例来引发教育者的讨论。这些案例可以使教育者更充分地了解他们教学方法的方式和原因，我们预期跨专业的关注将有助于教育者适应不同且有益的教育实践。

---

**框 26.2　临床教育者能力建设的实践考虑**

**更多强调**

- 教育设计，包括提前预备和反馈的作用，以充分利用临床实践中的"行动"
- 临床环境中的任务选择（如何选择正确的任务来充分、安全地扩展学习者的能力）
- 任务连接（重叠能力），以便学习者能将新的策略付诸实践
- 直接观察——没有什么能取代直接观察的力量（视频是唯一的例外）
- 将教育理论与实践策略和说明性案例研究相结合
- 将临床教育中的情境问题化，包括学科领域、当地文化、监管要求和个人及相关因素如何促进或限制学习
- 谈话——为临床教育者提供空间，讨论他们的成功、奋斗、不确定性以及学习者、临床医生、教师、监督者、评价者、专家和新手之间的身份转换

**减少强调**

- 用三阶段模型改善教学

---

# 总结

在这本书中，作者提出了一个挑战，即在理论和证据的帮助下，以不同的方式思考通过工作进行的学习。我们鼓励临床教育者尝试各种方法，最重要的是，正如他们在临床实践中所做的那样，反思他们在学生学习和病人结局方面所采用的方法的效果。他们试图培养有志于成为临床医生的学习者的评价性判断能力，这正是临床教育者在工作场所不断致力于高质量教育时需要锻炼的能力。两种"转变"途径之间的相同点多于不同点。

历史上，临床教育一直处于比较被动的局面。学习者和临床教育者都被要求灵活地应对繁忙的工作场所中出现的挑战或刺激。本书作者特别强调了设计在工作场所教育中的作用。在帮助学习者建立专业能力的过程中，临床教育者的教学实践需要具有主动性、预见性和设计性。建立学习者的自我调节能力并不能减轻教育者的工作量。说明性的案例和相关的经验证据表明，临床教育者仍然需要努力支持学习者的发展轨迹，但需要以不同的方式工作。让学习者准备好如何在工作场所寻找机会并参与到发展临床技能的机会中是至关重要的。当学生来到临床环境时，对"工作场所学习知识"了解得越多，他们就越有可能从所提供的机会中获益。

临床教育者的专业发展主要集中在提示和技巧上，授予学位的课程如毕业后认证和硕士课程等负责提供基础教育理论，以支持教育者的策略。本书表明，清晰地表达理论框架是一种使"学习者"（在这里指读者）对新想法或实践保持敏感的方法，本书同时提供了清晰、真实的案例来说明如何在工作一线制定并实现原则。临床教育中强大理论基础的有力论据是，如果特定的策略对学习者（或教师）不起作用，则可以设计出符合同一基础教育概念的其他策略。这给了临床教育者安全感和灵活性——这在如何成为临床教育者的演讲中往往不被提及。

Dieter Rams 问过自己一个问题："我的设计是好的设计吗？"这个简单的问题引发了一场产品设计革命。如果临床教育者和教育研究人员保持这种好奇心，并致力于寻找超越当前任务效果的教育方法，我们可能会看到医疗专业领域中工作场所学习的重大转变。

## 参考文献

Bates, J., & Ellaway, R. (2016). Mapping the dark matter of context: A conceptual scoping review. *Medical Education, 50,* 807–816.

Bearman, M., & Molloy, E. (2017). Intellectual streaking: The value of teachers exposing minds (and hearts). *Medical Teacher, 39*(12), 1284–1285. doi:10.1080/0142159X.2017.1308475.

Bearman, M., Molloy, E., Ajjawi, R., et al. (2012). 'Is there a plan B?' Clinical educators supporting underperforming students in practice settings. *Teaching in Higher Education,* 1–14. doi:10.1080/13562517.2012.752732.

Bearman, M., Tai, J., Kent, F., et al. (2018). What should we teach the teachers? Identifying the learning priorities of clinical supervisors. *Advances in Health Sciences Education: Theory and Practice, 23*(1), 29–41. doi:10.1007/s10459-017-9772-3.

Benner, P. (2000). Learning through experience and expression: skilful ethical comportment in nursing practice. In D. Thomasma & J. Kissell (Eds.), *The health care professional as friend and healer* (pp. 49–64). Washington, DC: Georgetown University Press.

Billett, S. (2015). Readiness and learning in health care education. *The Clinical Teacher, 12,* 1–6. doi:10.1111/tct.12477.

Billett, S. (2016). Learning through health care work: Premises, contributions and practices. *Medical Education, 50*(1), 124–131.

Boud, D., & Molloy, E. (2013). Rethinking models of feedback for learning: The challenge of design. *Assessment & Evaluation in Higher Education, 38*(6), 698–712.

Damodaran, A. (2017). Time to say goodbye to learner-centredness? *Medical Education, 52*(1), 7–9.

Dory, V., Audetat, M., & Rees, C. (2015). Beliefs, identities and educational practice: A Q methodology study of general practice supervisors. *Education for Primary Care: An Official Publication of the Association of Course Organisers, National Association of GP Tutors, World Organisation of Family Doctors, 26,* 66–78.

Edwards, I., Jones, M., Carr, J., et al. (2004). Clinical reasoning strategies in physical therapy. *Physical Therapy, 84*(4), 312–335.

Elliott, K., & Lodge, J. M. (2017). Engaging staff in design thinking: harnessing contemporary educational technologies. In R. James, S. French, & P. Kelly (Eds.), *Visions for the future of Australian tertiary education* (pp. 55–66). Melbourne: MCSHE.

Ericsson, K. A., Charness, N., Feltovich, P., et al. (Eds.), (2006). *The Cambridge handbook of expertise and expert performance.* New York: Cambridge University Press.

Frenk, J., et al. (2010). Health professionals for a new century: Transforming education to strengthen health systems in an interdependent world. *Lancet (London, England), 376*(9756), 1923–1958.

Hager, P., & Hodkinson, P. (2013). Becoming as an appropriate metaphor for understanding professional learning. In L. Scanlon (Ed.), *'Becoming' a professional: an interdisciplinary analysis of professional learning* (pp. 33–56). Dordrecht, Netherlands: Springer.

Jensen, G., & Delany, C. (2016). Ethics and expert practice. In J. Higgs & F. Trede (Eds.), *Professional practice discourse marginalia* (pp. 73–82). Amsterdam: Sense.

Kemp, K., & Ueki-Polet, K. (2010). *Less and more: the design ethos of Dieter Rams.* Berlin: Die Gestalten Verlag.

Laurillard, D. (2013). *Teaching as a design science: building pedagogical patterns for learning and technology.* London: Routledge.

Minto, B. (2008). *The pyramid principle* (3rd ed.). London: Prentice Hall.

Molloy, E., & Boud, D. (2013). Changing conceptions of feedback. In D. Boud & E. Molloy (Eds.), *Feedback in higher and professional education* (pp. 11–33). London: Routledge.

Monrouxe, L. V. (2016). Theoretical insights into the nature and nurture of professional identity. In R. L. Cruess, S. R. Cruess, & Y. Steinert (Eds.), *Teaching medical professionalism* (Vol. 2, pp. 37–53). Cambridge: Cambridge University Press.

Nestel, D., & Bearman, M. (2015). Theory and simulation-based education: Definitions, worldviews and applications. *Clinical Simulation in Nursing, 11,* 349–354.

Rodgers, P., & Bremner, C. (2011). Alterplinarity: 'Alternative disciplinarity' in future art and design research pursuits. *Studies in Material Thinking, 6,* 1–16.

Steinert, Y., Mann, K., Anderson, B., et al. (2016). A systematic review of faculty development initiatives designed to enhance teaching effectiveness: A 10-year update—BEME Guide No. 40. *Medical Teacher, 38,* 769–786. doi:10.1080/0142159X.2016.1181851.

Tai, J., Canny, B., Haines, T., et al. (2015). Building evaluative judgement through peer-assisted learning: Opportunities in clinical medical education. *Advances in Health Sciences Education: Theory and Practice, 21,* 659–676.

Watling, C., LaDonna, K., Lingard, L., et al. (2016). 'Sometimes the work just needs to be done': Socio-cultural influences on direct observation in medical training. *Medical Education, 50,* 1054–1064. doi:10.1111/medu.13062.

# 中英文专业词汇对照表

**B**

变革型领导力　transformational leadership

变革性学习　transformative learning

标志教学法　signature pedagogies

**C**

测量　measurement

查房　ward rounds

程序性学习　procedural learning

冲击体验　heat experiences

初级保健　primary care

垂直型领导力　vertical leadership

从评价中学习　learning from assessment

促进者　facilitator

**D**

颠覆性创新　disruptive innovation

多媒体学习原则　multimedia learning principles

多元本体论　multiple ontologies

**F**

反思　reflection

反应式韧性教育　reactive resilience education

反应式学习　reactive learning

范式　paradigms

非预期学习　unintended learning

非正式学习　informal learning

分析框架　analytical framework

分析性思维　analytic thinking

复杂适应系统　complex adaptive systems（CAS）

复杂性理论　complexity theory

赋权风格　empowerment style

富含教学意义的活动　pedagogically-rich activities

**G**

工作场所表现　workplace performance

共同决策　shared decision-making

构念相关标准　construct-relevant criteria

关键性强化学习阶段　critically intensive learning periods（CILPS）

关联的学习活动　linked learning activities

**H**

合法的边缘性参与　legitimate peripheral participation

合作者　collaborator

横向领导力　horizontal leadership

后笛卡尔理论　post-Cartesian theorisations

互动学习　interactive learning

汇报者–翻译者–管理者–教育者框架　reporter-interpreter-manager-educator（RIME）framework

**J**

积极心理学　positive psychology（PP）

基于工作场所的评价　workplace-based assessments（WBAs）

基于共同体的学习　community-based learning

基于判断的评价　judgment-based assessment

基于认知心理学的理论　cognitive psychology-based theories

基于特质的评价　trait-based assessment

疾病脚本　illness scripts

监督　supervision

兼容　compatibility

建构主义　constructivism

渐进性独立　progressive independence

交接班　handovers

角色榜样　role modelling

教师发展　faculty development

教育理念　educational beliefs

教育同盟　educational alliance

教育学 / 教学法　pedagogies

**K**

刻意练习　deliberate practice

客观结构化临床考试　objective structured clinical examination（OSCE）

跨学科的参与　interdisciplinary involvement

跨专业教育　interprofessional education（IPE）

跨专业学习　interprofessional learning

**L**

里程碑　milestones

理论框架　theoretical framework

临床监督　clinical supervision